HANDBUCH DER BLINDENWOHLFAHRTSPFLEGE

EIN NACHSCHLAGEWERK FÜR BEHÖRDEN · FÜRSORGER ÄRZTE · ERZIEHER · BLINDE UND DEREN ANGEHÖRIGE

UNTER MITWIRKUNG VON FACHLEUTEN

HERAUSGEGEBEN VON

DR. CARL STREHL

SYNDIKUS DER HOCHSCHULBÜCHEREI · STUDIENANSTALT
UND BERATUNGSSTELLE FÜR BLINDE STUDIERENDE E. V.
MARBURG A. L.

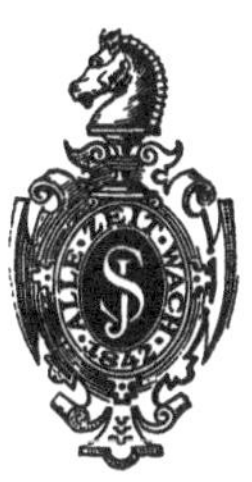

Springer-Verlag Berlin Heidelberg GmbH

1927

ISBN 978-3-662-34879-6   ISBN 978-3-662-35209-0 (eBook)
DOI 10.1007/978-3-662-35209-0

Zum Geleit!

Den Blinden gilt von alters her in besonderem Maß die Aufmerksamkeit der Allgemeinheit. Aber erst seit etwas mehr als 100 Jahren gewinnt die Fürsorge für sie bestimmte Formen. Die Träger der öffentlichen Fürsorge, Staat und Provinzialverbände, fördern die Blindenausbildung, die auf der genialen Erfindung der Punktschrift aufbaut. Die Lehrer der Blindenschulen suchen mit eigenen Mitteln nach neuen Wegen, dem Blinden Wissen und Können, erhöhte Arbeitsfähigkeit und Verdienstmöglichkeit zu bieten. Die Ärzte kämpfen auf dem Gebiet ihrer Wissenschaft gegen die Ausbreitung der Blindheit; auch sie suchen über die ärztliche Hilfe hinaus dem Blinden Berufsfürsorge zuteil werden zu lassen. Und dem Zug der jüngsten Zeit entsprechend, erscheinen nunmehr auch die Blinden selbst auf dem Plan, um auf ihrem Gebiet den Gedanken der Selbsthilfe zur Tat werden zu lassen. All diese mannigfachen Bestrebungen dienen zwar gleichem Ziel; aber sie laufen lange Zeit selbständig und ohne engere gegenseitige Fühlung nebeneinander her, ja sie betrachten sich zum Teil mit Argwohn und Mißtrauen. Erst die allgemeine Hilfsbereitschaft, die gegenüber den Kriegsblinden allenthalben zutage getreten ist, hat einigend gewirkt. In den letzten Jahren sind die Mahnungen zu gemeinsamer Arbeit auf dem Gebiet der Blindenfürsorge auf fruchtbaren Boden gefallen. So dient auch dieses Handbuch trotz seines vielseitigen Inhalts einem einzigen Ziel, der Hilfe für die Blinden; daß sich zu seinem Zustandekommen Männer der verschiedensten Richtungen zusammengeschlossen haben, gibt diesem Werk weit über den Inhalt der einzelnen Aufsätze hinaus eine Bedeutung, die uns mit zuversichtlicher Hoffnung für die Zukunft erfüllt. Möge die Eintracht, die hier sich bekundet, in den kommenden Jahren sich festigen, damit der gemeinsamen Arbeit aller, die den Blinden helfen wollen, recht reicher Segen beschieden sei.

Berlin, im Februar 1927.

ANTON KERSCHENSTEINER
Geheimer Regierungsrat,
Ministerialdirigent im Reichsarbeitsministerium.

Vorwort.

Das vorliegende Werk soll ein den Bedürfnissen der Jetztzeit angepaßtes Handbuch der Blindenwohlfahrtspflege darstellen. Die Einzelliteratur auf dem einschlägigen Gebiete ist groß. Ihre Benutzung erfordert ein Sicheinarbeiten in den Stoff. Die Stellen, denen dieses Handbuch dienen soll, finden nicht immer die Zeit, sich mit der Sonderliteratur vertraut zu machen, und doch benötigen sie in ihrer Berufsarbeit ein Werk, das die einschlägigen Fragen kurz und sachlich behandelt.

Das vorliegende Werk, das als erster in sich abgeschlossener Teil gedacht ist, erhebt keineswegs Anspruch auf vollkommene Erfassung aller Gebiete; aber es bringt das Wesentliche dessen, was bei der Blindenwohlfahrtspflege für den praktischen Bedarf erforderlich ist. Von historischer Behandlung des Stoffes und von kritischen Gegenüberstellungen wurde in Anbetracht des Zweckes, dem das Werk dienen soll, abgesehen. Die den meisten Abhandlungen folgenden Quellennachweise geben Anhaltspunkte zum tieferen Forschen. Drei Gebiete: Psychologie, Statistik und eine ins einzelne gehende Behandlung des öffentlichen Rechts mußten aus verschiedenen Gründen vorläufig zurückgestellt werden. Sie sollen in Ergänzungsbänden in zwangloser Folge erscheinen. Der zweite, wiederum in sich abgeschlossene Teil wird auch Teile des europäischen Auslands behandeln.

Die Anlage des Werkes ist so gewählt, daß sie vornehmlich Beamten der Reichs-, Staats- und Gemeindeverwaltungen, Fürsorgern, Ärzten, Erziehern, Blinden und deren Angehörigen eine gute Übersicht und ein schnelles Auffinden ermöglicht. Da seit dem Jahre 1900 kein Sammelwerk auf diesem Gebiete erschienen und das Enzyklopädische Handbuch des Blindenwesens von A. Mell in den praktischen Teilen völlig veraltet ist, so glaubt der Herausgeber mit der Veröffentlichung dieses Handbuches eine Lücke auszufüllen.

Es war dem Herausgeber nur mit Unterstützung der im Autorenverzeichnis angeführten Mitarbeiter und Mitarbeiterinnen möglich, dieses Werk zusammenzustellen und die brennenden Fragen der Gegenwart auf den einschlägigen Gebieten in kurzer und sachlicher Form zu behandeln. Es sind für sämtliche Gebiete hervorragende Fachleute, insbesondere Blinde, zur Mitarbeit gewonnen worden, die auf Grund langjähriger Erfahrung und leitender Stellung im Beruf und in der Organisation dem Herausgeber als die geeignetsten Mitarbeiter erschienen. Das Werk hat neben seiner materiellen auch die ideelle Aufgabe, allen Lesern zu zeigen, daß auf dem Gebiete der Blindenwohlfahrtspflege alle beteiligten Stellen Hand in Hand gehen.

Zum Schluß drängt es mich, allen Autoren für ihre treue Mitarbeit, sowie dem Herrn Verleger für die sorgfältige äußere Ausstattung des Werkes meinen wärmsten Dank auszusprechen.

Marburg, im Dezember 1926.

Carl Strehl.

Alphabetisches Verzeichnis der Abhandlungen.

Verzeichnis der Mitarbeiter.

Anspach, Karl, Heilbronn a. N.
Bielschowsky, Alfred, Geh. Med.-Rat, Professor Dr., Breslau.
Bischoff, Axel, Berlin-Dahlem.
Claessens, Eugen, Major a. D., Dr. phil., Berlin.
Clostermeyer, Doris, Blindenlehrerin, Berlin-Steglitz.
Dreyer, Richard, Bibliothekar, Hamburg.
Gäbler-Knibbe, Lothar, Dr. phil., Berlin.
Grasemann, Paul, Blindenanstaltsdirektor, Soest i. W.
Güterbock, Eduard, Berlin-Schlachtensee.
Heimers, Willy, Blindenoberlehrer, Hannover-Kirchrode.
Kraemer, Rudolf, Dr. jur. et phil., Heidelberg.
Kreitz, Josef, Kreuzau b. Düren.
Kühn, Gustav, Blindenanstaltsdirektor, Kiel.
Mittelsten Scheid, Friedrich, Dr. phil., Marburg a. d. Lahn.
Mittelsten Scheid, Hildegard, Dr. phil., Edewecht i. Old.
Niepel, Ernst, Blindenanstaltsdirektor, Berlin.
Oppermann, Emil, Pianist und Musikpädagoge, Berlin-Pankow.
Perls, Paul H., Direktor des Kleinbauwerks der Siemens-Schuckertwerke, Berlin.
Peyer, Heinrich, Blindenanstaltsdirektor, Hamburg.
Reusch, Julius, Wernigerode a. Harz.
Reuss, Alexander, Schwetzingen.
Schultz, Bruno, Privatdozent, Dr. phil., Dresden.
Schulz, Erich, Blindenoberlehrer, Berlin.
Schwarz, W., Oberregierungsrat, Dr. phil. et med., Elbing.
Schwerdtfeger, Walter, Dr. phil., Leipzig.
Strehl, Carl, Syndikus, Dr. phil., Marburg a. d. Lahn.
Trzeciakowski, Janislaus von, Marburg a. d. Lahn.
Vanoli, Otto, Landesblindenpfleger, Freiburg i. Br.

Inhaltsverzeichnis.

Inhaltsverzeichnis. IX

Vierter Abschnitt.
Blindenrecht, -fürsorge und -versorgung.
I. Allgemeines.

Fünfter Abschnitt.
Schrifttum.

Hygiene.

Das Sehorgan
und die zur Erblindung führenden Erkrankungen

von A. BIELSCHOWSKY, Breslau.

I. Anatomie und Physiologie des Sehorgans.

Das Sehorgan besteht aus den beiden Augen, den Sehnerven und ihrer Fortsetzung im Schädelinnern bis zu der sogenannten Sehsphäre, die in der Hirnrinde in den beiden Hinterhauptslappen gelegen ist. Je nachdem die Augen selbst, die Sehnerven, die Sehbahn im Gehirn, die Sehsphäre oder endlich deren Verbindungen mit anderen Bezirken der Hirnrinde durch Krankheiten oder Verletzungen geschädigt oder zerstört werden, sind die Sehstörungen bzw. die neben der Blindheit bestehenden Erscheinungen verschieden und lassen mit einiger Sicherheit den Sitz der Läsion bestimmen, auch wenn letztere sich beim Lebenden dem direkten Nachweis entzieht.

Die Augen liegen, umgeben von verschiedenen, ihrem Schutze dienenden Geweben, auf weichem, im wesentlichen von Fett gebildetem Polster, das den hinteren Teil der knöchernen Augenhöhlen ausfüllt. Die letzteren haben die Form vierseitiger Pyramiden, an deren Spitze sich das für den Durchtritt der Sehnerven aus dem Schädelinnern bestimmte Loch befindet. Diesem benachbart liegt ein Spalt, durch welchen die Bewegungs- und Empfindungsnerven sowie die Blutgefäße in die Augenhöhlen ziehen. Der Augapfel wird in seiner Lage gehalten teils durch Bandapparate, die ihn umhüllen und an den Knochenrändern der Augenhöhle angeheftet sind, teils durch sechs Muskeln, die zugleich die Bewegungen des Augapfels vermitteln. Zu seinem Schutze dienen die Augenlider, deren in kurzen Zwischenräumen, meist unwillkürlich erfolgende Bewegungen die in der Lidspalte gelegene Vorderfläche des Auges glatt und feucht halten, ferner die mit zahlreichen Schleim absondernden Drüsen versehene Bindehaut, welche die Innenfläche der Lider und die weiße Lederhaut an der Vorderfläche des Auges überzieht, endlich die Tränendrüse, von der die mit Hilfe des Lidschlages zur Reinigung der Augenoberfläche dienende Flüssigkeit abgesondert wird.

Die Wand des Augapfels wird durch drei Häute gebildet. Die nach außen gelegene weiße Lederhaut ist eine besonders derbe und daher widerstandsfähige Hülle, bestimmt zum Schutze der beiden empfindlicheren inneren Häute. Ihr in der Mitte der Lidspalte gelegener Abschnitt, die Hornhaut, ist infolge regelmäßigerer Struktur durchsichtig und stärker gewölbt als der übrige Teil der Lederhaut und dient optischen Zwecken, indem durch sie die Lichtstrahlen ins Auge eintreten und dabei eine Brechung erfahren. Der inneren Fläche der Lederhaut liegt die Gefäßhaut des Auges an. Sie besteht aus drei Abschnitten: Der vorderste ist die Regenbogenhaut (Iris) mit einer zentralen Öffnung, der Pupille, durch die eine für das deutliche Sehen notwendige Regulierung der ins Auge gelangenden Lichtmenge bewirkt wird: bei großer Helligkeit werden die Pupillen eng, bei zunehmender Dunkelheit entsprechend weiter. Zwischen Iris und Hornhaut liegt die in der Mitte etwa 3,5 mm tiefe vordere Augenkammer; sie enthält eine klare Flüssigkeit, das Kammerwasser. Der periphere Irisrand entspringt aus dem sog. Strahlenkörper, der gürtelförmig an die Innenfläche der Lederhaut in deren vorderen Abschnitt angeheftet ist und eine doppelte Aufgabe zu erfüllen hat: erstens die Absonderung des Kammerwassers, zweitens die zur Einstellung des Auges für verschiedene Entfernungen nötige Änderung der Brechkraft. Letzterem Zwecke dient ein eigenartiger Mechanismus. Hinter der Pupille und Iris ist die bikonvexe („Kristall-")Linse in einen Bandapparat aufgehängt, dessen Fasern an der inneren Fläche des Strahlenkörpers entspringen. Ein in diesem enthaltener Muskel, der sich beim Sehen in die Nähe zusammenzieht, läßt das Aufhängeband der Linse schlaffer und damit die Spannung, durch welche die Linse abgeflacht ist, solange das Auge in die Ferne blickt, geringer werden. Da die Kristallinse ein elastischer Körper ist, strebt sie, sobald die ihre Abflachung bewirkende Spannung geringer wird, der Kugelform zu, wird also dicker und läßt nun auch von nahen Objekten scharfe Bilder auf dem Augenhintergrund entstehen. Geht der Blick dann wieder auf ein ferneres Objekt über, so verlängert sich der Strahlenkörpermuskel, das Aufhängeband wird angezogen und die Linse abgeflacht. Die Linse dient lediglich optischen Zwecken, wie die Hornhaut; beide zusammen lassen analog dem Objektiv der photographischen Kamera auf der lichtempfindlichen Fläche des Hintergrundes verkleinerte umgekehrte Bilder der Außenwelt entstehen.

An den Strahlenkörper grenzt nach hinten die Aderhaut, die außerordentlich reich an Blutgefäßen und zur Ernährung der nervösen Teile des Auges bestimmt ist. Diese letzteren sind im wesentlichen in der Netzhaut enthalten, einem der Innenfläche der Aderhaut aufliegenden dünnen Häutchen von äußerst komplizierter Struktur, die dazu dient, die physikalische Energie des Lichtäthers in physiologische Energie umzuwandeln, d. h. eine Erregung des in der Netzhaut sich ausbreitenden Sehnerven durch das Licht zu vermitteln. Vom Sehnerv, der durch Licht direkt nicht erregbar ist, wird die Erregung bis in die Hirnrinde weitergeleitet; dort erst kommen die Gesichtsempfindungen zustande. Der zwischen Netzhaut und Kristallinse gelegene Raum wird vom Glaskörper, einer klaren, farblosen Masse von gallertartiger Konsistenz, ausgefüllt.

Der Augapfel hat normalerweise eine Länge von 24 mm, bei Kurzsichtigen ist er in der Regel länger, bei Übersichtigen kürzer.

Nachdem die beiden Sehnerven die Augenhöhlen verlassen haben und in die Schädelhöhle eingetreten sind, kreuzen sie sich teilweise, so zwar, daß hinter der Kreuzung der rechte „Sehstrang" die von den rechten, der linke die von den linken Hälften beider Netzhäute ausgehenden Sehnervenfasern enthält. Daher kommt es bei Verletzung eines Sehnerven augenwärts von der Kreuzung zur Sehschwäche bzw. Erblindung des betreffenden Auges, während die Verletzung z. B. des rechten Sehstranges — also gehirnwärts von der Kreuzungsstelle — zur sog. Halbseitenblindheit führt, infolge Ausfalls der Funktion der rechten Hälften beider Netzhäute. Auch die Schädigung der einen von den in beiden Großhirnhälften verlaufenden Sehbahnen oder eines der beiderseits in der Hirnrinde gelegenen Sehzentren bewirkt Halbseitenblindheit, die sich aber durch gewisse Besonderheiten von derjenigen unterscheidet, die durch Schädigung eines Sehstranges entsteht.

II. Ursachen der Erblindung.

1. Definition der Blindheit.

Blind im engeren Sinne des Wortes ist derjenige, der Hell und Dunkel nicht mehr zu unterscheiden vermag. Blind im weiteren („praktischen") Sinne sind alle, deren Sehvermögen entweder zur selbständigen Orientierung im Raum oder zur Erkennung der für jede Berufstätigkeit unentbehrlichen Gegenstände nicht mehr zureicht. Nach den Ausführungsbestimmungen zum Reichsversorgungsgesetz gilt derjenige als blind, dessen Sehvermögen nicht mehr als $^1/_{25}$ des normalen beträgt. Diese Begrenzung genügt aber nicht. Denn es kann jemand eine wesentlich höhere oder sogar normale Sehschärfe besitzen, die lediglich die Funktion eines sehr kleinen Bezirks der Netzhautmitte (des „gelben Flecks") zum Ausdruck bringt, und doch „praktisch blind" sein: dann nämlich, wenn das ganze Gesichtsfeld außer dem Zentrum verlorengegangen ist. Solche Personen sind unfähig, sich im Raum zurechtzufinden, da sie bei einer bestimmten Blickrichtung nur einen Bezirk von sehr kleiner Ausdehnung sehen, also keinem Hindernis auszuweichen vermögen, wenn dieses nicht zufällig gerade in der Blickrichtung liegt. Es gibt noch eine besondere Art von Blindheit, bei der ein leidliches oder sogar gutes Sehvermögen und Gesichtsfeld besteht, aber die Gesichtsempfindungen keine Beziehungen zur Außenwelt haben, die Gegenstände also gesehen aber nicht identifiziert werden. Diese seltene, als Seelenblindheit bezeichnete Störung ist die Folge einer beiderseitigen Unterbrechung der Bahnen, welche die Sehzentren mit anderen Rindengebieten, insbesondere mit denen verbinden, wo die im Laufe des Lebens gesammelten „optischen Erinnerungsbilder" gleichsam aufgespeichert sind. Selbstverständlich ist auch der Seelenblinde als praktisch blind zu erachten.

Erblindung kann erstens dadurch bedingt sein, daß die in das Auge tretenden Lichtstrahlen überhaupt nicht bis zur lichtempfindlichen Schicht gelangen bzw. auf dieser kein zum Erkennen der Objekte ausreichend deutliches Bild entstehen lassen. Das ist der Fall bei Trübung der brechenden Medien (Hornhaut, Linse, Glaskörper). Zweitens durch Erkrankungen des nervösen Apparates, wobei zwar Bilder der Außenwelt auf der Netzhaut entworfen werden, aber keine Gesichtsempfindungen zustande kommen, sei es infolge einer Schädigung der die Erregung der Sehnerven vermittelnden Netzhaut oder Leitungsunfähigkeit der Sehnerven und Sehbahn oder endlich infolge Zerstörung der Rindenzentren, in denen die Gesichtsempfindungen entstehen bzw für die Orientierung im Raume verwertet werden.

Eine Minderzahl von Menschen wird blind oder mit Krankheitsanlagen geboren, die früher oder später zur Erblindung führen. Die überwiegende Zahl von Erblindungen entsteht während des Lebens als Folge von Erkrankungen und Verletzungen.

2. Angeborene Ursachen der Erblindung.

Äußerst selten sind angeborene Mißbildungen mit völligem Fehlen der Augen oder solche, bei denen sich blinde Rudimente der Augen finden. Häufiger sind angeborene Spaltbildungen der Gefäßhaut und des Sehnerven, womit in der Regel mehr oder minder hochgradige Schwachsichtigkeit verbunden ist. Letzteres gilt auch für den angeborenen „grauen Star" (Trübung der Kristallinse), durch dessen operative Beseitigung aber öfters ein leidliches Sehvermögen zu erreichen ist, wenn nicht außerdem noch andere angeborene Ursachen hochgradiger Schwachsichtigkeit bestehen. In seltenen Fällen ist die angeborene Blindheit Folge einer schon vor der Geburt abgelaufenen schweren Augenentzündung.

Häufiger als angeborene Blindheit ist die angeborene Anlage von Augenerkrankungen, die früher oder später zur Erblindung oder hochgradigen Schwachsichtigkeit führen. In vielen dieser Fälle ist jene Anlage vererbt und findet sich bei einer Reihe von Generationen, gelegentlich bei sämtlichen Geschwistern einer Familie. Letzteres gilt besonders für die meist mit Farbstoffwucherung in der Netzhaut einhergehende, von Sehnervenschwund gefolgte Entartung der Netzhäute (Retinitis pigmentosa), die sich in der Regel schon im Kindesalter durch Nachtblindheit bemerkbar macht. Das Gesichtsfeld wird allmählich immer enger, bis es schließlich — oft allerdings erst nach Jahrzehnten — auch zum Ausfall der Gesichtsfeldmitte und damit zur völligen Erblindung kommt. Auch die Anlage zu bösartigen Geschwulstbildungen (Gliomen) der Netzhaut ist angeboren, nicht ganz selten in beiden Augen. Nur im Beginn der Erkrankung ist durch Entfernung des kranken Auges das Leben des Kindes zu retten. Kinder mit beiderseitigem Netzhautgliom sterben fast ausnahmslos durch Ausbreitung der Geschwulst im Gehirn.

Angeborene Hindernisse für den Abfluß der vom Strahlenkörper abgesonderten Augenflüssigkeit führen zu einer Drucksteigerung im Augeninnern („grüner Star"), die zunächst Vergrößerung des ganzen Augapfels, dann allmählich durch Aushöhlung und Schwund des Sehnerven Erblindung bewirkt, wenn es nicht gelingt, rechtzeitig auf operativem Wege einen Abflußweg für die Augenflüssigkeit herzustellen.

Auch Erkrankungen des Sehnervenstammes können auf vererbter Anlage beruhen und schon im jugendlichen Alter Erblindung oder höchstgradige Sehschwäche verursachen.

Die von Eltern auf die Kinder vererbte Syphilis tritt schon beim Neugeborenen oder erst im Kindes- und jugendlichen Alter in den verschiedenartigsten Krankheitserscheinungen zutage. Zu letzteren gehört eine meist beiderseitige sehr hartnäckige Hornhautentzündung (Keratitis parenchymatosa), die in schweren Fällen, namentlich bei ungenügender Behandlung, völlige Erblindung zur Folge hat.

Bis zu einem gewissen Grade beruhen auch die skrofulösen und tuberkulösen Augenerkrankungen auf vererbter Anlage zur Tuberkulose (s. u.).

3. Erworbene Ursachen der Erblindung.

Die Mehrzahl der Erkrankungen, die während des Lebens zur Erblindung führen können, ist durch bakterielle Infektion (Ansteckung) verursacht. Letztere erfolgt entweder durch direkte Übertragung der Keime auf die Oberfläche des Auges bzw. der die Innenfläche der Lider und der weißen Lederhaut überziehenden Bindehaut oder durch Verschleppung der im Blute kreisenden bzw. in anderen erkrankten Körperteilen befindlichen Bakterien durch die Blutbahn in die inneren Augenhäute (Gefäßhaut und Netzhaut).

a) Erkrankungen der Augenoberfläche. Die hierzulande häufigste und gefährlichste direkte Infektion der Augenoberfläche ist die gonorrhoische (Tripper-)Entzündung der Bindehaut („Blennorrhoe"). Sie kommt bei Erwachsenen und größeren Kindern relativ selten vor, ist aber dann viel gefährlicher als bei Neugeborenen. In der Mehrzahl der Fälle erkranken Neugeborene infolge von Ansteckung während des Geburtsaktes, indem die in der Scheide der tripperkranken Mutter befindlichen Gonokokken in den Bindehautsack des Kindes gelangen, wo sie binnen drei Tagen eine schwere eitrige Entzündung hervorrufen. Setzt nicht rechtzeitig eine zweckmäßige Behandlung ein, die fast immer eine völlige Heilung zu erzielen vermag, so greift die Entzündung auf die Hornhäute über; es entstehen Geschwüre, die zu mehr oder weniger vollständiger Einschmelzung der Hornhäute mit folgender Erblindung oder hochgradiger Schwachsichtigkeit führen.

Die unter dem Namen „ägyptische Augenentzündung" bekannte Körnerkrankheit (Trachom, Granulose) spielt in Deutschland unter den Ursachen der Erblindung nur eine untergeordnete Rolle, eine wesentlich größere schon in Osteuropa, während im Orient (Kleinasien, Ägypten) zahllose Menschen daran erblinden. Die noch nicht bekannten bakteriellen Erreger der Granulose befinden sich in den oberflächlichen Schichten der Augenbindehaut und werden durch Handtücher, Taschentücher, Waschwasser, die von Gesunden und Kranken gemeinsam benutzt werden, oder durch Berührung mit Fingern, an denen das aus den kranken Augen stammende, keimhaltige Sekret haftet, auf gesunde Augen übertragen. Anfangs macht die Krankheit keine oder nur die relativ geringfügigen Beschwerden eines harmlosen Bindehautkatarrhs, sodaß die Erkrankten mitunter erst nach eintretender Minderung des Sehvermögens den Arzt aufsuchen, also lange Zeit die Möglichkeit zur Ansteckung der mit ihnen in nähere Berührung kommenden Personen besteht. Die Gefährdung des Sehvermögens ist teils dadurch bedingt, daß im Verlauf der Granulose sich eine fellähnliche Auflagerung auf den Hornhäuten bildet, wodurch diese schließlich nahezu undurchsichtig werden, teils dadurch, daß die als „Körner" bezeichneten Einlagerungen in der erkrankten Bindehaut allmählich zu narbiger Entartung und Schrumpfung der letzteren führen. Infolge Aufhörens der für die Erhaltung der Durchsichtigkeit und Glätte der Hornhaut unentbehrlichen Drüsenabsonderung in der geschrumpften Bindehaut, sowie infolge der durch den Narbenzug bewirkten Einwärtsdrehung der Wimperhaare gegen den Augapfel, auf dem sie bei jedem Lidschlag reiben, kommt es in den schwersten Fällen zur Vertrocknung, zu geschwürigem Zerfall der Hornhäute und somit zur Erblindung.

Viel seltener wird der gleiche traurige Ausgang herbeigeführt durch diphtheritische Bindehautentzündung, bei der es ebenfalls zu narbiger Verkrümmung der Lider und zu Hornhautgeschwüren kommen kann.

Gleichfalls sehr selten geworden ist in Deutschland die Erblindung durch Pocken, die früher vor Einführung der obligatorischen Schutzimpfung 35 vH aller Erblindungen dadurch verursachten, daß die Blattern von Lidrändern und Bindehaut auf die Hornhaut übergriffen und diese zum geschwürigen Zerfall brachten.

Abgesehen von den bereits erwähnten sekundären, im Anschluß an Bindehauterkrankungen entstehenden Schädigungen der Hornhäute können auch primäre Erkrankungen derselben infolge geschwürigen Zerfalls oder zurückbleibender Trübung hochgradige Schwachsichtigkeit oder Erblindung bedingen. Außer Verletzungen, die Entzündung erregende Keime direkt in das Hornhautgewebe gelangen lassen, können in der Blutbahn kreisende Schädlichkeiten schwere Hornhauterkrankungen herbeiführen. Dies gilt insbesondere für Syphilitische und Tuberkulöse, bei denen Erkrankungen der verschiedensten Teile des Auges Erblindung verursachen (s. u.). Infolge schlechter Ernährung oder schwerer Krankheiten, besonders des Darms, heruntergekommene Kinder erkranken nicht selten an „Erweichung" (geschwürigem Zerfall) der Hornhäute, woraus — wenn die Kinder überhaupt am Leben bleiben — Erblindung oder höchstgradige Schwachsichtigkeit resultiert.

b) Erkrankungen der inneren Teile des Auges. Entzündungen der Regenbogenhaut (Iritis) gefährden ebenfalls das Sehvermögen entweder dadurch, daß die Entzündungsprodukte Störungen des Abflusses der Augenflüssigkeit und damit Drucksteigerung („grünen Star") verursachen, die den Sehnerv allmählich zerstört, oder durch Übergreifen der Erkrankung auf die übrigen Teile der Gefäßhaut, durch Linsentrübung, Netzhautablösung und allmähliche Schrumpfung des ganzen Auges. Abgesehen von den Fällen, in denen die Iritis Folge einer Verletzung oder eines Hornhautgeschwüres ist, sind es stets Erkrankungen des Gesamtorganismus oder einzelner seiner Teile, die durch Vermittlung der Blutbahn die Iris in Mitleidenschaft ziehen: Rheumatismus, Gicht, Zuckerkrankheit, akut und chronisch verlaufende Infektionen, von letzteren namentlich Syphilis und Tuberkulose.

Bezüglich der Ursachen gilt das gleiche für die Erkrankungen der Aderhaut und Netzhaut, soweit sie nicht auf Verletzungen beruhen: sie sind fast ausschließlich Teilerscheinungen einer — allerdings nicht immer erkennbaren — Allgemeinerkrankung. Zu den bei der Iritis schon genannten kommen nur noch hinzu Erkrankungen des Blutes und der Blutgefäße, die nicht ganz selten, namentlich bei älteren Leuten, zu schwersten Sehstörungen und Erblindungen führen. Für die Entstehung der sehr gefährlichen und relativ oft doppelseitig auftretenden Ablösung der Netzhaut von ihrer Unterlage ist in vielen Fällen hochgradige Kurzsichtigkeit verantwortlich zu machen. Diese beruht in der Regel auf abnormem Längenwachstum des Auges. Dadurch kommt es zu hochgradiger Dehnung der Augenhäute, besonders in der Gegend des für das deutliche Sehen wichtigsten zentralen Abschnittes der Netz- und Aderhaut, deren Funktion durch Blutungen oder Gewebsschwund häufig aufs schwerste geschädigt wird. Infolge der durch die starke Dehnung bedingten Verdünnung können spontan oder im Anschluß an relativ unbedeutende äußere Anlässe (Erschütterungen, Schlag, Stoß) kleine Einrisse in die Netzhaut entstehen, durch welche der infolge des Dehnungsprozesses verflüssigte Glaskörper hinter die Netzhaut dringt und sie von der Aderhaut abhebt.

Trübungen der Kristallinse („grauer Star"), soweit sie nicht angeboren sind, entstehen während des Lebens entweder als selbständiges Leiden, wie der so häufige Altersstar, oder als Folge anderer schwerer Augenerkrankungen. Ersterenfalls bedingen sie nur dann Erblindung, wenn sie nicht operativ beseitigt werden, letzterenfalls ist das primäre Leiden in der Regel die wesentlichste und nicht zu beseitigende Ursache der Sehstörung.

Der sog. „grüne Star" (Glaukom) führt dagegen ziemlich häufig zur Erblindung. Das gilt nicht bloß für die auf angeborener Anlage beruhende und in den ersten Lebensjahren sich entwickelnde Form (s. o.), sondern auch für die weit zahlreicheren Fälle, die erst im späteren Lebensalter entstehen. Das wesentlichste Krankheitsmerkmal ist eine Drucksteigerung im Augeninnern, deren Ursache sowohl eine Behinderung des Abflusses als auch eine vermehrte Absonderung der Augenflüssigkeit sein kann. Das Glaukom kann sekundär, d. h. als Folge von anderen Augenerkrankungen, insbesondere von Entzündungen der Gefäßhaut auftreten, oder sich als primäres, akut oder chronisch verlaufendes Leiden entwickeln und ist nur in einem Bruchteil der Fälle zu heilen oder zum Stillstand zu bringen. Oft genug tritt trotz aller ärztlichen Bemühungen früher oder später völlige Erblindung ein.

·c) **Erkrankungen des Sehnerven und seiner Fortsetzung im Gehirn.** Bei den Sehnervenerkrankungen[1]), die gleichfalls ziemlich häufig Ursache von Erblindung sind, handelt es sich entweder um selbständige Schädigung des hinter dem Auge gelegenen Abschnittes oder um Folgezustände einer Erkrankung des Gesamtorganismus, des Zentralnervensystems oder der Netz- und Aderhaut. Vergiftungen und Infektionskrankheiten, besonders die Syphilis, aber auch Verletzungen, spielen als Ursache eine große Rolle, die noch gesondert zu erörtern sein wird. Der die Erblindung bedingende Sehnervenschwund ist in einem Teil der Fälle Ausgang entzündlicher Prozesse, die im peripheren Endstück des Sehnerven entstehen oder aber durch verschiedene, im Innern der Schädelhöhle sich abspielende Krankheiten verursacht sein können; in der Mehrzahl der Fälle entwickelt sich der Sehnervenschwund aber als Teilerscheinung der Rückenmarksdarre (Tabes) oder syphilitischer Gehirnerkrankungen oder als Folge einer Kompression bei raumbeengenden Prozessen im Schädelinnern (Geschwülsten, Wasserkopf usw.).

Schädigungen der Sehbahn und der Sehzentren als Teilerscheinungen der soeben erwähnten Krankheitsprozesse im Schädelinnern z. B. von Geschwülsten, Blutungen, Infektionskrankheiten („Gehirngrippe") usw. führen relativ selten zu völliger Erblindung, häufiger zum Ausfall mehr oder minder ausgedehnter Gesichtsfeldbezirke, insbesondere zur Halbseitenblindheit.

---

[1]) Vor Erfindung des Augenspiegels (1851) bezeichnete man als „schwarzen Star" alle Erkrankungen, die zu schweren Schädigungen des Sehens führen und keine äußerlich wahrnehmbaren Veränderungen im Aussehen der Pupillen machen, also die Aderhaut-, Netzhaut- und Sehnervenleiden.

d) Tuberkulose (Skrofulose) und Syphilis als Erblindungsursachen. Bei der großen Häufigkeit der tuberkulösen und syphilitischen Infektion als Grundlage mannigfaltiger zur Erblindung führenden Augenerkrankungen müssen diese etwas eingehender besprochen werden. Mit der Tuberkulose hängt die im Kindesalter so ungemein oft auftretende Skrofulose innig zusammen. Sie ist zwar mit der ersteren nicht identisch, entsteht aber wahrscheinlich nur bei tuberkulös infizierten Individuen und ist charakterisiert durch eine auffällige Neigung solcher Kinder zu Entzündungen der Haut und Schleimhäute, namentlich im Bereich der Nase, der Mundhöhle, der Augen und der Lymphdrüsen. Gefährlich werden die skrofulösen Hornhautentzündungen bzw. -geschwüre bei ungenügender Behandlung dadurch, daß sie entweder ausgedehnte Trübungen hinterlassen, die entsprechende Sehstörung bedingen, oder daß sie zum geschwürigen Zerfall der Hornhaut und zum Vorfall der Iris in die Geschwürsöffnung führen, worauf schwere Entzündungen des Augeninnern oder Drucksteigerung und schließlich Erblindung folgen können. Die Tuberkulose kann alle Teile des Auges und seiner Schutzorgane, aber auch Sehnerven und deren Fortsetzung im Innern des Schädels derart schädigen, daß Erblindung eintritt. Die Zerstörung der Lidhaut (Lupus) hat mitunter die Austrocknung des Augapfels, die seinen Verlust herbeiführt, zur Folge. Schwere Entzündungen der Lederhaut, Hornhaut, der Gefäßhaut, die zu schweren Blutungen führenden Erkrankungen der Gefäßwandungen in der Netzhaut beruhen nicht selten auf Tuberkulose, desgleichen Entzündungen und Neubildungen im Gehirn, die den Sehnerven und die Sehbahn in Mitleidenschaft ziehen.

Ebenso verbreitet und gefährlich sind die durch Syphilis in allen ihren Stadien verursachten Erkrankungen, die sämtliche Teile des Sehorgans in Gestalt von Entzündungen, Blutgefäßerkrankungen oder Neubildungen angreifen können. Außerdem ist die Rückenmarksdarre (Tabes), eine Nachkrankheit der Syphilis, relativ häufig die Ursache völliger Erblindung durch Sehnervenschwund.

e) Augenverletzungen. Verletzungen gehören zu den häufigsten Erblindungsursachen, nachdem durch die modernen Schutzmaßnahmen einige das Sehvermögen besonders gefährdende Erkrankungen der Augen hierzulande nahezu ausgerottet oder doch relativ selten geworden sind (Pocken, Augeneiterung der Neugeborenen, Granulose). Verwundungen (Stich, Schnitt, Schuß, Schlag) können unmittelbar Erblindung herbeiführen infolge Zerstörung der Augen, der Sehnerven (Schläfenschüsse, die durch beide Augenhöhlen gehen) und ihrer Fortsetzung im Gehirn (Hinterhauptschüsse, wodurch die Sehzentren der Hirnrinde beider Großhirnhälften zerstört werden). Oder sie lassen Bakterien in die Gewebe des Auges eindringen und dort schwere Entzündungen hervorrufen. Hierzu genügen schon ganz leichte Verletzungen, z. B. Abschürfungen der oberflächlichsten Hornhautschicht durch Getreidegrannen, Baumzweige, Steinsplitter u. dgl., woraus in vielen Fällen das „kriechende Hornhautgeschwür" (Ulcus serpens) entsteht, das jährlich Tausende von Land- und Waldarbeitern, Steinhauern u. a. auf einem oder beiden Augen erblinden oder hochgradig schwachsichtig werden läßt. Wenn der verletzende Körper die vordere Augapfelwand durchbohrt, so hängt das Schicksal des Auges natürlich in erster Linie davon ab, in welchem Umfange die für das Sehen wichtigen Teile geschädigt sind. Aber auch kleinste Wunden können den Verlust eines oder beider Augen dadurch herbeiführen, daß Entzündungen der inneren Augenhäute durch ins Augeninnere verschleppte Bakterien erzeugt werden. Wenn das verletzte Auge nicht rechtzeitig entfernt wird, erkrankt nicht selten auch das zweite Auge an der nämlichen („sympathischen") Entzündung und kann gleich dem verletzten verlorengehen. Kleine Fremdkörper, die ins Augeninnere gedrungen sind, ohne eine bakterielle Infektion hervorzurufen, können durch mechanische oder chemische Wirkung zu schweren Entzündungen und zum Verlust des Auges führen. Am gefährlichsten sind Kupfersplitter (Zündhütchenverletzungen der Kinder); aber auch Eisensplitter, sofern sie nicht rechtzeitig durch den Magneten aus dem Auge entfernt werden, können eine „Verrostung" desselben und schließlich Erblindung verursachen. Auch Glas-, Stein- und Bleisplitter bewirken zuweilen chronische, zur Schrumpfung des Auges führende Entzündungen.

Außer den Verwundungen sind insbesondere Verätzungen und Verbrennungen relativ häufig Ursachen der Erblindung, besonders gefürchtet namentlich die Kalkverätzungen, die in schweren Fällen totale Trübungen der Hornhäute zur Folge haben oder auf Grund von Verwachsungen der verätzten Lider mit dem Augapfel die Vertrocknung der Hornhäute bewirken.

f) Wirkung von Giften auf das Sehorgan. Auch Vergiftungen sind öfters Ursache von Erblindung oder hochgradiger Sehschwäche, und zwar in der Regel durch Schädigung der Sehnerven. Infolge von Tabak- und Alkoholmißbrauch leidet zunächst derjenige Teil der Sehnerven, von dem die Leistungsfähigkeit der für den Sehakt wichtigsten Bezirke, der Netzhautmitten, abhängt. Wiederherstellung oder Besserung ist nur durch strengste Vermeidung von Nikotin- und Alkoholzufuhr möglich. Eines der für das Augenlicht gefährlichsten Gifte ist der Methylalkohol, der binnen wenigen Stunden Erblindung bewirken kann und zwar nicht bloß nach dem Genuß des gifthaltigen Getränks (Fusel), sondern auch nach Einatmen der Dämpfe von Schellacklösungen, die das Gift enthalten und zu gewerblichen Zwecken (Firnissen von Bierfässern, Reinigen alter Möbel) benutzt werden. Derartige Arbeiten müssen daher möglichst im Freien oder in gut ventilierten Räumen verrichtet, Kleider und Hände vor Verunreinigung mit der Schellacklösung behütet werden. Manche zu Heilzwecken benutzten Medikamente (Chinin, Arsen, Farrenkraut u. a.) haben bei Anwendung zu großer Dosen oder bei besonders empfindlichen Kranken ebenfalls gelegentlich Erblindung zur Folge.

Sehr selten geworden sind die Sehstörungen durch chronische Arsenvergiftung, die früher namentlich bei Arbeitern in Tapetenfabriken infolge Verwendung arsenhaltiger Farben (Schweinfurtergrün) vorkamen; auch die chronische Bleivergiftung der Maler, Anstreicher u. a., die Schwefelkohlenstoffvergiftung der Arbeiter in Kautschukfabriken führt jetzt infolge Verbesserung der hygienischen Vorbeugungsmaßnahmen nur noch selten zu schwereren Sehstörungen.

III. Statistik der Erblindungsursachen.

Eine zuverlässige Statistik der Erblindungsursachen aus neuerer Zeit liegt nicht vor, befindet sich aber meines Wissens in Vorbereitung. Ich muß mich daher an dieser Stelle darauf beschränken, an der Hand der augenärztlichen Literatur einige Zahlen für gewisse Hauptgruppen der Erblindungsursachen anzuführen. Blindgeboren oder auf Grund angeborener Anlagen (s. o.) erblindet sind mindestens 20 vH der Blinden. Dieser Gruppe am nächsten steht hinsichtlich ihrer Größe wohl die der Verletzungsblinden (10—15 vH). Annähernd die gleiche Ziffer erreicht in den aus der Jahrhundertwende stammenden Statistiken die Gruppe der am grünen Star (Glaukom) Erblindeten. Sie dürfte heute wohl schon etwas kleiner sein, nachdem die Erkrankung infolge der Vervollkommnung der Untersuchungsmethodik in einem früheren Stadium zu erkennen ist, und die Aussichten der Behandlung teils deswegen, teils auf Grund verbesserter Heilmethoden günstiger geworden sind. Sehr groß ist der Prozentsatz der auf Syphilis zurückzuführenden Erblindungsursachen. In der Mehrzahl der Fälle handelt es sich aber um angeborene Syphilis, die zur Erblindung im Kindes- oder jugendlichen Alter führt (s. o.). Die von den einzelnen Autoren angegebenen Zahlen zeigen sehr große Verschiedenheiten. Erblindung infolge erworbener Syphilis tritt wohl am häufigsten durch Sehnervenschwund bei Tabes (Rückenmarksdarre) ein (nach Trousseau in Frankreich in 21 vH). Wesentlich geringer ist die Zahl der durch tuberkulöse bzw. skrofulöse Augenerkrankungen Erblindeten; doch fehlen gerade hierüber zuverlässige Angaben noch gänzlich. Der früher sehr große Prozentsatz der durch Trippergift (Blennorrhoe) Erblindeten ist in den Ländern, in denen die hygienischen Verhütungsmaßnahmen gesetzlich durchgeführt sind, auf 10 vH und darunter gesunken, während er in anderen Ländern noch bis zu 30 vH beträgt. Das gleiche gilt für die Erblindung durch Granulose (Trachom), die auch in den am stärksten verseuchten östlichen Teilen Deutschlands nur noch ganz vereinzelt vorkommt, ebenso für die Erblindung durch Pocken, deren Zahl seit Einführung der Schutzpockenimpfung unter 1 vH gesunken ist.

IV. Verhütungsmaßnahmen.

Die Verhütung der Blindheit ist in erster Linie eine Aufgabe der fortschreitenden ärztlichen und augenärztlichen Forschung, deren Ergebnisse sich aber — wenigstens zum großen Teil — erst fruchtbar machen lassen durch gesetzgeberische Maßnahmen, insbesondere durch die Einführung der Meldepflicht für ansteckende Krankheiten, die zwangsmäßige ärztliche Behandlung derselben und die Verpflichtung der gesamten Bevölkerung, sich den gegen besonders leicht um sich greifende Seuchen gerichteten Schutzmaßnahmen (Impfungen) zu unterziehen. Was hierdurch erreichbar ist, zeigt zunächst die schon in den letzten Jahrzehnten des verflossenen Jahrhunderts erreichte Abnahme der Blindenziffer. Während im Jahre 1871 auf 10000 Einwohner des Deutschen Reiches 8,8 Blinde kamen, waren es 1900 nur noch 6,1; in Preußen sank die auf 10000 Einwohner berechnete Zahl der Blinden in den Jahren 1880 bis 1910 von 8,3 auf 5,2. Vor der gesetzlichen Einführung der zwangsweisen Schutzpockenimpfung waren Erblindungen in 35 vH der Fälle durch Pocken verursacht; Magnus fand 1886 noch 2,2 vH Pockenblinde, während heute in Deutschland diese Erblindungsursache überhaupt nicht mehr weiter in Betracht kommt. Im Jahre 1876 waren 30—40 vH der Blindenanstaltsinsassen Opfer der Neugeborenen-Blennorrhoe. Jetzt sind es nur mehr 10—11 vH (in Baden 7 vH) dank der Einführung der zuerst von Credé eingeführten Prophylaxe (Einträufelung einer 1 vH Silbernitratlösung in die Augen des Neugeborenen). Die

Erfolge wären noch erheblich größer, wenn nicht immer noch zahlreiche Eltern auf Grund unberechtigter Befürchtungen sich der „Credéisierung" ihrer Kinder widersetzten. Abgesehen davon entstehen infolge der vielfältigen Ansteckungsmöglichkeiten innerhalb der unter ungünstigen hygienischen Bedingungen auf kleinem Raum zusammengedrängt lebenden Bevölkerung zahlreiche Infektionen auch bei größeren Kindern und Erwachsenen.

Auch die Gewerbehygiene hat zweifellos die Zahl der durch berufliche Verletzungen und Vergiftungen verursachten Erblindungen erheblich verringert. Durch weitere Verbesserungen der Schutzmaßnahmen und eine großzügige unablässige Aufklärungspropaganda unter der Arbeiterbevölkerung könnte auf diesem Gebiete ebenso wie auf dem der infektiösen Erblindungsursachen noch weit mehr erreicht werden. Letzteres gilt u. a. auch für die zahlreichen durch Syphilis und deren Nachkrankheiten verursachten Erblindungen. Seit Einführung der Salvarsanbehandlung ist die Zahl der Syphilitiker in manchen Ländern (z. B. Schweiz, Skandinavien) sehr beträchtlich zurückgegangen. Nach Ansicht der Fachärzte liegt eine gänzliche Ausrottung der Syphilis bei frühzeitiger und gründlicher Behandlung aller Infizierten durchaus im Bereich der Möglichkeit, womit auch eine nicht unbeträchtliche Zahl von Erblindungen in Wegfall kommen würde. Wie viele von den sonstigen Erblindungsursachen auszuschalten sind, hängt nicht nur von den Fortschritten der Heilkunde, sondern auch ganz besonders von den wirtschaftlichen Verhältnissen ab: so manche Verhütungs- und Behandlungsmöglichkeiten scheitern vorläufig noch am Kostenpunkt. Günstigere Ernährungs- und Wohnungsbedingungen würden die schweren Schäden, die im Säuglings- und Kindesalter, aber auch in späteren Jahren namentlich infolge skrofulöser und tuberkulöser Augenerkrankungen entstehen, ganz gewiß erheblich an Zahl verringern und abschwächen.

Zweiter Abschnitt.

Erziehung.

A. Die Beschulung der Blinden im Reich
von W. Schwarz, Elbing.

I. Übersicht über die Blindenbeschulung.

Die Fassung des Themas könnte die Vermutung nahe legen, daß die Beschulung der Blinden in allen Ländern des Deutschen Reiches nach einheitlichen Grundsätzen geregelt sei. Das ist leider nicht der Fall. Die Bestimmungen über die Unterrichtspflicht der Blinden zeigen eine Mannigfaltigkeit, die nicht eine Bereicherung, sondern einen schweren Mangel bedeutet. Wir sind daher gezwungen, den einzelnen Entwicklungslinien in Gesetzgebung und behördlichen Anordnungen, die sich auf die Unterrichtspflicht der Blinden beziehen, in großen Zügen in der durch die Fülle des Stoffes gebotenen Beschränkung zu folgen, wollen es aber auch versuchen, die Ansätze zu einer einheitlichen Beschulung in Deutschland aufzuweisen[1]).

---

[1]) Auf die Gestaltung des Blindenunterrichts und die Entwicklung der Blindenanstalten einzugehen, können wir uns versagen, da diese Fragen an anderer Stelle zur Behandlung stehen.

1. Anfänge der Blindenbildung. Blindenanstalten. Schulmäßige Einrichtungen für Blinde.

Die Anfänge der Blindenbildung in den heutigen Grenzen Deutschlands liegen mehr als 100 Jahre zurück. Der Franzose HAÜY hatte 1784 in Paris den Grund zur ersten Blindenanstalt der Welt gelegt, von deren Leitung er sich erbittert und gekränkt zurückzog, als NAPOLEON zu Anfang des 19. Jahrhunderts die Vereinigung der jungen Blinden mit den Insassen des Blindenasyls anordnete. Im Jahre 1806 reiste HAÜY mit einem seiner blinden Schüler von Paris nach Petersburg, um daselbst im Auftrage des Kaisers ALEXANDER eine Blindenanstalt zu errichten. In Berlin erwirkte ihm der Augenarzt GRAPENGIESSER eine zweimalige Audienz bei dem König FRIEDRICH WILHELM III., der, von der Bildungsfähigkeit der Blinden überzeugt, durch Kabinettsorder vom 11. August 1806 dem Lehrer am Gymnasium zum Grauen Kloster, Dr. AUGUST ZEUNE, den Auftrag gab, mit vier Blinden eine Blindenanstalt in Berlin auf Staatskosten zu errichten. Am 13. Oktober 1806 eröffnete ZEUNE die Anstalt mit zwei Zöglingen und baute sie ungeachtet der schweren Zeit unter Opferung seines Vermögens weiter aus. Bald folgte die Errichtung weiterer Anstalten in Deutschland. Ihnen liegt in erster Linie der Unterricht und die Erziehung der bildungsfähigen Blinden ob.

Dazu kommen nach den Angaben der Unterrichtsverwaltungen der deutschen Länder aus dem Jahre 1921[1]) noch schulmäßige Einrichtungen für den Unterricht der Blinden, so in Berlin für Kriegsblinde, in Düren für Kriegs- und Friedensblinde und für Taubstummblinde, in Königswusterhausen für Späterblindete, in Königswartha in Sachsen für schwachsinnige Blinde und in Marburg die Studienanstalt für Kriegs- und Friedensblinde. Auch das Taubstummenblindenheim in Nowawes bei Potsdam weist eine Unterrichtsabteilung für Taubstummblinde auf.

2. Zahl der beschulten Blinden.

Nach den Angaben von ALEXANDER MELL[2]) erhielten um das Jahr 1900 von etwa 3000 im bildungsfähigen Alter stehenden bildungsfähigen Blinden 2500 Unterricht und Erziehung in den deutschen Blindenanstalten. Diese Zahlen geben ein viel zu günstiges Bild über den Stand der Beschulung der Blinden. Die Schätzung des Sozialhygienikers GROTJAHN mit 50 vH[3]) bleibt dagegen hinter den tatsächlichen Verhältnissen zurück.

Nach den Ergebnissen der Volkszählung im Deutschen Reich am 1. Dezember 1900, die zum erstenmal „für das gesamte Reich die Blinden und Taubstummen — unter Berücksichtigung, ob das Gebrechen seit frühester Jugend besteht oder später entstanden ist — ermittelt und so über die Verbreitung dieser Gebrechen im Reich wünschenswerte Aufschlüsse ermöglicht"[4]), wurden

---

[1]) Niederschrift über die 5. Tagung des Reichsschulausschusses vom 27. bis 29. April 1922, S. 8.

[2]) MELL, A.: Enzyklopädisches Handbuch des Blindenwesens, a. a. O., S. 167.

[3]) GROTJAHN, A.: Soziale Pathologie, a. a. O., S. 584.

[4]) Die Volkszählung am 1. Dezember 1900 im Deutschen Reich. Bearbeitet vom Kaiserlichen Statistischen Amt. Bd. 150 der Statistik des Deutschen Reichs, a. a. O., S. 2*.

insgesamt 34334 Blinde festgestellt. Davon standen 3702 im Alter von 5 bis 20 Jahren, also 700 mehr als MELL annimmt, und nur 1727 von ihnen waren in Blindenanstalten untergebracht. Die Gesamtzahl der in den 45 Anstalten des Reichsgebiets untergebrachten Blinden aller Altersstufen betrug nur 2635[1]). Die Zahl der im schulpflichtigen Alter stehenden beschulten Blinden können wir nur auf Grund der preußischen Statistik schätzungsweise errechnen. Diese gibt bei der Volkszählung am 1. Dezember 1900 nicht wie die Reichsstatistik die Blindenzahlen in Altersstufen von 5 Jahren an, sondern unterscheidet im Alter bis zu 15 Jahren folgende Stufen: 1—5, 5—6, 6—10, 10—14 und 14 bis 15 Jahre. Von den 34334 Blinden im Reich fielen 21614 oder 63 vH auf Preußen, von den 3702 Blinden im Alter von 5—20 Jahren 2274 oder 61,4 vH auf Preußen und von den 1727 in Anstalten untergebrachten 1059 oder 61,3 vH auf Preußen[2]). Da auch das Zahlenverhältnis der in Anstalten untergebrachten Blinden dieses Alters zu der Blindenzahl des gleichen Alters überhaupt für das Reich und Preußen fast das gleiche ist — von den Blinden im Alter von 5—20 Jahren waren im Reich 46,65 vH, in Preußen 46,57 vH in Anstalten untergebracht —, so dürfte es erlaubt sein, die in der preußischen Statistik angegebenen Zahlen für das schulpflichtige Alter — 6—14 Jahre — auf das Reich zu übertragen. In Preußen standen am 1. Dezember 1900 1100 Blinde einschließlich 19 Taubstummblinden im Alter von 6—14 Jahren[3]). Bei der schulstatistischen Erhebung von 1901 wurden in den 16 in Blindenanstalten eingerichteten Schulen mit 67 Klassen insgesamt 775 Schulkinder (469 Knaben und 306 Mädchen) gezählt, davon standen 652 im Alter von 6—14 Jahren[4]). Von den im schulpflichtigen Alter stehenden Blinden waren also in Preußen 59,27 vH beschult. So können wir also auch für das Reich für das Jahr 1900 etwa den gleichen Hundertsatz als beschult annehmen.

Bei den Reichszählungen am 1. Dezember 1905 und am 1. Dezember 1910 sind die Blinden nicht besonders berücksichtigt worden, wohl aber bei den Zählungen in Preußen. Die preußische Zählung vom Jahre 1905 gibt erstmalig die Zahl der geistesschwachen und geisteskranken Blinden und Taubstummblinden gesondert an. Die Gesamtzahl der Blinden hat sich auf 21019 vermindert, davon standen 2324 im Alter von 5—20 Jahren und 1377 im Alter von 5 bis 15 Jahren[5]). Nach den Ergebnissen dieser Zählung, in denen die Blindenzahlen auch nur durchgehend für Altersstufen von 5 Jahren angegeben sind, würde man die Zahl der im schulpflichtigen Alter stehenden Blinden auf etwa 1100 schätzen. Die zur Vorbereitung für das Gesetz, betreffend die Beschulung blinder

---

[1]) Medizinal-statistische Mitteilungen aus dem Kaiserlichen Gesundheitsamte, 9. Bd., a. a. O., S. 246*/47* u. 416*/17*.

[2]) Wie bei [1]) S. 157, 246*/47* u. 416*/17*.

[3]) Die endgültigen Ergebnisse der Volkszählung vom 1. Dezember 1900 im preußischen Staate. Herausgegeben vom Königlichen Statistischen Bureau in Berlin, Bd. 177, II. Tl., a. a. O., S. 338.

[4]) Das gesamte niedere Schulwesen im preußischen Staate im Jahre 1901. Herausgegeben vom Königlichen Statistischen Bureau in Berlin, a. a. O., Bd. 176, I. Tl., S. 281 u. II. Tl., S. 432/33.

[5]) Die endgültigen Ergebnisse der Volkszählung vom 1. Dezember 1905 im preußischen Staate. Herausgegeben vom Königlich Preußischen Statistischen Landesamt in Berlin, a. a. O., Bd. 206, I. Tl., S. XLV u. II. Tl., S. 316.

und taubstummer Kinder, auf Grund der allgemeinen Volkszählung vom 1. Dezember 1905 vorgenommene Zusammenstellung der nicht vollsinnigen Kinder vom 20. Juni 1906 gibt 1016 blinde Kinder im Alter von 6—14 Jahren an[1]). Bei der schulstatistischen Erhebung von 1906 wurden in den 16 in Blindenanstalten eingerichteten Schulen mit 76 Klassen insgesamt 893 Schulkinder (556 Knaben und 337 Mädchen) gezählt, davon standen 688 im Alter von 6 bis 14 Jahren[2]). Es waren danach von den schulpflichtigen Blinden 72,72 vH beschult.

Nach der Zählung vom 1. Dezember 1910 betrug die Gesamtzahl der Blinden in Preußen 20953, davon waren 3891 in Anstalten untergebracht, also etwa 1200 mehr als 10 Jahre vorher in ganz Deutschland. Im Alter von 5—20 Jahren standen 2448, wovon im Alter von 5—10 Jahren 45,07, von 10—15 Jahren 69,6, von 15—20 Jahren 63,03 vH in Blindenanstalten untergebracht waren. Im Alter von 5—15 Jahren wurden 1515 Blinde gezählt[3]). Danach können also schätzungsweise höchstens etwa 1200 Blinde im Alter von 6—14 Jahren gestanden haben. 1911 wurden in den 16 in Blindenanstalten eingerichteten Schulen mit 83 Klassen insgesamt 973 Schulkinder (578 Knaben und 395 Mädchen) gezählt, davon standen 866 im Alter von 6—14 Jahren[4]). Das würde bedeuten, daß etwa 72 vH der schulpflichtigen Blinden beschult gewesen wären; der tatsächliche Anteil dürfte noch etwas größer sein.

So zeigt die Beschulung der Blinden im ersten Jahrzehnt des 20. Jahrhunderts einen erfreulichen Fortschritt. Welchen Einfluß die gesetzliche Einführung des Sonderschulzwanges in Preußen im Jahre 1911 auf die weitere Entwicklung ausgeübt hat, und wie diese im gesamten Reichsgebiet fortgeschritten ist, wird sich erst auf Grund der in Verbindung mit der Personenstandsaufnahme vom 12. Oktober 1925 erfolgten Gebrechlichenzählung und einer daran angeschlossenen besonderen Erhebung über die Blinden, deren Ergebnisse aber noch nicht vorliegen, nachweisen lassen; denn infolge der unglücklichen Kriegs- und Nachkriegsverhältnisse fanden in den Jahren 1915 und 1920 keine Volkszählungen statt. Wohl ist uns nach der schulstatistischen Erhebung vom 25. November 1921 in Preußen die Zahl der beschulten Blinden bekannt: Es wurden in den 14 in Blindenanstalten eingerichteten Schulen mit 81 Klassen insgesamt 864 Schulkinder gezählt, davon standen 740 im Alter von 6—14 Jahren, während es 1911 umgerechnet auf das heutige verkleinerte Gebiet insgesamt 871 gewesen wären[5]).

---

[1]) Glattfelter, A.: Das Gesetz betreffend die Beschulung blinder und taubstummer Kinder vom 7. August 1911, a. a. O., S. 77.

[2]) Das gesamte niedere Schulwesen im preußischen Staate im Jahre 1906. Herausgegeben vom Königlich Preußischen Statistischen Landesamt in Berlin, a. a. O., Bd. 209, I. Tl., S. 203 u. II. Tl., 2. Abt., S. 176/77.

[3]) Die endgültigen Ergebnisse der Volkszählung vom 1. Dezember 1910 im preußischen Staate. Herausgegeben vom Königlich Preußischen Statistischen Landesamt in Berlin. Bd. 234, I. Tl., S. XXVIII u. II. Tl., S. 2 u. 46. Berlin 1913. Medizinalstatistische Nachrichten. Herausgegeben vom Königlich Preußischen Statistischen Landesamt, a. a. O., Jg. 4, S. 140—142.

[4]) Das niedere Schulwesen in Preußen 1911. Herausgegeben vom Königlich Preußischen Statistischen Landesamt in Berlin, a. a. O., Bd. 231, I. Tl., S. 86* u. 87* u. 362/63.

[5]) Das Schulwesen in Preußen 1921. Bearbeitet vom Preußischen Statistischen Landesamt. Pr. Statistik, a. a. O., Bd. 272, S. 34* u. 150/53.

Da uns aber die Gesamtzahl der blinden Kinder im Alter von 6—14 Jahren nicht vorliegt, lassen sich keine bindenden Schlüsse aus diesen Zahlen ziehen.

Wenn wir auch annehmen können, daß in der Beschulung der Blinden in der Vorkriegszeit des zweiten Jahrzehnts und seit 1924 ein weiterer Fortschritt zu verzeichnen sein wird, so ist der Zustand auch heute noch weit davon entfernt, berechtigten Anforderungen zu entsprechen. Noch immer gibt es blinde Jugendliche, die überhaupt nicht durch eine Blindenanstalt hindurchgegangen sind, und die Zahl der zu spät Beschulten ist nach den in letzter Zeit angestellten Erhebungen außerordentlich groß. So sind in Bayern in der Zeit von 1909 bis 1924 durchschnittlich nur 15,6 vH rechtzeitig, 17,2 vH mit 1 Jahr Verspätung und 67,2 vH mit 2 und mehr Jahren Verspätung in die Blindenanstalten eingetreten[1]). Selbst in Sachsen waren es 54,50 vH, die der Blindenschule der Landeserziehungsanstalt in Chemnitz verspätet zugeführt wurden[2]). Eine von Hübner für sämtliche Blindenanstalten Deutschlands durchgeführte Erhebung für die Zeit von 1919 bis 1924 errechnet eine verspätete Zuführung von durchschnittlich 73,27 vH, allerdings ist dabei das vollendete 5. Lebensjahr als Beginn der Schulpflicht zugrunde gelegt[3]). Selbst wenn man nun auch als durchschnittlichen Beginn der Schulpflicht das vollendete 6. Lebensjahr annimmt, bleiben immer noch etwa 60 vH zu spät Beschulte, sodaß Erziehung, Unterricht und Berufsausbildung darunter erheblich leiden müssen.

II. Die Blindenbeschulung in den einzelnen Ländern des Reiches.

1. Preußen.

Mit dem Jahre 1806 beginnend, wuchs für Preußen ständig die Möglichkeit, den im bildungsfähigen Alter stehenden Blinden einen gesonderten Unterricht und besondere Erziehung zuteil werden zu lassen. Der Gedanke der Beschulung der Blinden in der Volksschule, der in der ersten Hälfte des Jahrhunderts vielfach erörtert worden war, war, wie Dr. Schneider, der Kommissar des Kultusministers auf dem Blindenlehrerkongreß in Köln 1888 berichtete, von ihm längst aufgegeben worden[4]). So konnte Dr. Schneider 1896 im Preußischen Abgeordnetenhause bei Erledigung einer Petition auf Errichtung einer Musikhochschule für Blinde mit Recht sagen: „Bei den vorhandenen 15 preußischen Anstalten würde in Preußen kein Blinder ohne Unterricht und Erziehung bleiben, wenn nur alle Eltern geneigt wären, ihre blinden Kinder dem Blindenunterricht zuzuführen"[5]).

Wie es jedoch mit der Bereitwilligkeit vieler Eltern bestellt ist, braucht hier nicht näher auseinandergesetzt zu werden. Wie für die Vollsinnigen, so ist auch

---

[1]) Blindenfreund 1925, S. 19.   [2]) Blindenfreund 1925, S. 90/91 u. 1926, S. 116ff.
[3]) Blindenfreund 1925, S. 129ff.; vgl. auch 1926, S. 73ff.
[4]) Bericht über den Blindenlehrerkongreß in Köln, S. 20. Das scheint aber doch nicht die allgemeine Ansicht im Preußischen Kultusministerium gewesen zu sein; denn der v. Gosslersche Entwurf des preußischen Volksschulgesetzes, der in den §§ 96ff. die Sonderschulpflicht der taubstummen Kinder vorsah, unterwarf die blinden im § 87 der allgemeinen Schulpflicht.
[5]) Anlagen zu den stenogr. Ber. über die Verhandlungen des H. d. Abg. Bd. III, Petition 6, Journ. Nr. 74, 1896. A. Mell, S. 607.

für die Blinden und erst recht für sie der Bildungszwang notwendig. Ein Sonderschulzwang für Blinde war auch bereits in dem Volksschulgesetzentwurf des
Ministers Grafen von Zedlitz-Trützschler aus dem Jahre 1892 in den §§ 90—103
und 193 vorgesehen[1]). Aber erst fast 20 Jahre später wurde durch Gesetz die
Grundlage für eine allgemeine Beschulung gelegt. Zunächst versuchte man auf
Grund des Gesetzes, betreffend Abänderung der § 36, 65 und 68 des Gesetzes
zur Ausführung des Bundesgesetzes über den Unterstützungswohnsitz vom
8. März 1871 (Ges.-Slg. S. 130), vom 11. Juli 1891, des sog. Fürsorgegesetzes, das
die Bewahrung, Kur und Pflege der hilfsbedürftigen Geisteskranken, Idioten,
Epileptiker, Taubstummen und Blinden regelt[2]) und von § 11 des Gesetzes über
die Fürsorgeerziehung Minderjähriger vom 2. Juli 1900[3]) sowie der Ausführungsanweisung zu diesem Gesetz vom 18. Dezember 1900[4]), die Unterbringung und
damit die Beschulung blinder und taubstummer Kinder in Blinden- und Taubstummenanstalten zu erzwingen[5]). Der Regierungskommissar Dr. Waetzold
erklärte im Jahre 1902 bei einer Anfrage über die Stellung der Staatsregierung
zur obligatorischen Beschulung der Taubstummen und Blinden im Abgeordnetenhause, daß nach Erkenntnis des Kammergerichts Taubstummheit und Blindheit
die Notwendigkeit der Fürsorgeerziehung bedingen können, und daß daher die
Untergerichte derartigen Anträgen auf Fürsorgeerziehung stattgeben werden[6]).
Und der Erlaß des preußischen Kultusministers und des Innenministers vom
19. Juli 1906, betreffend Unterbringung taubstummer und blinder Kinder in
Anstalten[7]) weist darauf hin, „daß das Fürsorgeverfahren in vielen Fällen nicht
durchgeführt werden kann, weil die gesetzlichen Voraussetzungen über die Fürsorgeerziehung von den Gerichten nicht in allen Teilen als tatsächlich erwiesen
angesehen werden konnten, daß aber nach neueren Entscheidungen des Kammergerichts der Widerstand des gesetzlichen Vertreters gegen den Eintritt nicht vollsinniger im schulpflichtigen Alter stehender Kinder in allen Fällen durch vormundschaftliche Anordnung auf Grund des § 1666 des BGB. beseitigt werden
kann"[8]).

---

[1]) In der Begründung zu §§ 90ff. wird darauf hingewiesen, daß die blinden und
taubstummen Kinder von dem gewöhnlichen Unterricht keinen Nutzen ziehen
können, und daß „die günstigen Erfolge, welche durch einen rationellen Unterricht
blinder und taubstummer Kinder erfahrungsmäßig erzielt sind, ... die Anwendung
von Zwangsmitteln rechtfertigen". (Rintelen, V.: Der Volksschulgesetzentwurf
des Ministers Graf v. Zedlitz-Trützschler, S. 385ff. Frankfurt a. M. 1893.)

[2]) Ges.-Slg. S. 300.

[3]) Ges.-Slg. S. 264 u. Zentr.-Bl. f. d. Unt.-Verw. 1901, S. 761.

[4]) Zentr.-Bl. 1901, S. 769.

[5]) Denn die Bestimmungen über die allgemeine Schulpflicht, wie sie das Allgemeine Landrecht Teil II, Tit. 12, §§ 43—46 enthält, berechtigen nicht dazu, die
Eltern zu zwingen, ihre Kinder zur Erziehung Anstalten außerhalb ihres Wohnsitzes
zu übergeben (vgl. Reskript vom 12. Juli 1847 im Min.-Bl. d. inn. Verw. S. 221 u.
§§ 1627, 1631 Abs. 1, 1684, 1793 BGB.).

[6]) Stenogr. Ber. über die Verhandlungen des Pr. H. d. Abg. Bd. III, S. 3425/26.
1902.

[7]) Zentralblatt für die Unterrichtsverwaltung 1906, S. 700.

[8]) § 1666 des BGB. besagt: „Wird das geistige und leibliche Wohl der Kinder
dadurch gefährdet, daß der Vater das Recht der Sorge für das Kind mißbraucht,
das Kind vernachlässigt ..., so hat das Vormundschaftsgericht die erforderlichen
Maßregeln zu treffen." Dazu kommt noch § 1838.

Aber erst das „Gesetz, betreffend die Beschulung blinder und taubstummer Kinder, vom 7. August 1911"[1]) hat den Unterrichtszwang für blinde Kinder eingeführt. Auf die wichtigsten Bestimmungen dieses Gesetzes müssen wir näher eingehen, da sie von grundlegender Bedeutung sind. Bei den übrigen Ländern des Reiches können wir uns alsdann kürzer fassen.

Nach § 1 unterliegen „blinde Kinder, welche das 6. Lebensjahr vollendet haben, sofern sie genügend entwickelt und bildungsfähig erscheinen, der Verpflichtung, den in den Anstalten für blinde Kinder eingerichteten Unterricht zu besuchen" (Schulpflicht).

Der Beginn der Verpflichtung kann bei Kindern, die in ihrer Entwicklung zurückgeblieben sind, bis zu drei Jahren hinausgeschoben werden.

„Zu den blinden Kindern gehören auch solche Kinder, die so schwachsichtig sind, daß sie den blinden Kindern gleichgestellt werden müssen."

„Die Verpflichtung ruht, solange für den Unterricht anderweitig in ausreichender Weise gesorgt ist."

§ 2. „... Die Schulpflicht ... endet mit dem auf die Vollendung des 14. Lebensjahres folgenden Jahresschulschlusse."

§ 4. Über den Eintritt der Schulpflicht beschließt in kreisfreien Städten die Schuldeputation, im übrigen die Schulaufsichtsbehörde nach Anhörung der Ortsschulbehörde.

§ 6. Die Verpflichtung, die der Schulpflicht unterliegenden Kinder, für deren Unterricht nicht anderweit in ausreichender Weise gesorgt wird, einer Anstalt zuzuführen, liegt den zuständigen Kommunalverbänden ob.

Die Überweisung des Kindes hat möglichst in eine Anstalt seines Bekenntnisses zu erfolgen und die Unterbringung, falls das Kind nicht in der Anstalt selbst wohnt, tunlichst in einer Familie seines Bekenntnisses.

Vor der Unterbringung hat der Kommunalverband die die Schulpflicht feststellende Behörde zu benachrichtigen. Schulversäumnisse unterliegen den Strafbestimmungen wie bei den öffentlichen Volksschulen.

§ 9. Der Kommunalverband ist berechtigt, die Schulpflicht bis zu dem Jahresschulschluß, der auf die Vollendung des 14. Lebensjahres folgt, auszudehnen, wenn das Lehrziel des Unterrichts nicht erreicht und anzunehmen ist, daß es erreicht werden kann.

§ 11. Die Kosten des Unterhalts und der Erziehung trägt der verpflichtete Kommunalverband, die Kosten der Überführung und der ersten Ausstattung der Ortsarmenverband und, falls dieser dazu nicht in der Lage ist, der Kommunalverband.

§ 12. Diese Kosten können mit Ausnahme der für Unterricht und Erziehung entstehenden, also einschließlich der Unterhaltungskosten, von den Unterhaltungsverpflichteten der Kinder eingezogen werden, sofern diese zur Zahlung imstande sind. —

Als Schulaufsichtsbehörde im Sinne dieses Gesetzes ist nach der Ausführungsanweisung vom 21. Dezember 1911[2]) im allgemeinen die Regierung anzusehen,

---

[1]) Ges.-Slg. S. 168. Zentr.-Bl. f. d. Unt.-Verw. 1912, S. 228. GLATTFELTER, A.: Das Gesetz betreffend die Beschulung blinder und taubstummer Kinder vom 7. August 1911. Düsseldorf 1912.

[2]) Zentr.-Bl. f. d. ges. Unt.-Verw. 1912, S. 233.

für Anstaltsschulen ist es das Provinzial-Schulkollegium[1]). Demgemäß führen die Regierungen die Aufsicht über privaten Unterricht und über die Vorbereitungen für die Einschulung und Unterbringung der Kinder in Anstalten, während nach erfolgter Einschulung die Aufsicht an das Provinzial-Schulkollegium übergeht. Zur Feststellung der Schulpflicht sind die Ortsvorstände (Magistrate, Bürgermeister, Gemeinde- und Gutsvorstände) verpflichtet, blinde und sehr schwachsichtige Kinder schon $1\frac{1}{2}$ Jahre vor Beginn der Schulpflicht, also wenn sie $4\frac{1}{2}$ Jahre alt sind, den Ortsschulbehörden (Schuldeputation, Schulvorstand) zu melden.

Die in den §§ 6ff. des Gesetzes vorgesehenen Kommunalverbände, die nach dem Dotationsgesetz vom 8. Juli 1875[2]) zur Fürsorge für das Blinden- und Taubstummenwesen allgemein berufen sind, und denen die Beschulung übertragen ist, sind nicht etwa die einzelnen Kommunen, sondern im allgemeinen die Provinzialverbände. Diesen liegt also die Verpflichtung ob, dafür zu sorgen, daß ausreichende Anstalten für die unterrichtliche Versorgung vorhanden und entsprechend ausgestaltet sind.

Trotz dieser umfassenden Regelung der Schulpflicht für Blinde werden bei weitem nicht alle und die meisten nicht rechtzeitig genug erfaßt. Nach dem Erlaß vom 24. Juni 1926[3]) mehren sich die Klagen über mangelhafte Durchführung des Gesetzes: Blinde und die ihnen gleichgestellten sehr schwachsichtigen Kinder „sind vielfach — oft mehrere Jahre verspätet der Schulpflicht unterworfen worden, in einigen Fällen ist es überhaupt nicht geschehen". Es wird daher, da die Annahme naheliegt, daß die Ortsvorstände der ihnen obliegenden Verpflichtung nicht mit der erforderlichen Sorgfalt nachgekommen sind, bestimmt, daß „die Ortsbehörden die Nachweisungen alljährlich spätestens bis zum 31. Oktober den Ortsschulbehörden vorzulegen haben. Kinder, die erst später ermittelt werden oder erst später zuziehen, sind den Ortsschulbehörden sofort nachträglich anzugeben ... Die Landräte haben alljährlich durch Kreisblattbekanntmachung die Ortsvorstände an die Anmeldung zu erinnern. Die Ortsschulbehörden (Schuldeputation und Schulvorstände) ... haben die Meldungen alsbald mit ihren Äußerungen dem Schulrat zu übersenden, der sie durch den Landrat an die Regierung weitergibt". Auch die Lehrer und Lehrerinnen werden in Abänderung der Ziffer I Abs. 5 der Ausführungsanweisung vom 21. Dez. 1911 verpflichtet, alljährlich nach Beginn des Schuljahres die der Schule zugeführten blinden Kinder sofort dem Schulrat zu melden. Schwachsichtige Kinder, die dem Unterricht nicht genügend folgen können, sind nach kürzerer Beobachtung zu melden. Wo Schulärzte vorhanden sind, sind sie hinzuzuziehen. Der Schulrat hat die Meldungen der Schulen durch Vermittlung des Landrats der Regierung, in kreisfreien Städten unmittelbar der städtischen Schuldeputation vorzulegen. Den Regierungen und Schuldeputationen in den kreisfreien Städten wird nahegelegt, zur Feststellung der Schulpflicht und zur Prüfung, ob ein zugelassener Ersatzunterricht ausreichend erteilt wird, nach Möglichkeit Leiter oder Lehrer von Blindenanstalten hinzu-

---

[1]) Zu vgl. auch Allerh. Erl. v. 27. Juli 1885 (Ges.-Slg. S. 350; Zentr.-Bl. 1886, S. 140) u. Erl. v. 20. Oktober 1885 (Zentr.-Bl. 1886, S. 140).

[2]) Ges.-Slg. S. 497. Zu vgl. auch das Dotationsgesetz vom 2. Juni 1902 (Ges.-Slg. S. 167).

[3]) Zentr.-Bl. f. d. ges. Unt.-Verw. 1926. S. 263.

zuziehen. Zur Beschleunigung einer notwendig werdenden zwangsweisen Zuführung in eine Anstalt haben in Abänderung der Ausführungsanweisung „die Leiter der Anstalten die zwangsweise Zuführung unmittelbar bei dem zuständigen Landrat, in den kreisfreien Städten bei der Schuldeputation zu beantragen, die nachdrücklich das Erforderliche wegen der Zuführung zu veranlassen haben". Falls diese Maßnahmen nicht ausreichen, sollen weitere vorbehalten bleiben. Darnach ist für Preußen auf eine baldige restlose Durchführung der Schulpflicht für blinde und taubstumme Kinder zu hoffen.

Auf die Taubstummblinden wurde das Gesetz nicht ausgedehnt, da die gesammelten Erfahrungen noch nicht hinreichten, um den gesetzlichen Schulzwang zu rechtfertigen. Doch wurde in einer Resolution der Unterrichtskommission[1]), die die ungeteilte Zustimmung des Abgeordneten- und Herrenhauses fand[2]), die Staatsregierung ersucht, der Beschulung und Ausbildung der Taubstummblinden besondere Aufmerksamkeit zuzuwenden, und in Aussicht gestellt, auch für diese Kinder die Schulpflicht gesetzlich zu regeln, wenn sich die Ausbildungsmethode bewährt und die Unterbringung in Anstalten ermöglichen läßt. Darauf sind die Behörden angewiesen, die freiwillige Unterbringung taubstummblinder Kinder in der für sie eingerichteten Anstalt in Nowawes zu fördern[3]). Daß die Erfahrungen auch für die Ausbildung dieser Kinder, soweit sie nicht noch an geistigen Gebrechen leiden, nicht ungünstig sind, läßt sich schon heute bestätigen.

2. Bayern.

Obwohl in Bayern bereits im Jahre 1826 eine Blindenanstalt eingerichtet und mit reichen Mitteln ausgestattet wurde, sodaß sie bald eine der größten in Deutschland war, besteht daselbst der Schulzwang nur im Rahmen der allgemeinen Volksschulpflicht. Soweit also Kinder infolge körperlicher oder geistiger Mängel allgemein bildungsunfähig sind, besteht für sie kein Schulzwang. Der Durchführung des Sonderschulzwanges steht Bayern abwartend gegenüber.

Um die Volksschullehrer zu befähigen, den nicht in Anstalten untergebrachten Blinden und Taubstummen Unterricht erteilen zu können, erhielten sie nach der Verordnung vom 29. September 1866 und der Verordnung vom 30. Juli 1898 während der Ausbildung im Seminar eine kurze Anleitung zur Behandlung der blinden und taubstummen Kinder[4]). Doch weist schon die Oberpfälzische Regierungsentschließung vom 3. April 1867[5]) darauf hin, daß diese Kinder tunlichst in Anstalten untergebracht werden. Die nicht in Blindenanstalten befindlichen blinden Kinder sind nach der kultusministeriellen Entschließung vom 23. Dezember 1880[6]) während des Schulpflichtalters zum Besuch der einschlägigen Volksschule anzuhalten, wenn nicht die Befreiung durch die Schulbehörde erfolgt

---

[1]) Drucks. d. preuß. Herrenh. 1911, Aktenst. 50, S. 150.

[2]) GLATTFELTER, A., a. a. O.: S. 114.

[3]) Ausführungsanweisung vom 21. Dezember 1911, I 4, Abs. 3 (Zentr.-Bl. 1912, S. 240) u. GLATTFELTER, a. a. O.: S. 80f.

[4]) WEBER, K.: Neue Gesetz- und Verordnungssammlung. Bd. 6, S. 660 u. Bd. 26, S. 149.

[5]) KreisABl. S. 451 u. ENGLMANN-STIEGL, Handbuch des bayr. Volksschulrechts. München 1905. 5. A., S. 874.

[6]) ENGLMANN-STIEGL, a. a. O.: S. 494, 874 u. 879 u. WEBER, a. a. O.: Bd. 14, S. 648.

ist wegen mangelnder Bildungsfähigkeit oder anderer triftiger Gründe, insbesondere weil ausreichender Privatunterricht erteilt wird. So weisen denn auch die Verordnungen vom 4. Juni 1903[1]), die Schulpflicht betreffend, und die Vollzugsvorschriften zu dieser Verordnung vom 7. März 1906[2]) erneut darauf hin, daß die nichtvollsinnigen Kinder der allgemeinen Schulpflicht unterliegen, und es wird von der Einsicht der Erziehungsberechtigten, die durch geeignete Belehrung aufzuklären sind, erwartet, daß sie ihre Kinder einer Anstalt zuführen. Wo es aber im Einzelfall notwendig sein sollte, wird das Vormundschaftsgericht um seine Unterstützung zu zwangsweisem Vorgehen nach § 1666 des BGB. oder nach dem Zwangserziehungsgesetz, evtl. auch nach Art. 81 des PStGB. anzugehen sein[3]). Auch die neue Kgl. Verordnung über die Schulpflicht vom 22. Dezember 1913[4]) ändert nichts an diesen Grundsätzen.

Um über den Stand der Beschulung der viersinnigen Kinder unterrichtet zu sein, verpflichtet die Ministerialentschließung vom 11. März 1913[5]) die Lokal- und Stadtschulbezirksinspektoren, Verzeichnisse über sämtliche zu ihrem Schulbezirk gehörigen schulpflichtigen blinden und taubstummen Kinder, also der Kinder im Alter von 6—16 Jahren, anzulegen und fortlaufend instand zu halten. Nach dem auf Grund dieser Verzeichnisse aufgestellten Gesamtverzeichnis waren von 328 blinden Kindern im Alter von 6—16 Jahren, von denen 315 als bildungsfähig bezeichnet waren, 175 oder 53,35 vH der Gesamtzahl und 55,56 vH der bildungsfähigen in Anstalten untergebracht. Von den 153 nicht in Anstalten untergebrachten blinden Kindern blieben 13 wegen Widerstands, 41 wegen Mittellosigkeit der Eltern und 15 wegen Platzmangels der Anstalt fern. Die Volksschulen besuchten 21,65 vH der Gesamtzahl oder 22,86 vH der bildungsfähigen Blinden[6]), sodaß von diesen noch immer 21,58 vH ohne jeden Unterricht aufwuchsen.

3. Sachsen.

Sachsen gilt nach Alexander Mell als das Land, in dem für die Blinden am besten gesorgt ist. Seine erste Blindenanstalt wurde im Jahre 1809 in Dresden eröffnet. Anfänglich mit dem Charakter einer reinen Blindenschule, stellte sie sich bald das Ziel, die Blinden als Erwerbsfähige dem bürgerlichen Leben zurückzugeben.

Die Erfahrung, daß diejenigen Zöglinge, die früher in die Anstalt eintraten, in der Regel raschere und sicherere Fortschritte machten als diejenigen mit späterem Eintritt, und daß jene auch nach der Entlassung meist einen Vorsprung vor diesen behaupteten, führte dazu, den Zeitpunkt der Aufnahme für die Blinden möglichst früh anzusetzen und für diese Kinder eine besondere Vorbereitungsanstalt einzurichten. So wurde im Jahre 1862 die erste Vorbereitungsanstalt der Welt in Hubertusburg eröffnet.

Aber auch der Späterblindeten und der schwachbegabten Blinden nahm man sich durch Einrichtung besonderer Unterrichts- und Erziehungsanstalten an.

---

[1]) GVBl. S. 359.   [2]) KMBl. 1906. S. 143.   [3]) Wie bei [2]) B 5e.
[4]) GVBl. S. 957.   [5]) MinBl. S. 95.
[6]) Stenogr. Ber. der Bayr. Abg.-Kammer. Bd. X, Nr. 274, S. 804. 1914. Jahresbericht der Kgl. Landesblindenanstalt. S. 5 u. 8. 1914.

Der Schulzwang für Blinde und Taubstumme wurde durch das „Gesetz, das Volksschulwesen betreffend, vom 26. April 1873"[1]) eingeführt. Nach § 4 dieses Gesetzes sind „verwahrloste, nicht vollsinnige, schwach- und blödsinnige Kinder in hierzu bestimmten öffentlichen oder Privatanstalten unterzubringen, sofern nicht anderweit für die Erziehung hinreichend gesorgt ist"[2]).

Zur Ausführung dieser Bestimmung verpflichtet eine Generalverordnung des Kultusministeriums vom 20. Juli 1875[3]) die Schulvorstände, diese Kinder dem Bezirksarzt zu melden, der nach der Instruktion der Bezirksärzte das Erforderliche zu veranlassen hat. Auch die Bezirksschulinspektoren haben nach einer Generalverordnung vom 1. September 1881[4]) Listen der blinden Kinder jedes Jahr nach Ostern von den Schulvorständen einzufordern und auf baldige Anmeldung für eine Blindenanstalt zu drängen, sofern das in einem Falle unterblieben ist.

Erfolgt die Erziehung eines Kindes zu Hause, so muß der Unterricht nach der Verordnung des Kultusministeriums vom 7. März 1889[5]) „durch eine gehörig vorgebildete Lehrkraft" erteilt werden.

Das Sächsische Wohlfahrtspflegegesetz vom 28. März 1925 betrachtet als Pflichtaufgabe der öffentlichen Wohlfahrtspflege auch die Fürsorge für Blinde, und die Ausführungsverordnung zu diesem Gesetz vom 20. März 1926 (Ges. Bl. S. 69 ff.) ordnet in § 66 an: „Blinde Kinder sind unbeschadet der gesetzlich geregelten Ausnahmen der Blindenabteilung der Landesanstalt Chemnitz zuzuführen. — Die Aufnahme in die Anstalt ist so früh als möglich zu veranlassen. Bei unberechtigter Weigerung der Erziehungsberechtigten ist das Vormundschaftsgericht anzugehen."

4. Württemberg.

In Württemberg machte die Beschulung der Blinden nur langsame Fortschritte, da die im Jahre 1830 in Stuttgart errichtete Blindenanstalt lange Zeit hindurch mit unzureichenden Mitteln arbeiten mußte. Ein besonderer Schulzwang für Blinde und Taubstumme besteht nicht.

Nach Art. 4 des Volksschulgesetzes vom 17. August 1909[6]) sind körperliche Gebrechen nicht ein Befreiungsgrund von der allgemeinen Schulpflicht. Doch bestimmt die Vollzugsverfügung vom 1. März 1910[7]), daß bei blinden und taubstummen Kindern auf Anstaltserziehung hinzuwirken ist; aber es sollen Zwangsmaßnahmen möglichst vermieden werden. Für besondere Fälle wird auf den bereits erwähnten preußischen Erlaß von 1906[8]), der die Unterbringung taub-

---

[1]) GVBl. S. 350.

[2]) SCHWARZ, KURT: Rechtliche Fürsorge für die von Jugend an körperlich Gebrechlichen, München und Leipzig 1915, S. 141, weist mit Recht darauf hin, daß mit dieser Bestimmung der Sonderschulzwang nicht gegeben ist. Da nach § 9 Abs. 2 der Verordnung vom 25. August 1874 zur Ausführung dieses Gesetzes (GVBl. S. 155 ff.) die weitere Entschließung dem Vormundschaftsgericht überlassen wird, wenn der von der Bezirksschulinspektion angeordneten Unterbringung in einer Erziehungsanstalt widersprochen wird. Das Vormundschaftsgericht kann aber seit Inkrafttreten des BGB. nur gemäß der § 1666, 1838 einschreiten (vgl. auch GVBl. 1899, S. 203).

[3]) P. v. SEYDEWITZ und F. BÖHME: Das Kgl. Sächs. Volksschulgesetz vom 26. April 1873, Leipzig 1910, S. 8.

[4]) Wie bei [3]) S. 8.   [5]) Wie bei [2]) S. 9.   [6]) Reg.-Bl. S. 177.

[7]) Reg.-Bl. S. 105 ff.   [8]) Zu vgl. S. 77.

stummer und blinder Kinder in Anstalten durch vormundschaftliche Anordnung auf Grund des § 1666 des BGB. vorsieht, verwiesen.

Seit dem Jahre 1905 besteht die Verpflichtung einer jährlichen statistischen Aufnahme sämtlicher im schulpflichtigen Alter stehenden Kinder, welche durch ein körperliches Leiden dauernd verhindert sind, sich am Unterricht der öffentlichen Schulen zu beteiligen. In diese Statistik sind auch die blinden Kinder aufzunehmen[1]).

Die Aufnahme der Kinder als Staatszöglinge in die private Blindenanstalt ist durch eine Bekanntmachung der Kommission für die Erziehungshäuser vom 14. Mai 1910[2]) geregelt. Die Kosten für die Unterbringung der Privatzöglinge übernimmt im Falle der Bedürftigkeit zum Teil die Fürsorgebehörde. Durch Erlaß vom 7. Mai 1912 haben der evangelische und katholische Oberschulrat die Oberämter und Ortsschulräte der größeren und mittleren Städte beauftragt, dafür zur sorgen, daß die bildungsfähigen dreisinnigen Kinder in geeigneten Anstalten Unterricht und Erziehung erhalten[3]).

5. Baden.

In Baden setzte eine Bewegung zur Errichtung einer Blindenanstalt im Jahre 1822 ein. Das führte einige Jahre später zur Gründung einer privaten Anstalt, die bald darauf verstaatlicht wurde. Der Unterrichtszwang für Blinde und Taubstumme ist durch „Gesetz vom 11. August 1902, betreffend die Erziehung und den Unterricht nicht vollsinniger Kinder"[4]) eingeführt.

§ 1 verpflichtet die Eltern oder deren Stellvertreter, den Kindern, die nicht am Volksschulunterricht teilnehmen können, eine entsprechende Ausbildung geben zu lassen.

§ 2. Zur Erlangung der Ausbildung werden vom Staat Anstalten gehalten.

§ 5. Die Ausbildungszeit beginnt mit dem vollendeten 8. Lebensjahr und dauert 8 Jahre. Eine Zurückstellung bis zum 10. Lebensjahr ist möglich.

§ 6. Der Zwang zur Unterbringung in eine Anstalt wird auf § 1666 des BGB. gegründet[5]).

---

[1]) MErl. vom 1. Mai 1905 (E. Schütz u. K. Hepp, Das Württemb. Volksschulgesetz. Stuttgart 1910. Bd. I, S. 129.)

[2]) Amtsblatt 1910, S. 174/75.

[3]) E. Schütz u. K. Hepp, Stuttgart 1913, Bd. II, S. 560.

[4]) GVBl. S. 242 u. Schmidt, F.: Die Badische Volksschule, Karlsruhe 1926, S. 562 ff.

[5]) Es besteht also auch in Baden kein Sonderschul- oder Anstaltszwang in strengem Sinne des Wortes. Dieser ist nur dann gegeben, wenn die Überführung eines der Sonderbeschulung bedürftigen Kindes auch bei Widerstreben der Erziehungspflichtigen durch die Schul- oder Verwaltungsbehörden erzwungen werden kann, ohne daß das Vormundschaftsgericht um seine Hilfe angegangen werden muß (Schwarz, Kurt, a. a. O.: S. 140). Die für die nichtvollsinnigen Kinder in Baden geltenden schulgesetzlichen Bestimmungen sollen demnächst grundlegend geändert werden. Ein Referentenentwurf für ein neues Gesetz liegt bereits vor. Dieser sieht vor allem vor: Beginn der Schulpflicht für Blinde vom 6. Lebensjahre, für Taubstumme vom 7. Lebensjahre, Anstaltszwang kraft öffentlichen Rechts (ohne Gründung auf § 1666 BGB), Dauer der Volksschulpflicht 9 Jahre, für die Restzeit bis zum 18. Lebensjahre wird die Fortbildungsschulpflicht auch für die Nichtvollsinnigen eingeführt.

Die näheren Verordnungen zum Vollzug dieses Gesetzes werden durch die Verordnung vom 9. Juni 1904[1]) und durch die Bekanntmachung des Ministeriums vom 18. Juni 1907[2]) über die Aufnahme in den Anstalten gegeben. Außerdem weist ein Rundschreiben vom 25. September 1924 die Kreisschulämter, Stadtschulämter und Volksschulrektorate an, die Personalien der jeweils volksschulpflichtig werdenden blinden Kinder der Direktion der Blindenanstalt Ilvesheim unmittelbar zuzustellen[3]).

6. Thüringen.

Thüringen hatte die Verpflichtung zum Besuch besonderen Unterrichts für blinde Kinder schon seit längerer Zeit in Sachsen-Weimar und Sachsen-Meiningen.

a) Sachsen-Weimar.

Sachsen-Weimar besaß seit 1858 eine staatliche Anstalt für blinde Zöglinge. Nach dem „Gesetz, betreffend die Aufnahme der taubstummen und blinden Kinder in die Großherzogliche Taubstummen- und Blindenanstalt zu Weimar, vom 28. Mai 1874"[4]) „soll der Regel nach jedes ... blinde Kind, nach tunlichster Vorbereitung desselben in der Volksschule" 8 Jahre lang (§ 3) der Anstalt angehören, insoweit nicht der geistige oder körperliche Zustand des Kindes dasselbe als für die Anstalt ungeeignet erscheinen läßt, oder nachweislich für die besondere Erziehung und Ausbildung anderweit genügend gesorgt ist (§ 2). Die Aufnahme in die Anstalt erfolgt nach Vollendung des 6. Lebensjahres. Der Aufenthalt dauert in der Regel nicht über das 15. Lebensjahr hinaus. Die über das 7. Lebensjahr in der Volksschule verbrachte Zeit wird in den 8jährigen Anstaltsaufenthalt eingerechnet (§ 3). Über die Aufnahme entscheidet das Staatsministerium (§ 4). Die Durchführung wird durch Strafen gesichert (§ 5)[5]). Die Kosten tragen die Eltern (§ 6), im Unvermögensfalle die betreffende Schulgemeinde (§ 7).

Die Bestimmung, daß taubstumme und blinde Kinder zunächst in die Volksschule aufzunehmen und für die Aufnahme in die Anstalt soweit möglich vorzubereiten sind, findet sich auch noch in den „Ausführungsbestimmungen zum Gesetz über das Volksschulwesen vom 4. Mai 1911" (§ 9 Ziff. 2)[6]). In diesen Bestimmungen wird außerdem angeordnet, daß die Bezirksschulinspektoren über sämtliche viersinnigen Kinder schulpflichtigen Alters, die nicht in der Anstalt untergebracht sind, an die oberste Schulbehörde jährlich bis zum 1. Oktober zu berichten haben (§ 9 Ziff. 4).

---

[1]) GVBl. S. 38 u. V.Bl. des Oberschulrats 1904, S. 97 ff.

[2]) V.Bl. des Oberschulrats 1907, S. 111 ff.

[3]) Blindenfreund 1925, S. 99.

[4]) Die Weimarische Volksschule. Gesetze und Verordnungen. Weimar 1911. S. 39 ff.

[5]) Über die zwangsweise Überführung eines Kindes in die Anstalt wider den Willen der Eltern kann nur auf Antrag der obersten Schulbehörde vom Vormundschaftsgericht verfügt werden. Dieses konnte bis 1900 gemäß § 16 des Gesetzes über die elterliche Gewalt und das Vormundschaftswesen vom 27. März 1872 (Reg.-Bl. 101) geschehen, seitdem auf Grund der §§ 1666 u. 1838 BGB.

[6]) Die Weimarische Volksschule. S. 87.

b) *Sachsen-Meiningen.*

Sachsen-Meiningen führte durch Gesetz vom 18. Februar 1883, betreffend die Erziehung Blinder und Taubstummer[1]), den Schulzwang für blinde Kinder in einer dazu bestimmten Anstalt für die Zeit vom vollendeten 7. bis zum vollendeten 16. Lebensjahr ein.

Der Fortschritt gegenüber dem Weimarer Gesetz bestand darin, daß die Soll-Vorschrift in eine Ist-Vorschrift umgewandelt wurde, daß vorbereitender Volksschulbesuch nicht vorgesehen war, und daß die zwangsweise Überführung in eine Anstalt ohne Inanspruchnahme des Vormundschaftsgerichts erfolgen konnte.

c) *Sachsen-Coburg-Gotha. Schwarzburg-Sondershausen. Sachsen-Altenburg. Schwarzburg-Rudolstadt. Reuß.*

In Sachsen-Coburg[2]) und Gotha[3]) und in Schwarzburg-Sondershausen[4]) bestand zwar kein Sonderschulzwang für blinde Kinder; doch sollte für Kinder, die sich zur Aufnahme in die Volksschule nicht eignen, entweder durch Privatunterricht oder durch Unterbringung in hierzu bestimmte öffentliche und Privatanstalten gesorgt werden. Sachsen-Altenburg, Schwarzburg-Rudolstadt und Reuß hatten keine besonderen Bestimmungen für blinde Kinder in ihren Schulgesetzen.

Für die zum Freistaat Thüringen vereinigten Länder wurde alsdann durch „Gesetz über die vorläufige Regelung des Volksschulwesens in Thüringen vom 17. Februar 1920"[5]) die 8jährige Schulpflicht für alle Kinder mit Vollendung des 6. Lebensjahres eingeführt. Nach § 6 konnten „Kinder, die durch ihre Veranlagung den Unterrichtsbetrieb der öffentlichen Schule wesentlich erschweren, durch den Staat Sonderklassen oder -anstalten überwiesen werden". Eine Zusammenstellung der im schulpflichtigen Alter stehenden Blinden, einschließlich der in Anstalten untergebrachten, wurde durch die „Bekanntmachung des Ministeriums für Volksbildung vom 19. Dezember 1922"[6]) angeordnet. Die endgültige Regelung der Schulpflicht ist nunmehr durch das Gesetz über die Erfüllung der Schulpflicht und die Ausübung der Schulzucht (Schulpflichtgesetz) vom 12. Juni 1925 erfolgt. Nach § 7 sind nichtvollsinnige Kinder „in entsprechenden öffentlichen oder privaten Anstalten unterzubringen, sofern nicht für ihren Unterricht anderweit ausreichend gesorgt ist... Die zur Unterbringung in Anstalten erforderlichen Anträge stellt der Schulvorstand. Falls er dies unterläßt, hat das Schulamt das Erforderliche zu veranlassen[7])."

---

[1]) Sammlung der landesherrl. Verordnungen S. 138 u. Greiner, L.: Volksschulgesetzgebung im Herzogtum Sachsen-Meiningen, a. a. O., 1903.

[2]) Art. 22 des Volksschulgesetzes vom 27. Oktober 1874 (Ges.-Slg. S. 118/19) in der Fassung vom 21. März 1905 (Ges.-Slg. S. 61ff.).

[3]) § 25 Abs. 2 des Volksschulgesetzes vom 13. März 1892 in der Fassung vom 4. März 1906 (Ges.-Slg. S. 69/70) und vom 8. August 1912 (Ges.-Slg. S. 106.) u. E. v. Strenge, Das Volksschulgesetz für das Herzogtum Gotha, Gotha 1907. S. 95.

[4]) § 19 des Volksschulgesetzes vom 31. Mai 1912 (Ges.-Slg. S. 417).

[5]) Slg. der Schulgesetze u. Verordnungen des Thür. Min. f. Volksbildung 1920/21, S. 3ff.

[6]) Amtsbl. des Thür. Minist. f. Volksbildung 1922, S. 269.

[7]) Amtsbl. 1925, S. 166/67.

Nach der Ausführungsverordnung vom 4. August 1925 haben die Schulleiter in Verbindung mit dem Schulvorstand bis zum 15. Januar jedes Jahres die zum 1. April schulpflichtig werdenden nichtvollsinnigen Kinder festzustellen. Der zuständige Schulrat hat unter Beifügung von kreisärztlichen Zeugnissen und der Angabe, ob die Erziehungsberechtigten zur Überführung der Kinder in eine Anstalt bereit sind, an die obere Schulbehörde bis zum 1. März zu berichten. Diese entscheidet über die Aufnahme in eine Anstalt und veranlaßt die Regelung der Kostenfrage. Nichtvollsinnige Kinder, deren Aufnahme in eine Anstalt nicht rechtzeitig erfolgt ist, sind zunächst der Volksschule ihres Wohnortes zuzuführen[1]. Die Fortbildungs-(Berufs-)schulpflicht ist endgültig durch die Bekanntmachung des Staatsministeriums vom 16. Mai 1925 dahin geregelt, daß sie für alle Knaben und Mädchen bis zu dem der Vollendung des 18. Lebensjahres vorausgehenden „Schuljahresschluß" dauert, und daß Berufsschulpflichtige wegen geistiger oder körperlicher Gebrechen vom Schulbesuch befreit werden können[2].

7. Hessen.

In Hessen wandte sich das Interesse der Blindenerziehung erst um die Mitte des vorigen Jahrhunderts zu. Der Schulzwang für blinde Kinder ist durch „Gesetz, das Volksschulwesen im Volksstaat Hessen betreffend, vom 25. Oktober 1921"[3] eingeführt. Nach Art. 22 dieses Gesetzes sind „taubstumme, auch taube und stumme Kinder, sowie blinde und die ihnen gleichzuachtenden schwachsichtigen Kinder, wenn und solange sie sich als bildungsfähig erweisen, in den hierzu bestimmten staatlichen Anstalten unterzubringen oder zu beschulen, falls nicht … anderweit für ihre Erziehung in … entsprechender Weise gesorgt ist".

„Die Schulpflicht solcher Kinder währt in der Regel 8 Jahre, auch dann, wenn die Unterbringung später als im 7. Lebensjahre erfolgt ist, doch höchstens bis zum vollendeten … 17. Lebensjahre bei blinden Kindern."

„Die Kosten der Unterbringung fallen der Gemeinde zur Last, … soweit sie nicht von den Eltern … bestritten werden können oder vom Staat getragen werden."

Die gesamte Schulpflicht dauert 11 Jahre. Die nach 8 jährigem Schulbesuch Austretenden sind 3 Jahre lang zum Besuch der Fortbildungsschule verpflichtet (Art. 23).

Zur Ausführung des Art. 22 ist am 15. Oktober 1925 eine Verordnung[4] mit folgenden wichtigen Bestimmungen erlassen: „§ 1. Weigern sich die Eltern oder deren Stellvertreter, dem Beschluß der obersten Schulbehörde nachzukommen, der die Unterbringung eines Kindes in eine staatliche Anstalt anordnet, so ist das zuständige Kreis- oder Stadtschulamt ermächtigt, zur Erzwingung dieses Beschlusses gegen den Verpflichteten Geldstrafen auszusprechen. Die Geldstrafen sind wiederholt zulässig. … Bei Uneinbringlichkeit sind die Geldstrafen in Haft umzuwandeln … § 2. Bleibt eine nach § 1 ausgesprochene Strafe ohne Erfolg, so kann das Kreis- oder Stadtschulamt die angeordnete Unterbringung durch unmittelbaren polizeilichen Zwang durchführen, soweit die Art der Er-

---

[1] Amtsbl. 1925, S. 177.   [2] Amtsbl. 1925, S. 151/52.
[3] Reg.-Bl. Nr. 30 v. 28. 12. 1921. Amtl. Handausgabe. Schulwesen. Darmstadt 1922. Nr. 73, Heft 1. Abtlg. IV, Nr. 262.
[4] Reg.-Bl. Nr. 19 v. 16. 11. 1925, S 263. Blindenfreund 1925, S. 296/97.

ziehungsmaßnahmen polizeilichen Zwang zuläßt. Der Anwendung des polizeilichen Zwanges muß dessen Androhung vorausgehen unter Bestimmung einer nochmaligen angemessenen Frist zur freiwilligen Befolgung der Erziehungsmaßnahme. Zuständig für die Durchführung des polizeilichen Zwanges ist die Polizeibehörde des Ortes, an dem sich das Kind aufhält. § 3. Die notwendigen Erziehungsmaßnahmen werden von der obersten Schulbehörde angeordnet, soweit sie nicht von den örtlichen Schulbehörden mit den Erziehungsberechtigten vereinbart werden konnten. Als Erziehungsmaßnahme ist die Unterbringung eines Kindes in eine Anstalt zulässig. § 4. Haben die Anordnungen der obersten Schulbehörde die Erziehung des Kindes außerhalb der häuslichen Gemeinschaft der Eltern oder der Personen zum Gegenstand, die seither die Erziehung des Kindes geleitet haben, so sind vor Erlaß der Anordnungen die Eltern oder deren Stellvertreter sowie die Personen, die seither die Erziehung des Kindes geleitet haben, der Schulvorstand, der Kreisarzt oder der Schularzt und das zuständige Wohlfahrtsamt (Jugendamt) zu hören. § 7. Wer das Kind, dessen Unterbringung in eine Anstalt von der obersten Schulbehörde auf Grund des Art. 22 Abs. 3 . . . angeordnet worden ist, dem Verfahren auf zwangsweise Unterbringung entzieht, oder das Kind verleitet, sich diesem Verfahren zu entziehen oder hierzu vorsätzlich behilflich ist, wird auf Antrag der obersten Schulbehörde von den ordentlichen Gerichten mit Gefängnis bis zu 2 Jahren und Geldstrafe bis zu 10 000 RM. oder mit einer dieser Strafen bestraft. § 8. Die Vorschriften der §§ 1—6 gelten nur solange, als nicht die Reichs- oder Landesgesetzgebung die Erziehung bresthafter Kinder regelt. Sie gelten nicht hinsichtlich solcher Kinder, die sich in Fürsorgeerziehung befinden".

8. Hamburg.

Hamburg hat sich seit 1830 der Erziehung und Fürsorge der Blinden angenommen. Ein Sonderzwang zu deren Beschulung ist erst in jüngster Zeit durch Verordnung versucht, aber nicht gesetzlich durchgeführt worden.

Nach § 56 des Gesetzes, betreffend das Unterrichtswesen, vom 11. November 1870[1]) können Kinder, welche wegen Kränklichkeit, Schwäche des Körpers oder des Geistes die Schule zu besuchen verhindert sind, von der Schulpflicht entbunden werden. Unter diese Bestimmung würden auch die blinden Kinder fallen. Um ein Fernhalten dieser Kinder von der Schule zu verhindern, wird in einem Rundschreiben der Oberschulbehörde vom 4. Mai 1922[2]) zur Beseitigung von Zweifeln auf folgendes hingewiesen:

1. Die Hilfsschule, die Schwerhörigenschule, die Taubstummenschule und die Blindenschule sind öffentliche Volksschulen im Sinne des geltenden Schulgesetzes.

2. Im schulpflichtigen Alter stehende Kinder, die zwar schulpflichtig sind, wegen geistiger oder körperlicher Mängel aber in der Normalschule am Unterricht mit Erfolg nicht teilnehmen können, haben die für sie geeignete Sonderschule (Hilfsschule, Schwerhörigenschule, Taubstummenschule, Blindenschule) zu besuchen, es sei denn, daß sie seitens der Oberschulbehörde befreit sind oder außerhalb der Schule einen als ausreichend anerkannten Unterricht erhalten.

---

[1]) Micolei, A.: Das Unterrichtswesen des Hamb. Staates, Hamburg 1884. S. 25.
[2]) Abtlg. IV Nr. 262.

3. Die Aufnahme in die Sonderschule geschieht auf Antrag der Schule, die das Kind zuletzt besucht hat, oder auf Antrag der Erziehungsberechtigten. Die Entscheidung trifft ein von der Oberschulbehörde eingesetzter Aufnahmeausschuß.

4. Weigern sich die für die Erfüllung der Schulpflicht Verantwortlichen oder entziehen sie das Kind ohne ausreichenden Grund der Schule, so ist nach Vorschrift des § 14 Abs. 1 des Gesetzes über die Selbstverwaltung der Schulen vom 12. April 1920[1]) zu verfahren, d. h. mit Strafen vorzugehen.

9. Mecklenburg-Schwerin.

In Mecklenburg-Schwerin versuchte das Ministerium im Jahre 1855 durch Herausgabe einer Broschüre über Blindenerziehung das allgemeine Interesse für die Blindenbildung wachzurufen. Diese Schrift wurde an die Ritterschaft und Landstände, an die Kommunalämter, Magistrate, Pastoren und Lehrer versandt. Zum Studium des Blindenunterrichtswesens besuchte ein Referent des Ministeriums verschiedene Anstalten. Auch eine Zählung der Blinden erfolgte in demselben Jahr. Aber erst 9 Jahre später führten die Bemühungen zur Errichtung einer Anstalt. Als Zeit für die Aufnahme in diese Anstalt wurde zunächst das 10. Lebensjahr festgesetzt und die Dauer der Ausbildung auf 8 Jahre bemessen. Später wurde das Aufnahmealter auf 6 Jahre herabgesetzt. Ein Sonderbeschulungszwang besteht nicht.

10. Braunschweig.

Braunschweig hat den Anstaltszwang für Blinde durch Gesetz, betreffend die Ausbildung nicht vollsinniger, schwach- oder blödsinniger Kinder, vom 30. März 1894[2]) eingeführt. Danach müssen blinde Kinder, sobald sie das 7. Lebensjahr vollendet haben, für die Dauer des schulpflichtigen Alters in Blindenanstalten untergebracht werden. Die Kosten sind von den zur Erziehung Verpflichteten zu tragen, sofern sie dazu nicht imstande sind, vom Ortsarmenverband.

11. Oldenburg.

In Oldenburg unterliegen blinde Kinder nach dem Schulgesetz vom 4. Februar 1910[3]) nur der allgemeinen Schulpflicht, die vom 6. bis 14. Lebensjahr dauert, während der Anstaltszwang für Taubstumme bereits durch Gesetz vom 18. Januar 1876 eingeführt worden ist[4]).

12. Anhalt.

In Anhalt ist der Anstaltszwang für blinde Kinder durch „Gesetz vom 1. April 1884[5]), die Ausbildung nicht vollsinniger, schwach- oder blödsinniger

---

[1]) Amtsbl. Nr. 79, S. 517 ff.

[2]) G.-V.-Slg. Nr. 13, S. 27 u. FRICKE, A. : Die das Volksschulwesen des Herzogtums Braunschweig betreffenden Gesetze u. Verordnungen. Braunschweig 1899. S. 191—93.

[3]) Ges.-Bl. Oldenburg, Hofdruckerei. S. 413—452 u. bes. Ausgabe.

[4]) Ges. Bl. S. 56 f. u. 539 f. Ein Hinweis auf den Zusammenhang zwischen dem Vorhandensein von Anstalten und der Einführung des Anstaltszwanges dürfte nicht ohne Interesse sein.

[5]) Ges.-Slg. S. 309.

Kinder betreffend" eingeführt. Diese „Kinder müssen, sobald sie das schulpflichtige Alter erreicht haben und wegen unzulänglicher Bildungsfähigkeit in der öffentlichen Schule keine Aufnahme finden ..., für die Dauer des schulpflichtigen Alters in den zur Erziehung und Ausbildung solcher Kinder bestimmten Anstalten untergebracht werden, sofern nicht ... auf andere Weise für die erforderliche Ausbildung ... Sorge getragen wird" (§ 1). Die Kosten der Unterbringung sind von den zur Erziehung Verpflichteten oder im Unvermögensfalle von dem zuständigen Armenverband zu tragen (§ 6). Die Überweisung der blinden Kinder erfolgte anfänglich in die staatliche Anstalt zu Berlin-Steglitz, vom Jahre 1900 ab gemäß der Bekanntmachung der Landarmendirektion vom 2. Januar 1900[1]) in die Blindenanstalt zu Halle.

13. Bremen.

In Bremen ist die Zahl der jugendlichen Blinden sehr gering. Sie werden zur Ausbildung und Erziehung meist nach Hannover überwiesen. Ein Sonderschulzwang für Blinde besteht nicht. Für Taubstumme ist der Unterrichtszwang bereits 1898 eingeführt.

14. Lübeck.

Auch in Lübeck besteht kein Sonderschulzwang für Blinde, während der Schulzwang für taubstumme Kinder bereits durch Gesetz vom 1. April 1884 eingeführt ist.

15. Lippe-Detmold.

In Lippe-Detmold besteht Anstaltszwang für blinde Kinder auf Grund von § 107 Abs. 4 des Volksschulgesetzes vom 11. März 1914[2]). Doch kann die Oberschulbehörde aus besonderen Gründen von der Verpflichtung entbinden.

16. Mecklenburg-Strelitz und Waldeck.

Mecklenburg-Strelitz und Waldeck haben keinen Sonderschulzwang für blinde Kinder.

17. Schaumburg-Lippe.

In Schaumburg-Lippe ist der Anstaltszwang für blinde und taubstumme Kinder durch „Gesetz, betreffend die außerordentliche Armenpflege, vom 8. März 1912" eingeführt[3]). Erneut hat die Landesregierung sich dieser Frage in dem Gesetz, betreffend die Beschulung blinder und taubstummer Kinder, vom 7. Januar 1926 zugewandt[4]), das eine Erweiterung des vorigen ist mit Änderung der Bestimmungen über die Kostenregelung auf Grund der Reichsverordnung über die Fürsorgepflicht vom 13. Februar 1924.

Die große Mannigfaltigkeit der Bestimmungen über die Blindenbeschulung wirkt sich als schwere Benachteiligung vieler Blinden aus. Die Durchführung

---

[1]) Knorre, L. F.: Sammlung der Gesetze u. Verfügungen, welche das Anhaltische Volksschulwesen betreffen, Dessau 1904, Bd. II, S. 108—110.
[2]) Ges.-Slg. S. 139.
[3]) Schaumb.-Lippische Landesverordnungen. Jhrg. 1912, S. 219—25.
[4]) Schaumb.-Lippische Landesverordnungen. Jhrg. 1926, S. 17—21.

der so häufig erhobenen Forderung nach einer Vereinfachung und Vereinheit-
lichung der Verwaltung würde auf diesem Gebiete einen großen Schritt nach
vorwärts bedeuten, indem mit einem Schlage in neun Ländern der gesetzliche
Unterrichtszwang eingeführt würde.

III. Die Blindenbeschulung und das Reich.

Die Zuständigkeit des Reichs auf dem Gebiete der Schulgesetzgebung ist
erst durch die Weimarer Verfassung gegeben. Art. 145 dieser Verfassung
schreibt die allgemeine Schulpflicht vor. Und Art. 10 besagt: Das Reich kann
im Wege der Gesetzgebung Grundsätze auch für das Schulwesen aufstellen.

1. Grundschulgesetz und Blindenbeschulung.

Von diesem Rechte hat das Reich bisher nur Gebrauch gemacht für die
ersten vier Schulpflichtjahre durch das „Gesetz, betreffend die Grundschulen
und Aufhebung der Vorschulen vom 28. April 1920"[1]). Dieses Gesetz ist in
Ausführung des Art. 146 Abs. 1 der Reichsverfassung vor dem Zusammentritt
der Reichsschulkonferenz erlassen.

Es ist von mancher Seite bemängelt worden, daß dieses Gesetz auf den Unterricht und die Erziehung blinder Kinder und auf die hierfür bestimmten Anstalten und Schulen gemäß § 5 keine Anwendung findet. Dem kann jedoch nicht
zugestimmt werden. Art. 146 Abs. 1 besagt: „Auf einer für alle gemeinsamen
Grundschule baut sich das mittlere und höhere Schulwesen auf." Die Grundschule ist darnach die für alle in den ersten Schuljahren gemeinsame Schuleinrichtung; sie ist keine besondere und selbständige Schulart, sondern nur eine
Bezeichnung für die vier unteren Klassen oder Stufen der Volksschule. Da es
allgemein anerkannt sein dürfte, daß Unterricht und Erziehung der blinden
Kinder in den ersten Schuljahren im allgemeinen in Sonderschulen erfolgen
sollen, ist die Ausnahme im Grundschulgesetz durchaus gerechtfertigt. Das
besagt jedoch nicht, daß Blindenunterricht und Blindenerziehung, desgleichen
die dafür bestimmten Einrichtungen sich nicht in den Bau der Einheitsschule
eingliedern sollten. Doch gesetzestechnisch erfolgt diese Eingliederung zweckmäßig durch ein besonderes Gesetz.

2. Reichsschulkonferenz und Blindenbeschulung.

Der Frage der Ausdehnung des Schulzwanges auf alle bildungsfähigen Kinder
war man von reichswegen zunächst nicht nähergetreten. Auch auf der Reichsschulkonferenz sind die Fragen der Blindenerziehung und des Blindenunterrichts
nicht besonders behandelt worden, wenn sie auch in Leitsätzen, Berichten und
Ausschußverhandlungen nicht unerwähnt geblieben sind[2]). Erst auf Anregung des
Blindenlehrervereins wurde jene Frage in Angriff genommen. Aus der Ant-
wort des Reichsministeriums des Innern auf die Anfrage des Blindenlehrervereins
vom Oktober 1920 sei erwähnt, erstens, daß nach Art. 145 der Reichsverfassung

---

[1]) RGBl. S. 851/52.
[2]) Die Reichsschulkonferenz 1920. Amtl. Bericht. Leipzig 1921. S. 593—95,
865/66, 868/69 u. 871.

die allgemeine Schulpflicht uneingeschränkt vorgesehen ist, sie daher grundsätzlich auch auf blinde Kinder Anwendung findet, zweitens, daß das Reichsministerium des Innern die reichsgesetzliche Regelung des Blindenschulwesens für wünschenswert hält[1]).

3. Reichsschulausschuß und Blindenbeschulung.

Nachdem Taubstummen- und Blindenlehrerverein im April 1 921 ein Gesuch auf Einführung des Sonderschulzwanges in allen Ländern an das Reichsministerium des Innern gerichtet hatten, wurde auf der 4. Tagung des Reichsschulausschusses im Juni 1921 beschlossen, die Frage zur Verhandlung zu bringen[2]). Der Bericht auf der 5. Tagung des Reichsschulausschusses im April 1922 betonte auf Grund einer Rundfrage an die Länder die Notwendigkeit einer reichsgesetzlichen Regelung, die nur Grundsatzgesetzgebung sein könne, mit Rücksicht auf die schweren Mißstände, die aus der Nichtbeschulung entständen. Selbst in den Ländern, die den Schulzwang eingeführt hätten, würde ein Teil der Schulpflichtigen nicht erfaßt, und allgemein würde über verspätete Aufnahme von Schulpflichtigen in die bestehenden Anstalten geklagt[3]).

Auf der 6. Tagung des Reichsschulausschusses im Februar 1923 wurde die Frage erneut behandelt[4]). Aus den aufgestellten Leitsätzen seien folgende Hauptgedanken erwähnt:

1. Sämtliche Länder, die die Schulpflicht für Blinde und Taubstumme nicht eingeführt haben, haben sie festzusetzen und zu ihrer Erfüllung Einrichtungen zu treffen.

2. Für die Beschulung ist den Ländern das preußische Gesetz vom 7. August 1911, das sich bewährt hat, als Vorbild zu empfehlen.

3. Die Feststellung der Schulpflicht hat durch die Schulbehörde zu erfolgen, da es sich nicht um Zwangs- oder Fürsorgeerziehung handelt, die die Heranziehung des Vormundschaftsgerichts unter Feststellung eines Mißbrauchs der elterlichen Gewalt oder der Fürsorgeerziehung notwendig macht.

4. Die Schulpflicht dauert mindestens 8 Jahre in der Zeit vom 6. bis 18. Lebensjahre.

5. Die Ausdehnung der Schulpflicht für blinde Kinder in geeigneten Fällen bis zum 20. Lebensjahre ist erwünscht.

6. Im Anschluß an den Schulunterricht findet eine geeignete Berufsausbildung mit Fortbildungsschulunterricht statt.

Da die Vertreter der Länder, die die Schulpflicht nicht eingeführt hatten, diesen Richtlinien zustimmten, wurde beschlossen, die Reichsregierung zu ersuchen, in eine Prüfung einzutreten, ob die Einbringung eines Reichsgesetzes unter Berücksichtigung der gegenwärtigen finanziellen Notlage möglich sei. Mit Rücksicht auf die katastrophale wirtschaftliche Lage des Reichs und der Länder wurde die Einbringung eines Gesetzes vom Reichskabinett abgelehnt.

---

[1]) Abgedruckt in Nr. 12 des Blindenfreundes von 1920.
[2]) Niederschrift über die 4. Tagung des Reichsschulausschusses vom 7. bis 9. Juni 1921, S. 31.
[3]) Niederschrift über die 5. Tagung usw. vom 27. bis 29. April 1922, S. 8—10.
[4]) Niederschrift über die 6. Tagung usw. vom 15. bis 16. Februar 1923, S. 7—10.

4. Wirtschaftliche und sittliche Gründe für die Blindenbeschulung.

Die wirtschaftliche Not des Reiches und der Länder ist groß. Noch größer ist die Not derjenigen, denen der Unverstand der Erziehungsberechtigten das heiligste Menschenrecht, die Erziehung und Bildung zum Menschen, vorenthält, indem ihre Überweisung in eine Blindenanstalt versäumt wird. Auch vom rein wirtschaftlichen Standpunkte aus ist eine Ablehnung des Beschulungszwanges nicht zu rechtfertigen. Die Kosten für Unterricht und Erziehung jedes blinden Kindes, abgerechnet die Unterhaltskosten, werden jährlich auf etwa 1000 RM geschätzt. Sie sind für einen Zeitraum von höchstens 12 Jahren zu leisten. Der jährliche Verlust für Staat und Gemeinschaft für jeden unausgebildeten Blinden beträgt nach der Schätzung von Professor MAGNUS auch etwa 1000 RM — dies aber durch 30 Jahre! Dazu kommt, was auch hierbei nicht außer Ansatz bleiben darf, die Vernichtung eines menschenwürdigen Lebens und schwerste sittliche Gefährdung der Umgebung, die sich auch rein wirtschaftlich auswirkt.

Dieses trübe Bild veranlaßt den Sozialhygieniker GROTJAHN zu dem bittern Wort: „Der unerträgliche Gedanke, daß die Hälfte dieser Unglücklichen trotz ihrer Bildungsfähigkeit darauf angewiesen ist, anstatt in nützlicher Arbeit ihr Leben mit Betteln, Orgelspielen und Vagabundage hinzubringen, hat leider in der öffentlichen Meinung noch keinen Platz genommen[1].“

5. Kongreß für Blindenwohlfahrt und Blindenbeschulung.

Die geschilderte Notlage veranlaßte den Kongreß für Blindenwohlfahrt in Stuttgart vom 4. bis 7. August 1924, zu der Frage der Beschulung der Blinden eingehend Stellung zu nehmen. Es wurde an die Reichsregierung folgende Entschließung gerichtet:

„Der in Stuttgart in der Zeit vom 4. bis 7. August 1924 tagende 1. allgemeine Kongreß für Blindenwohlfahrt (16. Blindenlehrerkongreß), auf dem der Deutsche Blindenlehrerverein, sämtliche Reichsverbände der Blinden und die Deutschen Fürsorgevereine für Blinde vertreten sind, erkennt dankbar an, daß sich der Reichsschulausschuß auf seinen drei letzten Tagungen mit der Frage der Beschulung der blinden Kinder des Reichs beschäftigt und Richtlinien für ein Reichsrahmengesetz aufgestellt hat. Leider haben diese Arbeiten bisher zu einem Ziele nicht geführt. Noch immer ist ein großer Teil der Blinden, ohne Unterricht und besondere Erziehung und Ausbildung aufwachsend, zu einem menschenunwürdigen Dasein verurteilt, weil es in einer Anzahl deutscher Länder an der gesetzlichen Grundlage für die Beschulung der Blinden fehlt.

Der Kongreß richtet daher unter Berufung auf die Art. 145 und 10 der Reichsverfassung die dringende Bitte an die Reichsregierung, für baldige Vorlage eines Reichsgesetzes, das den Ländern die Verpflichtung zur Durchführung der Schulpflicht für blinde Kinder auferlegt, Sorge zu tragen.“

Entschließungen ähnlichen Inhalts wurden dem Reichstag, sowie den Regierungen und Volksvertretungen der Länder übermittelt. Der Reichstag hat

---

[1] GROTJAHN, A., a. a. O.: Soz. Pathologie. S. 584.

darauf dem Ständigen Kongreß-Ausschuß unter dem 21. März 1925 geantwortet:
„Der Reichstag hat in seiner heutigen Sitzung beschlossen, Ihre Petition der
Reichsregierung zur Berücksichtigung zu überweisen." Auch von einigen Ländern ist eine wohlwollende Prüfung der in den Entschließungen dargelegten
Fragen zugesagt worden[1]).

6. Wünsche für die Blindenbeschulung.

Hoffen wir, daß diese Stellungnahme einen Auftakt zu neuem Fortschritt in
der Blindenbildung bedeutet! Die Wünsche, die wir für eine einheitliche Beschulung der Blinden in allen Ländern des Reiches hegen, liegen in der Richtung
der auf der 6. Tagung des Reichsschulausschusses angenommenen Leitsätze.
Wenn sie auch nicht alle Wünsche erfüllen, so bedeuten sie doch gegenüber dem
bestehenden Zustande einen gewaltigen Schritt nach vorwärts. Tritt dazu noch
eine 1—2jährige Vorschulpflicht und die Einführung der Anzeigepflicht für
Ärzte, Hebammen, Lehrer und Fürsorgebeamte mit Strafandrohung, wie sie das
preußische Gesetz, betreffend die öffentliche Krüppelfürsorge vom 6. März 1920
vorsieht, so wird in absehbarer Zeit kein bildungsfähiger Blinder mehr von den
Bildungsgütern der menschlichen Gesellschaft ausgeschlossen sein.

Literatur.

Berichte über die Blindenlehrer-Kongresse und über den Kongreß für Blindenwohlfahrt in Stuttgart.
Stenographische Berichte über die Verhandlungen des Preuß. Hauses der Abgeordneten.
Anlagen zu den Stenographischen Berichten usw.
Stenographische Berichte der Bayr. Abgeordneten-Kammer.
Bielschowsky, A.: Beiträge zum Blindenbildungswesen. 1918.
Blindenfreund, Zeitschrift für Verbesserung des Loses der Blinden. Düren.
Döllinger, G.: Sammlung der im Gebiet der inneren Staatsverwaltung des Königreichs Bayern bestehenden Verordnungen, fortgesetzt von v. Strauss. München.
von Bremen, E.: Die Preußische Volksschule. Stuttgart und Berlin 1905.
Englmann, J. A. u. Stiegl, E.: Handbuch des bayrischen Volksschulrechts.
5. Aufl. München 1905.
Ergebnisse, Die endgültigen, der Volkszählungen im preuß. Staate, herausgegeben vom
Königlich Preußischen Statistischen Bureau Berlin.
Frahm, E.: Gesetze, Verordnungen und Entscheidungen, betreffend das gesamte
Volksschulwesen in Mecklenburg-Schwerin. 4. Aufl. Parchim 1914.
Fricke, A.: Die das Volksschulwesen des Herzogtums Braunschweig betreffenden
Gesetze u. Verordnungen, Braunschweig 1899.
Gesetz- und Verordnung-Sammlungen und -Blätter der Länder.
Glattfelter, A.: Das Gesetz, betreffend die Beschulung blinder und taubstummer
Kinder vom 7. August 1911. Düsseldorf 1912.
Greiner, L.: Volksschulgesetzgebung im Herzogtum Sachsen-Meiningen. Pößneck 1903.
— Nachtrag zur Volksschulgesetzgebung im Herzogtum Sachsen-Meiningen. Pößneck 1908.
Grotjahn, A.: Soziale Pathologie. 2. Aufl. Berlin 1915.
Hoppe, Th.: Die Taubstummblinden in Wort und Bild. Potsdam 1914.
Knorre, L. F.: Sammlung der Gesetze u. Verfügungen, welche das Anhaltische
Volksschulwesen betreffen. 3 Bde. Dessau 1893, 1904 u. 1915.

---

[1]) Zu vergleichen 1. Bericht über die Ausführung der Beschlüsse des Stuttgarter
Kongresses. Blindenfreund 1925. S. 98—100.

Kopp, K. A.: Badische Volksschulgesetzgebung. 4. Aufl. Karlsruhe 1898.

Lass, W.: Die Erwerbsverhältnisse der Blinden. Hamburg 1913.

Lettmann, G.: Sammlung der Gesetze über das Volksschulwesen. Oldenburg 1912.

Matthies, J.: Das Blindenwesen im Deutschen Reich. 1900.

— Deutsche Blindenanstalten in Wort und Bild. 1913.

Mell, A.: Enzyklopädisches Handbuch des Blindenwesens. Wien und Leipzig 1900.

Micolei, A.: Das Unterrichtswesen des Hamb. Staates. Hamburg 1884.

Mitteilungen, Medizinalstatistische, aus dem Kaiserlichen Gesundheitsamt Berlin.

Nachrichten, Medizinal statistische. Herausgegeben vom Preußischen Statistischen
    Landesamte. Berlin.

Niederschrift über die Tagungen des Reichsschulausschusses.

Pöschel, Zur Geschichte und Charakteristik des modernen Blindenwesens. 1904.

Reichsschulkonferenz, Die, 1920. Amtl. Bericht. Leipzig 1921.

Rintelen, V.: Der Volksschulgesetzentwurf des Ministers Graf v. Zedlitz-
    Trützschler. Frankfurt a. M. 1913.

Sanftenberg, G. u. Knorr, W.: Das Staats- und Verwaltungsrecht des Herzogtums
    Anhalt. Hannover 1909.

Schaidler, A.: Die Blindenfrage im Königreich Bayern. München 1904.

Schmidt, F.: Die Badische Volksschule. Karlsruhe 1926.

Schneider, K. u. v. Bremen, H.: Das Volksschulwesen im preußischen Staat.
    Berlin 1887.

Schulwesen, Das gesamte, niedere in Preußen. Herausgegeben vom Königlich Sta
    tistischen Landesamt in Berlin. 1905, 1908, 1911.

— Das, in Preußen. Berichtet vom Preußischen Statistischen Landesamt. Berlin 1924.

Schwarz, K.: Rechtliche Fürsorge für die von Jugend an körperlich Gebrechlichen,
    mit besonderer Berücksichtigung Bayerns. München und Leipzig 1915.

Schütz, E. u. Hepp, K.: Die württemb. Volksschulgesetzgebung. Stuttgart 1909.

Seydewitz, P. v. u. Böhme, F.: Das Königlich Sächsische Volksschulgesetz vom
    26. April 1873. Leipzig 1910.

Strenge, E. v.: Das Volksschulgesetz für das Herzogtum Gotha. Gotha 1907.

Volkszählung, Die, am 1. Dezember 1900 im Deutschen Reich. Bearbeitet vom
    Kaiserlich Statistischen Amt. Berlin 1903.

Weber, K.: Neue Gesetz- und Verordnungssammlung.

Weimarische Volksschule, Gesetze und Verordnungen. München 1911.

B. Erziehung und Unterricht der Blinden
von P. Grasemann, Soest.

I. Ziel der Blindenbildung.

Das Ziel der modernen Blindenbildung ist „die Erziehung zur bürgerlichen Brauchbarkeit und wirtschaftlichen Selbständigkeit".

Im Verfolg dieses Zieles hat die Blindenanstalt eine dreifache Aufgabe zu erfüllen:

1. Erziehliche Aufgabe.

Erziehung und Unterricht müssen darauf abzielen, aus den schwachen, hilflosen Kindern, die der Anstalt übergeben werden, arbeitstüchtige, selbständige Persönlichkeiten zu bilden.

2. Unterrichtliche Aufgabe.

Der Unterricht soll den Kindern durch eigenartige Hilfs- und Lehrmittel und mittels einer besonderen Lehrweise eine gute Allgemeinbildung geben, die in der Auswahl der Lehrfächer und Unterrichtsstoffe auf die späteren Berufsmöglichkeiten besondere Rücksicht nimmt.

3. Berufliche Aufgabe.

Die Blindenanstalt muß auch — soweit es in ihren Kräften steht — die berufliche Ausbildung durch Einrichtung von Lehrwerkstätten und Fortbildungsschulunterricht selbst übernehmen.

II. Vorschulpflichtige Erziehung.

1. Fehler derselben.

Die vorschulpflichtige Erziehung, die meist dem Elternhause überlassen bleibt, genügt in vielen Fällen nicht. Entweder werden die Kinder in unverantwortlicher Weise vernachlässigt, indem man wohl für ihre Nahrung und Notdurft sorgt, sie aber im übrigen völlig sich selbst überläßt, oder sie werden in falsch angebrachter Liebe verzärtelt, indem man ihnen alles zu Gefallen tut und ihnen jeden Handgriff erspart.

2. Folgen der falschen Erziehung.
(Siehe unten.)

Solche Kinder bleiben in ihrer ganzen Entwicklung zurück, vor allem bleibt die Hand klein und schlaff; aus Mangel an Tätigkeit gewöhnen sie sich an allerlei unschöne Bewegungen, wie Augenbohren, Händezappeln, fortgesetztes Drehen um die eigene Achse; sie werden launisch und ungezogen.

3. Die beste Erziehungsregel.

Die beste Erziehungsregel, die man der Mutter eines blinden Kindes geben kann, lautet: „Behandle dein blindes Kind wie ein sehendes! Sorge dafür, daß es zur rechten Zeit stehen und gehen, sich selbst bedienen, sich im Hause und in der Nachbarschaft bewegen und vor allem die Hand gebrauchen lernt." Blinde Kinder, die eine verkehrte vorschulzeitige Erziehung genossen haben, bilden für die Anstalt schwierige Erziehungsobjekte. Man ist daher schon dazu übergegangen, den Eltern blinder Kinder besondere Erziehungsanweisungen in die Hand zu geben. Besonders zu empfehlen ist das Flugblatt der Rheinischen Provinzialblindenanstalt zu Düren „An die Eltern sehender und blinder Kinder".

4. Schuleintritt.

Nach dem Beschulungsgesetz sollen die Kinder mit dem 6. Lebensjahre der Anstalt zugeführt werden. Leider verzögert sich aber der Eintritt meist um mehrere Jahre, was außerordentlich bedauerlich ist, da auf diese Weise wertvolle Erziehungsjahre verloren werden und der daraus erwachsende Nachteil später schwer wieder wettzumachen ist.

III. Die Vorschulen.

Die Erfahrung hat gelehrt, daß die neueintretenden Kinder meist nicht ohne weiteres schulfähig sind, sondern sich erst in die neuen Verhältnisse einfühlen müssen. Daher haben größere Anstalten sogenannte Vorschulen eingerichtet.

in denen diese bereits schulpflichtigen Kinder 1—2 Jahre verbleiben, um unter der Hand einer tüchtigen Kindergärtnerin zur Ordnung, Pünktlichkeit, Sauberkeit und Selbständigkeit erzogen und in den ersten Schulkenntnissen unterrichtet zu werden.

IV. Erziehung zur Selbständigkeit.

1. Körperpflege.

Gerade die Erziehung zur körperlichen Selbständigkeit ist eine wichtige Aufgabe der Blindenanstalt. Ihr dient zuerst eine geeignete Körperpflege, vor allem die Verabreichung von medizinischen Bädern, die das durch Vererbung oder durch Bewegungsmangel ungesund gewordene Blut reinigen sollen. Die körperliche Entwicklung wird während der ganzen Schulzeit gewissenhaft durch regelmäßige ärztliche Untersuchungen überwacht.

2. Bewegungsspiele.

Die Bewegungsspiele nehmen in dem Stundenplan einer Blindenanstalt einen großen Raum und einen bedeutungsvollen Platz ein. Sie sollen nicht allein den kleinen Körper kräftigen, sie sollen vor allem auch die undisziplinierten Bewegungen (vgl. Fehler der vorschulpflichtigen Erziehung) in eine feste Schulung nehmen, sodaß die Kinder die Herrschaft über ihre Gliedmaßen gewinnen und sie bewußt gebrauchen lernen. Die meisten Kindergartenspiele eignen sich auch für blinde Kinder, müssen allerdings dem besonderen Zustande der letzteren angepaßt werden.

3. Sichselbstbedienen.

Auch die Unterweisung im Sichselbstbedienen befördert die Selbständigkeit der Kinder in hohem Maße. Die Kinder werden systematisch in all den kleinen Handgriffen des täglichen Lebens unterwiesen, die andere Kinder durch Beobachtung spielend im Wege der Nachahmung lernen, die aber für kleine blinde Schüler oft schwierige Verrichtungen darstellen. Dazu gehören das An- und Auskleiden, das Schuhschnüren, das Schuhputzen, das Haarmachen, das Waschen u. dgl.

4. Freie Bewegung.

Gleichzeitig müssen die Kinder an freie Bewegung in der Anstalt und ihrer nächsten Umgebung gewöhnt werden. Diesem Zwecke dienen besondere Orientierungsübungen, die alle die psychischen Komponenten anregen sollen, welche den Blinden die Orientierung ermöglichen (Gehör, Temperaturempfindungen, Druckempfindungen der Haut und Geruchsempfindungen). Die Kinder lernen auf eine Schallquelle, auf ein angegebenes Ziel, auf ein Hindernis zugehen, an einer Mauer entlang gehen u. dgl.

5. Spaziergänge.

Auf Spaziergängen wird der Blinde angehalten, sich nicht ängstlich führen zu lassen, sondern das freie Gehen zu üben. Größere Zöglinge sollen die nötige Freiheit in der Verwendung ihrer freien Zeit haben, damit sie selbständig — vielleicht gemeinsam mit schwachsichtigen Kameraden — größere Spaziergänge oder Ausflüge unternehmen können. Nichts stärkt das Selbstvertrauen so, wie ein solch gelungenes Unternehmen.

6. Turnen.

In diesem Zusammenhange sei auch das Turnen erwähnt, das nicht nur die Kräfte des Zöglings stählen, sondern auch seinen Wagemut und seine Unternehmungslust stärken soll. Für den Blinden kommen fast alle Turnübungen in Betracht, und manche Zöglinge bringen es darin zu einer bewundernswerten Meisterschaft. Sehr zu empfehlen ist auch ein Anschluß der größeren Zöglinge an einen Turnverein. Der Sport kommt für den Blinden leider nur in beschränktem Maße in Frage, am meisten kann er im Schwimmen leisten, sodaß sich auch der Eintritt in einen Schwimmverein durchaus empfiehlt.

7. Geistige Selbständigkeit.

Die Anstaltsverfassung darf die Zöglinge nicht zu sehr gängeln und leiten; sie muß vielmehr einen freiheitlichen Geist atmen, damit den Insassen Gelegenheit zur größtmöglichen Aktivität gelassen wird.

a) Selbstverwaltung. In fast allen Anstalten hat die Selbstverwaltung oder Selbstregierung Eingang gefunden, die sich darin äußert, daß Klassenführer, Älteste in Schlafstuben und Werkstätten von den Zöglingen selbst gewählt werden, die ebenso wie der Zöglingsausschuß für den rechten Klassen- und Anstaltsgeist, sowie für Pünktlichkeit und Reinlichkeit mit zu sorgen haben.

b) Jugendpflege. Auch dem Problem der Jugendpflege wird in den Anstalten große Aufmerksamkeit gewidmet, und in vielen Anstalten haben sich Wander-, Musik-, Sprach-, Schachvereine usw. gebildet, die sich völlig selbständig verwalten und insofern einen wohltuenden Einfluß auf den Geist und die Disziplin der Anstalt ausüben, als sie zur richtigen Verwendung der freien Zeit Anregung geben und dadurch die Interessen der Insassen veredeln.

c) Freiheitliche Anstaltsverfassung. In diesem Sinne hat Zeune recht, wenn er den freiheitlichen Geist seiner Anstalt mit den Worten charakterisiert:

„Abhold solcher tibetanischen Zwinggewalt ist auch die ganze Anstaltsverfassung mehr einem kleinen Freistaat als einer unumschränkten Alleinherrschaft zu vergleichen.“ (Belisar.)

V. Die Schulbildung.

1. Allgemeines.

a) Ziel. Die Blindenschule verfolgt das Ziel einer gehobenen Volksschule. Sie hat neben den in einer Volksschule üblichen Fächern noch besondere für den Blinden wichtige Unterrichtszweige, wie Fröbelarbeiten, Modellieren, Handfertigkeit und Musik. Eine höhere Schulbildung kann in einer Blindenanstalt nicht erworben werden, sie wird durch die Marburger Blindenstudienanstalt vermittelt.

b) Schulgliederung. Die Anstaltsschulen sind entsprechend ihrer Schülerzahl mehr oder weniger gegliedert; sie weisen 1—8 Schulklassen auf, wozu in manchen

Fällen noch Vorschulklassen, Klassen für Schwachbefähigte, für Sehschwache, für Taubstummblinde und eine oder mehrere Fortbildungsschulklassen kommen.

c) Schülerzahl. Die Art des Unterrichts, der den Umständen nach vielfach Einzelunterweisung ist, bringt es mit sich, daß die Schülerzahl einer Klasse auf 12—16 beschränkt bleiben muß. Leider wird diese Zahl vielfach überschritten, allerdings nicht zum Segen der Schule.

d) Blindenlehrer. Die Blindenlehrer bedürfen neben der allgemeinen Lehrerbildung noch einer besonderen Ausbildung. Diese kann in einem dafür eingerichteten Kursus an der Staatlichen Blindenanstalt in Steglitz bei Berlin oder in einer mindestens zweijährigen Tätigkeit an einer anderen Blindenanstalt gewonnen werden. Die Berechtigung zur Anstellung als ordentlicher Blindenlehrer wird durch eine besondere Fachprüfung erworben, zu der Volksschullehrer und Kandidaten des höheren Schulamtes zugelassen werden, die mindestens 2 Jahre sehende Schüler unterrichtet haben und mindestens zwei weitere Jahre an einer Blindenanstalt tätig waren. Wie sich die Vorbildung in Zukunft gestalten wird, ist noch nicht entschieden.

e) Allgemeine methodische Grundsätze. Die neueren methodischen Forderungen haben von jeher bald Eingang in die Blindenschule gefunden. Zur Charakteristik des Unterrichtsverfahrens seien hier einige bezeichnende methodische Forderungen des verstorbenen Direktors Friedrich ZECH-Danzig genannt:

Es kann nur eine Methode des Blindenunterrichts geben: die Methode des Beobachtens, Entdeckens und Forschens (Arbeitsschule).

Wer mit der Formel arbeitet: „Denkt euch!", verdient nicht den Namen eines Blindenlehrers.

Der Unterricht muß sich auf den Tastsinn, nicht auf Gehörswahrnehmungen gründen. Tasten und Hören sollen aber so oft als möglich aufeinander bezogen, miteinander vereinigt werden, damit das sinnliche Hören zu einem denkenden werde.

Die beste Schulung der Hand besteht darin, daß man sie nötigt, zuzugreifen. Das blinde Kind muß also die Arbeitsvorgänge selbst erleben (Erlebnisunterricht).

Beobachtungs- und Versuchsstunden sind Unterrichtsstunden ohne Worte; daher müssen die Lehrmittel den Kindern auch außerhalb der Unterrichtsstunden zugänglich sein (Bastelstunden).

In der Anfangsklasse ist die Trennung der einzelnen Unterrichtsfächer zu verwerfen, vielmehr die zusammenfassende Behandlung im „Grundunterricht" zu empfehlen (Gesamtunterricht).

2. Die Tastschulung.

Wenn der Blindenunterricht sich auf den Tastsinn gründen soll, so erhellt daraus, daß die Schulung des Tastens eine Hauptaufgabe des Blindenunterrichts darstellt.

a) Die vernachlässigte Hand. Das im Tasten ungeübte Kind ist schon äußerlich an der Beschaffenheit seiner Hände kenntlich. „Die Finger bleiben sehr kurz, die Knochen dünn, die ganze Hand ungewöhnlich klein und schlaff. Weil beim Unterlassen alles Greifens die zum Einwärtsbiegen der Fingergelenke bestimmten Muskeln nicht geübt und gestärkt werden, so lassen sich die Finger sehr weit auswärts gegen den Rücken der Hand biegen, und eine solche vernachlässigte Hand gleicht mehr einem ledernen Handschuh als dem bewunderungswürdigen Werkzeuge der Natur, durch welches die größten Kunstwerke hervorgebracht werden." (Klein, Lehrbuch zum Unterrichte der Blinden.)

b) Fröbelbeschäftigungen. Die Hand muß daher in eine feste Schulung genommen werden. Zunächst muß der Blinde sich seiner Tasteindrücke erst einmal bewußt werden. Dabei bedient man sich zweckmäßig des Sortierkastens und gibt dem Kinde den Auftrag, gemischte Früchte verschiedener Form zu sortieren, wobei das Kind zum bewußten Tasten gezwungen wird. Daran schließen sich die üblichen Fröbelarbeiten, wie z. B. Ausflechten von Flechtblättern, Anfertigen von Untersätzen und Körbchen aus Holz- und Glasperlen, aus Bast, Peddigrohr usw. Besonders zu empfehlen ist der Gebrauch eines Baukastens, dessen Bausteine sich durch eingesteckte Blechhülsen aneinander befestigen lassen (Schleussnerscher Baukasten).

c) Handgymnastik. Auch der schon oben erwähnte Unterricht im Sich-selbstbedienen ist — sofern er systematisch betrieben wird — Schulung der Hand. Man betreibt aber auch — namentlich in Österreich — eine besondere Handgymnastik, die nach einem festen Lehrgang und mit Hilfe von entsprechenden Verrichtungen (Steckbrett, Knotenstab und Klaviatur) die einzelnen Handmuskeln systematisch ausbildet. In Deutschland hat dieser Unterricht keinen Eingang gefunden; man läßt das Handturnen in Verbindung mit spielendem Singen treten, indem man im Takte die Finger beugen, strecken, drehen und spreizen läßt.

d) Das Formen. Die Hand ist aber für den Blinden nicht nur auffassendes, beobachtendes und erkennendes Organ; sie soll vielmehr auch zu einem wichtigen Ausdrucksmittel werden, indem der Blinde lernt, die gewonnenen Vorstellungen in geeignetem Material darzustellen. Daher kennen die Blindenanstalten schon seit etwa 40 Jahren den Modellier-, Handfertigkeits- und Zeichenunterricht. Diese Unterrichtszweige sind vor allem geeignet, die produktiven Kräfte der Kinder anzuregen und zu entbinden. Ferner bilden die geformten Gegenstände für den Blindenlehrer ein überaus wichtiges Kontrollmittel für die Richtigkeit der vom Blinden erworbenen Vorstellungen. Der Unterricht in den technischen Fächern ist daher nicht Selbstzweck; er dient vielmehr dem Sachunterricht, dem er seine Stoffe und Anregungen entnimmt. Er hat daher auch keine künstlerischen Absichten, sondern nur unterrichtlichen und praktischen Wert. Der Blinde schafft entweder nach vorliegendem Modell oder aus der Erinnerung heraus, ist aber auch imstande, phantasiemäßig Erdachtes plastisch auszudrücken, wobei vor allem an Gruppendarstellungen zu denken ist. Von besonderem Werte ist es, wenn mehrere Schüler sich zu Arbeitsgruppen zusammenschließen, um zusammengesetzte Darstellungen in gemeinsamer Arbeit zustande zu bringen. Der Handfertigkeitsunterricht hat im besonderen den Zweck, den Sinn des Schülers auf das Praktische zu lenken und ihn so auf das spätere Handwerk hinzuleiten. Der Zeichenunterricht soll vor allem mit Hilfe von Fäden, biegsamen Peddigrohrstäbchen oder Plastilinaschnüren Grundrisse, Skizzen und geometrische Verhältnisse darstellen; der eigentlich künstlerische Wert geht ihm in der Blindenschule ab.

e) Schätzungsübungen. Von hohem Werte für die Schulung der Hand sind auch die Übungen im Schätzen von Längen, Flächen und Körpern, die zweckmäßig mit dem Raumlehreunterricht zu verbinden sind. Dabei wird vor allem das relative Tasten geübt, das auf den Spannungsempfindungen zwischen Daumen und Zeigefinger, zwischen Daumen und Fingerphalanx, sowie zwischen beiden Händen oder beiden Armen beruht. Es sei in diesem Zusammenhange darauf hingewiesen, daß auch der Schritt in den Dienst der Schätzungsübungen treten kann.

Nur wenn die Hand auf die geschilderte Weise eine systematische Schulung erhält, kann der wissenschaftliche Unterricht, der seine Grundlage soviel als möglich in den Tastvorstellungen zu suchen hat, auf wirklichen Erfolg hoffen.

3. Der wissenschaftliche Unterricht.

Die ethischen und intellektuellen Unterrichtsfächer — Religion, Deutsch, Geschichte und Rechnen — weichen in ihrem methodischen Betrieb am wenigsten von dem Unterricht vollsinniger Kinder ab; allerdings geben die zur Verwendung kommenden eigenartigen Lehr- und Hilfsmittel auch diesem Unterricht ein besonderes Gepräge.

a) Deutschunterricht. Der Unterricht in der Muttersprache verwendet heute ausschließlich die Braille- oder Punktschrift (über Aufbau und Darstellung der Schrift vgl. besonderen Artikel).

α) *Erlernung der Vollschrift.*

Die Erlernung der Punktschrift wird dem neu aufgenommenen Schüler vor allem durch zwei Umstände erschwert:

1. Die Tastfähigkeit ist noch zu wenig geschult; 2. die Stellung der einzelnen Punkte innerhalb des Buchstabenbildes ist schwer erkennbar.

Bei der Einführung in die Schrift gewähren die verschiedenen Setz- und Lesekästen dem Lehrer eine willkommene Hilfe, da diese das Buchstabenbild in wesentlich vergrößertem Maßstabe darbieten, sodaß auf diese Weise die schwierigen technischen Verhältnisse bedeutend leichter erkannt werden.

β) *Lesebücher.*

Aber auch die ersten Fibeln tragen den schwierigen Tastverhältnissen insofern Rechnung, als sie die Reihen weiter auseinanderdrucken, zwischen den Silben größere Abstände lassen und auch die Einführung der neuen Buchstaben nach der Tastschwierigkeit ordnen. Eine gewisse Erleichterung bietet für den blinden Schüler der Umstand, daß nur eine einzige Schreibweise für jeden Buchstaben gelehrt wird und eine Großschreibung von Wörtern nicht stattfindet. Bei mittelbegabten Schülern dauert die Erlernung der 25 Buchstaben in ihren Verbindungen etwa $^3/_4$ Jahr. Für die weitere Leseübung stehen ein „Kinderfreund", ein achtbändiges Lesebuch und verschiedene Lesehefte zur Verfügung. Außerdem können die Kinder aus der Bücherei jeder Anstalt oder auch aus den großen Leihbibliotheken alle Arten von Jugendschriften entleihen.

γ) *Kurzschrift.*

Die Erlernung der Kurzschrift (vgl. besonderen Artikel) an der Hand einer besonderen Fibel und eines Regelbuches tritt meist schon auf der Mittelstufe auf, sodaß in der Oberstufe nur noch in dieser Schrift gelesen wird. Die Übung

der Kurzschrift muß deshalb mit besonderem Nachdruck betrieben werden, weil
die Punktschriftliteratur der Erwachsenen fast ausschließlich in dieser Schriftform gedruckt ist. Ein Schüler soll bei seiner Schulentlassung fließend und mit
Betonung lesen gelernt haben.

δ) *Lautbildung.*

Die neu eintretenden Schüler weisen vielfach eine undeutliche Aussprache
und eine mangelhafte Verknüpfung von Wort- und Sachvorstellungen auf,
was darin begründet ist, daß bei den blinden Kindern das Absehen vom Munde
und das Nachahmen der Gebärdensprache fortfällt[1]). Daher muß besonders der
erste Sprachunterricht phonetisch orientiert sein. Er muß auch seine
Stoffe dem Erfahrungskreis der Kinder entnehmen. Daß jeder andere Unterricht
zugleich auch Sprachunterricht sei, hat für den Blindenunterricht erhöhte Bedeutung.

b) Rechenunterricht. Der Rechenunterricht in der Blindenschule muß
das Hauptgewicht auf das Kopfrechnen legen, da das schriftliche Rechnen für
Blinde ein umständliches Verfahren erfordert. Immerhin muß es doch hinreichend
auf der Mittel- und Oberstufe geübt werden, und zwar entweder auf der Braille-
tafel oder auf einer besonderen Rechentafel, von denen hier nur die Taylor-
und die Schleußnertafel erwähnt seien. Sehr geeignet für das schriftliche
Rechnen ist auch die Pichtsche Schreibmaschine, weil sie die Ziffern in
positiver Form darstellt, sodaß sie für den Finger ohne weiteres tastbar sind.

c) Sachunterricht. Der Name „Anschauungsunterricht" sollte von dem
Stundenplan einer Blindenschule gestrichen werden, da er auf der Unterstufe
im Gesamtunterricht aufgeht und innerhalb desselben als heimatkundlicher
Sachunterricht erscheint; auf der Mittel- und Oberstufe aber wird er besser
als Arbeitskunde bezeichnet. Der Sachunterricht ist das grundlegende Unterrichtsfach der Blindenschule. Der Blinde hört viel, von dem er sich nicht ohne
weiteres eine Vorstellung machen kann. Er ist aber immer bestrebt, sich vermöge seiner Phantasie Vorstellungen zu bilden, die meist der Wirklichkeit nicht
entsprechen und daher als Surrogatvorstellungen bezeichnet werden müssen.
Man hat allen Ernstes schon die Meinung geäußert, daß man solche Ersatz-
vorstellungen getrost zur Grundlage des Blindenunterrichts nehmen könne[2]). Die
Blindenschule muß das aber ablehnen in der Befürchtung, daß dadurch der
Blinde zu einem Scheinwissen und zu einem Traumleben geführt würde. Der
Sachunterricht soll vielmehr diese Gefahr bekämpfen und dem Schüler möglichst viele adäquate Vorstellungen vermitteln, die sich vor allem auf den
Tastsinn gründen. Die durch die Blindheit bedingte Bewegungsbeschränktheit
bringt es mit sich, daß besonders das blinde Kind nur wenig Gelegenheit zur Be-
obachtung seiner Umwelt findet. Daher muß der Unterricht auch sehr vorsichtig
in der Verwertung derjenigen Vorstellungen sein, die das Kind aus dem Elternhause mitbringt. Der Sachunterricht muß vielmehr all das nachholen, was andere
Kinder schon beim Schuleintritt mitbringen. Er soll ferner dem Kinde vielfache
Gelegenheit zu solcher Beobachtung geben; er muß daher das Kind alles selbst

---

[1]) Vortrag Peyer, a. a. O.: Kongreßbericht Düren.
[2]) Vgl. Hitschmann, a. a. O.

erforschen und entdecken lassen, was ihm in Anstalt, Hof und Garten erreichbar ist. Darum muß es in der Blindenschule noch mehr als anderwärts heißen: „Hinaus ins Freie, heran an die Dinge!" Dabei kommt es nicht allein auf das bloße, mehr oder weniger passive Betasten der Gegenstände an, sondern das Kind muß an und mit denselben etwas erleben, auch hier soll die Aktivität der Kinder angeregt werden. Von Bedeutung ist es, daß dem Kinde viele Einzelformen derselben Gattung zugänglich gemacht werden, damit der Abstraktionsprozeß und damit die Begriffsbildung gefördert werden; gerade die Herausarbeitung des Typischen ist für den Blinden besonders nötig. Von Dingen, die wegen ihrer großen Ausdehnung oder wegen ihrer Kleinheit dem Tastsinn nicht zugänglich sind, wird ihm durch verkleinerte oder vergrößerte Modelle Kenntnis gegeben. Dabei muß vor allem das phantasiemäßige Aufsteigen vom kleinen Modell zum großen Gegenstand und das Absteigen vom großen Modell zum kleinen Gegenstand in vielfacher Wechselwirkung geübt werden, bis der Blinde in diesen geistigen Tätigkeiten die nötige Übung erlangt hat. Käufliche Modelle sind für den Blindenunterricht meist ungeeignet; sie sollen dem tastenden Finger genügend Widerstand bieten und das Typische betonen. Gruppendarstellungen sind für den Blinden besonders nötig, weil dem Tastsinn die überblickende und ordnende Fähigkeit mangelt. Der Gesichtssinn geht von dem Gesamteindruck analysierend zum Einzelgegenstand, der Tastsinn baut sich aus Einzeleindrücken synthetisch das Gesamtbild auf, und dabei können ihm gruppenmäßige Darstellungen eine gute Hilfe sein. Besonders schwierig ist aber für den Blinden die Beobachtung des Bewegungsvorganges, daher muß ihm auch dieser durch tastendes Verfolgen der Bewegung oder durch nachahmendes Selbsterleben verständlich gemacht werden.

d) **Arbeitskunde.** Diese Aufgabe hat vor allem auch die Arbeitskunde der höheren Stufen zu übernehmen. All die Arbeitsvorgänge und technischen Erscheinungen, die ein sehendes Kind ganz zwangsläufig beobachtet, wie die menschliche Tätigkeit, die Fortbewegung der Fahrzeuge, die Arbeit der Maschinen usw., müssen in der Arbeitskunde den Kindern deutlich gemacht werden. Arbeitskunde soll Beobachtungs- und Entdeckungsunterricht sein. Der Physikunterricht wird sich unbedingt auf die Arbeitskunde gründen und vielfach sogar in ihr aufgehen können. „Die Hauptaufgabe des Physikunterrichts besteht darin, daß er dem Schüler zum Bewußtsein bringt, wie auch die einfachen Dinge, mit denen er täglich zu tun hat, nach physikalischen Gesetzen funktionieren." Versuche haben nur dann Zweck, wenn sie vom Kinde selbst ausgeführt werden, Klassenversuche mit ihrer suggestiven Methode sind für das blinde Kind durchaus ungeeignet. In diesem Sinne hat der Gedanke der Arbeitsschule für den Blindenunterricht noch erhöhten Wert.

e) **Naturunterricht.** Die Methode der eigenen Beobachtung und Entdeckung gilt auch für den Naturunterricht. In der Botanik müssen die Kinder Pflanzen an ihrem Standort selbst beobachten und ihre Entwicklung den Sommer hindurch verfolgen. Daher wird auch dieser Unterricht meist ins Freie führen, und ein Schulgarten ist für die Blindenschule eine Selbstverständlichkeit. Für die Tierkunde ist eine möglichst umfangreiche Tiersammlung von großem Werte; noch mehr Gewinn bringt den Kindern aber das Halten und Pflegen von kleineren Säugetieren, Vögeln, Reptilien und Fischen.

f) Reliefbilder. Zuweilen werden im naturkundlichen Unterricht auch **Relief-bilder** verwandt, wenn der Lehrer gezwungen ist, von Tieren oder Pflanzen zu sprechen, die er den Schülern weder in Wirklichkeit noch im Modell zeigen kann. Es handelt sich hierbei aber um einen Notbehelf, der nur bei größeren Kindern und nur dann Erfolg verspricht, wenn das **Bilderverständnis** auch methodisch entwickelt ist. Das geschieht, indem man die blinden Kinder den oben angedeuteten Weg vom Gegenstand zum Modell weiter verfolgen läßt und sie in vielfacher Übung über das Halbrelief zum Reliefbild oder zur Skizze führt und umgekehrt.

g) Chemie. Auch **chemische Erscheinungen** sind dem Blinden in einem gewissen Ausmaß zugänglich; vor allem wird neben dem Getast auch der Geruch als wahrnehmendes Organ in Frage kommen, vor allem, wenn es sich um die Entwicklung von Gasen handelt, wie z. B. Chlor-, Leucht- und Schwefelwasserstoffgas. Doch hat gerade dieser Unterricht eng gezogene Grenzen.

h) Erdkunde. Der **erdkundliche Unterricht** muß seine Grundlage in eigenen Beobachtungen suchen; darum wird er mehr noch als in anderen Schulen **heimatkundlich** orientiert sein müssen. Das Kartenverständnis wird ihm am leichtesten auf dem Wege der Selbsttätigkeit vermittelt, indem man das Kind veranlaßt, vom Schulzimmer, dem Anstaltsgebäude usw. Grundrisse zeichnerisch darzustellen (vgl. oben). Für die Entwicklung des **Höhenverständnisses** ist eine **Sandkiste** unentbehrlich, die darum auch ein überall gern gebrauchtes Inventarstück der Blindenschule ist. Bei der Behandlung fremder Gegenden kommt es weniger auf die Schilderung von Land und Leuten als vielmehr auf das Verständnis der durch die Eigenart des Landes bedingten Existenzbedingungen seiner Bevölkerung an; dabei können **Reisebeschreibungen**, die von Blinden immer gern gelesen werden, den Unterricht angenehm beleben.

i) Raumlehre. Der **Raumlehreunterricht** soll auf der Mittelstufe mit den **typischen Raumformen**, auf der Oberstufe mit den zwischen ihnen herrschenden **gesetzmäßigen Beziehungen** bekannt machen. Der Schüler muß vor allem lernen, in den wirklichen Lebensformen die typischen Raumformen zu erkennen. Die Lehrsätze werden entweder auf der **Heboldscheibe** oder mit Hilfe des **Kullschen Zeichenapparates** dargestellt und zunächst rein induktiv durch messendes Beobachten, daran anschließend aber auch in **logischer Form** bewiesen, damit der Blinde einen Begriff von der zwingenden Gesetzmäßigkeit in der Mathematik erhält. Die **geometrischen Maße** sind wegen ihrer späteren beruflichen Bedeutung besonders ausführlich zu behandeln, wobei **tastbare Maße** aller Art zur Verfügung stehen. Es soll nach Möglichkeit auf das spätere Leben und auf den Beruf Bezug genommen werden; nicht auf die Erlernung von Formelwerk, sondern auf die Erwerbung praktischer Kenntnisse kommt es an.

4. Musikunterricht.

a) Zweck. Es herrscht vielfach die Meinung, daß jeder Blinde ohne weiteres auch musikalisch sei. Diese Annahme ist irrig; wenn trotzdem der **Musikunterricht** in der Blindenanstalt eine bedeutsame Stellung einnimmt, so sind dafür zwei Gründe maßgebend: 1. Die Musik bietet dem Blinden eine angenehme, für ihn besonders geeignete Unterhaltung. 2. Sie kann später auch beruflich verwertet werden. In den Blindenanstalten werden alle Arten von Instrumenten gespielt, und in manchen Anstalten wird sogar eine Hauskapelle unterhalten.

b) Notenschrift. Der Anfangsunterricht, besonders im Klavierspielen, wird gewöhnlich nach dem Gehör erteilt; doch empfiehlt es sich, schon bald zur Erlernung der Notenschrift (vgl. Art. Schrift) überzugehen, damit der Schüler die durchgenommenen Musikstücke selbständig üben kann. In manchen Anstalten hat man neuerdings auch im Gesangunterricht mit Erfolg Noten verwendet. Selbst die Tonika-Do-Methode hat schon in die Blindenanstalt ihren Einzug gehalten. Der Chorgesang wird in der Anstalt besonders gepflegt, um die Anstaltsfeste, Ausflüge usw. durch schöne Lieder zu beleben. Vielfach haben die Anstaltschöre auch schon selbständige Konzerte gegeben und damit großen Anklang gefunden.

c) Höhere musikalische Ausbildung. Wer eine Ausbildung zum Organisten, Musiklehrer oder ausübenden Künstler erstrebt, muß neben einem guten Gehör und feinem musikalischen Empfinden auch ein treues Tongedächtnis und eine starke Willenskraft besitzen, da diese Ausbildung an einen Blinden ungleich höhere Ansprüche stellt als an einen Sehenden. Dieses Ziel kann auch durch stundenweisen Unterricht in der Anstalt nicht erworben werden; dafür ist der Eintritt in ein gutes Konservatorium unbedingt erforderlich. Durch die neuen Prüfungsbestimmungen ist die Laufbahn als Organist und Musiklehrer dadurch bedeutend erschwert, daß eine sehr hohe Allgemeinbildung (Abitur) gefordert wird.

d) Salonspieler und Klavierstimmer. Für den Salonspieler genügt meist die Ausbildung in der Anstalt, und auch für die Ausbildung im Klavierstimmen haben die meisten Anstalten ihre eigenen Einrichtungen. Die Frage, ob ein blinder Stimmer auch im Reparieren eine umfassende Ausbildung erhalten soll, ist zurzeit noch strittig; ein gewisses Maß von technischen Fertigkeiten muß aber auf alle Fälle gefordert werden, damit der Blinde imstande ist, kleinere Reparaturen an Ort und Stelle auszuführen.

5. Hauswirtschaftlicher Unterricht.

Für die Mädchen gibt es auch Gelegenheit zur Ausbildung in der Hauswirtschaft. Schon von jeher wurden die Schülerinnen in weiblichen Handarbeiten, vor allem im Stricken und Häkeln, unterrichtet; neuerdings ist in einigen Anstalten der Unterricht im Stopfen und Flicken hinzugekommen. Selbst der eigentliche hauswirtschaftliche Unterricht hat in manchen Anstalten Eingang gefunden und umfaßt dort das Reinigen der Zimmer, die Behandlung der Wäsche, sowie die Zubereitung und das Kochen der Speisen. Die Mädchen sollen soweit gebracht werden, daß sie nach ihrer Entlassung aus der Anstalt im elterlichen Hause neben ihrer handwerklichen Tätigkeit hauswirtschaftlich tätig sein können. Es gibt völlig blinde Mädchen, die den Haushalt daheim selbständig versehen.

6. Schwachbegabte Schüler.

In den Anstalten befinden sich wie auch unter Sehenden eine Reihe schwachbegabter oder schwachsinniger Kinder. Die Zahl wird auf 10—20 vH geschätzt; doch liegen ihr keine wissenschaftlichen Untersuchungen zugrunde. Für diese Kinder haben größere Anstalten sog. Hilfsklassen eingerichtet, in denen sie getrennt voneinander unterrichtet werden, damit sie die normalbegabten Kinder in ihrem Entwicklungsgange nicht aufhalten. Bei kleineren, vor allem bei vorschulpflichtigen Kindern ist der Intelligenzgrad sehr schwer festzustellen, da sie gewöhnlich eine eigenartige Erziehung genossen haben (s. o.) und daher leicht anormal und zurückgeblieben erscheinen, obgleich die spätere Schulzeit eine normale Begabung erweist.

7. Hochbegabte Kinder.

Auch hochbegabte Kinder haben die Anstalten aufzuweisen, die man früher durch Privatunterricht in oder außerhalb der Anstalt zu fördern suchte Neuerdings werden solche Kinder — sofern es die Verhältnisse des Elternhauses gestatten — zweckmäßig der Blindenstudienanstalt in Marburg (Näheres s. besonderen Artikel) überwiesen, die auf die höhere Schulbildung und auf das spätere Studium zugeschnitten ist. Es ist allerdings immer zu empfehlen, die Kinder bis zum 10. oder 12. Jahre in einer Blindenanstalt zu belassen, bis sie die grundlegenden Kenntnisse erworben haben. Manche Anstalten haben auch Kurse in fremden Sprachen eingerichtet, sodaß dadurch eine gewisse Vorbereitung für die höhere Schule geschaffen wird.

8. Sehschwache Kinder.

Da das Schulgesetz von 1912 (vgl. besonderen Artikel) sich nicht nur auf völlig blinde, sondern auch auf hochgradig schwachsichtige Kinder bezieht, müssen die Anstalten auch für solche Kinder Sondereinrichtungen treffen. Es wird in besonderen Stunden Unterricht in der Erlernung oder Übung der gewöhnlichen Schwarzschrift erteilt. An manchen Blindenanstalten nehmen an diesem Unterricht auch völlig Blinde teil, weil sie wenigstens ihre eigene Unterschrift selbständig leisten möchten und nicht mit den berühmten drei Kreuzen zu quittieren genötigt sind. Zur Erlernung der Schwarzschrift stehen besondere Schreibtafeln zur Verfügung.

Erwähnt sei auch die von Hebold für Blinde erdachte Schrift, welche mittels eines rechteckig ausgeschnittenen Lineals die großen Lateindruckbuchstaben malend nachahmen läßt, und die von manchen Blinden gut leserlich geschrieben wird. Allerdings kann sie die Schreibmaschinenschrift nicht ersetzen.

9. Taubstummblinde Kinder.

Zuweilen werden den Blindenanstalten auch taubblinde und taubstummblinde Kinder überwiesen. Früher waren an einigen Anstalten besondere Einrichtungen auch für diese Kinder zu finden. Ihr Zustand erfordert aber wieder eine so eigenartige Erziehung, daß es ratsamer ist, diese Kinder dem Taubstummblindenheim in Nowawes bei Potsdam zu überweisen, wo alle Einrichtungen sowie der Unterricht auf ihren Zustand zugeschnitten sind.

VI. Die Fortbildungsschule.

Der Blinde findet in den meisten Fällen auch seine handwerkliche Ausbildung in der Blindenanstalt, weshalb mit dieser meist auch größere Lehrwerkstätten verbunden sind. (Über gewerbliche Ausbildung vgl. besonderen Artikel.)

Die gewerbliche Ausbildung muß aber auch von einem Fortbildungsschulunterricht begleitet sein, der allerdings nur dann von wirklichem Nutzen ist, wenn er sich auf die Praxis gründet und seine Aufgaben soweit als möglich aus dieser entnimmt. Seine Lehrfächer seien hier kurz charakterisiert:

1. Gewerbekunde.

Die Gewerbekunde soll mit den gesetzlichen Bestimmungen, vor allem mit den Prüfungsbestimmungen des betreffenden Handwerks und anderen für den Gewerbebetrieb wichtigen Verhältnissen bekannt machen, sowie die Kenntnis von der Erzeugung und Verarbeitung der Rohstoffe vermitteln. Eine berufliche Trennung der Schüler ist daher in diesem Fach zu empfehlen.

2. Geschäftskunde.

Die Geschäftskunde hat mit dem für den Handwerker nötigen Schriftverkehr und mit allen in Handel und Gewerbe erforderlichen Geschäftskenntnissen vertraut zu machen. Sehr wichtig ist vor allem die Unterweisung in der Preiskalkulation, die Einführung in eine einfache Buchführung, die allerdings auf die besonderen Verhältnisse zugeschnitten sein muß, und die Unterweisung in der Bedienung einer Schreibmaschine.

3. Rechnen.

Das gewerbliche Rechnen soll unter Bezugnahme auf die während der Schulzeit erworbenen Kenntnisse die schwierigeren Fälle der bürgerlichen Rechnungsarten behandeln, vor allem Rabatt-, Zins-, Wechsel- und Diskontrechnung.

4. Staatsbürgerkunde.

Damit der Blinde auch ein Urteil über die staatlichen Einrichtungen und die politischen Verhältnisse gewinnt, sowie die Rechte und Pflichten eines Staatsbürgers kennen lernt, ist die Staatsbürgerkunde als Unterrichtsfach in der Blindenfortbildungsschule unentbehrlich.

5. Anstandslehre.

Schließlich soll in der Fortbildungsschule auch eine besondere Unterweisung und Übung in der Anstandslehre stattfinden. Der Blinde ist nicht in der Lage, Anstands- und Umgangsformen der Sehenden zu beobachten, und muß daher während seiner ganzen Ausbildungzeit fortgesetzt zu einem anständigen und gesitteten Betragen angehalten werden; es ist aber trotzdem von größter Wichtigkeit, mit ihm die wichtigsten Umgangsformen auch einmal systematisch zu besprechen und zu üben. Manche Anstalten sind sogar dazu übergegangen, einen praktischen Tanz- und Anstandskursus einzurichten, und haben damit gute Erfahrungen gemacht. Alle Anstalten sollten die Sorge, ihre Zöglinge gesellschaftsfähig zu machen, recht ernst nehmen.

VII. Die Internatserziehung.

1. Gründe dafür.

Alle Blindenanstalten, mit Ausnahme der städtischen Blindenanstalt in Berlin, sind Internate, und man hat in Fachkreisen vielfach die Frage erwogen, ob diese Internatserziehung für Blinde eine zweckmäßige Einrichtung ist. Unter den Nachteilen dieser Erziehung ist wohl der schwerwiegendste die Tatsache, daß ein Internatsschüler zu wenig mit dem Leben in Berührung kommt und daher leicht ein falsches Urteil über die Verhältnisse des wirklichen Lebens gewinnt. Wenn man trotzdem an dem Internat festgehalten hat, so ist vor allem der Umstand dafür entscheidend gewesen, daß die Zöglinge einer Provinz oder gar eines Landes an einem Ort gesammelt werden müssen, damit man ihnen eine ihrem Zustande entsprechende Ausbildung vermitteln kann, die Unterbringung der Kinder in anderen Familien des Anstaltsortes aber auf große Schwierigkeiten stößt, da wohl nicht viele Familien sich zur Aufnahme blinder Schüler bereit finden oder eignen, da blinde Kinder, besonders in den ersten Schuljahren, einer ganz besonderen Pflege und Erziehung bedürfen (s. o.).

2. Familiencharakter.

Das Internat der Blindenanstalt soll aber nach Möglichkeit den Familiencharakter wahren, in dem die Zöglinge des gleichen Lebensalters zu kleinen Gruppen vereinigt werden, die einer Erzieherpersönlichkeit mit natürlichem pädagogischem Takte anvertraut werden.

3. Pavillonsystem.

Aus erziehlichen Gründen ist daher das Pavillonsystem dem Blocksystem durchaus vorzuziehen, weil sich auf diese Weise eine bessere Trennung der einzelnen Altersgruppen ermöglichen und eine ungünstige gegenseitige Beeinflussung vermeiden läßt.

4. Sonstige Einrichtungen.

Größere Spielplätze mit Turngeräten, einem Planschbecken und allerlei sonstigen Spielvorrichtungen, vor allem große Rasenflächen, sind unbedingt erforderlich, damit die Schüler Anreiz zur freien Bewegung in frischer Luft erhalten. Dagegen sind besondere Einrichtungen zur besseren Orientierung, wie Handleisten an den Wänden, in der Mitte stark erhöhte Wege usw. grundsätzlich abzulehnen, da sie den Blinden nur verwöhnen und nicht fürs Leben bilden.

5. Anstaltsgeist.

Wenn das zu Anfang charakterisierte Ziel der Blindenbildung erreicht werden soll, müssen alle Beamten und Angestellten ihre Aufgabe in heiligstem Berufseifer erfüllen und jederzeit ihr Bestes zu geben bestrebt sein. In den Zöglingen aber muß der Gedanke erwachen, daß sie aus ihrem Zustande nicht das Recht auf bequeme Versorgung, sondern die Pflicht zur Erreichung einer möglichst unabhängigen Stellung im Volkskörper ableiten sollten. — Wenn diese beiden geistigen Kräfte zusammenwirken, so wird die Blindenanstalt getragen sein von dem echten, rechten Anstaltsgeist.

Literatur.

Antrag der Hamburger Blindenanstalt auf Schaffung einer Schule für Sehschwache.
BAUER: Wie kann die Blindenfortbildungsschule helfen, unsere Lehrlinge zu tüchtigen Handwerkern zu erziehen? Kongreßbericht 1904.
BECHTHOLD: Die Idee des Gesamtunterrichts und ihre Verwendung in der Blindenschule. Blindenfreund 1923.
BRANDSTAETER: Lehrplan für den Raumlehreunterricht. Blindenfreund 1922.
CONRAD: Die Tafel im Blindenunterricht. Kongreßbericht 1904.
GRASEMANN: Der Raumlehreunterricht und seine psychologische Grundlegung. Blindenfreund 1913.
GIGERL: Die Hand, ihre Kräftigung und Schulung durch Finger- und Handgymnastik. Blindenfreund 1895.
HITSCHMANN: Prinzipien der Blindenpädagogik. Beyer & Söhne. Langensalza.
KLEIN: Lehrbuch zum Unterricht der Blinden. 1819.
KOCH: Jugendpflege in Blindenanstalten. Kongreßbericht 1913.
LÖTZSCH: Über die Erziehung und den Unterricht schwachbefähigter bzw. schwachsinniger Blinden. Kongreßbericht 1901.
MAYNTZ: Gesamtunterricht. Blindenfreund 1923.
MÜLLER: Selbstverwaltung im Lichte unserer Anstaltserziehung. Kongreßbericht 1913.
NIEPEL: Unsere Schule für Sehschwache. Blindenfreund 1919.
PETERS: Notwendigkeit, Zweck und Einrichtung der Blindenvorschulen. Blindenfreund 1882.
PEYER: Der erste Sprachunterricht in der Blindenschule unter besonderer Berücksichtigung der sprachlichen Entwicklung der blinden Kinder. Kongreßbericht 1913.
— Eine Fibelarbeit. Blindenfreund 1906.
Schriftsysteme. Handbuch des Blindenwesens von Mell. 1900.
SCHRÖDER: Die Methode der ab- und aufsteigenden Linie. Blindenfreund 1889.
ZECH: Bildungswert der in den Blindenanstalten eingeführten Unterrichtsgegenstände und ihre Stellung im Lehrplan der Blindenschule. Kongreßbericht 1910.
— Das Problem der Arbeitsschule in seiner Bedeutung für die Blindenanstalt. Kongreßbericht 1913.
— Erziehung und Unterricht der Blinden. A. W. KAFEMANN, Danzig.
— Forderungen der neueren Pädagogik mit Bezug auf den Blindenunterricht. Kongreßbericht 1907.

C. Blindenanstalten, Werkstätten, Heime

von G. Kühn, Kiel.

I. Geschichtlicher Rückblick bis zum Weltkriege.

1. Allgemeines.

Der Gedanke, die Blinden in ihrer Gesamtheit, eben weil sie blind sind, im schulpflichtigen Alter zu sammeln, um ihnen durch Unterricht und Erziehung zu einem menschenwürdigen Dasein zu verhelfen, ist nicht sehr alt; denn noch bis vor etwa 150 Jahren überließ man selbst in den europäischen Kulturländern lichtlose Menschenkinder ihrem Schicksal, ohne im mindesten für sie zu sorgen. Man glaubte, genug getan zu haben, wenn man sie auf ihrem Bettelwege nicht störte. Der bettelnde Blinde, wie ihn bereits das Alte Testament schildert, war somit eine alltägliche und selbstverständliche Erscheinung im derzeitigen öffentlichen Leben. Als Objekt des allgemeinen Mitleids und der öffentlichen Wohltätigkeit führte er durch Jahrhunderte hindurch ein elendes Pariadasein und durfte an geistige oder berufliche Ausbildung nicht denken.

Erst das an philantropischen und pädagogischen Ideen so reiche Ende des 18. Jahrhunderts ließ in der Stellungnahme der Umwelt den Blinden gegenüber eine Wandlung eintreten, und es war bekanntlich Valentin Haüy, der, angeregt durch den erschütternden Anblick, den blinde Musiker ihm boten, die in den Kaffeehäusern von Paris in unwürdigem Aufputz musizierten, auf den Gedanken gebracht wurde, Blinde zu geordnetem Unterricht um sich zu sammeln. Damit war der Gedanke der ersten Blindenanstalt geboren und im Jahre 1784 das noch heute bestehende „Institut national des jeunes aveugles" in Paris in seinen Anfängen entstanden.

2. Die ersten Blindenanstalten; Haüy, Zeune, Klein.

Während dieses selbst die Stürme der großen Französischen Revolution überdauerte, mußte sein Gründer Haüy 1802 weichen. Sein Lebensweg führte ihn 1806 nach Rußland, nachdem er auf seiner Reise dorthin während eines längeren Aufenthalts in Berlin nach Vorführung eines blinden Zöglings den König Friedrich Wilhelm III. zu veranlassen vermocht hatte, der Gründung einer Blindenanstalt für Preußen näherzutreten. Trotz der schweren Zeit — es waren die Wochen vor dem preußischen Zusammenbruch in der Schlacht bei Jena und Auerstedt — wurde dem Lehrer am Gymnasium zum Grauen Kloster in Berlin, Dr. Zeune, der Auftrag erteilt, diese Anstalt auf Staatskosten zu errichten. Es ist die noch heute in Steglitz bestehende staatliche Blindenanstalt, die erste ihrer Art auf preußischem Boden. Im Gegensatz zu Haüy und zu den am Institut des jeunes aveugles durchgeführten Ideen vertrat Zeune während der Arbeit in seiner Anstalt, die er 41 Jahre leitete, die Ansicht, daß der Blinde so gut wie der Sehende auch zu anderen Arbeiten berufen und imstande sei, und eine Blindenanstalt ihre Schüler je nach der Befähigung zur Musik, zum Handwerk und zur Wissenschaft auszubilden habe, wie ihm ferner am Herzen lag, daß ausnahmslos alle Blinden unterrichtet werden müßten und der Staat dafür aufzukommen habe, ein Ziel, das für Preußen erst mit dem am 1. April 1912 in Kraft getretenen „Gesetz über die Beschulung blinder und taubstummer Kinder" erreicht wurde.

Zwei Dezennien später als Haüy ist in Wien Johann Wilhelm Klein ein warmherziger Freund und Förderer der Lichtlosen geworden. Als Armenbezirksdirektor hatte er ausreichend Gelegenheit, auch Blinde kennenzulernen, und besonders bedauerte er das Schicksal der blinden Kinder, die ohne Erziehung und Unterricht zu völlig nutzlosen Gliedern der Gesellschaft heranwuchsen. Sehr bald widmete er sich darum, ohne von den Bemühungen und Erfahrungen Haüys Kenntnis zu haben, ähnlich wie dieser mit praktischem Geschick zunächst der Erziehung und dem Unterricht eines einzelnen neunjährigen Knaben (1804).

Der Versuch glückte, und auch hier folgte ein Schritt dem anderen, zumal KLEIN auch schriftstellerisch seinen Gedanken propagierte und die theoretischen Grundlagen für den Blindenunterricht zu schaffen suchte. Dabei war es KLEINS Bestreben, in erster Linie seine Schüler zu praktischer Brauchbarkeit dem Leben gegenüber heranzubilden und weniger auf virtuose Leistungen derselben Gewicht zu legen.

Im einzelnen kann auf die Arbeit des für die Blindenbildung so bedeutungsvollen Dreigestirns HAÜY, KLEIN, ZEUNE im Rahmen dieser Zusammenstellung nicht eingegangen werden. Es sei nur hervorgehoben, daß durch ihre Tätigkeit überall im Ausland und Inland Anregung zur Gründung weiterer Unterrichtsanstalten gegeben wurde. In Deutschland-Preußen waren es besonders die Jahre nach den Befreiungskriegen, die eine Reihe von Anstalten als Kriegsblindenanstalten entstehen sahen. Es waren die Anstalten, die zur Aufnahme der etwa 500 in den Feldzügen von 1813—15 erblindeten Krieger bestimmt waren, die weniger durch Verwundung als durch ansteckende Augenentzündungen ihr Augenlicht verloren hatten und nun nach einem Plan ZEUNES in Handarbeiten ausgebildet werden sollten, um später eine eigene wirtschaftliche Existenz führen zu können. Derartige Anstalten entstanden in Königsberg, Berlin, Breslau, Marienwerder und Münster, von denen nur die zu Breslau, die durch das Verdienst des blinden Kandidaten der Philosophie KNIE — eines Schülers ZEUNES — sich zur Blindenunterrichtsanstalt für Schlesien entwickelte, noch heute besteht. Die übrigen Anstalten schlossen nach kurzem Bestehen und nach Erfüllung ihrer Aufgabe ihre Pforten; dafür aber traten an ihre Stelle unter dem Einfluß der Berliner Anstalt im Norden und der Wiener im Süden andere Einrichtungen ihrer Art, von denen die bereits 1909 in Dresden gegründete und jetzt in Chemnitz-Altendorf befindliche sächsische Landesblindenanstalt einen Ehrenplatz einnimmt, weil sich an ihr unter dem Einfluß GEORGIS die Fürsorge an den anstaltsentlassenen Lichtlosen nach besonderen Ideen gedeihlich und vorbildlich entwickelte.

3. Die deutschen Blindenanstalten vor 1914.

In langsamer Folge stieg die Zahl der Blindenanstalten bis zum Jahre 1914 im Deutschen Reich auf 32 eigentliche Unterrichtsanstalten, da die israelitische Anstalt zu Berlin-Steglitz, die ihre schulpflichtigen Insassen in die kgl. Blindenanstalt daselbst schickte, als solche nicht anzusprechen ist. Zählt man die im Jahre 1906 gegründete Taubstummenblindenanstalt in Nowawes bei Potsdam dazu, wären es 33.

Diese Anstalten umfaßten 3204 blinde Zöglinge, von denen 1794 in den Schulabteilungen und 1410 in den Werkstätten unterrichtet wurden; 1911 von ihnen waren männlichen und 1293 weiblichen Geschlechts, 2117 evangelischer und 1072 katholischer Konfession. Die Zahl der sehenden Lehrkräfte betrug 248, die der blinden 33, während 102 Personen als Werklehrer (Meister) an den Anstalten arbeiteten.

Eine genaue Zusammenstellung ergibt nach den ,,Statistischen Nachrichten über das Blindenwesen usw." von WALTER KRAUSE, Halle a. d. S., für das letzte Vorkriegsjahr, das Jahr 1914, folgendes Bild (Tabelle I):

Tabelle I. 1914.

Nr.	Anstaltsort	Lehrkräfte sehend	Lehrkräfte blind	Werkmeister	Zahl der Klassen: Vorschule	Hilfsschule	Abt.f.Sehschwache	Schulabt.	Fortbild.-Schulabt.	Zahl der Zöglinge: insgesamt	in der Vorschule	in d. Hilfsschule	in d. Abt. f. Sehschw.	in der Schulabt.	in der Arbeitsabt.	Von den Zöglingen sind: männl.	weibl.	ev.	kathol.	mos.	im Internat	im Externat	Schulgänger	Bemerkungen
	Preußen.																							Nicht berücksichtigt sind die jüdische Blindenanstalt in Steglitz, die nicht als Unterrichtsanstalt anzusprechen ist, und die Taubstummenblindenanstalt in Nowawes bei Potsdam. Die Zahlen sind entnommen den „Statistischen Nachrichten über das Blindenwesen Deutschlands, Österreichs, Ungarns u. der Schweiz" v. WALTER KRAUSE, Bromberg 1914.
1	Berlin, städtisch	9	3	5	1	—	—	6	15 Kurse	156	11	—	—	70	75	82	74	150	5	1	—	156	—	
2	Berlin-Steglitz	13	2	5	2	1	—	5	2	160	19	7	—	67	67	96	64	143	11	6	132	—	28	
3	Breslau	18	3	9	4	1	—	6	6	306	78	7	—	78	143	194	112	122	181	3	306	—	—	
4	Bromberg	8	—	3	—	—	—	6	1	85	—	—	—	61	24	50	35	22	63	—	85	—	—	
5	Danzig	7	1	3	—	—	—	6	2	100	—	—	—	69	31	51	49	46	54	—	97	—	3	
6	Düren	12	2	4	—	2	—	8	3	205	—	15	—	127	63	125	80	—	205	—	205	—	—	
7	Frankfurt a. M.	4	—	2	1	—	—	2	2	83	12	—	—	19	52	45	38	66	16	1	62	21	—	
8	Halle a. d. S.	13	—	7	1	—	—	6	4	201	10	—	—	104	87	131	70	178	22	1	192	—	9	
9	Hannover	10	1	2	2	—	—	4	—	141	20	—	—	57	64	87	54	131	10	—	137	—	4	
10	Kiel	6	1	5	1	—	—	4	2	79	6	—	—	42	31	52	27	78	1	—	75	—	4	
11	Königsberg	9	—	6	1	1	—	5	2	122	3	3	—	51	65	77	45	112	10	—	122	—	—	
12	Neuwied	6	1	2	1	1	—	3	2	93	16	7	—	44	26	56	37	92	—	1	93	—	—	
13	Paderborn	4	1	9	—	—	—	3	1	102	—	—	—	60	42	62	40	—	102	—	101	1	—	
14	Soest	7	—	3	1	—	—	3	3	100	12	—	—	44	44	59	41	100	—	—	99	1	—	
15	Stettin	8	—	3	—	—	—	5	3	86	—	—	—	49	37	57	29	85	1	—	83	2	1	
16	Wiesbaden	5	—	2	1	—	—	3	2	45	6	—	—	19	20	27	18	25	19	1	45	—	—	
	Nichtpreuß. Staaten.																							
17	München	11	—	4	—	—	—	8	2	109	—	—	—	74	35	65	44	18	91	—	107	—	2	
18	Würzburg	6	—	1	—	—	—	4	1	27	—	—	—	21	6	13	14	1	26	—	24	—	3	
19	Nürnberg	9	3	2	1	1	—	6	2	112	4	3	—	23	83	68	44	99	13	—	94	18	—	
20	Augsburg	3	—	2	—	—	—	2	1	38	—	—	—	26	12	23	15	5	32	1	36	1	1	
21	Stuttgart	8	1	3	2	1	—	2	1	83	16	9	—	29	29	49	34	79	4	—	82	1	—	
22	Heiligenbronn	8	—	3	—	—	—	2	1	128	12	—	—	45	71	77	51	119	9	—	123	—	5	
23	Chemnitz	12	1	8	—	3	—	8	4	227	—	23	—	84	120	121	106	222	5	—	227	—	—	
24	Leipzig	4	2	1	1	—	—	2	1	16	4	—	—	8	4	8	8	16	—	—	11	—	5	
25	Ilvesheim	12	1	—	—	—	—	6	2	67	—	—	—	54	13	43	24	35	32	—	67	—	—	
26	Friedberg i. H.	6	—	3	—	—	—	3	—	33	—	—	—	22	11	29	4	26	7	—	33	—	—	
27	Neukloster i. M.	6	—	3	1	—	—	3	1	50	6	—	—	21	23	27	23	50	—	—	50	—	—	
28	Braunschweig	3	1	1	—	—	—	2	1	25	—	—	—	14	11	17	8	24	1	—	21	4	—	
29	Weimar (Gotha)	6	1	1	—	—	—	2	—	15	—	—	—	15	—	7	8	15	—	—	15	—	—	
30	Hamburg	7	3	2	—	—	—	3	1	58	—	—	—	34	24	32	26	58	—	—	32	—	26	
31	Illzach i. E.	4	2	3	—	—	—	7	1	52	—	—	—	20	32	30	22	—	52	—	52	—	—	
32	Still	4	2	2	1	1	—	2	4	100	9	4	—	21	66	51	49	—	100	—	100	—	—	
	Insgesamt	248	32	102	22	12	—	137	73	3204	244	78	—	1472	1410	1911	1293	2117	1072	15	2908	205	91	

Die Arbeit an den Anstalten selbst erstreckte sich außer auf die Durchführung eines geordneten Unterrichts der schulpflichtigen Blinden mit dem Ziel einer guten Volksschule auf die Gewinnung der Grundlagen für die spätere wirtschaftliche Existenz der Zöglinge, also auf berufliche Ausbildung. Nach der Richtung der Beschulung wurde kurz vor dem Kriege insofern ein wichtiger Schritt vorwärts getan, als in Preußen mit dem 7. August 1911 das „Gesetz über die Beschulung blinder und taubstummer Kinder" die unterrichtliche Versorgung sämtlicher lichtlosen Kinder und der ihnen gleichzuachtenden Schwachsichtigen durchzuführen versuchte. Jedoch waren in Preußen auch ohne dieses Gesetz die schulpflichtigen Blinden im letzten Jahrzehnt vor dem Kriege fast restlos erfaßt. Das Gesetz stellte mithin sozusagen nur die Bekrönung der Bemühungen um die ordnungsmäßige Beschulung der Lichtlosen in Preußen dar, den Schlußstein in einer etwa hundertjährigen Entwicklung. Ungünstiger lag die Sache bezüglich der Erfassung der Späterblindeten und ihrer Erwerbsbefähigung. Hier machte sich zweifellos das Fehlen ausreichender diesbezüglicher Bestimmungen bemerkbar, und es wollte auch in der Zahl und Auswahl der Berufsmöglichkeiten für Blinde nicht merklich vorwärts gehen; insbesondere fehlte der innere Impuls, der durch das Vorhandensein der Kriegsblinden einige Jahre später bei allerdings erheblich ungünstigeren Vorbedingungen gegeben war. Im allgemeinen aber waren Entwicklungsmöglichkeiten durch die ruhige und geordnete Wirtschaftslage des Reiches nach den verschiedenen Seiten hin gegeben.

II. Die Blindenanstalten der Gegenwart.

1. Einwirkungen des Weltkrieges: Verlorene Anstalten.

Da kam der Weltkrieg mit seinen einschneidenden Eingriffen in den gesamten Volkskörper und in die politische und wirtschaftliche Entwicklung, mit der auch der Blindenunterricht und das Blindenwesen auf Gedeih und Verderb eng verknüpft sind; es kam in seinem Gefolge der Zusammenbruch des alten Deutschen Reiches, der auch auf diesem stillen Arbeitsgebiet sich auswirkte. Ausgeschieden aus den Grenzen des Deutschen Reiches infolge des Friedens von Versailles und somit aus der Reihe der deutschen Blindenanstalten waren bereits 1920 die Anstalten Illzach und Still im Westen und Bromberg und Danzig im Osten bzw. Nordosten. Letztere Anstalt erfüllt als Heim für Blinde aus dem Freistaat Danzig, wenn auch isoliert und abgeschnitten, eine segensreiche, an ihre alten Bestimmungen gemahnende Aufgabe. Die Schulbildung der blinden Kinder aus dem Freistaat erfolgt, wie hier bemerkt sei, auf Grund eines Vertrages in der Blindenanstalt Königsberg, die Handwerkerausbildung in Danzig und nur in Ausnahmefällen auch in Königsberg. Die Blinden des Memellandes werden, ebenfalls auf Grund eines Vertrages, gleichfalls in Königsberg beschult. Danzig sowohl wie das Memelland erkennen für sich das preußische Beschulungsgesetz vom 7. August 1911 an. Aufgehoben wurde inzwischen die Blindenanstalt in Braunschweig, das frühere Lachmannsche Blindeninstitut, das zum zweiten Male seine Pforten schloß und zum zweiten Male in seiner Geschichte seine Schüler an die Blindenanstalt in Hannover abgab. Auch die

Tabelle II. Unterrichts-

Anstaltsort	Lehrkräfte		Techn. Lehrkräfte einschl. f. Musik		Werkmeister		Zahl der Klassen				
	sehend	blind	sehend	blind	sehend	blind	Vorschule	Hilfsschule	Abteilung für Sehschwache	Schulabteilung	Fortbildungs-schulabteilung
A. Preußen.											
1 Berlin, städtisch[1]	6	—	—	3	5	—	1	—	—	6	15 Kurse
2 Berlin-Steglitz, staatlich[2]	10	1	2	2	3	2	2	1	—	5	3
3 Breslau, privat[3]	10	—	4	3	7	—	—	—	—	8	4
4 Düren, Provinzialanstalt	10	3	1	3	4	—	2	1	1	5	5
5 Frankfurt a. M., privat	4	—	1	1	1	—	1	—	—	3	2
6 Halle a. d. S., Provinzialanstalt[4]	9	1	2	—	7	2	—	—	—	7	6
7 Hannover, Provinzialanstalt	7	1	2	1	4	2	2	—	—	5	3
8 Kiel, Provinzialanstalt	4	1	1	—	2	—	1	—	—	3	2
9 Königsberg, privat	6	1	3	1	6	—	1	—	—	5	3
10 Neuwied, Provinzialanstalt	6	—	2	2	2	—	1	—	—	3	2
11 Paderborn, Provinzialanstalt	5	—	3	1	2	1	—	—	—	4	2
12 Soest, Provinzialanstalt[5]	6	1	2	1	3	—	—	—	—	5	3
13 Stettin, Provinzialanstalt	6	—	2	—	3	—	—	—	—	5	3
	89	9	25	18	49	7	11	2	1	64	53
B. Andere Staaten.											
14 München, staatlich, Bayern[6]	5	1	1	1	2	2	—	1	—	4	3
15 Würzburg, Kreisblindenanstalt, Bayern[7]	4	—	—	1	1	—	—	—	—	2	3
16 Nürnberg, privat, Bayern	4	—	3	1	1	—	—	—	—	2	2
17 Augsburg, privat, Bayern	2	—	—	—	—	1	—	—	—	1	1
18 Stuttgart, privat, Württemberg	6	—	3	1	2	—	2	1	—	2	2
19 Heiligenbronn, privat, Württemberg[8]	3	—	2	1	3	—	—	—	—	2	1
20 Chemnitz-Altendorf, staatlich, Sachsen[9]	10	1	2	2	5	—	—	2	—	8	3
21 Ilvesheim, staatlich, Baden[10]	6	—	3	1	3	—	—	—	—	5	2
22 Friedberg, staatlich, Hessen	4	1	1	—	1	1	—	—	—	3	1
23 Neukloster, staatlich, Mecklenburg-Schwerin	5	—	—	—	3	—	1	—	—	2	1
24 Gotha, staatlich, Thüringen	2	—	2	—	1	—	—	—	—	3	—
25 Hamburg, privat	5	1	1	2	2	—	—	—	3	2	2
	56	4	18	10	24	4	3	4	3	36	21
Insgesamt	145	13	43	28	73	11	14	6	4	100	74

Blindenanstalt Wiesbaden mußte am 1. Januar 1923 nach 62jährigem Bestehen ihre Tätigkeit als Schulanstalt einstellen. Sie überführte ihre Schüler in die Blindenanstalt Frankfurt a. M. und besteht als Heim mit reichlich 30 Insassen weiter. Geschlossen wurde auch die kleine Anstalt Leipzig, eine Stiftung des Justizrats Biener aus dem Jahre 1865, sodaß heute von den 32 deutschen Blindenanstalten, die 1914 bestanden, uns 7 verlorengegangen sind, und Preußen von 16 nur noch 13 besitzt, wobei ich die jüdische Blindenanstalt zu Steglitz und die Taubstummenblindenanstalt zu Nowawes nicht mitzähle. Die Provinzialblindenanstalt in Kiel und die schlesische Blindenanstalt in Breslau zeigen in ihrer Frequenzziffer einen Ausfall an, der eine unmittelbare Folge des Gebietsverlustes unseres Vaterlandes ist. Die Kieler Anstalt büßte nach einem Vergleich der Belegziffer der Nachkriegsjahre mit der

anstalten 1926.

insgesamt	Zahl der Zöglinge						Von den Zöglingen sind								Bemerkungen
	in der Vorschule	in der Hilfsschule	in der Abt. f. Sehschwache	in der Schulabteilung	in der Fortbildungs-Abt.	ohne Unterricht	männlich	weiblich	evangelisch	katholisch	mosaisch	im Internat	im Externat	Schulgänger	
112	4	—	—	47	61	—[1])	54	58	—	—	—	—	15	97	
97	5	3	—	40	31	18	55	42	89	7	—	80	17	—	
229	—	—	—	95	37	97	148	81	116	113	—	217	11	1	
190	32	8	20	82	69	19	119	71	—	190	—	188	1	1	
101	6	—	—	23	16	56	52	49	67	34	—	74	22	5	
171	—	—	—	73	75	23	111	60	158	11	2 (Diss.)	156	—	15	
169	17	—	—	75	54	23	106	63	152	17	—	159	—	10	
81	8	—	—	27	33	13	43	38	81	—	—	—	—	12	
115	5	—	—	50	32	28	61	54	99	16	—	115	—	—	
82	6	—	—	36	36	4	57	25	82	—	—	82	—	—	
91	—	—	—	54	24	13	57	34	—	91	—	91	—	—	
70	—	—	—	40	26	4	41	29	70	—	—	68	—	2	
96	—	—	—	52	23	21	54	42	91	4	—	91	3	2	
1604	83	11	20	694	517	319	958	646	1005	483	2	1321	69	145	
100	—	5	—	54	19	22	59	41	10	90	—	92	8	—	
29	—	—	—	23	6	—	17	12	—	29	—	28	—	1	
68	—	—	—	28	19	21	37	31	43	25	—	63	5	—	
26	—	—	—	10	3	13	11	15	3	23	—	24	2	—	
93	16	7	—	23	47	—	54	39	87	6	—	92	—	1	
69	—	—	—	22	10	37	34	35	—	69	—	69	—	—	
213	—	30	—	70	57	56	121	92	203	10	—	213	—	—	
71	—	—	—	39	32	—	36	35	28	42	—	71	—	—	
62	—	—	—	25	13	24	45	17	49	12	1	61	1	—	
48	9	—	—	14	17	8	32	16	48	—	—	47	1	—	
16	—	—	—	16	—	—	12	4	14	2	—	16	—	—	
91	—	—	45	16	13	—	46	45	88	3	—	14	—	77	
886	25	42	45	400	236	181	504	382	573	311	1	790	17	79	
2490	108	53	65	1094	753	500	1462	1028	1578	794	3	2111	86	224	

$$\underbrace{1462 \quad 1028}_{2490}$$

Bemerkungen:

[1]) Zur Anstalt gehören 177 Blinde der Arbeitsabteilung.
[2]) 1 Zögling ist islamischer Religion.
[3]) Unter den Schulabteilungen sind 2 Parallelklassen für die 1. u. 4. Klasse; unter den Fortbildungsklassen ist 1 Parallelklasse für die 3. Klasse.
[4]) 1 bl. Klavierstimmlehrer, 1 Werkmeister für Bürstenmacherei.
[5]) Die Zahlen gelten für 1925, neuere Angaben sind nicht eingegangen.
[6]) Außerdem 2 Religionslehrer und 1 Turnlehrer.
[7]) Dazu 64 Insassen der Beschäftigungsabteilung.
[8]) 1 Hilfslehrkraft für Religion, 2 Musiklehrerinnen, 3 Schwestern mit Meisterprüfung und 1 blinder Hilfsmusiklehrer.
[9]) Die Zahlen gelten für 1925, neuere Angaben sind nicht eingegangen.
[10]) Aufnahme der Kinder erst mit 8 Jahren.

Die Zahlen entstammen eigenen Erhebungen.

aus dem gleichen Zeitabschnitt vor dem Kriege etwa 20 vH, die Breslauer Anstalt — das Jahr 1924 verglichen mit dem Jahre 1919 — reichlich 15 vH ihrer Schülerzahl ein. Auch bei den Frequenzziffern der übrigen Anstalten zeigte sich bis zum Jahr 1924 eine im allgemeinen deutliche, an manchen Stellen geradezu auffallend rückläufige Bewegung. Die für die Gegenwart (1925) geltenden Zahlen, die aus den entsprechenden Tabellen zu entnehmen sind, lassen mancherorts jedoch wiederum einen gewissen Umschwung erkennen und eine Annäherung an die Vorkriegszahlen; im großen und ganzen aber besteht die Tatsache eines Rückgangs der Besuchsziffer, die unter Außerachtlassung der verlorengegangenen Blindenbildungsstätten auch in den Endziffern zum Ausdruck kommt.

Tabelle III.　Vergleichstabelle über die Frequenz der Anstalten.

Nr.	Anstaltsort	1914	1925	1926	Bemerkungen
	Preußen.				Die Zu- bzw. Abnahme wurde für 1926 gegenüber 1914 berechnet.
1	Berlin	156	116	112	Abnahme 40 = 25,6 vH
2	Berlin-Steglitz . . .	160	100	97	„ 63 = 39,3 vH
3	Breslau	306	222	229	„ 77 = 25 vH
4	Bromberg	85	—	—	ausgeschieden.
5	Danzig	100	—	—	„
6	Düren	205	188	190	Abnahme 15 = 7,3 vH
7	Frankfurt a. M. . .	83	57	101	Zunahme 18 = 21,6 vH
8	Halle a. d. S. . .	201	172	171	Abnahme 30 = 14,9 vH
9	Hannover	141	170	169	Zunahme 28 = 20 vH
10	Kiel	79	73	81	„ 2 = 2,5 vH
11	Königsberg . . .	122	113	115	Abnahme 7 = 5,7 vH
12	Neuwied	93	73	82	„ 11 = 11,7 vH
13	Paderborn . . .	102	88	91	„ 11 = 10,7 vH
14	Soest	100	70	70	„ 30 = 30 vH　Zahlen für 1926 gingen nicht ein.
15	Stettin	86	90	96	Zunahme 10 = 11,6 vH
16	Wiesbaden . . .	45	—	—	ausgeschieden.
	Insgesamt	2064	1532	1604	Abnahme insgesamt 456 = 22 vH
	Andere Staaten:				
17	München	109	100	100	Abnahme 9 = 8,2 vH
18	Würzburg . . .	27	31	29	Zunahme 2 = 7,4 vH
19	Nürnberg . . .	112	66	68	Abnahme 44 = 39,2 vH
20	Augsburg	38	26	26	„ 12 = 31,5 vH　Zahlen für 1926 gingen nicht ein.
21	Stuttgart	83	86	93	Zunahme 10 = 12 vH
22	Heiligenbronn . .	128	62	69	Abnahme 59 = 46 vH
23	Chemnitz . . .	227	213	213	„ 14 = 6 vH
24	Leipzig	16	—	—	ausgeschieden.
25	Ilvesheim .	67	65	71	Zunahme 4 = 6 vH
26	Friedberg i. H. . .	33	57	62	„ 29 = 87,5 vH
27	Neukloster i. M. .	50	44	48	Abnahme 2 = 4 vH
28	Braunschweig . . .	25	—	—	ausgeschieden.
29	Weimar, jetzt Gotha	15	17	16	Zunahme 1 = 6,6 vH
30	Hamburg	58	72	91	„ 33 = 56,8 vH　infolge Einrichtung von Klassen für Sehschw.
31	Illzach i. E. . . .	52	—	—	ausgeschieden.
32	Still i. E. . . .	100	—	—	„
	Insgesamt . .	3204	2371	2490	Abnahme insgesamt 710 = 22,1 vH
	In nichtpr. St. allein	1140	839	886	„ „ 254 = 22,28 vH

2. Rückgang der Besuchsziffern.

Besucht werden gegenwärtig nach meinen Feststellungen die verbliebenen 25 deutschen Blindenanstalten von 2490 Blinden, gegen 2781 Insassen derselben Anstalten im Jahre 1914, was einen Rückgang von 10,32 vH ausmacht. Preußen beherbergte 1914 in seinen sämtlichen Anstalten 2064 Lichtlose und in den noch jetzt vorhandenen Instituten 1834 Blinde. Heute sind in den 13 bestehenden preußischen Blindenunterrichtsanstalten insgesamt nur 1604 Blinde untergebracht. Bei den nichtpreußischen Anstalten betrug 1914 die Zahl 1140 und gegenwärtig 886, sodaß auch hier eine Senkung der Zahl um 22,28 vH eingetreten ist.

Leider wird meines Erachtens dieser allgemeine Rückgang der Zöglingszahl in den Ursachen nicht mit der steten rückläufigen Bewegung während
der Vorkriegszeit seit den siebziger Jahren, die bekanntlich relativ über 30 vH
betrug, gleichzustellen sein. Es wird auch nicht vermutet werden können, daß
der allgemein zutage getretene Geburtenrückgang allein der Grund sei, sondern
es ist vielmehr anzunehmen, daß andere äußere Ursachen maßgebend gewesen
sind, die allerdings infolge des Fehlens genauer statistischer Erhebungen seit
1910 mit Bestimmtheit sich nicht werden herausstellen lassen, von mir jedoch
vermutet werden in den allgemein ungünstigen Wirtschafts- und Verwaltungsverhältnissen, die verhindern, daß die bestehenden gesetzlichen Bestimmungen
in wünschenswerter Weise beachtet und durchgeführt werden. Soweit im schulpflichtigen Alter stehende Kinder in Frage kommen, spielt in einigen Ländern
mit Sicherheit das Fehlen eines Schulpflichtgesetzes[1]) für Blinde eine
erhebliche Rolle. Es ermangeln gegenwärtig immer noch eines derartigen, als
durchaus notwendig zu bezeichnenden Gesetzes Bayern, das allerdings dem
Vernehmen nach einen Gesetzentwurf planen soll, Württemberg, Mecklenburg, Hamburg und meines Wissens auch die anderen Freien Städte. Es ist
zwar zuzugeben, daß bei einer nur auf der Erkenntnis der moralischen Verpflichtung beruhenden schulischen und Anstaltsfürsorge in manchen Ländern
und auch in einzelnen Gebietsteilen Preußens ohne das Bestehen dahingehender
gesetzlicher Bestimmungen das Ziel der restlosen Erfassung aller Blinden
vor dem Kriege fast erreicht worden war. Wie aber sieht die Sache aus in
unserer Zeit schwerer wirtschaftlicher Depression, unzulänglicher Verwaltungsautorität und ausgesprochener Fluktuationserscheinungen bei den persönlichen
Trägern der Verwaltungen, wie wir sie heute nicht ableugnen können?

3. Verspäteter Eintritt der schulpflichtigen Blinden und seine Gründe.

Es zeigt sich das oben erwähnte Bild, das aus den mir gewordenen Berichten
fast aller Anstalten und der eigenen Erfahrung hervorgeht und sich noch krasser
herausstellt, sofern man auch die Zahl der zu spät der Blindenanstalt zugeführten
Kinder berücksichtigt. Eine von mir 1924 gestellte dahingehende Rundfrage
lautete: „Besteht der Eindruck, daß nicht alle schulpflichtigen Blinden erfaßt
werden?" Sie ist fast von allen Anstalten bis hin zur Anstalt für taubstumme
Blinde in Nowawes mit „ja" beantwortet worden. Ausnahmen bilden Chemnitz, Würzburg, Mecklenburg und Hessen.

Verspäteter Eintritt wurde selbst von den wenigen Anstalten zugegeben,
die im übrigen eine völlige Erfassung der Blinden vermuten (Chemnitz, Würzburg, Neukloster), sodaß in dieser Frage eine vollständig einheitliche Auffassung herrscht. Einige Stichproben über das Ausmaß der Verspätung, die
selbstverständlich auf den ganzen Schulbetrieb von nachteiligem Einfluß ist und
nicht minder der Entwicklung des betreffenden Blinden in der Regel außerordentlich schaden, zeigen, daß z. B. in Kiel seit 1920

um 1 Jahr verspätet eintraten 8 Zöglinge,
„ 2 Jahre „ „ 7 „
und „ 4 „ „ „ 2 „

---

[1]) Näheres s. Schwarz: „Die Beschulung der Blinden im Reich", a.a.O., S. 12 ff.

mithin 17 bei 6, 12, 4, 3 und 6 — also 31 — Aufnahmen in den entsprechenden Jahren, sodaß 54,8 vH der Aufnahme überhaupt als verspätet zu bezeichnen sind! Nach Berechnung der schlesischen Blindenanstalt zu Breslau sind zu spät eingetreten um ein Jahr 14, zwei Jahre 13, drei Jahre 11, vier Jahre 9, fünf Jahre 5, sechs Jahre ebenfalls 5 Schüler! Zusammen seit 1920 57 Schüler!

Diese Beispiele weisen hin auf Verhältnisse, die der Abhilfe außerordentlich dringend bedürfen, zumal auch zu vermuten ist, daß bei nicht mehr schulpflichtigen, später erblindeten Jugendlichen in ähnlichem Ausmaße dieselbe Erfahrung zutage treten würde.

Die Gründe für die Erscheinung sind voraussichtlich, wie erwähnt, neben verwaltungstechnischen Unzulänglichkeiten zurzeit wirtschaftlicher Art. Die Gemeinden und andere Kostenträger scheuen sich, die Lasten der Beschulung für ein blindes Kind auf sich zu nehmen, zumal manche Eltern auch heute noch in einem Vorurteil gegenüber den „Anstalten" befangen sind und sich sträuben, ihr Kind aus dem Hause zu geben, wie sich andere aus einem gewissen Gefühl der Eitelkeit heraus nicht minder der Beschulung gegenüber ablehnend verhalten, besonders, wenn es sich um schwachsichtige Kinder handelt, solche etwa, die im Sinne des preußischen Gesetzes den Blinden praktisch als gleichstehend zu erachten sind. Die Eltern wollen eben kein blindes Kind besitzen und werden vielleicht in ihrer Ansicht bestärkt durch das Attest eines Arztes, dem weitergehende Erfahrungen nach dieser Seite hin mangeln. Hier hilft nur Aufklärung im Einzelfalle, und es ist von gesetzlichen Maßnahmen und verschärfter Anwendung von gesetzlichen Bestimmungen meines Erachtens nicht viel zu erwarten, wenn auch immerhin zu erstreben ist, daß die Staaten, in denen die Beschulung blinder Kinder gesetzlich geregelt ist, durch Regierungsverordnungen die vollzählige Erfassung und die Innehaltung der durch die betreffenden Landesgesetze gegebenen Bestimmungen über das Eintrittsalter bewirken müßten.

Die Bestimmungen über das Eintritts- und Austrittsalter der Schulpflichtigen sind, entsprechend dem Bestehen oder Nichtbestehen eines Beschulungsgesetzes in den einzelnen Ländern verschieden und wurden, wo ein solches fehlt, oft durch entsprechende Aufnahmevorschriften der Anstalten selbst zu regeln versucht. Das preußische Gesetz sieht bekanntlich nach seinem § 1 im allgemeinen die Vollendung des 6. Lebensjahres als Zeitpunkt des Beginns der Schulpflicht und nach seinem § 2 den Jahresschulschluß, der auf die Vollendung des 14. Lebensjahres folgt, als Ende derselben an, was normalerweise einen 8jährigen Besuch der Anstaltsschule ergeben würde. Ob dieser, selbst bei allgemeiner und gründlicher Durchführung des Schulzwanges und rechtzeitigem Eintritt, genügt, wage ich zum mindesten anzuzweifeln. Die praktischen Erfahrungen der Anstalten stehen dem entgegen, wie eine von mir hervorgerufene Äußerung derselben zu dieser Frage beweist, da fast alle die Frage: „Entsprechen die gesetzlichen Bestimmungen über das Eintritts- und Entlassungsalter den Erfahrungen und Wünschen?" glauben verneinen zu müssen bzw. nicht ohne Einschränkung bejahen zu können. Nur 3 preußische und ebenfalls 3 außerpreußische Anstalten erklären sich vorbehaltlos mit der jetzigen für sie in Frage kommenden Grundlage für die Schulpflicht einverstanden. Selbst für Preußen, das durch das vorerwähnte Gesetz vom 7. August 1911 diese Vorbedingungen für seine Gebietsteile hat schaffen wollen, scheint trotz der durch die Reichsverordnung über die Fürsorgepflicht vom 13. Februar 1924 und das Reichsgesetz für Jugendwohlfahrt vom 9. Juli 1924 gegebenen Erweiterung der Zweck nicht erreicht zu sein. Er konnte es auch nicht, da insbesondere das Beschulungsgesetz in den zwei Jahren, die zwischen dem Inkrafttreten und dem Beginn des Krieges lagen, sich nicht genügend auszuwirken imstande war und die Kriegs- und Nachkriegszeit aus vorhin kurz erwähnten Gründen ebenfalls einer Auswirkung hinderlich waren. So ist es erklärlich, daß noch heute geklagt wird über nicht genügende praktische Durchführung im allgemeinen und insbesondere über ungenügende Meldung der 4jährigen, über das Fehlen einer ausdrücklichen Betonung des Anzeigezwanges für später erblindete Schulpflichtige und über die Nichterfassung der Schwachsichtigen, die in richtiger Erkenntnis der praktischen Gleichwertung mit den Blinden nach der Absicht und dem klaren Wortlaut des Gesetzes ebenfalls der Schulpflicht unterliegen[1]). Im einzelnen sei in diesem Zusammenhang hingewiesen auf den Abschnitt über „Die Beschulung der Blinden im Reich".

4. Intelligenzstand der Eingetretenen.

Was den Intelligenzstand der blinden Anstaltsschüler anbetrifft, so besteht der deutliche Eindruck, daß in den letzten Jahren eine Zunahme der schwachbefähigten Blinden erfolgte, wenn auch das Augenmerk der Anstalten noch nicht genügend auf diese Vermutung gerichtet wurde und vor allen Dingen dieselbe als Tatsache nicht zahlenmäßig und experimentell klar herausgestellt werden konnte. In Erkenntnis dieser Verhältnisse aber sind die Blindenanstalten bereits vor dem Kriege bemüht gewesen, besonders dieser Schwachbefähigten sich anzunehmen; hatte doch schon der Breslauer Kongreß im Jahre 1901 auf diese schwierige Seite der Blindenbildung sein Augenmerk gerichtet und durch einen entsprechenden Beschluß den Anstalten das Gewissen geschärft: „Für schwachsinnige und schwachbeanlagte Blinde", so wünschte er, „sind besondere Abteilungen oder Anstalten einzurichten!" Sachsen hatte schon vorher im Jahre 1888 die noch jetzt bestehende Abteilung für schwachbefähigte Blinde gegründet, die 1918 29 Schüler bei 96 Schulpflichtigen der Hauptanstalt umfaßte und 1924 bei 65 Schülern der letzteren 28 Minderbegabte aufwies. Besondere Abteilungen oder Klassen ähnlicher Art bestehen gegenwärtig außerdem noch in Düren, München und in Breslau, wo die betreffenden Kinder entweder nach der Unterstufe oder der Mittelstufe in eine Abschlußklasse zusammengefaßt werden, also mit der Normalklasse aufsteigen, bis sie nicht mehr fortkommen. Neuerdings gehen einzelne Anstalten auch dazu über, Klassen für Sehschwache einzurichten, in der Erkenntnis, daß nicht vollblinde Schüler ebenso wie die schwachbefähigten einer besonderen methodischen Behandlung bedürfen. So

---

[1]) Der Preußische Minister für Wissenschaft, Kunst und Volksbildung hat inzwischen in Gemeinschaft mit dem Minister für Volkswohlfahrt unter U. III Nr. 4925/25, U. III D. 1 und III Nr. 1858/20 am 24. Juni 1926 eine Verordnung erlassen, welche die mangelhafte Durchführung des Gesetzes vom 7. August 1911 insbesondere durch Verpflichtung der Lehrpersonen zur Meldung der blinden und schwachsinnigen Kinder und durch Bestimmungen zur Beschleunigung der zwangsweisen Zuführung solcher Kinder zu beheben versucht.

hat z. B. die Stadt Berlin selbständige Schulsysteme für derartige Kinder eingerichtet, ohne dieselben an die Blindenanstalt anzulehnen. Hamburg dagegen hat sie in Verbindung gebracht mit der dortigen Blindenanstalt und bis heute 3 Klassen für sehschwache Schüler ins Leben gerufen, und auch München scheint ähnliche Pläne zu verfolgen.

5. Unterricht und Berufsausbildung.

Es ist leider nicht möglich, im Rahmen dieser Zusammenfassung mancherlei andere Fragen, die für den Nachkriegsstand der Blindenanstalten bedeutungsvoll sind, zu behandeln oder nur zu berühren. Dies gilt insbesondere von dem Gesundheitszustand der blinden Anstaltsschüler, von dem Stand der Klassenfrequenzen und von dem Vielerlei der methodischen und Lehrplanfragen. Nur auf die Bemühungen um den Fortbildungs- und Werkstattunterricht sei kurz eingegangen. Besonders letzterer wird namentlich an den kleineren Anstalten darunter zu leiden haben, daß wechselnde und kostspielige Versuche zur Herausstellung neuer Arbeits- und Erwerbsmöglichkeiten sowohl aus inneren als auch aus finanziellen und praktischen Gründen nicht unternommen werden können, wie es auch einer größeren Blindenanstalt schwer fallen wird, alles zu sein, von der Ausbildungsanstalt für den einfachen Handwerker an bis hin zur Stimmer- und Klaviertechnikerschule, zum Konservatorium und zur Handelsschule! Darum sehen wir im Werkunterricht der Blindenanstalt auch heute noch die sog. „typischen Blindenberufe" mit Ausnahme der Seilerei, die nur noch an wenigen Stellen (Berlin, Steglitz, Breslau, Königsberg und Neukloster) getrieben wird, als Zweige der beruflichen Ausbildung vertreten, an ihrer Spitze das Bürstenmachen, Korbmachen und Stuhlflechten an sämtlichen deutschen Blindenanstalten, und zwar bis auf das Korbmachen für beide Geschlechter. Auch das Mattenflechten oder das Flechten von Strohdecken nimmt als Blindenbeschäftigung eine breite Stelle ein. Für männliche, musikalisch befähigte Blinde kommt als Zweig beruflicher Ausbildung heute mehr als früher in den meisten Anstalten hinzu die Vorbereitung für den Musikerberuf entweder zur Ausübung als Gelegenheits- oder als Berufs- und Konzertmusiker. Jedoch stehen die Anstalten durchweg auf dem Standpunkt, daß, wo nicht die musikalische Begabung derart ausgesprochen ist, daß sie allein ein Fortkommen mit Hilfe der Musik gewährleistet, zuerst ein Handwerk, mindestens aber das Stuhlflechten erlernt und daneben betrieben werden muß. Im übrigen sei auch hier auf die von verschiedenen Verfassern in diesem Buch gebrachten Ausführungen über Berufsmöglichkeiten für Blinde hingewiesen.

In den alten Blindenberufen sind die Anstalten offensichtlich bemüht, die Ausbildung zu vertiefen und zu vervollkommnen. Die Werklehrer mit Meisterprüfung bilden keine Ausnahme mehr, sondern fast die Regel, wie es ebenfalls verschiedene Anstalten für richtig halten, im Interesse des Ansehens der Lehrlingsbildung und der Lehrlinge selbst, Lehrverträge abzuschließen oder die Werkschüler bei der Innung bzw., wenn solche nicht vorhanden ist, bei der Handwerkskammer des Bezirks einzuschreiben. Damit im Zusammenhang steht die abzulegende Gesellenprüfung, die an den betreffenden Anstalten die natürliche Folge ist, wenn es auch nicht möglich sein wird, sie für jeden auszubildenden Blinden zu erreichen.

Daß die theoretische Grundlage für diese Prüfung nur durch einen geordneten Fortbildungsunterricht zu erwerben ist, der auch im übrigen an allen deutschen Blindenanstalten abgehalten wird, ist heute eine Selbstverständlichkeit. Fächer des Fortbildungsunterrichts sind durchweg außer den oben genannten Bürgerkunde, Schriftverkehr oder gewerblicher Aufsatz und entsprechende Buchführung, gewerbliches Rechnen, Gesang, Turnen, hier und da Geschichte, Literatur und Religion.

Für weibliche schulentlassene Zöglinge wird, wie in diesem Zusammenhang mitgeteilt werden kann, in 9 von allen deutschen Blindenanstalten, darunter 5 preußischen, planmäßige Hauswirtschaft im Unterricht getrieben, und zwar erst vom 14. bzw. 16. Lebensjahr an oder nach der Schulentlassung. Er erstreckt sich außer auf Hausarbeiten auf Waschen, Plätten und Kochen oder auf einzelne dieser Fächer. Die Anstalten, denen bisher eine lehrplanmäßige Abteilung des hauswirtschaftlichen Unterrichts nicht möglich war, haben sich durch Heranziehung der blinden Mädchen zu täglichen häuslichen Arbeiten oder gelegentlicher Unterweisung geholfen. Die Festsetzung der Lehrzeit der Gewerkschüler der Blindenanstalten ist verhältnismäßig einheitlich, abgesehen von der Tatsache, daß in manchen Fällen wegen der Eigenart der persönlichen Befähigung oder, besser gesagt, Nichtbefähigung die Herausstellung einer Norm oder Vorherbestimmung sich nicht wird ermöglichen lassen. Im Durchschnitt rechnen die Anstalten für Bürstenmacher eine Lehrzeit von 3 Jahren (Breslau von 2—3), für die Korbmacherei eine solche von 4 Jahren, wobei an einzelnen Anstalten, denen auch ich mich anschließen möchte, Neigung vorhanden zu sein scheint, die 4 jährige Lehrzeit als Regel zu fordern, zum mindesten für Korbmacher.

6. Die Hochschulbücherei, Studienanstalt und Beratungsstelle für blinde Studierende in Marburg a. L.

Nicht alles läßt sich im übrigen im Rahmen dieser Ausführungen erwähnen; sie können und wollen daher nicht Anspruch darauf machen, erschöpfend zu sein; aber eins würde fehlen, wenn nicht noch kurz auf die Anstalt hingewiesen würde, die gewissermaßen den Oberbau bildet für das deutsche Blindenbildungswesen, auf die „Hochschulbücherei, Studienanstalt und Beratungsstelle für blinde Studierende" in Marburg a. L. Als Schöpfung der Reichs- und Landesministerien unter Mitwirkung öffentlicher und privater Fürsorgevereine ist sie 1917 ins Leben getreten, um insbesondere zunächst kriegs- und unfallbeschädigten Akademikern und Schülern in jeder Weise zu dienen.

Zur Erreichung dieses Zieles helfen ihr verschiedene Einrichtungen, von denen die „Hochschulbücherei", die „Studienanstalt" (mit den Zielen einer Aufbauschule) und die „Beratungsstelle" die wichtigsten sind (Näheres s. S. 63).

Die Einrichtungen der Marburger Studienanstalt sind eine Stätte ernster Arbeit, planmäßiger Förderung und systematischen Forschens zum Wohle der Lichtlosen und das Schlußglied einer Kette, die das gesamte Gebiet der deutschen

Blindenbildung umfaßt, wie es sich in diesen kurzen Umrissen gegenwärtig darstellt. Möchte aber der Wunsch in Anbetracht der schweren Zeitverhältnisse nicht unerfüllt bleiben, daß alle Glieder eben dieser Kette immer mehr in der Überzeugung arbeiten und leben, daß kein Werk gedeihen kann, wenn nicht gegenseitiges Verstehen der Aufgaben und wechselseitiges Fördern der Interessen mehr und mehr Platz greifen.

Literatur.

Bericht über den Kongreß für Blindenwohlfahrt (16. Blindenlehrerkongreß) in Stuttgart. Herausgegeben von der Blindenanstalt Nikolauspflege in Stuttgart.

Berichte der Hochschulbücherei, Studienanstalt und Beratungsstelle für blinde Studierende, e. V. Marburg a. L.

Eigene Erhebungen aus dem Jahre 1924 und 1925.

Krause, W.: Statistische Nachrichten über das Blindenwesen Deutschlands, Österreichs und der Schweiz. Halle a. d. S.: Selbstverlag.

Kunz, M.: Zur Geschichte der Blindenbildung. Mülhausen.

Matthies, Immanuel: Deutsche Blindenanstalten in Wort und Bild. Halle a. d. S.: C. Marhold.

Mell, Alexander: Enzyklopädisches Handbuch des Blindenwesens. Wien: A. Pichlers Verlag.

D. Hochschulbücherei, Studienanstalt und Beratungsstelle für blinde Studierende e. V. in Marburg a. L.

von C. Strehl, Marburg a. L.

I. Einleitung.

1. Name und Charakter.

Am 31. März 1917 wurde zu Marburg a. L. die „Hochschulbücherei, Studienanstalt und Beratungsstelle für blinde Studierende e. V." (Blindenstudienanstalt) eröffnet.

Sie ist eine Schöpfung der Reichs- und Landesministerien, öffentlicher und privater Fürsorgevereine, die die Bestrebungen der Einrichtung und ihre geistigen und wirtschaftlichen Arbeiten mit reger Anteilnahme verfolgen und fördern. Im Jahre 1923 wurde die Blindenstudienanstalt als ein reichswichtiges, gemeinnütziges Unternehmen anerkannt.

2. Organe.

Die Organe des Vereins sind der Vorstand, das Direktorium, das Kuratorium und die Mitgliederversammlung. Der Vorsitzende ist Geh. Regierungsrat Kerschensteiner, Ministerialrat und Abteilungsdirigent im Reichsarbeitsministerium, Berlin, der Direktor Prof. Dr. K. Stargardt, Direktor der Universitätsaugenklinik, Marburg a. L., Syndikus ist der Verfasser. Das Kuratorium setzt sich zusammen aus Vertretern der Behörden, der amtlichen und privaten Fürsorgevereine, aus hervorragenden Augenärzten und Angehörigen der Großindustrie und Hochfinanz.

3. Lage.

Die Anstalt verfügt über ein Grundstück von 2600 qm mit 2 Häusern: in der Wörthstr. 9 (12 Räume) und Wörthstr. 11 (26 Räume), sowie ein Grundstück von 28000 qm mit 2 Häusern: Am Schlag 1 (24 Räume) und Am Schlag 2 (14 Räume), mit Park und Gemüseland.

II. Zweck und Ziel.

1. Hochschulbücherei.

Das Unternehmen verfolgt den Zweck, blinde, besonders kriegs- und unfallbeschädigte Akademiker und Schüler in jeder Weise zu fördern. Dieses Ziel erstrebt es erstens durch Gründung einer „Hochschulbücherei", die den Schülern, den Studierenden und den im Berufe stehenden Blinden die notwendigste Fachliteratur in Blindenschrift beschafft.

Die Bücherei umfaßte Oktober 1926: 2378 Werke = 8512 Bände. Sie verteilen sich auf die einzelnen wissenschaftlichen Zweige wie folgt:

	Werke	Bände
Theologie	124	584
Jura	222	671
Nationalökonomie	72	345
Philosophie	171	693
Philologie einschl. klassische Literatur	1301	5437
Naturwissenschaften	95	318
Blindenwesen	393	464

Der größere Teil dieser Fachliteratur ist handschriftlich, der kleinere durch Druck hergestellt worden. Vornehmlich wurde nach einer Bücherauswahl gearbeitet, die von den Professoren der deutschen und österreichischen Universitäten als Grundlage 1918—1920 zusammengestellt worden war. Ferner wurden die Anträge der blinden Leser weitgehend berücksichtigt.

Bei der handschriftlichen Übertragung der grundlegenden Werke aller wissenschaftlichen Zweige ist die Hochschulbücherei auch durch die fachwissenschaftlichen Einstellungen anderer deutscher Blindenbüchereien unterstützt worden. Typographische Grundsätze waren überall verstreut vorhanden. Marburg regte die Tagung der Interessenten für die Herstellung fachwissenschaftlicher Blindenschriftwerke am 17. Dezember 1916 in Leipzig an, deren Ergebnis die Zusammenstellung, Bearbeitung, Vervollständigung der wissenschaftlichen Normen, betitelt „Marburger Systematik", ist. Teil I: „Systematische Darstellung der Brailleschen Vollschrift", 1921, Teil II: „Systematische Anleitung zur Übertragung literarischer, besonders auch wissenschaftlicher Werke in Punktschrift", 1921, und Teil III: „Systematische Darstellung der deutschen Blindenkurzschrift", 1922, sind erschienen. Nach diesen Leitfaden wird in vielen deutschen Blindenbüchereien gearbeitet. Es sind hier zum erstenmal klare und erschöpfende Grundsätze zur Erlernung und zum Gebrauch der deutschen und fremdsprachlichen Punktschriften aufgestellt worden. Ihre Anwendung bietet Gewähr für eine sachgemäße, übersichtliche und geschmackvolle Herstellung des Blindenbuches.

In den vergangenen Jahren wurde die Bücherei von 722 Lesern, 324 kriegs-
und 398 zivilblinden benutzt. Die Ausleihe der Werke nimmt ständig zu. An
auswärtige Leser wurden verliehen:

1917	. . .	295	Punktschriftbände	1922	. . . 2538	Punktschriftbände
1918	. . .	550	„	1923	. . . 3784	„
1919	. . .	1069	„	1924	. . . 6097	„
1920	. . .	1833	„	1925	. . . 7015	„
1921	. . .	2085	„	1926	. etwa 8000	„

Außerdem wurde die Standbücherei, die vornehmlich Schulliteratur umfaßt,
von den Reifeprüflingen und den Fachschülern rege in Anspruch genommen.

a) Gesamtverzeichnis. Ein „wissenschaftliches Gesamtverzeichnis der deutschen Blindenbüchereien und -druckereien" wurde 1917 in Schwarzdruck veröffentlicht. Abweichend hiervon hat sich die Hochschulbücherei in dem im
Jahre 1925 herausgegebenen Punktschriftkatalog (230 Seiten) auf die eigenen
Bestände beschränkt.

Die Anstalt verfügt über ausgedehnte Karteien, die über alle Fragen auf
dem Gebiete des Blindenbüchereiwesens unterrichten. Der Gebrauch der Bücherei ist kostenlos. Der Entleiher kann die Werke bis zu drei Monaten und
auf Wunsch darüber hinaus behalten.

b) Verlag. Das Fehlen einer fach- und schulwissenschaftlichen Stamm-
literatur, die jeder Blinde in der Schule, auf der Universität und im Beruf als
geistiges Handwerkszeug benötigt und als persönliches Eigentum besitzen muß,
bewog den Vorstand, der Hochschulbücherei eine Verlagsanstalt anzugliedern.

c) Druckerei und Binderei. Seit 1920 besteht eine eigene neuzeitlich eingerichtete Blindendruckerei mit Buchbinderei, beide mit Kraftbetrieb.

Neben Lehr-, Übungs- und Wörterbüchern der alten und neueren Sprachen
hat die Hochschulbücherei Gesetze, sowie Lehrbücher der Physik, Mathematik
usw. abgedruckt. Ferner wurden die Systeme der hebräischen, griechischen,
lateinischen, der Mathematik-, Chemie- und einer Lautschrift zur Umschrift fremdsprachlicher Texte in Punktdruck verlegt. Zur Bearbeitung aller dieser Auf-
stellungen wurden am 17. Dezember 1916 auf der Leipziger Tagung der Deutschen Blindenbüchereien 6 Fachausschüsse eingesetzt. Ihre eigentliche Aufgabe ist erfüllt; doch sind die Beauftragten nach wie vor bemüht, die wissenschaftlichen Punktschriftordnungen zu erweitern und zu verbessern.

d) Korrektur- und Abschreibeabteilung. Die Korrektur- und Abschreibeabteilung arbeitet nach der „Marburger Systematik" für die Bücherei, die
Druckerei und private Auftraggeber im In- und Auslande.

e) Arbeitsgemeinschaft. Im August 1924 wurde auf Anregung Marburgs
die Arbeitsgemeinschaft der deutschen Blindenbüchereien, -drucke-
reien und Verleger gegründet. Diese Arbeitsgemeinschaft wurde durch die
Sitzung vom 6. Juni 1925 in der Reichsarbeitsverwaltung zu Berlin aufge-
löst. Die Blindenhochschulbücherei erhielt als Arbeitsgebiet: a) Die Aufstellung
des Gesamtverzeichnisses der deutschen Blindenleihbüchereien nebst fort-
laufender Ergänzung durch das Blindenbörsenblatt. Die Veröffentlichung
dieses Gesamtverzeichnisses in Schwarzdruck ist im Laufe des kommenden
Jahres zu erwarten. Das Blindenbörsenblatt, das die Neueinstellungen aller
deutschen Blindenleihbüchereien anzeigt, erscheint seit Oktober 1924 in Schwarz-

druck. Es ist einseitig bedruckt, alphabetisch nach Blindenbüchereien und deren Neueinstellungen geordnet. Diese Veröffentlichungen dienen zur Vervollständigung der Zentralkarteien aller beteiligten Stellen und sollen später den Gesamtkatalog laufend ergänzen. b) Austausch von Blindenbüchern und Blindenzeitschriften im In- und Auslande. Der regelmäßige Austausch zwischen einigen Verlegern in Amerika, Frankreich, Schweden, der Schweiz und dem Marburger Verlage ist in vollem Gange und wird auf Wunsch auch andern deutschen Verlagsanstalten vermittelt. Verhandlungen mit anderen Stellen sind angebahnt worden.

f) Zeitschrift. Seit Januar 1924 gibt die Anstalt gemeinsam mit dem Verein der blinden Akademiker Deutschlands e. V. eine Monatszeitschrift in Punktschrift „Beiträge zum Blindenbildungswesen" mit 3 Anlagen und seit 1925 mit einer 4. Beilage (jetzt verselbständigt als „Umschau in Wissenschaft, Kunst und Literatur") heraus. (Näheres s. bes. Art.) Das Hauptblatt wird voraussichtlich 1927 vierteljährlich auch in Schwarzschrift erscheinen, um Reichs-, Staats- und Kommunalbehörden, sowie Privaten als unterrichtendes Fachblatt zu dienen. Alle Veröffentlichungen in Schwarzschrift werden in einer eigenen Schwarzschriftdruckerei hergestellt, die 1925 der Anstalt angegliedert wurde.

2. Studienanstalt.

Des weiteren sucht der Verein seiner Aufgabe durch Gründung einer „Studienanstalt" gerecht zu werden. Sie zerfällt in eine Hochschul-, eine Realgymnasial-, eine Fachschul- und 2 Heimabteilungen.

a) Aufbauschule. Um den Kriegsblinden, die durch den Feldzug und die Heilbehandlung mehrere Halbjahre verloren hatten, die Möglichkeit zu geben, ihr Studium in kürzester Zeit abzuschließen, richtete der Vorstand Hochschul-Wiederholungslehrgänge ein. Als die Prüfungsvergünstigungen für Kriegsteilnehmer an den Universitäten aufhörten, wurden diese Lehrgänge geschlossen. Mit ihnen parallel liefen solche für Kriegsreifeprüfungen, die nach und nach zum Ausbau einer Realgymnasial-Aufbauschule führten. Zu dieser Gründung veranlaßte das Fehlen einer höheren Schule für Blinde in Deutschland[1]), gefördert wurde sie durch das Vorhandensein günstiger Vorbedingungen. Der besonders begabte früh- oder späterblindete Schüler war bisher nach Abschluß der Blindenanstalt oder nach rein technischer Blinden-Ausbildung auf die „Presse" oder den Besuch einer regelrechten höheren Schule angewiesen. Dabei stellten sich der Aufnahme in eine öffentliche Schule von seiten des Lehrkörpers und des Schülers eine Reihe bedenklicher Schwierigkeiten in den Weg. Diese Hindernisse sind durch die Gründung der Sonderschule in Marburg auf Grund eingehender Erfahrungen im Laufe der Jahre überwunden worden. Im letzten Jahrzehnt hat sich die Zahl der blinden Schüler an höheren Schulen auf etwa 60 erhöht. Zu diesen treten im Jahre durchschnittlich 15—20 Hochbegabte, die die deutschen Blindenschulen durchlaufen haben. Diese Umstände ließen die Erweiterung der Kriegsreife-Prüfungslehrgänge zu einer regelrechten Realgymnasialabteilung gerechtfertigt erscheinen.

---

[1]) Mittelsten Scheid, a. a. O., und Strehl: Ein Realgymnasialkursus für blinde Schüler, a. a. O.

Die Aufbauschule für Blinde umfaßt 6 Klassen von Untertertia bis zur
Reifeprüfung. Das Schulgeld beträgt jährlich 240—360 RM. Schulvorschriften sind durch die Geschäftsstelle zu beziehen. Dieser Teil der Marburger Einrichtungen steht unter der besonderen Fürsorge des Preußischen Ministeriums
für Wissenschaft, Kunst und Volksbildung und des Provinzialschulkollegiums
in Kassel.

b) Fachschulabteilungen. Die „Fachschulabteilung" vermittelt allen
Teilnehmern die Kenntnis der deutschen und fremdsprachlichen Voll- und Kurz-
Punktschriften. Sie lehrt die Handhabung der regelrechten Schreibmaschine,
der Blindenschriftmaschine sowie die aller blindentechnischen Hilfsmittel. Gleichzeitig trägt die Schule auch jetzt schon den Bedürfnissen derer Rechnung, die
die kaufmännische Laufbahn einschlagen wollen. Für sie sind besondere
Sprachkurse und ein Kursus im kaufmännischen Rechnen nebst Einführung in
das Bankwesen und volkswirtschaftliche Fragen eingeführt worden. Außerdem
wird diesen Schülern Gelegenheit geboten, sich in allen kaufmännischen Fächern
auszubilden.

In den vergangenen Jahren wurden die gesamten Lehrabteilungen von
145 Blinden besucht. Die Prüflinge haben die Reife mit recht gutem Erfolge abgelegt. 25 nehmen zur Zeit an den Lehrgängen teil.

c) Heime. Die Notwendigkeit, die Blinden auch vor wirtschaftlicher Aus-
nützung zu schützen, sie vor seelischer Niedergeschlagenheit zu bewahren und
ihnen neben der geistigen auch körperliche Pflege angedeihen zu lassen, führte
im Jahre 1917 zur Einrichtung eines Studienheims. Da bei der immer wach-
senden Schülerzahl eine räumliche Trennung dieser von den Studenten wünschenswert schien, wurden das Haus Am Schlag 1 im Sommer dieses Jahres als Schülerheim, das Haus Am Schlag 2 als Schule eingerichtet. Diese räumliche Erweiterung ermöglichte es der Anstalt, das Heim in der Wörthstr. 11 seiner eigentlichen Bestimmung, der Aufnahme blinder Studierender, zurückzugeben. Beide
Heime verfügen über Gesellschafts-, Musik- und Eßzimmer. Diese Räume stehen
allen in Marburg anwesenden Blinden zur Benutzung offen. Im Studienheim
können 7, im Schülerheim 22 wohnen, im ersteren etwa 16, im letzteren etwa 30
verköstigt werden. Die Kosten für Unterkunft und Verflegung betragen etwa
75 RM. monatlich.

Die Gesamteinrichtung der Blindenstudienanstalt wurde in den vergangenen
Jahren durchschnittlich im Halbjahr von 35 Blinden benutzt, die sich auf die
einzelnen Semester verteilen:

	Kriegsblinde	Zivilblinde
Sommersemester 1917	11	6
Wintersemester 1917/18	16	2
Sommersemester 1918	22	7
Wintersemester 1918/19	20	6
Zwischensemester 1919	10	1
Sommersemester 1919	22	5
Herbstzwischensemester 1919	19	6
Wintersemester 1919/20	27	9
Sommersemester 1920	22	12
Wintersemester 1920/21	23	11
Sommersemester 1921	23	13
Wintersemester 1921/22	25	14

	Kriegsblinde	Zivilblinde
Sommersemester 1922	24	20
Wintersemester 1922/23	22	21
Sommersemester 1923	22	25
Wintersemester 1923/24	18	20
Sommersemester 1924	18	23
Wintersemester 1924/25	19	28
Sommersemester 1925	18	26
Wintersemester 1925/26	11	29
Sommersemester 1926	10	30

Die meisten Studenten hielten sich 2—3 Halbjahre in Marburg auf und gingen dann an andere Universitäten, um dort ihre Prüfung abzulegen, oder kehrten nach Marburg zum Studienabschluß zurück.

133 haben die Reifeprüfung, die Doktorprüfung oder das Staatsexamen in Marburg und an anderen Universitäten abgelegt. Ein großer Teil davon ist im Vorbereitungsdienst als Vikar, Studien- und Gerichtsreferendar tätig, die übrigen haben Beschäftigung in Staats-, Gemeinde- und Privatbetrieben gefunden. In der Zeit vom 31. März 1917 bis 31. Dezember 1925 wurden durch die Blindenstudienanstalt 199 unmittelbar betreut. Diese verteilen sich auf folgende Berufe (s. S. 66/67).

Zu der günstigen Entwicklung der „Marburger Blindenstudienanstalt" in der kurzen Zeit ihres Bestehens haben besondere Umstände beigetragen. Marburg liegt vorteilhaft an der Hauptbahnstrecke Frankfurt-Berlin und bietet auch außerhalb des Heims wohnenden Blinden trotz der herrschenden Teuerung erträgliche Lebensbedingungen. Die Universität, ihre Professoren und Dozenten, die städtischen Behörden und Schulen, sowie die Bürgerschaft bringen den Arbeiten der Anstalt und ihren Schützlingen Verständnis und Anteilnahme entgegen. Ferner ist mit der Zeit ein Stab geschulter Hilfskräfte herangebildet worden, die Schülern und Studierenden gegen mäßiges Entgelt sachkundig zur Seite stehen.

3. Mechanische Werkstätte.

Jede Neuerscheinung auf dem Gebiete der Blindentechnik wird verfolgt, mit Hilfe der Universitätsinstitute auf ihre Brauchbarkeit geprüft und gegebenenfalls unterstützt. In einer eigenen mechanischen Werkstätte, die im Oktober 1924 der Anstalt angegliedert wurde, werden Maschinen und andere technische Hilfsmittel erprobt und vervollkommnet. Die „Marpurgia", eine neue Punktschriftmaschine, sowie andere Maschinen und Blindenlehrmittel sind im Bau.

4. Beratungsstelle.

Zur Erreichung des gesteckten Zieles, die Blinden in jeder Hinsicht zu fördern, wurde dem Unternehmen endlich eine „Beratungsstelle" angegliedert. Ihr Grundsatz ist es, nur hochbegabten und willensstarken Blinden den Besuch einer höheren Schule und die Aufnahme eines Studiums zu empfehlen. Die Beratungsstelle war nicht immer in der Lage, die geltenden Bestimmungen, die der Anstellung blinder Theologen, Philologen und Juristen im Staats- und Gemeindedienst entgegenstehen, grundsätzlich zu beseitigen. Aber sie war stets bemüht,

Übersichtstabelle der durch die Blindenstudienanstalt vom 1. April 1917

| | Kriegsblinde | | | | |
	Zahl	ver-storben	im Beruf	in Ausbildung	Stu-die-rende
Theologen . .	5	2	1 Pfarrer, 1 Pastor, 1 Vikar	—	—
Juristen . . .	24 (1 Österreicher, 1 Bulgare)	1	4 Anwälte, 2 Syndici, 3 Assessoren	7 Referendare	7
Nationalöko-nomen . . .	16 (1 Österreicher. 1 Tscheche)	3	9 in gehobenen Stellungen	1 Stellungsuchender mit abgeschlosse-nem Studium	3
Philologen . .	13	—	3 Studienassessoren, 1 Lehrer, 1 Blindenlehrer	2 Blindenlehramts-kandidaten	5
Kaufleute und kaufmännische Angestellte . .	14	—	1 Fabrikant, 3 Geschäfts-führer mit vollendetem Studium, 8 kaufmännische Angestellte, 2 mittlere Beamten	—	—
Journalisten u. Schriftsteller .	1	—	1	—	—
Ärzte u. Mass. .	1	—	1 Masseur	—	—
Landwirte . .	—	—	—	—	—
Musiker	1	—	1 Musiker	—	—
Schüler . . .	4	4	—	—	—
	79	10	43	10	15

bei amtlichen und nichtamtlichen Stellen aufklärend zu wirken und rein tech-nische Hindernisse zu überwinden, die sich einer Beschäftigung des Blinden ent-gegenstellten. Durch eingehende Verhandlungen mit behördlichen und privaten Stellen, insbesondere durch die gütige Unterstützung der Reichsarbeitsverwal-tung, ist die Einstellung vieler blinder Akademiker mittel- und unmittelbar ge-fördert und sind neue Berufstätigkeiten erschlossen worden. Mit über 2000 gebil-deten Blinden des In- und Auslandes steht das Büro in ständiger Fühlung.

a) Archiv. Eine archivalische und bibliographische Abteilung sammelt alles einschlägige Material der Blindenstatistik und Wohlfahrtspflege und ordnet dieses nach sachlichen Gesichtspunkten. Ausgedehnte Karteien geben über alle Fragen des Blindenbildungs-, -berufs-, -fürsorge- und -versorgungs-wesens Aufschluß. Auf Grund der vorhandenen Unterlagen wurden wissen-schaftlichen Instituten und Einzelpersonen Material an die Hand gegeben und Statistiken zusammengestellt.

b) Geschäftsstelle. Zahlreiche Gutachten und Eingaben sind den zuständigen Ministerien und Behörden zur Förderung der Wohlfahrt der Blinden mit Erfolg zugeleitet worden. Der Schriftverkehr mit den amtlichen und nichtamtlichen Fürsorgestellen, sowie den Kriegs- und Zivilblinden über Schule, Studium,

bis 31. Dezember 1925 unmittelbar betreuten Kriegs- und Zivilblinden.

		Zivilblinde			
Zahl	verstorben	im Beruf	in Ausbildung	Studierende	Insgesamt
4	—	1 Pastor, 1 Rabbiner emer., 2 in der inneren Mission tätig	—	—	9
8 (1 Schweizer, 1 Schwede)	—	1 Anwalt, 1 Syndikus, 2 Journalisten	1 Referendar	3	32
10	—	6 in gehobenen Stellungen	1 Stellungsuchender mit abgeschlossenem Studium	3	26
30 (7 Ausländer)	2	1 Privatdozent, 3 Lehrer an höheren Privatschulen, 2 Lektoren, 3 Blindenlehrer, 1 Landwirtschaftslehrer, 2 Missionslehrer, 6 Privatlehrer, 2 höhere Lehrer emer.	—	8	43
18 (2 Ausländer)	—	3 stud. Generalvertreter von Versicherungsgesellschaften, 1 Fabrikant, 5 selbst. Kaufleute (3 stud.), 1 Geschäftsführer, 4 Korrespondenten, 3 kaufmänn. Angestellte, 1 Stellungsuchender	—	—	32
5	—	5	—	—	6
2	—	1 Arzt, 1 Masseur	—	—	3
2	—	2 selbständige Landwirte	—	—	2
—	—	—	—	—	1
41 (5 Ausländer) (11 an andere Schulen übergegangen)	7	—	—	—	45
120	9	61	2	14	199

Ausbildungs-, Renten- und Steuerfragen war und ist rege. Die Geschäftsstelle hat außerdem den gesamten Briefverkehr mit den deutschen und ausländischen Blindenbüchereien und -druckereien, den Entleihern, ferner mit den Verfassern und Verlagsbuchhändlern der Werke zu erledigen, die in Blindenschrift übertragen oder abgedruckt werden sollen.

III. Endziel.

Durch zahlreiche Veröffentlichungen sind Vorstand und Leitung bemüht, die Aufgabe der Blindenfürsorge zu erweitern und zu vertiefen und weite Kreise über die Fähigkeiten gebildeter Blinder zu unterrichten.

Kultureller, sozialpolitischer und volkswirtschaftlicher Endzweck der Anstalt ist: hochbegabten Blinden die Aneignung einer höheren Schulbildung sowie das Universitätsstudium zu ermöglichen und ihnen ihren Neigungen und Fähigkeiten entsprechende Erwerbstätigkeiten zu erschließen. Um die Träger der öffentlichen Wohlfahrt von dauernden Lasten zu befreien, sollen aus unterstützungspflichtigen Blinden steuerzahlende Staatsbürger herangebildet werden.

Literatur.

Bericht über die Tagung der Interessenten für die Herstellung fachwissenschaftlicher Blindenschriftwerke am 17. Dezember 1916 in Leipzig. Herausgegeben von der Hochschulbücherei, Studienanstalt und Beratungsstelle für blinde Akademiker in Marburg (Lahn).

BIELSCHOWSKY: Beiträge zum Blindenbildungswesen, Heft I, zugleich erster Jahresbericht der Hochschulbücherei, Studienanstalt und Beratungsstelle für blinde Akademiker e. V. Berlin: Julius Springer 1918.

— Die Förderung des akademischen Blindenbildungswesens im Kriege. Stuttgart, Ferd. Enke 1917.

Flugblatt über die Zeitschrift „Beiträge zum Blindenbildungswesen". Marburg (Lahn).

MITTELSTEN SCHEID: Die Aufbauschule für Blinde. Vortrag, gehalten auf dem Kongreß für Blindenwohlfahrt (16. Blindenlehrerkongreß) 1924 in Stuttgart. Stuttgart: Verlag Blindenanstalt Nikolauspflege 1925.

Satzungen der Hochschulbücherei, Studienanstalt und Beratungsstelle für blinde Studierende e. V.

Satzungen und Jahresbericht des Vereins der blinden Akademiker Deutschlands e. V.

Schulvorschriften der Blindenstudienanstalt.

STREHL: Die Blindenstudienanstalt in Marburg, ihr Zweck und ihr Ziel. Sonderabdruck aus dem Reichsarbeitsblatt 1922, Nr. 17.

— Die Kriegsblindenfürsorge, ein Ausschnitt aus der Sozialpolitik. Berlin: Julius Springer 1921.

— Ein Realgymnasialkursus für blinde Schüler in Marburg (Lahn). Sonderabdruck aus dem Zentralblatt für die gesamte Unterrichtsverwaltung in Preußen. Jg. 1922, Heft 13.

— Vorschläge zur Förderung der Unterbringung erwerbsfähiger Blinder. Vortrag, gehalten auf dem Kongreß für Blindenwohlfahrt (16. Blindenlehrerkongreß) 1924 in Stuttgart. Stuttgart: Verlag Blindenanstalt Nikolauspflege 1925.

— Zur Geschichte der Blindenbildung. Enthalten im Reichsarbeitsblatt Jg. 5, Nr. 46 (9. Dezember 1925), S. 763ff.

Verlagsverzeichnis der Blindenhochschulbücherei.

E. Sehschwachenfürsorge

von E. NIEPEL, Berlin.

I. Sehschwachengrenze.

Die Begriffe „blind", „sehschwach" und „normalsichtig" sind gegeneinander schwer abzugrenzen. Entscheidend für die Bestimmung des einzelnen Begriffs wird die Praxis bleiben müssen. Nimmt man als obere Grenze für die praktische Blindheit $^1/_{20}$ S. (Sehschärfe) und als untere Grenze einer gewissen Normalsichtigkeit, welche für die betreffende Person ausreicht, in der Normalschule oder im Beruf ohne besondere Rücksichtnahme mitzukommen, $^2/_{10}$ S. an, so liegen zwischen $^1/_{20}$ S. und $^2/_{10}$ S. die zu den Sschw. rechnenden Fälle.

Bestimmend für Beschulung und Verwendung der Sschw. ist, daß sie zu den Normalsinnigen, also zu den Sehenden, gerechnet werden müssen, in deren Kreis sie nach erfolgter Beschulung wieder zurücktreten sollen.

II. Sonderbeschulung.

Stark sschw. Kinder wurden bisher sowohl in der Blinden- wie in der Normalschule ausgebildet. Zwar haben die Blindenanstalten die Sschw. nicht kurzweg als Blinde behandelt; man versuchte, ihrer Eigenart gerecht zu werden und den

Sehrest im Unterricht und bei der Berufsausbildung auszunutzen. Immerhin paßt das Kind nicht in die Blindenanstalt, sollte auch nicht durch die Ausbildung in derselben ohne weiteres den typischen Blindenberufen zugeführt werden. Auch die Belassung Sschw. in der Normalschule ist nicht zweckmäßig. Die Sehschwäche kann hier nicht so berücksichtigt werden, wie es notwendig wäre. Das sschw. Kind wird ferner nach seinen Kenntnissen und in seinem Verhalten oft verkannt und häufig als schwachsinnig behandelt. Auch in der Hilfsschule wird man dem Leiden und der Eigenart des sschw. Kindes wenig gerecht werden; es nimmt auch hier an einem Unterricht teil, dem es nicht folgen kann, und steht wie in der Normalschule in Gefahr, durch Überanstrengung sein Augenlicht vollständig zu verlieren. Wo es die Zahl der Sschw. gestattet (auf je 1000 Schulkinder etwa 1 sschw.), sollten daher Klassen oder Schulen für sie eingerichtet werden; es sprechen dafür auch gesundheitliche und volkswirtschaftliche Gründe. Die Benutzung des Sehrestes und seine schonende Behandlung begründen den heilpädagogischen Charakter der neuen Schulart. Sie hat das gleiche Ziel wie die Normalschule, erreicht es nur auf anderem Wege und mit anderen Mitteln, unter Befolgung heilpädagogischer Grundsätze. Hygienisch vollkommene Schuleinrichtung, dauernde ärztliche Überwachung der Schüler, Zusammenarbeit zwischen Arzt und Lehrer sind unerläßlich.

Ein Übertritt zur Normalschule ist nach eventueller Besserung jederzeit möglich. Sschw., deren Sehschärfe sich der unteren Grenze von $1/_{20}$ S. nähert, welche aber trotz aller Berücksichtigung nicht gefördert werden können, deren Sehrest vielleicht gar gefährdet ist, gehören in die Blindenschule und müssen dorthin nach dem Gesetz vom 7. August 1911 „als Kinder, welche so sehschwach sind, daß sie den blinden Kindern gleich geachtet werden müssen", umgeschult werden. Nach der Schulentlassung sind eingehende Berufsberatung und sorgfältige Berufsauswahl notwendig.

Sonderklassen für Sschw. wurden 1914 in Mülhausen und in Straßburg i. E. eingerichtet. Die Gründung der ersten Sschw.schule erfolgte 1919 in Berlin. Ihre günstige Entwicklung — eine zweite Schule mußte bereits eröffnet werden — und ihre Erfolge lassen wünschen, daß auch an anderen Orten ähnliche Einrichtungen getroffen werden.

Eine mehr oder weniger organische Verbindung derartiger Klassen oder Schulen mit der Blindenanstalt ist nach den vorangegangenen Darlegungen nicht zu empfehlen.

Literatur.

Herzog: Die Schule für Sehschwache in Berlin. Die Hilfsschule. Jg. XIV, H. 1.

Levinsohn, Dr.: Gehören Schwachsichtige in die Blindenanstalt? Bericht über den XII. Blindenlehrerkongreß, Hamburg 1907.

Niepel: Unsere Schule für Sehschwache, Grundsätzliches. Blindenfreund 1919, Düren.

— Unsere Schwachsichtigen und die Einrichtung besonderer Schulen für Schwachsichtige. Blindenfreund 1918, Düren.

Redslob, Dr.: Schulen für Schwachsichtige. Med. Zeitschr. H. 1. Straßburg 1914.

F. Lehr- und Lernmittel für Blinde[1)]

von W. Heimers, Hannover.

I. Lehr- und Lernmittel und Bildungsziel.

Eine der größten Schwierigkeiten, die sich der Durchführung der allgemein
als richtig anerkannten Gedanken und Grundsätze alter und neuer Meister der
Erziehungs- und Unterrichtskunst in den Weg stellen, ist die Beschaffung von
Lehr- und Lernmitteln, ohne die rechte und nachhaltige Erfolge nicht erreicht
werden; sie sind mit den Bildungszielen, denen im Wechsel der Zeit entgegen-
gestrebt wurde, unlöslich verknüpft. Wie diese Unterrichtsmittel beschaffen
sind, wie ihr Gebrauch, ihre Bereitschaft organisiert ist, davon hängt viel ab,
eine Erkenntnis aller, die sich eigens mit Erziehung und Unterricht Blinder
ernstlich beschäftigt haben. Um die für den heutigen Gebrauch zu empfehlenden
Lehr- und Lernmittel zu verstehen und ihren Wert zu ermessen, ist ein kurzer
Rückblick auf ihre Geschichte notwendig.

II. Thema.

1. Rückblick.

a) Notwendigkeit der Lehr- und Lernmittel. Spuren einiger Unterrichtsmittel
reichen in die Zeit, in der einzelne bevorzugte, reiche Blinde der Teilnahme an
dem allgemeinen Wissens- und Bildungsschatz gewürdigt wurden; genannt seien
Elisabeth Waldkirch, Saunderson, Maria Theresia von Paradis und Weissen-
burg. Sie und ihre Privatlehrer haben den Beweis der Bildungsfähigkeit Licht-
loser erbracht und der Blindenschule vorgearbeitet, die ein Kind des Jahrhunderts
ist, das Pestalozzi sein eigen nennt. Die Begründer der allgemeinen
Blindenbildung, Haüy, Klein und Zeune, bauten mit seltenem Eifer der
Natur des Blinden gerecht werdende Lehrmittel, ohne die ihnen eine wahre
Bildung, welche die maßgebenden Stellen von der „Gemeinnützigkeit und
Brauchbarkeit" Lichtloser überzeugte, unmöglich erschien. So zeigt z. B. ein
Verzeichnis in der „Geschichte des Blindenunterrichts" von Klein auf 11 Druck-
seiten, wie groß die Zahl der von ihm eingeführten Hilfsmittel gewesen ist.

b) Mangel an Lehr- und Lernmitteln. Als mit der Gründung der Blindenanstalten und ihrer Schulen in den ersten Jahrzehnten vergangenen Jahrhunderts
der Einzelunterricht dem Klassenunterricht wich, machte sich der Mangel an
Unterrichtsmitteln stark bemerkbar. Das Streben nach Wahrheit in der Blindenbildung war auch damals für jeden Lehrer heilige Pflicht. Nur dadurch wird es
möglich, „dem Blinden dasjenige Arbeitsfeld zuzuweisen, für das er am meisten
befähigt ist, und so ihn und die Anstalt möglichst vor Enttäuschung zu bewahren.
Die Hebung der Erwerbsfähigkeit der Blinden ist nur möglich bei einem
praktischen, d. h. auf Anschauung, respektive Betastung der Gegenstände sich
stützenden Unterricht. Die Hände sind die Augen und Werkzeuge der Blinden"[2)].

[1)] Diesen Ausführungen ist der vom Verein zur Förderung der Blindenbildung
herausgegebene Lehrmittelkatalog zugrunde gelegt.
[2)] Kunz, a. a. O.: S. 60.

Da der Bedarf an Lehrmitteln verhältnismäßig gering ist und kein bedeutender Gewinn aus der Erzeugung solcher Gegenstände zu hoffen war, hat sich die Industrie mit dieser Sache gar nicht, heute nur in geringem Maße beschäftigt. Wenn die Blindenlehrer nicht vor dem Nichts stehen bleiben wollten, mußten sie selbst zugreifen. In mühsamer, aber auch dankbarer Mönchsarbeit gingen sie ans Werk, an dem sich die Blinden insofern Verdienst erwarben, als manches gute, heute noch im Gebrauch stehende Lehrmittel im Prinzip ihre Erfindung ist. Nur einer sei aus der Reihe genannt, ein Mann, der sich mit seltenem Geschick, verbunden mit tiefem psychologischen Wissen betätigte: Professor Max Kunz. Im Laufe von 25 Jahren stellte er nach anfangs vergeblichen Versuchen einen Reliefatlas in 87 Karten her, die in allen gesitteten Ländern der Welt gebraucht werden; es sind über 100 000 Exemplare in alle Erdteile gegangen. Für den naturkundlichen Unterricht sind Druckplatten zu 186 Bildern von Tieren und Pflanzenteilen, ferner 130 Reliefzeichnungen für den physikalischen Unterricht von ihm geschaffen worden.

c) Beseitigung des Mangels an Lehr- und Lernmitteln. Um den immerhin noch bestehenden Mangel an Lehr- und Lernmitteln zu beseitigen, wurde 1876 der Verein zur Förderung der Blindenbildung gegründet, der in seiner ersten Zeit vornehmlich Schulbücher druckte, einen geographischen Atlas zu 30 Karten herausgab und letzthin die Schreibtafel Menzels in seinem Verlag aufnahm. Einige Blindenanstalten und Blinde helfen durch Einrichten von Druckereien mit, die Zahl der Hochdruckschriften von Jahr zu Jahr zu vermehren. Um aber die Herstellung von Blinden-Lehr- und Bildungsmitteln, der in letzter Zeit erhöhte Aufmerksamkeit entgegengebracht wird, vor Zersplitterung zu bewahren und in richtige Bahnen zu lenken zu suchen, wurde der Verein zur Förderung der Blindenbildung zu einer Zentrale für die Beschaffung von Lehr- und Lernmitteln ausgebaut. Er unterstützt Bestrebungen, die der Förderung der Blindenbildung dienen, nach seinen Kräften durch Geldmittel.

d) Ausstellungen. Ausstellungen von Lehr- und Lernmitteln sind seit 1876 mit dem Blindenlehrerkongreß verbunden gewesen. Neben der Anregung zu neuem Schaffen geben sie einen Überblick über den jeweiligen Stand der Erziehung und Schulung Nichtsehender, sowie der Blindenfürsorge im weitesten Sinne. Von welch einer Summe von Nachdenken, Beobachten und Erfinden seitens des Lehrenden geben da die Unterrichtsmittel ein Bild. Aber mehr noch, welche Geduld und Ausdauer derselben und der Blinden mußten voraufgehen, um deren technische Fertigkeit auf die Stufe zu heben, von welcher die von ihnen hergestellten und ausliegenden Gegenstände Zeugnis zu geben berufen sind. Ständige Ausstellungen von Lehrmitteln, auch von denen, die der Geschichte angehören, bieten, worauf der Name schon hinweist, die Museen des Blindenunterrichts. Neben kleineren an einigen größeren Blindenanstalten, die mehr oder weniger den Charakter der Landesanstalt tragen, haben wir in dem Staatlichen Blindeninstitut in Wien — bereits von Klein eingerichtet — und in der Staatlichen Blindenanstalt Berlin-Steglitz zwei große Museen aufzuweisen, deren reichhaltige Sammlungen besonders den Blindenlehrern zum Studium zu empfehlen sind.

2. Lehr- und Lernmittel für Schreiben und Lesen.

Bevor wir uns zu den Lehr- und Lernmitteln jüngster Zeit wenden, sei von denen die Rede, die lediglich das Erlernen der Fertigkeiten des Schreibens und des Lesens ermöglichen. Die heute im Gebrauch befindlichen Blindenschrifttafeln sind eingerichtet zum Schreiben der nach Louis Braille benannten Punktschrift, die durch scharfsinnige, wesentliche Verbesserungen des von J. Jules Barbier erfundenen Systems entstand. Nach Art der Vertiefungen, in die das zu beschreibende Papier mit dem Schreibstift gedrückt wird, gibt es Tafeln im Grübchen- und solche im Rillensystem.

a) **Grübchentafeln.** Die Grübchen-(Trichter-)tafel, bei der der Grübchenrand je nach der Art der Tafel die Form eines Kreises, einer Ellipse oder eines liegenden Quadrates haben kann, besteht aus zwei feinpolierten, auf der linken Seite mit einem Scharniere verbundenen Zinkblechplatten, von denen die untere die Grübchen (Trichter), die obere die Ausschnitte zum Schreiben enthält. Bei einigen Modellen der Prager Tafel (heute viel Wiener Tafel genannt) und der Kullschen Tafel hat jeder dieser Ausschnitte an seinen beiden Längsseiten je drei leichte Einkerbungen, durch die mühelos eine korrekte und gleichmäßige Punktsetzung gewährleistet wird. Daher ist diese Art der Tafeln beim Erlernen der Schrift zu empfehlen. Zur Raumersparnis gibt es doppelseitige Tafeln, die sowohl auf der oberen wie auf der unteren Platte abwechselnd eine Zeile Grübchen und eine Zeile Ausschnitte haben, eine Anordnung, die ein Viertel des Raumes gegenüber der einseitigen Tafel erspart. Zum Aufzeichnen kleiner Notizen verdienen in diesem System die neunreihige Tafel Menzels in dem Ausmaß 24 : 9 cm und im Taschenformat die vier- und sechszeilige Tafel Beachtung. Eine besondere Stellung unter den Grübchentafeln nehmen die Haakeschen Tafeln ein. Statt der Ausschnitte weist die obere Platte der Tafel Löcher auf, die nach Größe und Anordnung den trichterförmigen Vertiefungen der unteren Platte entsprechen. Neben Tafeln für einseitige und Zwischenzeilenschrift hat Haake in diesem System auch eine Tafel zu 4 Zeilen mit je 28 Feldern für Zwischenpunktschrift konstruiert. Seine Tafeln haben den Vorzug der durchaus sicheren Punktsetzung, die leider solch eine Verminderung der Schreibgeschwindigkeit zur Folge hat, daß sich die Tafeln nicht einbürgern.

b) **Rillentafeln.** Die weit ältere Tafel des Rillensystems besteht aus einer einseitig gerillten Zinkplatte und einem gleich großen Holz- oder Metallrahmen, beide an der oberen Kante durch zwei Scharniere verbunden. Der Rahmen hat an den Längsseiten in gleichen Abständen Vertiefungen, die ein zwei-, bei einer Art auch ein dreireihiges Gitterlineal so aufnehmen müssen, daß beim Niederdrücken des Schreibstiftes dieser genau die Rille trifft. Die Rillentafeln haben den Vorzug der Schnelligkeit und Leichtigkeit der Herstellung der Schrift. Sie werden deshalb gern von Blinden gebraucht, welche die Schwierigkeiten bei der Darstellung der Schrift überwunden haben. Der Nachteil, daß ein Abweichen des Griffels von der richtigen Stelle des Einsatzes sehr leicht eintreten, die Schrift daher schwer lesbar oder gar unleserlich werden kann, wird von ihnen gern mit in Kauf genommen. Will man auch bei der Blindenschrift, hier in allerdings beschränktem Maße, davon sprechen, daß die Handschrift ein Spiegel der Seele ist, so gibt die mit der Rillentafel geschriebene Schrift das Persönliche des Schreibers am besten wieder. Beide Systeme der Punktschrifttafeln sind heute so vervollkommnet, daß sie den Forderungen, die an eine gute Schreibtafel zu stellen sind, genügen.

c) Schreibmaschinen. Um den Errungenschaften der Sehenden auf dem Gebiete des Schreibens standzuhalten, um Schreibgeschwindigkeit und -ausdauer zu erhöhen, wurde auch bei Blinden der Wunsch nach einer Maschine für Punktschrift rege. Die Blindenschreibmaschinen sind Punktschriftapparate mit einer Klaviatur zu sechs Tasten und einer Zwischenraumtaste und ermöglichen die Herstellung des positiven Buchstabenbildes mit einem einzigen Tastenanschlag. Von den heute im Gebrauch stehenden Punktschriftmaschinen sind die des Direktors O. Picht in Steglitz wohl die bekanntesten; sie liefern bei sorgfältiger technischer Ausgestaltung der Schreibvorrichtung ein einwandfreies Relief. Die vor kurzem von der Zentralbücherei in Leipzig getroffene Einrichtung, drei dieser Schreibmaschinen aneinanderzukoppeln, mit einer Kraft also auf drei Maschinen denselben Text zu schreiben, kommt der handschriftlichen Übertragung von Schwarzdruck in Blindendruck besonders zugute. Die Forderung, mit einer Punktschriftmaschine jeden Schüler der oberen Klassen und der Fortbildungsschule im Unterricht auszustatten, wird für viele Anstalten der Kosten wegen leider noch ein nicht erfüllter Wunsch bleiben müssen. Die vollkommenste Ausführung ist wohl die Stenographiermaschine, die für Blinde, die einer höheren und wissenschaftlichen Bildung und Berufstätigkeit zustreben, von hohem Werte ist[1]).

d) Apparate und Vorrichtungen zum Schriftverkehr mit Sehenden. Zum Schriftverkehr des Blinden mit Sehenden ist im Blindenunterricht seit seinem Beginn das Schreiben der Schrift der Sehenden geübt worden. Von den zu diesem Zweck konstruierten Apparaten nimmt der Kleinsche Stacheltypenapparat wohl die erste Stelle ein. Daß mit ihm selbst minder geschickte Blinde unter allen Umständen eine wirklich lesbare Schrift herzustellen vermögen, ist ein Vorzug, der für seine weite Verbreitung im In- und Ausland (namentlich in den osteuropäischen Ländern) spricht. Mehr Geschick erfordert schon das Führen des Schreibstiftes bei der „Heboldschrift", einer Flachschrift, die sich aus den lateinischen Großbuchstaben zusammensetzt und mit Hilfe eines einzeiligen Lineals mit rechteckigen Ausschnitten auf einer eigens dazu von dem Blindenlehrer Hebold konstruierten Tafel dargestellt wird. Zum Gebrauch für Punkt- und Heboldschrift dient die Büttnertafel mit rückseitiger Heboldplatte, die Doppelschriftmaschine von Picht für Braille- und geperlte Linienschrift.

e) Zum Schreiben der Kurrentschrift. Immer mehr wird heute unter den Blinden der Wunsch rege, die Kurrentschrift zu erlernen. Die bereits vor gut 100 Jahren gemachten ersten Versuche, diese Schrift die Blinden schreiben zu lehren, wurden durch Fehlschlagen der Erfolge eingestellt. Heute scheint sich die gewöhnliche Schreibschrift, was Erlernen und Behalten der Formen anlangt, durch entsprechende Hilfsmittel und Methoden der Heboldschrift, die an ihre Stelle getreten war, wieder ebenbürtig zu zeigen. Mit Schwachsichtigen und Späterblindeten wurde die Kurrentschrift bislang überall gepflegt. Der Eigenart dieser Bedürftigen entsprechend, zielen die Vorrichtungen zum Schreiben dieser

---

[1]) Näheres s. Blindenfreund 1925, S. 86.

Schrift darauf ab, „den vorhandenen Sehrest beim Schreiben möglichst zu schonen oder die im Stadium des Sehens erlernte Schrift trotz des nun entschwundenen Augenlichts weiter zu verwerten, ein Moment, das auch in psychologischer Richtung von ganz besonderer Bedeutung ist"[1]). Die Sammlungen unserer Museen zeigen eine Reihe von Apparaten, die in diesem Sinne konstruiert sind. Ich weise hier nur hin auf die Wagnertafel und die Fürstsche Schreibtafel, mit denen Schreibversuche bei Vollblinden sehr gute Erfolge gezeitigt haben. Die größte Fertigkeit beim Schreiben fordert in dieser Hinsicht das vom Verein zur Förderung der Blindenbildung herausgebrachte Papier mit erhabenen Linien. Für Blinde besonders gebaute Flachschriftmaschinen scheinen sich nicht so recht einbürgern zu wollen, da Blinde, welche die Schreibmaschine der Sehenden handhaben, häufiger angetroffen werden.

f) Blindendruckbücher. Grundlegend für die allgemeine Blindenbildung war die Erfindung des Blindendrucks durch Haüy, der 1786 das erste Blindenbuch in einer Art Kursivschrift prägte. Von hier bis zu der 1895 von Hinze konstruierten Maschine zum Anfertigen der punzierten Metallplatten (Zink- oder Weißblech) in Braillescher Punktschrift für einseitigen, doppelseitigen Zwischenlinien- und doppelseitigen Zwischenpunktdruck war ein langer und an Versuchen reicher Weg. Um sich von der heute noch nötigen Abschreibearbeit zu befreien und den hohen Herstellungspreis der Blindendruckbücher zu senken, hat man bis in die Gegenwart unermüdlich an einem rationelleren Druckverfahren gearbeitet. So ist die Hinzesche Maschine neuerdings auch für Mittel- (2,4 mm Kuppenentfernung) und Kleindruck (2 mm Kuppenentfernung) eingerichtet. Dadurch finden auf einer Buchseite statt 28 Zeilen zu je 36 Feldern im Großdruck, 31 Zeilen zu je 40 Feldern im Mitteldruck und 33 Zeilen zu je 42 Feldern im Kleindruck Platz. Der ersparte Raum beträgt bei Mitteldruck etwa ein Sechstel, bei Kleindruck ein Viertel. Die Vervielfältigung geschieht durch Einlegen und Pressen angefeuchteten Papiers, das zur Erlangung einer pergamentartigen Beschaffenheit starke animalische Leimung erhalten muß und aus holz- und zellulosefreiem Stoff, wenn auch nicht aus reinem Lumpenstoff, so doch aus ungebleichtem Hanfstoff angefertigt werden soll. Bei Verwendung von „langgemahlenem" Stoff behält das Papier nach Eindrücken der Punkte die nötige Festigkeit und Zähigkeit. Neben bisher im Gebrauch gewesenen Handpressen treten solche mit Kraftbetrieb, deren neueste zwei Blatt mit einem Druck abzuziehen ermöglicht. Eine andere Art zur Herstellung der Blindendrucke ist durch das seit 1918 in der Leipziger Blindendruckerei eingeführte plattenlose Druckverfahren (System Haake) eingetreten. Das Schriftbild ist deutlich und gleichmäßig bei diesem Blindendruckverfahren; es ist nicht ausgeschlossen, daß in ihm das System der Zukunft begründet liegt. Die Blindendruckwerke werden in Zeitschriften, Heften, Halb- und Ganzbänden in den Größen 27 : 34 cm, 27 : 22$^2/_3$ cm und 27 : 17 cm herausgegeben. In Deutschland gibt es zurzeit 17 Druckereien, die Schulbücher und alle Schätze edelsten deutschen Schriftgutes zu drucken bestrebt sind. Die dem Verein zur Förderung der Blindenbildung angeschlossene „Auskunftsstelle der deutschen Blindendruckereien und -verleger" hat vor kurzem je ein Gesamtverzeichnis aller in Punktschrift ge-

---

[1]) Mell, a. a. O.: S. 69.

druckten Bücher und Musikalien, das durch Nachträge stetig ergänzt werden
soll, herausgegeben. Sie ist in der Lage, über den jeweiligen Stand aller gedruckten Werke Auskunft zu erteilen. 13 große öffentliche Blindenbüchereien
verleihen Punktdruckwerke kostenlos an alle Blinden. Die Hausbibliotheken
der einzelnen Blindenanstalten sind groß genug, um ihren Lesern in reicher Auswahl Stoff zu bieten (Näheres s. bes. Art.).

3. Lehr- und Lernmittel und die Arbeitsschule.

a) Ihr Wesen. Wir wissen, daß Art, Auswahl und jeweilige Bedeutung der
Unterrichtsmittel bedingt sind durch die Forschungen auf dem Gebiete der
Psychologie und Pädagogik, deren Ergebnisse in Erziehung und Unterricht
praktisch auszuwerten gesucht werden. Die in neuester Zeit speziell auf dem
Gebiete der Blindenpsychologie gemachten Forschungen beginnen sich auch
in den Unterrichtsmitteln auszuwirken. Eine Schule, die auf Grund neuester
Forschung die didaktischen Mittel der geistigen und körperlichen Entwicklung des heranwachsenden Menschen anzupassen sucht, nennt man „Arbeitsschule“, die sich nach den neuesten ministeriellen Erlassen in Deutschland zur
staatlichen Anerkennung durchgerungen hat. Um die in ihr gebrauchten Unterrichtsmittel verstehen zu können, ist ein kurzes Eingehen auf ihr Wesen, das ich
durch Gegenüberstellung mit der alten Schule („Lernschule“) zu kennzeichnen
suche, geboten. Wir sprechen mit Otto Ernst: „Während der starre, allein-
herrschende Intellektualismus den Glauben an die alleinseligmachende Kraft
der dozierenden Katechese forderte, eröffnet das neue Erziehungsprinzip ein
Verständnis für die spontanen, selbsttätigen, schöpferischen Kräfte des Kindes.
Während die alte Pädagogik zum Kinde sagte: ‚Das muß in dich hinein!‘,
fragt die neuere zunächst vorsichtig: ‚Was kommt aus dir heraus?‘ Während
jene mit despotischer Unfehlbarkeit gebot: ‚Das mußt du werden!‘, fragt diese:
‚Was wird aus dir, wenn man dich unter behutsamer Führung, unter reichlicher
Darbietung von Licht und Luft in möglichster Freiheit aufwachsen läßt?‘
Während die alte Pädagogik von einer verhängnisvollen Egalisierungswut besessen
war und ihre Objekte für das unbarmherzige Prokrustesbett zurechthackte, fängt
man heute langsam zu begreifen an, daß in unseres Vaters Hause viele Wohnungen
sind, und daß unsere Kinder auf sehr verschiedene Weise zu brauchbaren Gliedern
unserer reichgegliederten Gesellschaft werden können. Man fand, daß die alte
Pädagogik das Kind ununterbrochen gängelte und daß die Bildung, die man ihm
gab, ihm eigentlich von außen aufgeklebt wurde, statt daß es sie innerlich ver-
arbeitete. Man ist weit mehr als früher geneigt, den Kräften und dem Ent-
wicklungswillen des Kindes zu vertrauen und es auf eigene Füße zu stellen. Die
Kultur, die es von den Vätern ererbt hat, soll es möglichst durch eigenes Finden
und eigenes Deuten erwerben, um sie wirklich zu besitzen. Sie soll ihm nicht
vorgetragen werden; sondern wie ein anderer Robinson soll es sich sein Mahl
am Tisch der Kultur in jedem Bissen selbst erarbeiten.“ Das Kind ist nicht die
Summe seiner mit psychologischen Methoden bis ins kleinste zerlegten Anlagen,
sondern der werdende, wachsende Mensch, dessen Bildung nicht zu einer bloßen
Schulbildung auswachsen soll, sondern von vornherein den Stempel der Richtung
auf die Wirklichkeit, auf das praktische Leben zu tragen hat.

b) Lage der Blindenschule. Daher ist der geeignetste Platz für die Blinden-schule in einer Blindenanstalt am Rande einer Großstadt. Neben gärtnerischen Anlagen muß sie durch Wald, Feld und Wiese, Spielplatz, Sandhaufen und Schulgarten dem Unterricht in größtem Maße dienlich sein. Welch eine Fülle von Unterrichtsmaterial, welch reiche Gelegenheit zu unterrichtlicher Betätigung vermag sie so zu bieten. Es ist hier für die Kinder eine Lust, wie Comenius sagt, „zu werden wie die Ameislein, welche immer herumkriechen, tragen, schleppen, einlegen, umlegen". Durch manuelles Gestalten, bei dem das vergeistigte Tun die Hauptrolle spielt, können sie Forscher sein und wie ein Robinson ihre Welt erobern. Reich sind die Erfahrungen, die dabei für den Unterricht gesammelt werden, genug ist Gelegenheit gegeben, den gestellten Beobachtungsaufgaben nachzugehen. Im besonderen möchte ich in diesem Zusammenhang auf den Schulgarten hinweisen, der seinen Hauptzweck darin findet, ein möglichst treffliches Lehrmittel für den naturkundlichen Unterricht zu sein. Ist es der Blindenschule nicht möglich, Pflanzen aus den großen botanischen Gärten zu erhalten, so muß er zunächst diese Lücke auszufüllen suchen. Er soll ferner dem „biologischen Unterricht" gerecht werden und hat im engsten Rahmen ein Bild der heimatlichen Natur zu bieten. Drittens muß der Schulgarten als ideale Lösung der Arbeitsschulidee ein Arbeitsschulgarten sein, dessen Bildungswert „auf einer eigentümlichen Verflechtung von sinnlich Gegebenem, praktisch Erarbeitetem und innerlich Erarbeitetem"[1] beruht.

c) Ausstattung des Schulraumes. Um den Schüler auch im Schulraum zu vielseitiger, zweckmäßiger Betätigung seiner verbliebenen Sinne zu veranlassen, weichen die Subsellien, selbst die zweisitzigen, immer mehr den mit nicht unbegründetem Nachdruck geforderten Tischen mit wagerechten Platten. Das Ausführen von Fröbelschen Bauübungen, das Arbeiten mit geometrischen Körpern und manche physikalischen Experimente werden so erst möglich. Der neueste, vom Blindenlehrer Bechthold in Halle a. d. S. empfohlene Arbeitstisch zu je fünf Plätzen an beiden Längsseiten hat bei einer Tischplatte aus bester Rotbuche in Größe von 2,50 : 1,20 m die Höhe von 0,78 m. In Richtung der Längsseite trägt die Tischplatte auf ihrer Mitte ein Universalreck mit Strom- und Gasanschluß. Der Sandkasten, das universelle Lehrmittel, fehlt heute wohl an keiner Unterrichtsstätte und hat sich in den von Zech erprobten Ausmaßen (85 : 63 cm, Höhe 70 cm) bewährt. Nach ihm soll er „1. dem Lehrer die Möglichkeit bieten, einfache Bilder aus dem Natur- und Kulturleben in typischer Art zur Veranschaulichung zu bringen, 2. dem Schüler zu darstellenden Übungen dienen". Neben einem einfachen Tisch, Stuhl und Klassenschrank sind genügend Regale nötig, um die „Mobilisation" oder „Aktionsbereitschaft" (Seinig) der „Kleinen Mittel" zu ermöglichen; von diesen nun im folgenden.

d) Die „Kleinen Mittel". Im Unterricht hat sich mit der Arbeitsschulidee der werkunterrichtliche Betrieb als Prinzip behauptet. Es handelt sich dabei, von einer betrachtenden Anschauung ganz abgesehen, im wesentlichen nicht darum, daß die Kinder etwas dar- und herstellen, formen, nachbilden oder zeichnen, um nur tätig zu sein, sondern darum, daß Dinge und Vorgänge erlebt werden. Damit wird der Geist gleichsam ausgeweitet, ein wichtiger Schritt

---

[1] Teuscher, Dr. A.: Führer durch den Schulgarten. Leipzig: Dürr 1926, S. 9.

über die „bloße Anschauung" hinaus getan und Anregung zu neuen Versuchen, nicht Anleitung zu mechanischem Nachtun gegeben. Anregung zu neuen Versuchen können für alle Unterrichtszweige bringen: Das Formen in Sand, Ton und Plastilina, das Zeichnen mit dem Faden (Wachsfäden), das Ausgestalten von Papier und Pappe (Falten, Flechten, Papierausschneiden, Kartonarbeiten, Papparbeiten) und die als Mischtechnik bezeichnete Herstellung von Gegenständen aus verschiedenen Stoffen. Drahtenden in verschiedenen Stärken, Blechstreifen, Faden, Wellpappe, handliche Holzstücke in verschiedenen Größen und Stärken sind stets handbereit zu halten.

e) Lehrmittelapparat. Die Leistungsfähigkeit des Lehrmittelapparates einer Schule wird daher heute nicht danach bemessen, wieviel Bilder und Apparate der bloßen Betrachtung dienen, „sondern danach, wieviel Einrichtungen eine Schule aufweist, welche den Schüler zur Selbsttätigkeit zwingen, durch Handbetätigung zum Selbsterfinden veranlassen, zum (vorerst äußerlichen) Ringen und Kämpfen mit der Materie, zum Ertragen fortwährenden kleinen Drucks, zum Besiegen von Hindernissen"[1]).

Mit Vertiefung und Liebe sind die Kinder zur Sammeltätigkeit zu erziehen. Auf die Verwendung vielen „Abfalls" oder „Altmaterials", dieser „sinkenden Kulturwerte", um sie in der Schule wieder auferstehen zu lassen zu neuem Leben, kann nicht oft und dringend genug hingewiesen werden. Ich nenne z. B. hier nur: leere Streichholzschachteln, abgebrannte Streichhölzer, Zwirnrollen, Pappe, leere Dosen und Draht.

f) Die fertigen Lehr- und Lernmittel. Man könnte nun glauben, daß die fertigen Lehrmittel, die auch in der Blindenschule fast allein herrschend waren, jetzt völlig verneint werden. Dieser Gedanke weist uns unwillkürlich zu Pestalozzi und Fröbel, denen auf dem Gebiete der anschaulichen Erfassung und Gestaltung Genie zugesprochen wird. Sollen wir uns aber über das Wesen ihres Genies Rechenschaft geben, sind wir in größter Verlegenheit. Wir waren gewohnt, ihre Ergebnisse als gegeben hinzunehmen. Deshalb ist ja die Auswertung Fröbels durch die technische und pädagogische Industrie ein so übles Beispiel einer Verflachung. Aus der Ähnlichkeit der äußeren Ergebnisse schloß man auf die Gleichheit der inneren Vorgänge und damit auf die Gleichheit der Wirkung der scheinbar gleichen und gleich angewandten Mittel. Deshalb war die Verneinung der Mittel erst mal nötig, um den Blick frei zu machen für das Erkennen des Wertes, den Weg zu öffnen zum Neuschaffen gleicher Werte und damit zur Rückkehr zum Verständnis der Großen selbst.

Ist mit der Reform der Lehrpläne und des Lehrverfahrens die Erkenntnis gekommen, daß gebildete Kraft viel wichtiger ist als alles Wissen, so wird man auch bemüht sein, bei den fertigen Lehrmitteln einer fruchtbaren Betätigung der kindlichen Kräfte ausreichenden Spielraum zu gestatten.

g) Herstellung der Lehr- und Lernmittel von Lehrern und Schülern. Der Herstellung von Lehr- und Lernmitteln dient, soweit sein Lehrgebiet in Frage kommt, der Handfertigkeitsunterricht. Aus eigener Unterrichtspraxis hat Blindenoberlehrer Przyrembel in Breslau eine Zusammenstellung „Handfertigkeit im Dienste der Physik" vorgenommen, die Beachtung und Nachahmung

---

[1]) Seinig, a. a. O.: S. 147.

verdient. Manches brauchbare Lehrmittel wird in den „Bastelstuben“ geschaffen. Der Ausdruck stammt von Bechthold, Halle a. d. S., der für die Schüler jeder Blindenschule einen Raum fordert, in dem den Kindern die Möglichkeit gegeben wird, mit den wichtigsten Werkzeugen (Hammer, Säge, Nägel, Bohrer, Messer und Hobel) und Brettchen in ihrer Freizeit nach freiem Ermessen zu arbeiten. Sie können erproben und praktisch ausführen, was der Unterricht aus Gründen der didaktischen Ökonomie nur andeuten kann. In besonderen „Lehrmittelbaustunden“ oder in ihrer Freizeit wird von vielen Lehrkräften an der Herstellung von Hilfsmitteln gearbeitet, um in ihrem Unterricht nicht durch Worte ersetzen zu müssen, was durch eingehendes Betasten denkend erfaßt werden kann.

h) Käufliche, typische Lehrmittel, Setzkästen und Spiele. Von den käuflichen Lehr- und Lernmitteln kommen der Setz- und Lesekasten (Kullsche Druckerei) und der Rechenkasten (V. z. F. d. Bl.-B.) dem Triebe nach motorischer Betätigung entgegen. Letzterer ist für das Zahlengebiet von 1—10 konstruiert und beruht auf dem System der beiden Fünferreihen. Man braucht bei ihm nur soviel Würfel aufzustecken, wie es für das eingeführte Zahlengebiet nötig ist, ein Vorzug, der für den Anfangsunterricht Beachtung verdient. In der gleichen Richtung liegen die Einrichtungen der Brettspiele und Baukästen, von denen wieder die am meisten zu empfehlen sind, die zum Nachdenken anregen und bei harmlosem Spiel nicht den Charakter von Gewinstspielen annehmen können. Von den Baukästen entspricht der Schleussnersche wohl am besten der Eigenart des Blinden; doch ist er leider zu teuer, um jedes blinde Kind mit ihm beglücken zu können. Er wie der Matadorbaukasten bieten vor allem der freien, gestaltenden Tätigkeit, dem selbsttätigen Schaffen reichlich Gelegenheit.

i) Lehrmittel für Mathematik. Viele Lehrmittel, die durch technische Verbesserungen in ihrem Gebrauch handlicher und vielseitiger geworden sind, behaupten auch in der Arbeitsschule ihren Platz. Es seien hier die Apparate für das Rechnen mit schriftlicher Darstellung, für die Raumlehre und die höhere Mathematik genannt, die der Lehrmittelkatalog aufführt.

j) Lehrmittel für Natur- und Erdkunde. Etwas Neues und Brauchbares hat der Blindenoberlehrer Marold in Königsberg i. Pr. mit seinen Lehrmitteln für den Unterricht in der Naturgeschichte geschaffen. Trotz der Vereinfachung der Körperformen wirkt bei diesen das Objekt unter Beibehaltung des Charakteristischen naturgetreu. Die Bemalung der Modelle mit Ölfarbe ist treffend, sie kommt den Schülern mit Sehresten sehr zugute. Wie die Lehrmittel für die Physik von Dr. Petzelt, Breslau, lassen sie die wesentlichen Einzelheiten bei intensivem Tasten selbst von ungeübten Händen erkennen. Sie können in besonderen Stoffvorbereitungsstunden den Lernenden unbedenklich zum Untersuchen und Kennenlernen selbständig in die Hand gegeben werden. Die geographischen Handkarten von Marold und Schaidler (München) wollen nur das Bezeichnende der geographischen Objekte darstellen. Um deren Grundform deutlicher erkennen zu lassen, sind die Karten stark generalisiert. Sie leiden nicht an der nur irreführenden Stoffülle und enthalten nur das, was unbedingt eingeprägt werden soll. Zwecks Schaffung zeitgemäßer Handkarten erließ der Verein zur Förderung der Blindenbildung ein Preisausschreiben (1924), an dem sich Marold mit Erfolg beteiligte. Genannter Verein sucht jetzt gemeinsam mit ihm durch Bearbeitung des geographischen Handatlasses den Forderungen gerecht zu werden.

k) Lehrmittelfirmen. Sind die Lehr- und Lernmittel, die nur den Eigenarten und Erfordernissen des Blindenunterrichts dienen, noch so wichtig, so wäre ein achtloses Vorübergehen an den reichhaltigen Sammlungen der großen Lehrmittelfirmen töricht zu nennen. Ich denke hier für die Naturgeschichte an präparierte Tiere in Stellungen, die für ihre Lebensweise typisch sind, an Modelle von Pflanzen und Teilen des menschlichen Körpers, die in natura nicht zu beschaffen sind, oder solche, die ein eingehendes Betrachten für Blinde nicht zulassen. Auch für andere Unterrichtszweige wird nach eingehender Prüfung des Materials manches ohne weiteres für den Blindenunterricht zu übernehmen sein. Soweit es sich bei Behandlung dieser Objekte darum handelt, den Begriff einigermaßen mit Inhalt zu füllen, damit der Name nicht leerer Klang bleibt, haben ihre Modelle einen berechtigten Platz in der Lehrmittelsammlung einer Blindenschule. Von ersprießlicher Wirkung für unseren Unterricht würden auch von der Blindenlehrerschaft gemeinsam vorgetragene Wünsche und Anregungen bei der einen oder anderen Lehrmittelhandlung sein.

l) Das natürliche Objekt. Nun noch eins, das Wichtigste. Die Unterrichtsmittel sind nicht da, das natürliche Objekt zu ersetzen und unnötig zu machen; sie sind eben nur ein Mittel, ein Behelf. Die wirklichen Dinge bleiben auch für den Unterricht an Blinden das beste, um den werdenden Menschen zum Menschen zu bilden. Das Leben und Treiben, Werden und Vergehen, das außerhalb der Schulstube seine Wogen schlägt, kann nicht oft genug zu dem „Ich" des Schülers in Beziehung gesetzt werden, um die Wirklichkeit zu verstehen. Sie ist und bleibt in ihrer Vielgestaltigkeit das beste Lehrmittel.

III. Lehr- und Lernmittel und Bildungsziel.

„Alles schon dagewesen", hört man hier und da sagen; richtig oder falsch. Wenn wir aber die einzelnen Elemente in der Geschichte des Lehrmittels zusammentragen, können wir erkennen, daß das Ganze in seiner Geschlossenheit ein Abbild des Werdens neuer Schule ist, in der vergessene und verborgene Gedanken der älteren wieder Kraft und Geradlinigkeit gewinnen. Auch das Mittel ist Abbild des Gestaltwandels von Ziel und Weg.

Literatur.

Kunz: Geschichte der Blindenanstalt Illzach-Mülhausen. 1907.
Lehrmittelkatalog. Hannover: Verein zur Förderung der Blindenbildung 1925.
Leipziger Lehrerverein, Die Arbeitsschule. Leipzig: Klinkhardt 1920.
Mell: Der Blindenunterricht. Wien: Pichler 1900.
Neue Bahnen, Illustrierte Monatshefte für Erziehung und Unterricht. Leipzig: Dürr.
Seinig: Die redende Hand. Leipzig: Wunderlich 1911.
Seminar für Werkunterricht in Leipzig: Werkarbeit im Klassenzimmer. Leipzig: Quelle u. Meyer 1921.
Zech: Die Blindenschule. 2 Jahrgänge. Danzig: Blindenanstalt 1918, 1919.
— Erziehung und Unterricht. Danzig: Kafemann 1913.

G. Die Blindenlehrerkongresse, der I. Kongreß für Blindenwohlfahrt und der Deutsche Blindenlehrerverein

von **E. Schulz**, Berlin.

I. Gründe für einen allgemeinen Zusammenschluß.

Die Zeitgeschichte des Handwerks, der Zünfte und einzelnen Stände zeigt uns mit Deutlichkeit, daß es meist langer Zeiträume bedarf, ehe Gleichgesinnte sich zu einem gemeinsamen Ganzen zusammenfinden oder einen festen Zusammenschluß zu erstreben suchen. Die deutsche Eigenbrödelei kommt durch diese Tatsachen am deutlichsten zum Ausdruck. Wenn nicht Not und Angriffe die Stände gezwungen hätten, sich zusammenzuschließen, wäre bis heute für viele Stände noch keine Zusammenarbeit zur Tatsache geworden. Wenn Zusammenarbeit schon schwer im Handwerk hielt, wieviel schwerer kam sie erst zustande bei allen geistigen Berufen. Eine neue Zeit ist allmählich erwachsen; mit ihr kamen neue Menschen mit schnellerem Denken und Handeln, die auch als Geistesarbeiter mehr auf das Praktische ihren Sinn einzustellen wußten. Wenn sie erst erkannten, daß Einigkeit stark macht, so war diese Erkenntnis schon ein gewaltiger Schritt für ein schnelleres Vorwärts. So wie beim Handwerk stand es auch bei der deutschen Blindenlehrerschaft um die Mitte des 19. Jahrhunderts. Wer sich der Mühe unterzieht und die ersten Jahrgänge des ersten Fachblattes für deutsche Blindenlehrer durchblättert (Organ der Taubstummen- und Blindenanstalten in Deutschland und den deutschredenden Nachbarländern. Herausgegeben von Dr. Ludwig Chr. Matthias, Friedberg 1855—1880), wird staunen, wie vieler Worte, Bitten, Mahnungen und Beweise es bedurfte, um nur einigermaßen die abgesondert arbeitenden Blindenlehrer für die Idee eines Zusammenschlusses zu gewinnen. Dem ,,Organ der Taubstummen- und Blindenanstalten . . .‘‘ war als Vorläufer vorausgegangen die Beilage der ,,Darmstädter Allgemeinen Schulzeitung‘‘: die ,,Blätter für Taubstummen- und Blindenwesen‘‘. Der Herausgeber klagt schon damals, daß kein Verständnis für einen Zusammenschluß vorhanden sei; denn nur eine geringe Anzahl von Abonnenten habe sich gemeldet, und nur ein Freund hätte seine Beihilfe bestimmt zugesagt (Professor Dr. Lachmann). So gehen die Klagen weiter durch Jahre. Dr. Matthias gelang es durch seine unermüdliche Werbetätigkeit, wenigstens einige deutsche Blindenlehrer zur Mitarbeiterschaft heranzuziehen. Meist aber mußte er selbst Artikel, Buchrezensionen und sonstige Mitteilungen verfassen, wenn nur ,,etwas‘‘ über das Blindenwesen in dem ,,Organ‘‘ erscheinen sollte. So ehrenwert stille, treue Arbeit in der Schulstube sein mag und zum Segen der Blinden wird, so sind die Zeiten doch andere geworden; immer weiter wollen wir mit unserem Können; das Strebertum des einzelnen zwingt jeden Menschen zur höchsten Kraftanspannung. Daß diese heute auch schon von unseren Blinden gefordert wird, ist erst eine Errungenschaft des letzten Jahrzehntes. Darum sind wir Blindenlehrer verpflichtet, auf bestem Wege unter Zuhilfenahme der geeignetsten Methoden und Hilfsmittel unsere Blinden zu brauchbaren, arbeitsamen Mitmenschen heranzubilden, deren Aufenthalt nicht mehr die Straße ist, auf der sie das Mitleid und den Gebersinn der Sehenden auf sich lenken wollten, sondern vielmehr die Werkstätte mit ernster Arbeit. Wir sind stolz, wenn wir die Blinden zu arbeitsamen, Werte schaffenden Menschen erziehen können, die neben ihre sehenden Mitmenschen als gleichwertige Handwerker treten und damit der Gemeinschaft der Sehenden wiedergewonnen werden. Damit gehen wir den Weg, den z. B. die Amerikaner schon lange vor uns beschritten: der Blinde gehört, wenn er ordnungsmäßig erzogen und beruflich ausgebildet ist, unter die Sehenden, in die Mitwelt; jede Sonderstellung, die man ihm aus falschem Mitleid einräumen will, macht ihn nur unselbständiger und unglücklich und belastet obendrein noch die Arbeitskraft der Sehenden; denn je unselbständiger der Blinde bleibt, desto mehr bedarf er der geldlichen Hilfe der Sehenden und wird so zu einer unnötigen Last für alle volkswirtschaftlichen Kräfte. Vermag der Blinde aber zu arbeiten, ganz gleich, ob handlich oder geistig, so tritt er als Werte schaffender, sozialer Faktor in der Volkswirtschaft auf und ist damit eine Stütze mehr im Volksleben. Diese volkswirtschaftlichen Erkenntnisse bedurften aber eines Zeitraumes vieler Jahrzehnte zu ihrer Reife. Uns sind sie heute eine selbstverständliche Tatsache in aller Blindenerziehung. Auf welchem Wege gelangten wir aber erst zu dieser „Selbstverständlichkeit"? Die Absonderung, wie sie früher der deutschen Blindenlehrerschaft eigen war, hätte uns zu diesen weiten Erkenntnissen schwerlich geführt; wohl aber war es der Zusammenschluß, das Besinnen auf alle die anderen Kräfte, die an demselben Werke schufen: die Sammlung aller Lehrenden an Blindenanstalten und -schulen. Man fing an, Fühlung miteinander zu nehmen, und hatte den Wunsch, sich persönlich kennenzulernen. Diesem Drange entsprang der Gedanke der Blindenlehrerkongresse.

II. Die Blindenlehrerkongresse.

1. Die europäischen Blindenlehrerkongresse.

a) Wien. Im Jahre 1873, vom 3. bis 8. August, kam in Wien, das damals eine Weltausstellung beherbergte und damit für die Kongreßteilnehmer besonders anziehend wirken mußte, der „Erste europäische Blindenlehrer-Congreß" zustande. Man war über dieses Zusammenfinden so sehr erfreut und hatte aus der Zusammenarbeit soviel Segen geerntet, daß man sich entschloß, diese Kongresse regelmäßig wiederkehren zu lassen, aber mit einem ständigen Wechsel des Kongreßortes.

b) Dresden. Nach drei Jahren, 1876, trat der zweite europäische Blindenlehrerkongreß in Dresden zusammen. Bei diesem dreijährigen Turnus ist es geblieben bis zum Jahre 1913. Der Weltkrieg unterbrach die segensreiche Arbeit dieser Tagungen bis 1920. Da kam endlich nach sieben Jahren der Unterbrechung unter schwierigsten Verhältnissen und mühevollster Vorarbeit der 15. Blindenlehrerkongreß in Hannover-Kirchrode zustande. Von 1920 ab sollen nun wieder alle drei Jahre diese wichtigen Tagungen abgehalten werden.

2. Die universalen Blindenlehrerkongresse.

Führten der erste und zweite Kongreß noch den Namen „europäischer" Blindenlehrerkongreß, so ließ man vom dritten Kongreß ab das Attribut „europäischer" fallen, um dadurch anzudeuten, daß er für alle Blindeninteressenten der Welt zugänglich sein sollte. Man zog also die Grenzen der Zugehörigkeit nicht mehr und machte damit die Angelegenheiten zum Wohle der Blinden zu internationalen Angelegenheiten der Humanität und der christlichen Liebe, die ja alle Menschen ohne Unterschied der Nationalität zu einer großen Familie zusammenfaßt und jeden der helfenden Liebe des Mitmenschen teilhaftig werden läßt. Die Kongresse wurden durch alle ihre Vorarbeiten, Tagungen und Besprechungen so recht der Sammelpunkt aller interessierten Kreise für die Blinden Deutschlands und der Nachbarländer. Die vielen Fragen, die man bis dahin nur im kleinsten Kreise besprechen konnte, oder mit denen man sich allein befassen mußte, fanden nun eine Erörterung vor einer breiten Öffentlichkeit durchaus interessierter Menschen: der Fachgenossen, der Blindenfreunde und teilweise auch der Blinden selbst.

a) **Der ständige Kongreßausschuß.** Von vornherein standen alle Kongresse unter der Obhut eines fleißigen und fachlich tüchtigen Arbeitsausschusses (des ständigen Kongreßausschusses), der es stets verstand, alle brennenden Fragen des Blindenwesens durch die besten Kenner erörtern zu lassen, und durch weitgehende Aussprachen Beschlüsse herbeiführte, die den Blindenanstalten noch heute zum Segen gereichen. Den Gedanken eines ständigen Kongreßausschusses verdanken wir einem Ausländer als Besucher des ersten europäischen Blindenlehrerkongresses, Herrn Henri LAVANCHY, dem Gründer und Vorsteher der Blindenanstalt zu Kairo in Ägypten. In französischer Rede motivierte er am Schlusse des Kongresses einen Antrag, „daß eine permanente Kommission (ständiger Ausschuß) eingesetzt werde, welche nicht nur wieder einen Kongreß einzuberufen hätte, sondern die Leitung der Angelegenheit überhaupt in die Hand nähme". Diesen Gedanken möchte ich als einen der besten des ersten Kongresses besonders hervorheben; denn er ward das Samenkorn, das bis heute noch Frucht trug. Die „permanente Kommission" ward zum Band, das alle Besucher des Kongresses zusammenhielt; sie wurde zu einer Sammel- und Austauschstelle neuer Ziele und Anregungen und konnte einen gut vorbereiteten Kongreß für 1876 erfolgreich zusammenbringen. Noch heute ist der ständige Kongreßausschuß der ausschlaggebende Faktor jeder künftigen Tagung. In ihn gehören die arbeitsfreudigsten und tüchtigsten Kenner des Blindenwesens und die Intelligenz der Blindenverbände.

b) **Aufgaben der Kongresse.** Wie vielseitig stets auf den Blindenlehrerkongressen gearbeitet wurde, mag die später folgende Zusammenstellung aller bis 1924 behandelten Themen zeigen; daß auf ihnen nicht bloß Schulfragen zur Behandlung kamen, ergibt sich aus dem Wesen unserer Wirkungsstätten: sie dienen ja nicht bloß der Erziehung blinder Kinder, sondern sind Fortbildungsschulen, Arbeitsstätten und Heime für Erwachsene jeden Alters aus allen Schichten unseres Volkes. Damit aber wurden allerlei soziale Fragen des öffentlichen Lebens in den Arbeitskreis hineingetragen, mit denen die Blindenlehrerschaft fertig werden mußte, wenn sie ihren Pfleglingen zu den Rechten verhelfen wollte, die ihnen heute durch Staat und Gesellschaft zuerkannt werden. Daß diese Erfolge an Kämpfe gebunden waren, wird wohl jedem erklärlich erscheinen. Wer sich genauer über diese Fortschritte des Blindenwesens orientieren will, muß notgedrungen auf die Quellen unseres Ringens zurückgreifen, nämlich die bisher im Druck erschienenen 16 Kongreßberichte. (Im Quellen-

nachweis sind sie genau vermerkt.) Wer sie aufmerksam durchblättert, wird
die Fortschritte anerkennen müssen, die von drei zu drei Jahren durch die
behandelten Themata, die erledigten Anträge und die gegebenen Berichte über
die Anstaltsarbeit zu verzeichnen sind. Die geleistete Arbeit will zwar nichts
bedeuten gegenüber tiefen Forschungen wissenschaftlicher Institute; aber sie
zeigt mühsamste Kleinarbeit, die empirisch Schritt um Schritt gewonnen ward,
zwar langsam, aber auf einer sicheren Basis, die noch heute ebenso fest steht
wie in den ersten Anfängen des Blindenerziehungswesens. Die wissenschaftliche
Theorie drang erst in den letzten zwei Jahrzehnten immer nachhaltiger in unser
vom Alltagswege abseits liegendes Arbeitsgebiet hinein. Wenn wir nun deren
Ergebnisse vergleichen mit denen, die wir auf Grund unserer empirischen Arbeit
bei scharfer Beobachtung langsam errangen, so können wir getrost sagen, daß
wir noch immer auf einem richtigen Wege wandelten und nicht „unmodern“
dachten und arbeiteten. Unsere meisten Erfolge verdanken wir zahlreichen Männern unseres Faches, die mit einem begeisterten Herzen, mit scharfem Verstande
und einem feinen Gefühle die Seele des Blinden zu finden wußten und helles
Licht in seine Finsternis trugen. Die Kongresse waren der Ort, wo solche Führer
hervortraten und anderen Blindenlehrern ihre Wege zeigten; denn nur am
Leben zündet sich das Leben, und das lebendige Beispiel bleibt noch immer das
tiefste Erlebnis jeder Erkenntnis.

c) **Universelle Bedeutung.** Die Blindenlehrerkongresse waren als Weltkon-
gresse gedacht, aber in Europa stattfindend; daher ergingen auch die Einladun-
gen zu ihnen an alle Blindeninstitute der Welt. Daß nicht immer alle Anstalten
auf ihnen vertreten sein konnten, hinderte nicht daran, diesen Kongressen eine
Weltbedeutung für das Blindenwesen beizulegen; denn die Berichte wurden in Buch-
form allen Anstalten der Welt zugesandt und schufen dadurch ein einigendes Band.

d) **Beschlüsse.** Die Beschlüsse der Blindenlehrerkongresse wurden eine sichere
Basis der Blindenpädagogik und des gesamten Blindenbildungswesens. Auf
diesen Gebieten war merkwürdigerweise schon von Anfang an eine inter-
nationale Einigkeit zu verzeichnen wie wohl auf keinem anderen Gebiete.
Diese Tatsache hat ihren Grund wohl darin zu suchen, daß die BRAILLEsche
Punktschrift heute ein internationales Besitztum der Blinden aller Welt darstellt.
Noch heute bilden die Kongreßberichte das beste geschichtliche Studienmaterial
jedes Blindenlehrers, namentlich für die Zeit von 1873 ab.

e) **Verlauf der Tagungen.** Hauptversammlungen, Vertreterversammlungen,
Kommissionssitzungen und eine Generalversammlung des Vereins zur Förderung der Blindenbildung füllen jedesmal die drei bis vier Tage Kongreßarbeit
aus. Ausstellungen von Lehr- und Lernmitteln, Büchern, Blindenarbeiten
und wichtigen Erfindungen für Blinde gehen nebenher. Gesellige Zusammenkünfte oder gemeinsame Ausflüge beenden gewöhnlich die ernste Berufsarbeit und
bringen die Teilnehmer brüderlich und menschlich einander nahe, ehe sie wieder
scheiden.

III. Der I. Blindenwohlfahrtskongreß.

Der 15. Blindenlehrerkongreß in Hannover-Kirchrode vom Jahre 1920
war der letzte seiner Art. Auf ihm wurde der Beschluß gefaßt, ihn als „Kongreß
für Blindenwohlfahrt“ in anderer Form weiter zu entwickeln. Als erster

Kongreß für Blindenwohlfahrt tagte er vom 4. bis 7. August 1924 in Stuttgart. Die Veranstalter dieser künftigen Kongresse sind von nun an feste Vereinsverbände, nämlich der Deutsche Blindenlehrerverein und der Verband der Deutschen Blindenanstalten und Fürsorgevereinigungen (V. d. A. u. F.) einerseits und folgende Blindenvereinigungen andererseits: a) der Reichsdeutsche Blindenverband, b) der Bund erblindeter Krieger, c) der Verein der blinden Akademiker Deutschlands, Marburg a. d. L., d) der Verein der deutschredenden Blinden und e) der Verein blinder Frauen Deutschlands. — Der Name des Kongresses ist so gewählt worden, um „damit vor der Öffentlichkeit ein ‚Programm' auszudrücken".

Durch diese neue Form der Kongresse wollen wir „es öffentlich verkünden, daß wir mit allen erdenkbaren und verfügbaren Mitteln die Blinden, soweit es möglich ist, herausheben wollen aus den kargen Lebensbedingungen einer bloßen Armenpflege und hineinführen in die Lebenshaltung, die durch Arbeitsfähigkeit, Wirtschaftsfähigkeit und Gesellschaftsfähigkeit gekennzeichnet ist". (H. Müller-Halle a. d. S.) Über den Verlauf dieses ersten Kongresses in neuer Gestalt vergleiche man den unter „Quellennachweis" angeführten „Bericht". Die ganze Art der Zusammenarbeit läßt darauf schließen, daß wir durch diese Einigkeit an Kraft gewinnen, und daß gefaßte Beschlüsse noch mehr Beachtung finden werden, wenn auch geschlossen hinter uns stehen, für die wir schon kämpften, nämlich: Alle Blinden Deutschlands.

IV. Vollständiges Themenverzeichnis über 16 Blindenlehrerkongresse, umfassend die Jahre von 1873 bis 1924.

Vorbemerkung.

I. Die nachfolgenden Abschnitte enthalten ein Verzeichnis sämtlicher Vortragsthemen, die auf allen 16 Blindenlehrer-Kongressen (von 1873—1924) behandelt wurden, desgleichen auch eine Nennung der Anträge, die gestellt wurden.

II. Die vorangestellte Zahl bedeutet die Jahreszahl des Kongresses (z. B.: 76 = 1876; 85 = 1885; 01 = 1901). Hinter ihr folgt der Name des Vortragenden (oder des Antragstellers). Die Themen eines Abschnittes folgen den Jahreszahlen der Kongresse.

III. Die Zusammenstellung der Themen fand nach zusammenfassenden Gesichtspunkten statt, die durch die Überschriften genügend gekennzeichnet sind.

Mehrere Gebiete umfassende Themen treten natürlich unter den ihnen zugehörenden Gebieten auf und sind somit mehrmals verzeichnet.

Die Angabe der Seitenzahlen für die aufgeführten Themen unterblieb absichtlich, da sie sich leicht finden lassen in dem jedem Kongreßberichte beigefügten Inhaltsverzeichnis.

1. Einrichtung von Blindenanstalten und Blindenmuseen:

82, Peters: Über die Notwendigkeit, Zweck und Einrichtung von Blindenschulen. — 88, Dr. Johnen: Die Hygiene der Blindenanstalt. — 88, Wulff: Einrichtung von Blindenmuseen. — 07, Dietrich: Bau und Organisation einer Blindenanstalt.

2. Aus der Geschichte des Blindenwesens:

79, Simonon: Vereinigung oder Trennung der Blinden- und Taubstummenanstalten. — 01, Brandstaeter: Zur Erweiterung des „Blindenfreundes". —

04, MELL: Über die Grundlagen zur Darstellung einer Geschichte des Blindenwesens. — 24, PICHT: Des Blinden Leben und Streben (Rundfunkvortrag).

3. Vom Blindenwesen des Auslandes:

73, WILLHARTITZ: Die Blinden Amerikas und ihre Erziehung. — 79, TOMMASEO-GESELLSCHAFT, Florenz: Art und Weise, den Blinden Unterricht zu erteilen. — 82, Dr. SKREBITZKY: Zur Blindenfrage in Rußland. — 85, ADERKAS: Der ... „Marienverein" zur Blindenfürsorge und die Entwicklung der Blindenbildung in Rußland. — 85, Dr. ARMITAGE: Mitteilungen über einen Besuch der Blindenerziehungs- und Beschäftigungsanstalten in Amerika. — 85, Dr. med. VAN DOOREMAAL: Mitteilungen über die Blindenbeschäftigungsanstalt im Haag und Beschwerde gegen die Konkurrenz der Gefangenenarbeit. — 85, GUILBEAU: Communications sur la stylographie et l'enseignement de l'histoire. — 85, SIZERANNE, DE LA: Aperçu sur l'état de la question des aveugles en France. — 85, VITALI: Relation sommaire sur l'instruction des aveugles en Italie. — 88, Dr. ARMITAGE: Das Royal-Normal-College in London. — 88, LIBANSKY: Bericht über den Stand und die Zukunft der Blindenbildung in Österreich-Ungarn. — 88, SIZERANNE, DE LA: L'instruction musicale des aveugles. — 95, VON NÄDLER: Der Fortschritt der Blindenbildung und Blindenfürsorge in Rußland seit dem Kölner Kongreß (1888). — 98, VON NÄDLER: Mitteilungen über die Fortschritte der Blindenfürsorge in Rußland. — 01, BORCHERS: Deutsche Blindenmission in China. — 01, PIVÀR: Entwicklung und jetziger Standpunkt des Blindenwesens in Ungarn. — 04, VON NÄDLER: Fortschritte der Blindenfürsorge in Rußland seit 1888. — 07, ILLINGWORTH: Bericht über die technische Ausbildung der Blinden in England. — 07, LENDERINK: Bericht über die Fürsorge der Blinden in den holländischen Kolonien.

4. Kongreßkritiken:

73, PABLASEK: Der Kongreß in seinen Beziehungen zu der Wiener Weltausstellung. — 79, ROESNER: Der universelle Kongreß in Paris zur Verbesserung des Loses der Blinden. — 01, KUNZ: Ernstes und Heiteres von zwei Kongressen.

5. Augenheilkunde, Erblindungsverhütung:

76, REINHARD: Die Augenentzündung der Neugeborenen in Deutschland und Österreich. — 79, Dr. med. APPIA: Prophylaxis der Blindheit. — 82, Dr. STEFFAN: Was können wir, der einzelne sowohl wie Gemeinde und Staat, dazu beitragen, dem Übel der Blindheit zu steuern? — 85, Dr. med. H. MAGNUS: Jugendblindheit. — 95, MERLE: Wie wird die augenärztliche Kontrolle in den Blindenanstalten gehandhabt? — 95, Dr. med. STIELER: Über die Entlastung der Blindeninstitute durch prophylaktische Maßregeln. — 98, Dr. med. GREEFF: Ursachen und Verhütung der Blindheit. — 01, Dr. H. COHN: Haben die neueren Verhütungsvorschläge eine Abnahme der Blindenzahl herbeigeführt? — 04, Dr. SCHMIDT-RIMPLER: Die Erblindung Erwachsener. — 07, Dr. med. LEVIN: Gehören Schwachsichtige in die Blindenanstalt? — 07, Dr. med. MONNE: Über die durch organische Erkrankungen des Nervensystems bedingten Erblindungen. — 10, Dr. S. KLEIN: Antrag betreffend die Anstellung eines eigenen Augenarztes an jeder Blindenanstalt. — 10, Schaidler, Antrag: Die Hebammen haben für die Augeneiterung der Neugeborenen die gleiche Verantwortung wie für das Kindbettfieber. — 10, Dr. med. Toldt: Zur Verhütung der Augeneiterung der Neugeborenen, bzw. der Erblindung durch dieselbe. — 10, Dr. med. Toldt, Antrag: Maßnahmen zur Aufklärung über die Gefahren und die Verhütung der Augeneiterung der Neugeborenen. — 24, Antrag betreffend Einschränkung der Eheschließungen unter Verwandten.

6. Blindenstatistik:

73, Pablasek: Zur Statistik der Blinden in der österreichisch-ungarischen Monarchie. — 85, Dr. med. Skrebitzky: Wie steht es in Rußland mit der Statistik der Blinden? — 95, Schottke: Das Gesetz vom 11. Juli 1891 betreffend die Provinzialfürsorge für Blinde in Preußen und die Notwendigkeit einer Blindenstatistik. — 04, Kunz: Rückblick, Umblick, Ausblick. — 07, Schaidler: Hauptergebnisse der amtlichen Blindenzählungen im Jahre 1900. — 07, Wagner: Statistische Blindenerhebungen und gegenwärtiger Stand der Blindenstatistik in Europa samt Änderungsvorschlägen. — 10, Wagner: Bericht über die Tätigkeit der Kommission für internationale Blindenstatistik. — 13, Wagner: Statistisches Referat für den 14. Blindenlehrerkongreß. — 24, Antrag betreffend Blindenstatistik. — 24, Antrag über Personalbogen. — 24, Hübner: Grundsätzliches zur Blindenstatistik. — 24, Kühn: Der gegenwärtige Stand der Blindenanstalten.

7. Der Blindenlehrer:

82, Wulff: Des Blindenlehrers Trost und Zuversicht. — 98, Lembcke: Welche Forderungen stellt der Beruf an den Blindenlehrer? — 01, Merle: Die Blindenlehrerprüfungen. — 07, Schorcht: Empfiehlt sich in Blindenanstalten das Fachlehrer- oder Klassenlehrersystem? — 13, Lembcke: Die Quellen unserer Berufsfreudigkeit.

8. Allgemeine Blindenpädagogik:

73, Moldenhawer: Welches sind die Ursachen, daß man bisher keine allgemein praktischen Resultate der Blindenerziehung erzielt hat? — 73, L. Müller: Was ist zu tun, um den Blinden mit seinem Schicksale auszusöhnen? — 82, Heller: Die Blindenbildung in ihrer Beziehung zum Leben. — 82, Peters: Über Notwendigkeit, Zweck und Einrichtung von Blindenschulen. — 88, Meyer: Tagesordnung und Stundeneinteilung einer Blindenvorschule. — 88, Moldenhawer: Die Selbsttätigkeit und Initiative der Blinden. — 88, Schild: Die Schriftfrage (inkl. Kursivschrift). — 88, Schottke: Das blinde Kind in der Volksschule. — 91, Buckle: Die erwachsenen Blinden. — 91, Mecker: Der Anstaltszwang für Blinde. — 95, Heller: Die Bildungselemente der Blinden. — 01, Lembcke: Der Blindenbildung Kern und Stern. — 04: Die häuslichen Schularbeiten unserer Anstaltszöglinge. — 07, Heller: Die Qualifikationsnachweisungen an den Bildungsmitteln für Blindenschulen. — 07, Schorcht: Empfiehlt sich an Blindenanstalten das Fachlehrer- oder Klassenlehrersystem? — 07, Zech: Forderungen der neueren Pädagogik mit Bezug auf den Blindenunterricht. — 07, Zech: Bericht über die Arbeiten betreffend Grundlinien zu einem

Lehrplane und Entwurfe eines Lesebuches für deutsche Blindenanstalten. — 10, Heller: Die Akkomodationsfähigkeit der Blinden in ihrer Bedeutung für das Leben. — 10, Schaidler: Die Lebenskunde in der Blindenschule. — 10, Zech: Bildungswert der in den Blindenanstalten eingeführten Unterrichtsgegenstände und ihre Stellung im Lehrplane der Blindenschule. — 13, Koch: Jugendpflege in Blindenanstalten. — 13, Müller: Selbstregierung im Lichte unserer Anstaltserziehung. — 13, Zech: Das Problem der Arbeitsschule in seiner Bedeutung für die Blindenanstalt. — 24, Antrag über den Austausch von Zöglingen deutscher und ausländischer Blindenanstalten zwecks Erlernung fremder Sprachen. — 24, Kühn: Der gegenwärtige Stand der Blindenanstalten.

9. Blindenpsychologie:

82, Oehlwein: Die psychologischen Basen zum Blindenunterrichte und zur Blindenerziehung. — 85, Binder: Das Sinnen-Vikariat. — 85, Entlicher: Des Blinden Recht auf Erziehung und Unterricht. — 85, Heller: Das Prinzip der Wechselwirkung in der Blindenschule. — 85, Mecker: Die ästhetische Bildung der Blinden. — 85, Wulff: Vorbedingungen für eine fruchtbringende Blindenbildung. — 88, Heller: Die psychologische Grundlegung der Blindenpädagogik. — 88, Moldenhawer: Die Selbsttätigkeit und Initiative der Blinden. — 88, Oppel: Die Sprache der Blinden. — 91, Heller: System der Blindenpädagogik. — 95, Heller: Die Bildungselemente der Blinden. — 98, Heller: Die heilpädagogischen Momente des Blindenunterrichts. — 98, Krüger: Die Lebensfreudigkeit der Blinden. — 01, Heller: Das Bewußtsein als Faktor der Blindenbildung. — 01, Lötzsch: Über die Erziehung und den Unterricht schwach beanlagter, bzw. schwachsinniger Blinden. — 04, Heller: Entwicklungsphänomene im Seelenleben der Blinden und ihre Konsequenzen für die Blindenbildung. — 07, Fischer: Die Raumvorstellungen der Blinden. — 07, Kunz: Das Orientierungsvermögen und das sogenannte Ferngefühl der Blinden und Taubblinden (mit Experimenten). — 10, von Hagen, Antrag: Stellungnahme des Kongresses zur Fürsorge und Erziehung der Taubstummblinden. — 13, Dr. Bühler: Intelligenzprüfungen an Blinden. — 24, Antrag über Personalbogen. — 24, Dr. Petzelt: Über die Grundlegung des Blindenunterrichts.

10. Methodik des Blindenunterrichts:

76, Heller: Das Prinzip der Unmittelbarkeit in der Blindenschule. — 79, Martens: Die Orthographie in der Blindenschule. — 79, Riemer: Abgrenzung des Unterrichtsfeldes in den deutschen Blindenanstalten. — 79, Tommaseo-Gesellschaft, Florenz: Art und Weise, den Blinden Unterricht zu erteilen. — 85, Heller: Das Prinzip der Wechselwirkung in der Blindenschule. — 85, Moldenhawer: Wie soll man blinde Mädchen am liebsten ausbilden? Und wie kann am besten Hilfe und Unterstützung weiblichen Blinden zuteil werden? — 98, Hecke: Wie verschaffen wir uns die wichtigsten Veranschaulichungsmittel? — 01, Lötzsch: Über die Erziehung und den Unterricht schwach beanlagter, bzw. schwachsinniger Blinden. — 13, Peyer: Der erste Sprachunterricht in der Blindenschule unter Berücksichtigung der sprachlichen Entwicklung des blinden Kindes. — 24, Dr. Petzelt: Über die Grundlegung des Blindenunterrichts.

11. Lehr- und Stundenpläne für Blindenanstalten:

88, Meyer: Tagesordnung und Stundeneinteilung einer Blindenvorschule. — 98, Fischer: Normallehrplan für Blindenschulen. — 01, Fischer: Normallehrplan für Blindenschulen. — 07, Zech: Bericht über die Arbeiten betreffend Grundlinien zu einem Lehrplane und Entwurf eines Lesebuches für deutsche Blindenanstalten. — 10, Zech: Bildungswert der in den Blindenanstalten eingeführten Unterrichtsgegenstände und ihre Stellung im Lehrplane der Blindenschule.

12. Anstaltserziehung, Internatserziehung:

82, Peters: Über Notwendigkeit, Zweck und Einrichtung von Blindenschulen. — 85, Dr. Gunning: Sind die Blindenanstalten unbedingt zu empfehlen? Sollen dieselben überhaupt Wohltätigkeitsanstalten sein? — 85, Moldenhawer: Die Stellung der weiblichen Blinden, ihre Erziehung und Unterstützung. — 88, Meyer: Tagesordnung und Stundeneinteilung einer Blindenvorschule. — 95, Mecker: Anstaltszwang. — 10, Brandstaeter: Die Aufgaben der öffentlichen Blindenanstalten. Was hat die Blindenanstalt der Jetztzeit zu leisten, was nicht? — 13, Müller: Selbstregierung im Lichte unserer Anstaltserziehung.

13. Blindenvorschulen und Fröbelschulen:

73, Riemer: Über Blindenvorschulen. — 82, Meyer: Die Blindenvorschule zu Bennekom. — 85, Meijer: Kindergärten (Fröbelschulen).

14. Blindenfortbildungsschule:

04, Bauer: Wie kann die Blindenfortbildungsschule helfen, unsere Lehrlinge zu tüchtigen Handwerkern zu erziehen? — 10, Bauer: Debatte und Abstimmung über den Bericht der Fortbildungsschulkommission (Buchführung, Fortbildungsschullesebuch).

15. Höhere Schulen für Blinde:

79, Neumann: Antrag zur Errichtung einer Hochschule für Musik für Blinde. — 01, Mohr: Die Notwendigkeit einer höheren Bildungsanstalt für Blinde. — 24, Dr. Mittelsten Scheid: Die Aufbauschule für Blinde.

16. Der Blinde als Lehrer:

a) **Wissenschaftlicher Lehrer:** 82, Schild: Die Ausbildung befähigter Blinder zu Lehrern. — 24, Antrag: Über die Anstellung von blinden Lehrkräften an Blindenanstalten.

b) **Sprachlehrer:** 85, Kunz: ... Über die Ausbildung Blinder als Sprachlehrer. — 98, Kunz: Ist es ratsam, Blinde zu Sprach- (und Musik-) Lehrern auszubilden?

c) **Musiklehrer:** 85, Thienen: Der blinde Musiker und Musiklehrer, dessen Ausbildung und Arbeit. — 98, Kunz: Ist es ratsam, Blinde zu (Sprach- und) Musiklehrern auszubilden? — 10, Herz: Antrag über Anstellung von blinden Musiklehrern an Blindenanstalten.

17. Blindenschrift:

(Vollschrift, Kurzschrift; Hebold-, Stacheltypenschrift; Schreibgeräte, -methoden.)

73, Dr. ARMITAGE: Mitteilung über die Bestimmung der besten Schreib- und Druckmethode. — 73, BALLU: Eine weitere Mitteilung über die BRAILLEsche und WAITsche Punktschrift. — 73, KÖCHLIN: Bericht über Blindenschrift. — 73, VON ST. MARIE: Über gemeinschaftliche Blindenschrift. — 76, HEBOLD: Das Lesen und Schreiben der Blinden. — 76, MOLDENHAWER: Gutachten, das Lesen und Schreiben der Blinden betreffend, mit Rücksicht auf Errichtung gemeinschaftlicher Relief- und Schreibsysteme. — 76, PABLASEK: Über eine gemeinsame Hand- und Druckschrift für Blinde. — 76, PABLASEK: Über einen von mir erfundenen Punktierapparat. — 76, VON ST. MARIE: Die Einführung einer gemeinschaftlichen deutschen Blindenschrift. — 76, Das VON ST. MARIEsche System. — 76, Das Punkt- (Schrift-) System (DEUTSCH und BRAILLE). — 79, BRANDSTAETER: Anträge zur Feststellung deutscher Buchstabenkontraktionen für Schrift und Druck. — 79, MECKER: Ergebnisse der Verhandlungen über die Punktschriftfrage im Vereinsausschuß. — 82, Dr. ARMITAGE: Über die Stenographie für Blinde in England und ihre Einführung in Deutschland. — 85, BATTEUR: Beschreibung der von F. BOVYN erfundenen Schreibmaschine. — 85, BEYERLEN: Erklärung des Remingtons „Type-writer". — 85, KOVACO: Erklärung seiner erfundenen Schreibapparate. — 85, KRÜGER: Erörterung einiger noch schwebender Fragen den Unterricht der Blinden im Schreiben und Lesen betreffend. — 85, SCHILD: Berichterstattung über die Stenographiekommission. — 88, SCHILD: Die Schriftfrage (inkl. Kursivschrift). — 91, MELL: JOH. W. KLEINS Stacheltypenapparat. — 91, MOHR: Die Kurzschriftfrage. — 91, Zur Kurzschriftfrage. — 95, FRANZ: Verkleinerung der BRAILLEschen Punktschriftzeichen. — 95, MERLE: Was ist vom Schriftsystem von Dr. A. MASCARO (Lissabon) zu halten? — 95, RIEMER: Die Kurzschriftfrage. — 01, Verein der deutschredenden Blinden: Antrag über die Revision der Kurzschrift. — 04, CONRAD: Die Tafel im Blindenunterrichte. — 04, MOHR: Zur Frage der Abänderung des deutschen Kurzschriftsystems. — 07, SCHLÜTER: Anträge betreffend Mathematiksystem, Chemieschrift, metrische Darstellungen, Zeichen für: ß, st und ie (Kontraktionen für die Vollschrift). — 07, Verein der deutschredenden Blinden, Anträge: a) Einführung der Kurzschrift in den Unterricht; b) Zwischenzeilendruck für Lehrbücher, nicht aber Zwischenpunktdruck; c) die drei Buchstabenkontraktionen: ß, st und ie in der Vollschrift. — 20, Dr. STREHL, Antrag: Einsetzung einer Kommission zur Prüfung von Punktschriftfragen.

18. Musikschrift der Blinden:

79, Vorschläge zur Ausgestaltung des BRAILLEschen Musikschriftsystems. — 88, BRANDSTAETER: Feststellung einer internationalen Punktnotenschrift. — 07, HAUN: Die Musikschrift der Blinden, wie sie ist und wie sie sein soll. — 13, MEYER: Bericht über die Tätigkeit der Musikschriftkommission.

19. Druck der Blindenschrift:

76, BÜTTNER: Vorschläge wegen Beschaffung von Unterrichts- und Fortbildungsmitteln, namentlich von deutschen Hochdruckschriften für Blinde. —

76, Die Gründung des Vereins zur Beschaffung von Büchern für Blinde. Die Statuten des „Vereins zur Förderung der Blindenbildung“. — 85, Martin: De l'imprimerie et de la bibliographie à l'usage des aveugles. — 95, Hintze: Antrag betreffend Zwischenpunktdruck. — 98, Rackwitz: Über die Versorgung der Blinden und Blindenanstalten mit Hochdruckschriften. — 04, Mohr: Ermäßigter Portotarif für die Central-Leihbibliothek für Blinde in Hamburg. — 20, Peyer: Satzungen des Vereins „Auskunftsstelle der deutschen Blindenbüchereien und -druckereien, Hamburg“. — 20, Peyer: Die Auskunftsstelle der deutschen Blindenbüchereien und -druckereien, ihre Entstehung und ihr Ausbau.

20. Das Lesebuch in der Blindenschule:

07, Zech: Bericht über die Arbeiten betreffend Grundlinien zu einem Lehrplane und Entwurf eines Lesebuches für deutsche Blindenanstalten. — 20, Schmidt: Ein neues Lesebuch für die Blindenschule.

21. Lehrmittel, Anschauungsmittel:

76, Bericht des Ausschusses für Prüfung der ausgestellten Unterrichtshilfsmittel. — 79, Markus: Neue Lehrmittel für den Blindenunterricht. — 91, Ferchen: Bericht der Kommission für Veranschaulichungsmittel (Abdruck der Vorlagen). — 91, Kunz: Das Bild in der Blindenschule. — 95, Matthies: Art und Benutzung der Bilder in der Blindenschule. — 98, Hecke: Wie verschaffen wir uns die wichtigsten Anschauungsmittel?

22. Fröbelunterricht, Kindergarten:

82, Krause: Fröbel in der Blindenschule. — 85, Meijer: Kindergärten (Fröbelschulen).

23. Anschauungsunterricht:

76, Heller: Das Prinzip der Unmittelbarkeit in der Blindenschule. — 91, Ferchen: Bericht der Kommission für Veranschaulichungsmittel (Abdruck der Vorlagen). — 91, Merle: Der Anschauungsunterricht in der Blindenschule. — 04, Zech: Vorschläge für die praktische Gestaltung des Anschauungsunterrichtes in der Blindenschule.

24. Handfertigkeitsunterricht:

91, Görner: Der Handfertigkeitsunterricht in der Blindenschule (Lehrgang und Abbildungen dazu). — 13, Zech: Das Problem der Arbeitsschule in seiner Bedeutung für die Blindenanstalt.

25. Deutsche Sprache, Sprachunterricht:

85, Kunz: Über den Sprachunterricht an Blinden, speziell über die Ausbildung Blinder zu Sprachlehrern. — 88, Oppel: Die Sprache der Blinden. — 13, Peyer: Der erste Sprachunterricht in der Blindenschule unter besonderer Berücksichtigung der sprachlichen Entwicklung des blinden Kindes. — 24, Antrag über den Austausch von Zöglingen deutscher und ausländischer Blindenanstalten zwecks Erlernung fremder Sprachen.

26. Unterricht in Esperanto:

10, PRESENTI LEVY, M.: Einführung des Esperantounterrichtes in den Blindenanstalten. — 24, Antrag des Esperanto-Blindenverbandes.

27. Geographie:

85, Die Beschaffung einer Reliefkarte von Zentraleuropa (schon 1882 angeregt).

28. Geometrie:

85, KULL, E.: Der geometrische Unterricht in der Blindenschule. — 04, WATZEL: Bedeutung des Raumlehre-Unterrichtes in der Blindenschule.

29. Naturkundlicher Unterricht:

82, OPPEL: Die Naturgeschichte in Blindenanstalten. — 01, ZECH: Reformbestrebungen auf dem Gebiete des naturkundlichen Unterrichts in ihrer Bedeutung für die Blindenschule.

30. Turnen:

85, ZENZ: Über die Wichtigkeit und Art des Turnbetriebes bei den Blinden. — 88, ZENZ: Der Turnunterricht in der Blindenanstalt.

31. Gesang, Musik, Klavierstimmen:

88, LORENZ: Der Gesangunterricht in der Blindenschule.

73, PABLASEK: Der Musikunterricht in der Blindenschule. — 82, BRANDSTAETER: Der Musikunterricht in der Blindenanstalt. — 85, BECK: Instrumentalunterricht in der Blindenanstalt. — 04, HAHN: Welche Entwicklung hat der Musikunterricht in der Blindenanstalt bisher genommen, und wie muß er sich zweckdienlich weiter gestalten?

82, FRANZ: Das Klavierstimmen als Unterrichtszweig für Blindenanstalten.

32. Blindenberufe:

a) **Handwerk:** 73, REINHARD: Über die technische Ausbildung und Versorgung der Blinden. — 79, MEYER: Über die Arbeitsfähigkeit gebildeter Erblindeter. — 79, MOLDENHAWER: Über Selbsterwerb, Unterstützung und Versorgung der Blinden. — 79, ROESNER: Der Seilereibetrieb in den Blindenanstalten. — 82, FRANZ: Das Klavierstimmen als Unterrichtszweig für Blindenanstalten. — 82, MOLDENHAWER: Wie wird der Blinde am besten erwerbsfähig und selbständig? — 85, Dr. med. VAN DOOREMAAL: Mitteilungen über die Blindenbeschäftigungsanstalt im Haag und Beschwerde gegen die Konkurrenz der Gefangenenarbeit. — 91, MOLDENHAWER: Die Ausbildung älterer Blinder. — 10, BALDUS: Sind die an den Blindenanstalten gelehrten Berufe noch lohnend genug, und wenn nicht, welche Berufe könnten noch in Betracht gezogen werden? — 10, BARTOSCH: Über die Erwerbs- und Lebensverhältnisse der Blinden Wiens mit besonderer Berücksichtigung der Musiker.

b) **Industrie:** 10, Schumann, Antrag: Betreffend die Bildung von staatlichen Kommissionen zum Studium der für Blinde geeigneten Berufe (Erschließung neuer Berufszweige für Blinde). — 20, Niepel: Über die Arbeit der Blinden in industriellen Betrieben (mit Film und Diapositiven).

c) **Musik:** 85, Thienen: Der blinde Musiker und Musiklehrer, dessen Ausbildung und Arbeit. — 10, Bartosch: Über die Erwerbs- und Lebensverhältnisse der Blinden Wiens mit besonderer Berücksichtigung der Musiker. — 10, Merle: Die Blindenfürsorge in großen Städten unter besonderer Berücksichtigung der Musik als Erwerbszweig.

33. Blindenfürsorge, Blindenwohlfahrt:

73, Reinhard: Über die technische Ausbildung und Versorgung der Blinden. — 79, Moldenhawer: Über Selbsterwerb, Unterstützung und Versorgung der Blinden. — 82, Büttner: Die Grenzen der Blindenfürsorge, gezogen nach den Bedürfnissen und nach den vorhandenen Mitteln. — 85, Ferchen: Die in Schleswig-Holstein modifizierte „Sächsische Fürsorge" für die aus der Blindenanstalt entlassenen Zöglinge. — 85, Fürsorge für erwerbsfähige Blinde. — 85, Dr. Gunning: Sind die Blindenanstalten unbedingt zu empfehlen? Sollen dieselben Wohltätigkeitsanstalten sein? — 88, Mecker: Grundsatzungen der Blindenfürsorge. — 88, von Nädler: Die Blindenfürsorge in Rußland. — 91, Sizeranne, de la: Von der Notwendigkeit einer in jedem Lande zu errichtenden allgemeinen Stiftung zugunsten der Blinden. — 95, Moldenhawer: Wie hilft man am besten den Späterblindeten? — 01, Brandstaeter: Welche Pflichten legt uns die Fürsorge für den blinden Arbeiter auf? — 01, Froneberg: Das preußische Fürsorgeerziehungsgesetz für Minderjährige vom 2. Juli 1900 in seiner Anwendung auf die Erziehung der Blinden. — 04, Lembcke: Die Blindenfürsorge. — 07, Matthies: Die Humanität im Dienste der Blinden. — 10, Merle: Die Blindenfürsorge in großen Städten unter besonderer Berücksichtigung der Musik als Erwerbszweig. — 20, Baldus: Der Krieg mit seinen Folgen und das deutsche Blindenwesen. — 20, H. Müller: Staatliche und private Blindenfürsorge. — 20, Reiner, Antrag: Der Blindenlehrerkongreß zu Hannover wolle beschließen, daß die künftigen Kongresse erweitert werden zu Kongressen für das Blindenwesen. — 24, Bischoff: Die Stellung der Kriegsblinden innerhalb der Kriegsblindenfürsorge. — 24, Niepel: Bericht über die Blindenwohlfahrtskammer (B. W. K.). — 24, Dr. Strehl: Vorschläge zur Unterbringung erwerbsfähiger Kriegsblinder.

34. Der Blinde im öffentlichen Leben:

76, Moldenhawer: Die soziale Stellung des Blinden. — 79, Wulff: Die Zukunft der Blinden. — 85, Entlicher: Der Blinde und seine soziale Stellung. — 85, Kunz: Über den Sprachunterricht an Blindenschulen, speziell über die Ausbildung Blinder zu Sprachlehrern. — 88, Büttner: Die Blindenehe. — 88, Wulff: Beruf und Leben. — 91, Buckle: Die erwachsenen Blinden. — 95, Schottke: Das Gesetz vom 11. Juli 1891, betreffend die Provinzialfürsorge für Blinde in Preußen und die Notwendigkeit einer Blindenstatistik. — 98, Moldenhawer: Die Stellung der Blinden in der Welt. — 98, Schottke: Das Recht unserer Blinden auf Arbeit. — 01, BRANDSTAETER: Welche Pflichten legt uns die Fürsorge für den blinden Arbeiter auf? — 01, FRONEBERG: Das preußische Fürsorgeerziehungsgesetz für Minderjährige vom 2. Juli 1900 in seiner Anwendung auf die Erziehung der Blinden. — 04, Antrag: Fahrpreisermäßigung für Blindenführer. — 07, MATTHIES: Die Humanität im Dienste der Blinden. — 10, MERLE: ... Die Musik als Erwerbszweig. — 24, ANSPACH: Antrag zur Gründung einer Zentral-Einkaufsgenossenschaft. — 24, Antrag betreffend die Prägung des Hartgeldes. — 24, PICHT: Des Blinden Leben und Streben (Rundfunkvortrag). — 24, SCHMITTBETZ: Vom Internat ins Leben.

91, SCHNEIDER, D.: Mitteilungen über ein Blindenkonzert aus dem Jahre 1818. — 04, MOHR: Resolution gegen Blindenkonzerte. — 07, VOGEL: Antrag zur Steuerung des Unwesens und der schädlichen Begleiterscheinungen von sogenannten „Blindenkonzerten". — 10, SCHAIDLER: Die Lebenskunde in der Blindenschule. — 24, BISCHOFF: Antrag zur Fürsorgeverordnung vom 13. Februar 1924.

35. Der Blinde in der Gesetzgebung:

85, ENTLICHER: Gesetzlicher Schutz des Blinden vor Mißbrauch zum Betteln. — 95, SCHOTTKE: Das Gesetz vom 11. Juli 1891, betreffend die Provinzialfürsorge für Blinde in Preußen und die Notwendigkeit einer Blindenstatistik. — 01, FRONEBERG: Das preußische Fürsorgeerziehungsgesetz für Minderjährige vom 2. Juli 1900 in seiner Anwendung auf die Erziehung der Blinden. — 20, GRASEMANN: Der Einfluß der neueren Gesetzgebung auf Blindenanstalten und Blindenheime mit Arbeitswerkstätten. — 24, Antrag über die gesetzliche Regelung der Beschulungspflicht für blinde Kinder. — 24, Antrag betreffend Verdienst- und Zusatzrente für Blinde. — 24, BISCHOFF: Antrag zur Fürsorgeverordnung vom 13. Februar 1924. — 24, Dr. SCHWARZ: Die Beschulung der Blinden im Reiche. — 24, Dr. WÖLZ: Die Zukunft der öffentlichen und privaten Blindenfürsorge nach der Fürsorgeverordnung vom 13. Februar 1924.

36. Blindenheime, Altersheim, Altershilfe für Blinde:

85, Versorgung arbeitsunfähiger Blinden. — 98, ENTLICHER: Das Blindenheim.

37. Die wichtigsten Entschlüsse und Ergebnisse der bis 1924 stattgefundenen Blindenlehrerkongresse.

Wien 1873: 1. Europäischer Blindenlehrerkongreß.

1. Die Errichtung von Kleinkinderschulen (Vorschulen) für Blinde ist ein dringendes Bedürfnis und daher ihre Errichtung von Staats wegen anzustreben.

2. Der Musikunterricht soll ein Hauptlehrgegenstand in der Blindenschule sein und hat sich auf den Gesang und auf Klavier, Orgel und andere Instrumente auszudehnen.

3. Die Blindenanstalten sollen sich gegenseitig ihre gedruckten Jahresberichte zuschicken; in ihnen sollen auch wissenschaftliche Abhandlungen enthalten sein.

4. Es soll ein wissenschaftliches Lehrbuch über die Psychologie und Pathologie der Blinden verfaßt werden.

5. Die staatliche Regelung des gesamten Blindenbildungswesens ist anzustreben.

6. Es wird die Notwendigkeit anerkannt, Bibliotheken für Blinde zu schaffen; zu diesem Zwecke mögen sich die Blindeninstitute einer Nation zur Herausgabe der wünschenswerten Werke vereinigen.

7. Es wird die Wahl eines permanenten Komitees (ständigen Kongreßausschusses) zur Durchführung der Beschlüsse des Kongresses vollzogen. (7 Mitglieder bilden dasselbe.)

8. Um eine einheitliche Blindenschrift einzuführen, soll ein gewählter Ausschuß die Blindenschriftsysteme prüfen und Bericht über seine Arbeit erstatten im ,,Organ der Taubstummen- und Blindenanstalten".

Dresden 1876: 2. Europäischer Blindenlehrerkongreß.

1. Das Lesen hat mit lateinischen Buchstaben (glattem Relief) zu beginnen.

2. Die Bücher mit Punktschrift werden zunächst im neuen deutschen Punktschriftsystem (System von St. Marie) gedruckt.

3. Im Kampfe zwischen dem neuen deutschen Punktschriftsystem von von St. Marie und dem System von Braille findet noch keine Einigung statt; denn 11 Anstalten vertreten das System Brailles und 14 das System von St. Maries.

4. Für die kombinierten Buchstaben in der deutschen Sprache sind spezielle Zeichen zu wählen; eine weitere Änderung des Brailleschen Systems tritt nicht ein.

5. Gründung und Statutfeststellung des ,,Vereins zur Förderung der Interessen der Blindenbildung" (27. Juli 1876). Sitz des Vereins ist Dresden. Zweck des Vereins: Blindenanstalten und selbständigen Blinden Unterrichts- und Fortbildungsmittel zu beschaffen, namentlich billige Hochdruckschriften.

Berlin 1879: 3. Blindenlehrerkongreß.

1. a) Der Schulunterricht in der Blindenschule hat über die Ziele einer gehobenen Volksschule nicht hinauszugehen.

b) Der Lehrplan der Blindenschule hat, mit Ausnahme des Zeichnens, dieselben Unterrichtsfächer zu enthalten wie der einer gehobenen Volksschule, also: Religion, Muttersprache, Rechnen, Formenlehre, Geographie, Geschichte, Naturkunde und Gesang.

c) In allen Blindenanstalten ist der Fortbildungsschulunterricht einzuführen, um dadurch den Schulunterricht der Blinden nachhaltig und nutzbringend zu gestalten.

2. Die Versammlung des ,,Vereins zur Förderung der Blindenbildung" beschloß einstimmig, daß fortan nur noch in Brailles Punktschrift gedruckt wird, da die Einigung in der Punktschriftfrage herbeigeführt sei.

3. Es werden für die Punktschrift folgende deutsche Buchstabenkontraktionen angenommen: ä, ö, ü, au, eu, ei, äu, ch, sch. (Brandstaeter.)

4. Die Seilerei ist eine ausgezeichnete Erwerbstätigkeit für Blinde und soll deshalb in allen Blindenanstalten eingeführt werden.

5. Jeder blinde oder sehende Lehrer, der auch nur ein blindes Kind unterrichtet, hat das Recht, Mitglied des Kongresses zu werden.

6. Die Erziehung der Blinden und der Taubstummen in gemeinsamen Anstalten ist zu verwerfen; beider Erziehung soll getrennt werden.

7. Auf dem Wege der Gesetzgebung ist den Blinden in allen Ländern das Recht auf Erziehung und Unterricht zu sichern.

8. Brailles Musiksystem wird mit den erörterten ausgestaltenden Vorschlägen angenommen.

9. Jeder Kongreßvortrag ist dem Lokalkomitee 40 Tage vor Abhaltung des Kongresses unter Einreichung der Disposition anzuzeigen.

Frankfurt a. Main 1882: 4. Blindenlehrerkongreß.

1. Die Ausbildung der Blinden für das Lehrfach ist nur dann angezeigt, wenn dem Blinden für später eine Anstellung in sichere Aussicht gestellt werden kann.

2. Eingabe an das Staatsministerium: Das Porto für offene Briefe in Blindenreliefschrift ist analog dem für Drucksachen zu berechnen. (Begründung: Dickes, schweres Papier zum Schreiben notwendig, darum doppeltes Porto; Frankreich, Belgien, Österreich und die Schweiz haben schon diese Ermäßigung eingeführt.)

3. Bitte an die Regierungen um Gewährung freier Eisenbahnfahrt für Zöglinge von Blindenanstalten bei Ferienreisen in die Heimat und zur Anstalt.

4. Die Behörden sollen Kirchenvorständen und -patronen empfehlen, blinde Bewerber um Organistenstellen zur Konkurrenz zuzulassen und eventuell anzustellen.

5. Die Einrichtung von Blindenlehrerprüfungen wird für notwendig erachtet; die Anstellung geprüfter, blinder Lehrer ist besonders an großen Blindenanstalten empfehlenswert.

6. Eine Kommission ist zu wählen, die die geographischen Lehrmittel prüft und verbessert und neue Veranschaulichungsmittel herzustellen versucht. Eine Reliefkarte von Zentraleuropa ist baldigst herzustellen: Überhöhung nicht anormal, Flüsse in der Ebene schwach erhaben dargestellt. Die Herausgabe eines Skizzenatlasses oder Leitfadens mit Zeichnungen ist anzustreben.

7. Die hohe Bedeutung der Fröbelschen Spiele und Beschäftigungen für die Erziehung und Ausbildung blinder Kinder zwingt die Blindenschulen zur allgemeinen Einführung in dieses Unterrichtsfach.

8. Bis zum nächsten Kongreß ist der ein- und doppelseitige Gebrauch der Punktschrift in Druck und Schrift auszuproben.

9. Die jetzige Kurzschrift ist für den Gebrauch in der Blindenschule nicht geeignet. Eine aus 7 Mitgliedern zu wählende Kommission hat dem nächsten Kongreß ein geeigneteres stenographisches System auszuarbeiten und vorzulegen.

Amsterdam 1885: 5. Blindenlehrerkongreß.

1. Das modifizierte Krohnsche Kurzschriftsystem wird nach den beschlossenen Kontraktionen und Abbreviaturen angenommen, im „Blindenfreund" veröffentlicht und zum Gebrauche als Schreib- und Druckschrift empfohlen.

2. Es ist auf dem Wege eines Preisausschreibens ein „Handbuch der Blindenpädagogik auf wissenschaftlicher Grundlage" zu schaffen.

3. Eine Sammlung von Handkarten für Blinde ist zu schaffen.

4. Den Blinden ist das Lesen der Punkt- und der Unzialschrift zu lehren.

Köln am Rhein 1888: 6. Blindenlehrerkongreß.

1. Grundsatzungen der Blindenfürsorge sind aufzustellen.

2. Es hat eine periodische Zählung der Blinden in allen Ländern stattzufinden nach einem von einem besonderen Ausschusse festgestellten Schema einer Zählkarte.

3. Nationalmuseen für den Blindenunterricht sind zu gründen.

4. Es werden Normen aufgestellt für das Lehren des Schreibens und Lesens der Blindenpunktschrift.

5. Die neue deutsche Kurzschrift wird fast in allen Anstalten als Unterrichtsfach gelehrt.

6. Das internationale Punktmusiknotensystem (nach Braille) wird beim Druck von Musikstücken durchgehends zugrunde gelegt.

7. Der Modellier- und Zeichenunterricht sind mehr denn je zu fördern.

8. Der Vorschullehrplan von Meyer - Amsterdam und der Turnlehrplan von Zenz-Wien sollen grundlegende Verwendung im Blindenunterrichte finden.

9. Die Kurzschrift ist einer gründlichen Prüfung zu unterziehen, um von ihr Wert und Maß der Anwendbarkeit festzustellen.

Kiel 1891: 7. Blindenlehrerkongreß.

1. In allen Staaten sind Blindenunterrichtsanstalten in genügender Zahl zu gründen und aus öffentlichen Mitteln zu unterhalten; alle blinden Kinder sind durch Gesetze zum Besuche dieser Anstalten zu verpflichten.

2. Die Prüfung der Kurzschrift hat weiterhin zu geschehen.

3. Die Herausgabe eines Lesebuches in Kurzschrift wird dringend gewünscht.

4. Es wird eine besondere Kurzschriftkommission (aus 9 Mitgliedern bestehend) gewählt, die sich bereit erklärt zur Entgegennahme und Prüfung jeglicher Anträge zur Verbesserung der Kurzschrift.

5. Eine dringende Aufgabe ist es für jede Anstalt, sich allmählich in den Besitz der durch eine Kommission ausgewählten Veranschaulichungsmittel zu setzen. Anschauungsmittel, die durch Druck hergestellt werden, soll der „Verein zur Förderung der Blindenbildung" herstellen.

München 1895: 8. Blindenlehrerkongreß.

1. Der „Verein zur Förderung der Blindenbildung" soll die neu herauszugebenden Bücher im Zwischenpunktdruck herstellen mit Ausnahme der Schulbücher.

2. Die von der Kurzschriftkommission vorgelegte Kurzschrift (geprüft von 20 deutschen und 4 österreichischen Blindenanstalten) wird als „deutsche Kurzschrift" angenommen. Sie darf aber keineswegs die Voll-, Flach- und Kleinsche Stacheltypenschrift verdrängen. Gedruckt wird in Voll- und in Kurzschrift je nach Bedarf.

3. Eine allgemein zu veranstaltende Blindenstatistik wird notwendig. Eine Kommission wird beauftragt, Fragebogen dafür auszuarbeiten.

4. In allen Staaten, in welchen allgemeine Schulpflicht zu Recht besteht, müssen die bildungsfähigen blinden Kinder vom schulpflichtigen Alter an zum Besuche von Spezialanstalten gesetzlich verpflichtet werden. Zu ihrer Aufnahme müssen solche Anstalten in genügender Zahl und Größe mit zweckentsprechender Ausstattung aus öffentlichen Mitteln errichtet und unterhalten werden.

5. Die Einrichtung von Blindenlehrerprüfungen wird als dringend notwendig erachtet. Eine Kommission hat diesen Wunsch den Regierungen baldigst zu unterbreiten. Dieser Kommission wird auch die Untersuchung der Gehaltsverhältnisse der Blindenlehrer übertragen.

6. In den Blindenanstalten ist mit Hilfe der Behörden eine rationelle augenärztliche Kontrolle durchzuführen, um die schädlichen Folgen der Augenerkrankungen möglichst einzudämmen.

Steglitz-Berlin 1898: 9. Blindenlehrerkongreß.

1. Von einer Kommission ist ein Normallehrplan auszuarbeiten, und für den Punktdruck sind neue Lese- und Lehrbücher zusammenzustellen.

2. Ergänzungen zum Ausbau der BRAILLEschen Musikschrift werden von der Musikschriftkommission empfohlen und angenommen.

3. Es ist wünschenswert,

a) daß tüchtige Blinde als Musiklehrer in den Blindenanstalten Verwendung finden, und

b) daß musikalisch gut beanlagte Zöglinge ausgebildet werden zu Organisten, Musiklehrern und Klavierstimmern.

c) Von der Gründung einer Musikhochschule für Blinde ist dringend abzuraten.

Breslau 1901: 10. Blindenlehrerkongreß.

1. Die Aufstellung eines einheitlichen Normallehrplanes für deutsche Blindenschulen ist zweckmäßig und notwendig.

2. Die Fürsorgeerziehung der Blinden ist gesetzlich anzuordnen (auf Grund des Fürsorgeerziehungsgesetzes vom 2. Juli 1900) und hat in einer Blindenanstalt mit dem 6. Jahre zu beginnen.

3. Bei der Errichtung oder Erweiterung von Blindenanstalten ist auf Einrichtung von Blindenvorschulen oder Blindenvorschulklassen Bedacht zu nehmen.

Halle a. d. Saale 1904: 11. Blindenlehrerkongreß.

1. Die Blindenfortbildungsschule hat ihr Ziel darin zu suchen, die Allgemeinbildung im Rahmen der Berufsbildung zu ergänzen; das geschieht durch Gewinnung neuer sittlicher Ideen und durch Klärung und Förderung der sozialen Anschauungen. Als Unterrichtsfächer kommen in Frage: Deutsch, Gewerbekunde mit Rechnen, Buchführung, Turnen, Gesundheitslehre und Anstandslehre. Diese Forderungen gelten auch für weibliche Blinde, soweit sie handwerksmäßigen Berufen zugeführt werden. Den Unterrichtsmittelpunkt bildet der Beruf.

2. Das Ideal aller Blindenfürsorge ist der selbständig im Leben stehende Entlassene. Darum ist die unentbehrlichste Grundlage für eine gedeihliche Fürsorge eine praktisch und theoretisch gründliche allgemeine und berufliche Ausbildung der Zöglinge der Blindenanstalten und deren Erziehung zu selbständigen Persönlichkeiten.

Vor der Unterbringung in Heimen haben für Blinde diejenigen Existenzformen des öffentlichen Lebens den Vorzug, wo Entlassene neben anderen ihren Unterhalt erwerben, ohne Gefahr zu laufen, die erlangte Erwerbsfähigkeit einzubüßen.

3. Nach dem Muster der „Allgemeinen Bestimmungen vom 15. Oktober 1872" sollen Normen zu einem Lehrplan für Blindenschulen aufgestellt werden; ein Lesebuch soll neu bearbeitet und herausgegeben werden. Diese Arbeiten werden der II. Sektion zugewiesen.

4. Der Kongreß ernennt eine Kommission von 7 Mitgliedern, welche die Maßnahmen trifft, die zur baldigen Einführung des abgeänderten Kurzschriftsystems nötig sind. Nach der Publizierung der endgültigen Beschlüsse der Kommission erfolgt die Herausgabe eines Leitfadens mit Wörterverzeichnis und die eines Übungsbuches.

5. Eingabe an die Reichspostbehörde wegen Herabsetzung des Paketportos (5 kg = 10 Pf.) für Bücher in „Blindendruck".

6. Eingabe, an zuständiger Stelle einen Erlaß zu erwirken, der den im Erwerbsleben stehenden Blinden und ihren Führern freie Eisenbahnfahrt gewährt oder aber die Fahrtvergünstigungen der Anstaltszöglinge (Blinder und Führer fahren auf Kinderfahrkarte).

Hamburg 1907: 12. Blindenlehrerkongreß.

1. Eine Kommission hat dem nächsten Kongreß die Grundlinien oder den Entwurf zu einem Blindenfortbildungsschullehrplan zu unterbreiten.

2. Die neue Kurzschrift soll an allen Blindenanstalten Deutschlands, Österreichs und der Schweiz eingeführt und so gründlich gelehrt werden, daß jeder normale Zögling dieselbe beim Verlassen der Anstalt beherrscht.

3. Der ständige Kongreßausschuß wird verpflichtet, in Zukunft einen ausführlichen Gedankengang der psychologischen und methodischen Kongreßthemen vorher zu veröffentlichen, dem ein Verzeichnis der verwendeten Quellen beizufügen ist.

4. Eine zu wählende Kommission soll geeignete Vorleselektüre für Blinde auswählen und eine Auswahl solcher Werke treffen, die zur Übertragung in Punktschrift empfohlen werden können. Die Veröffentlichungen sollen im „Blindenfreund" erfolgen.

5. Das System der Mathematik- und Chemieschrift, das der metrischen Darstellungen und die drei Buchstabenkontraktionen ß, st und ie für die Vollschrift werden (nach der Arbeit von Schlüter-Neuwied) angenommen. Ihre einheitliche Anwendung bei der Drucklegung deutscher Punktdruckwerke ist durchzuführen.

6. Der Kongreß ernennt eine Kommission, welche die Lesebucharbeit zum Abschluß bringt. Der „Verein zur Förderung der Blindenbildung" druckt das Lesebuch in Punkt- und Schwarzschrift.

7. Die von Zech-Königsthal bearbeiteten „Grundlinien zu einem Lehrplane für deutsche Blindenanstalten" werden angenommen.

Wien 1910: 13. Blindenlehrerkongreß.

1. Der Kongreß bittet die Regierungen aller Staaten, darauf hinzuwirken, daß die Hebammen für die Augeneiterung der Neugeborenen die gleiche Verantwortung tragen wie für das Kindbettfieber.

2. a) Jedes Blindeninstitut soll einen angestellten Augenarzt besitzen.

   b) Es soll kein neuer Zögling in ein Blindeninstitut aufgenommen werden ohne das vorherige Gutachten des Anstaltsaugenarztes.

c) Wenn Augenoperationen an einem Zögling notwendig werden, sollen dieselben vorgenommen werden ohne die Bewilligung der Eltern auf Grund eines Reverses, der bei der Aufnahme den Eltern abzuverlangen ist.

d) Blinde Kinder mit ansteckenden Augenkrankheiten können erst nach ihrer völligen Heilung Aufnahme in der Blindenanstalt finden.

3. Die Regierungen von Deutschland, Italien, Rußland und Österreich werden gebeten, bei Volkszählungen die Blinden mitzuzählen nach einem vorgeschlagenen Frageschema und die Ergebnisse in statistischen Werken zu veröffentlichen.

4. Die von Bauer-Breslau erarbeiteten „Grundlinien für den Unterricht in Blindenfortbildungsschulen", der diesen Grundlinien entsprechende Lehrplan, das Lesebuch und der Entwurf zu einer Buchführung werden als Grundlagen für Sonderlehrpläne gutgeheißen.

5. In allen Kulturstaaten sollen die Behörden den Hebammen gedruckte Belehrungen übergeben, in denen auf die große Gefahr der Augeneiterung der Neugeborenen hingewiesen wird, und die die zu ihrer Verhütung notwendigen Verhaltungsmaßregeln gemeinverständlich zusammenfassen. Jede Hebamme soll verpflichtet werden, jeder vor der Entbindung stehenden Frau ein solches Merkblatt mit eindringlichen Begleitworten zu übergeben.

Düsseldorf-Düren 1913: 14. Blindenlehrerkongreß.

1. Die Paragraphen 2 und 14 der Statuten des „Vereins zur Förderung der Blindenbildung" werden in erweiterter Form angenommen.

2. Um Doppeldrucke zu vermeiden, meldet jede Punktschriftdruckerei ihr Druckprogramm dem „Verein zur Förderung der Blindenbildung". Um einen Katalog für obige Nachweise zu gewinnen, haben alle Blindendruckereien ein Verzeichnis der von ihnen gedruckten Bücher ebendahin einzusenden.

3. a) Es wird die alte Braillesche Notenschrift beibehalten, nur müssen die einzelnen Abschnitte eines Musikstückes möglichst kurz gehalten sein.

b) Es werden die vom Pariser Verein vorgeschlagenen Zeichen (mit drei Ausnahmen) angenommen.

c) Bei wechselnden Spielorganen geschieht die Anwendung von Spielschlüsseln; auch findet die Anwendung der Taktskala statt.

Hannover-Kirchrode 1920: 15. Blindenlehrerkongreß.

1. Der geschäftsführende Ausschuß des Blindenlehrervereins wird beauftragt, an Stelle der bisherigen Lesebücher Lesehefte für die Mittel- und Oberstufe sofort zusammenstellen zu lassen und für die Herausgabe eines geschichtlichen Quellenlesebuches und einer Gedichtsammlung für die Oberstufe Sorge zu tragen.

2. Der 15. Blindenlehrerkongreß ist bereit, mit den Vereinigungen der Blinden in eine engere Arbeitsgemeinschaft mit gemeinsamen Tagungen zu treten, und bittet den geschäftsführenden Ausschuß des Blindenlehrervereins in Verbindung mit dem ständigen Kongreßausschuß, die Verhandlungen mit den Blindenvereinigungen zu führen und in der nächsten Mitgliederversammlung bestimmte Vorschläge zu machen.

3. Der Kongreß bittet den im Blindenlehrerverein bestehenden Ausschuß für schulgesetzliche Angelegenheiten zur Behandlung aller schwebenden Schulge-

setzfragen schon jetzt mit den in Betracht kommenden Stellen in Verbindung zu treten.

4. Der Kongreß wählt einen von Blindenlehrern und qualifizierten Blinden bestehenden paritätisch arbeitenden Ausschuß für alle Fragen aus dem Gebiete der Punktschrift, des Punktdruckes, der Papierbehandlung und der Beurteilung von Apparaten und Maschinen.

5. Der Kongreß bittet das Reichswirtschaftsministerium, durch Verordnung oder Gesetz die Einrichtung von Blindenwohlfahrtskammern zu regeln. Der Wohlfahrtskammer sollen angehören: Vertreter der Blindenlehrerschaft, Vertreter der Vereinigungen der Blinden und Blindenfreunde, die sich um die Blindenfürsorge besonders verdient gemacht haben.

Stuttgart 1924: 1. Kongreß für Blindenwohlfahrt, zugleich
16. Blindenlehrerkongreß.

1. Aus Beauftragten der im Kongreß für Blindenwohlfahrt vertretenen Organisationen ist eine Kommission zu bilden, welche die Aufgabe hat, die der Denkschrift des Reichsdeutschen Blindenverbandes beigegebenen Anträge und Richtlinien zu bearbeiten und auszuwerten. Sie hat den Auftrag, Fachkommissionen zu bilden und Sachverständige hinzuzuziehen.

2. Der Bund erblindeter Krieger E. V. hält daran fest, daß es die vornehmste Pflicht des Reiches sei, auch in fürsorgerischer Beziehung für die Opfer des Weltkrieges in besonderem Maße zu sorgen. Er betrachtet es als eine unbedingte Notwendigkeit, daß die Erwerbsbefähigung der später Erblindeten vom Staat übernommen wird, und befürwortet aufs wärmste die Aufnahme einer entsprechenden Bestimmung in die Verordnung über die Fürsorgepflicht.

3. Der Kongreß für Blindenwohlfahrt richtet unter Berufung auf die Art. 145 und 10 der Reichsverfassung an die Reichsregierung die dringende Bitte, für baldige Vorlage eines Reichsgesetzes Sorge zu tragen, das den Ländern die Verpflichtung zur Durchführung der Schulpflicht für blinde Kinder auferlegt, da noch in einer Anzahl deutscher Länder die gesetzliche Grundlage zur Beschulung der Blinden fehlt.

4. Der erste Kongreß für Blindenwohlfahrt empfiehlt grundsätzlich die Einführung eines einheitlichen freiwilligen Blindenabzeichens, überläßt aber dessen Auswahl der Vereinbarung der beteiligten Verbände.

5. Der Kongreß ersucht das Reichsfinanzministerium, bei Prägung neuen Hartgeldes dasselbe so gut unterscheidbar zu prägen wie das Friedensgeld, damit Blinde und Schwachsichtige weitestgehend verselbständigt werden und ihr Gebrechen vor Mißbrauch geschützt wird.

6. Der Deutsche Blindenlehrerverein tritt dafür ein, daß die Hilfssprache Esperanto fakultatives Lehrfach in allen Blindenanstalten D e u t s c h l a n d s werde.

7. Der Deutsche Blindenlehrerverein soll einen Personalbogen für die Zöglinge ausarbeiten, der dann in allen deutschen Blindenanstalten zur Einführung gelangen soll.

8. Es sollen mit den Organisationen der Blindenlehrer und der Blinden des Auslandes Verbindungen angeknüpft werden zum Zwecke eines Schüler-, Studenten- und Lehreraustausches für diejenigen, die sich im mündlichen Gebrauch einer fremden Sprache vervollkommnen wollen.

Literatur:

Der 1. Europäische Blindenlehrerkongreß in Wien am 3. bis 8. August 1873. Protokollarischer Bericht von FRIEDR. ENTLICHER. 190 S. 8⁰. Wien: Druck von Friedrich Jasper 1873.

Der 2. Europäische Blindenlehrerkongreß in Dresden am 25. bis 27. Juli 1876. Nach stenographischen Niederschriften zusammengestellt von RUDOLF BAUMGARTEN. 162 S. Dresden: Buchdruckerei von F. Lommatzsch (A. Schröer) 1876.

Verhandlungen des 3. Blindenlehrerkongresses in Berlin am 27. bis 31. Juli 1879. Redigiert von A. BRANDSTAETER. 209 S. Berlin: 1879.

Bericht über den 4. Blindenlehrerkongreß zu Frankfurt a. M. am 24. bis 28. Juli 1882. Nach stenographischen Aufzeichnungen zusammengestellt von H. MERLE. 312 S. Frankfurt a. M.: Druck von C. Adelmann 1882.

Verhandlungen über den 5. Blindenlehrerkongreß in Amsterdam am 4. bis 7. August 1885. Redigiert von J. H. MEIJER, F. KRÜGER und J. MOHR. 288 S. Amsterdam: C. A. Spin u. Zoon 1886.

Verhandlungen des 6. Blindenlehrerkongresses zu Köln a. Rh. am 6. bis 10. August 1888. Redigiert von W. MECKER, J. HACK und A. KRAGE. 260 S. Düren: Druck von R. Hamel.

Verhandlungen des 7. Blindenlehrerkongresses in Kiel vom 3. bis 7. August 1891. 220 S. Kiel: Druck von Schmidt & Klaunig 1892.

Verhandlungen des 8. Blindenlehrerkongresses in München vom 5. bis 8. August 1895. 215 S. München: Buchdruckerei von G. Hafner 1895.

Verhandlungen des 9. Blindenlehrerkongresses in Steglitz-Berlin vom 25. bis 29. Juli 1898. 352 S. Steglitz: Druck von E. Werner 1898.

Bericht über den 10. Blindenlehrerkongreß in Breslau vom 29. Juli bis 2. August 1901. Nach stenographischen Aufzeichnungen bearbeitet von R. RACKWITZ, A. NENTWIG und J. LORENZ. 342 S. Breslau: Druck von Adolf Stenzel, vorm. Brehmer u. Minuth.

Bericht über den 11. Blindenlehrerkongreß zu Halle a. d. S. vom 1. bis 5. August 1904. Zusammengestellt von SCHWANNECKE und LEPSIEN. 345 S. Halle a. d. S.: Druck der Buchdruckerei des Waisenhauses 1905.

Bericht über den 12. Blindenlehrerkongreß in Hamburg vom 23. bis 27. September 1907. Nach stenographischen Aufzeichnungen von K. MENZEL, H. PEYER und P. GRASEMANN. 432 S. Hamburg: Kommissionsverlag der Agentur des Rauhen Hauses 1908.

Bericht über den 13. Blindenlehrerkongreß in Wien vom 25. bis 30. Juli 1910. Nach stenographischen Aufzeichnungen zusammengestellt von F. DEMAL, E. GIGERL, F. MEISINGER, A. SCHAIDLER. 390 S. Wien: Selbstverlag des K. K. Blinden-Erziehungsinstituts; Gesellschafts-Buchdruckerei Brüder Hollinek, Wien III, Steingasse 25, 1911.

Bericht über den 14. Blindenlehrerkongreß in Düsseldorf-Düren vom 21. bis 24. Juli 1913. Nach stenographischen Aufzeichnungen zusammengestellt von J. KOCH, H. HORBACH. 198 S. Düren: Hamelsche Buchdruckerei 1914.

Bericht über den 15. Blindenlehrerkongreß in Hannover-Kirchrode vom 24. bis 27. August 1920. Nach stenographischen Aufzeichnungen zusammengestellt von F. PRILOP. 238 S. Hannover: Herausgegeben von der Provinzial-Blindenanstalt Hannover 1922.

Bericht über den Kongreß für Blindenwohlfahrt (16. Blindenlehrerkongreß) in Stuttgart vom 4. bis 7. August 1924. Nach stenographischen Aufzeichnungen von G. SAILER. 255 S. Stuttgart: Herausgegeben von der Blindenanstalt Nikolauspflege in Stuttgart 1925.

V. Der Deutsche Blindenlehrerverein.

Der Deutsche Blindenlehrerverein wurde begründet im Jahre 1920 auf dem 15. Blindenlehrerkongreß zu Hannover-Kirchrode. Schon längere Zeit vorher wurden Verhandlungen und Unterredungen gepflogen, die aber erst feste Gestalt annahmen in Hannover in der Gründerversammlung, in der Direktor Baldus-Düren warm für die Idee eines Zusammenschlusses der Blindenlehrer eintrat. Eine der stärksten treibenden Kräfte in jener Versammlung war Blindenlehrer Hermann Müller-Halle a. d. S. Er wußte die Mehrheit der damals versammelten Blindenlehrer und -direktoren für die Idee des Zusammenschlusses zu gewinnen und verwirklichte diese durch die Gründung des „Deutschen Blindenlehrervereins". Im Anschluß an diese Gründerversammlung trat man auch gleich in die Beratung über die Vereinssatzungen ein. Den Gedanken dieser Vereinsgründung gerade in Hannover verwirklicht zu haben, war der geeignetste Augenblick; denn dieser Kongreß beschloß in seinen späteren Verhandlungen, als eigentlicher Blindenlehrerkongreß nicht mehr zusammenzutreten, sondern aufzugehen in einem Kongreß für Blindenwohlfahrt, in dem dann die Blindenerzieher nicht mehr als alleinige Veranstalter stimmberechtigt aufträten, sondern neben ihnen mit gleichem Stimmrechte die maßgebendsten Blindenverbände Deutschlands. Daß solche Tagungen, die mehr der breiten Öffentlichkeit gewidmet sein sollten, um das Los der Blinden innerhalb der sozialen Volksgemeinschaft verbessern zu helfen, keinen Raum mehr bieten konnten für besondere Fach- und Schulfragen der Blindenlehrerschaft, leuchtete den Gründern ein. Alle inneren schultechnischen Fragen wurden damit einem anderen Forum zugewiesen, nämlich dem des Deutschen Blindenlehrervereins. Einen weiteren Vorteil brachte diese Gründung auch insofern noch, als sie freier und beweglicher in ihrer Arbeitsweise wurde und schneller zu brennenden Zeit-, Schul- und Standesfragen Stellung nehmen konnte; denn sie war ja nicht mehr an die dreijährige Zusammenkunft eines Kongresses gebunden, sondern konnte je nach Bedarf und Eile der zu lösenden Fragen Vertrauensmänner- oder Mitgliederversammlungen einberufen. Daß sich diese Neugründung, der Deutsche Blindenlehrerverein, durch die Art seiner Arbeit die rechte Geltung im neuen Wirkungskreise zu verschaffen wußte, zeigen am deutlichsten die Verhandlungen des ersten Blindenwohlfahrtskongresses zu Stuttgart vom Jahre 1924. Sein vornehmstes Ziel fällt ja auch ganz und gar mit dem aller Blindenverbände zusammen: Förderung der Blindenbildung und -fürsorge. Durch sein weiteres Ziel: Förderung des Blindenlehrerstandes wirkt er auch mittelbar für jede Art der Entwicklung des Blindenwesens ohne weiteres segensreich am großen Ganzen mit. — Der erste Vorsitzende des Vereins war Blindenlehrer H. Müller-Halle a. d. S. von 1920—1925; jetzt ist es Direktor P. Grasemann, Blindenanstalt Soest; der „Blindenfreund", das Organ für das gesamte Blindenwesen Deutschlands, ging 1920 in den Besitz des Deutschen Blindenlehrervereins über und ist damit auch das Vereinsorgan geworden.

Der Zusammenschluß der deutschen Blindenlehrer zu einem Fachlehrerverein ist reichlich spät gekommen; aber das Bedürfnis nach ihm muß doch nicht allzu groß gewesen sein, sonst hätten wir ihn gewiß eher gehabt. Erklären läßt sich diese Tatsache wohl so, daß ein Blindenlehrerverein, allerdings mit ungeschriebenen Satzungen, stillschweigend schon bestand durch die Blindenlehrerkongresse; denn sie waren ja regelmäßige, alle drei Jahre wiederkehrende Zusammenkünfte der Mehrzahl der deutschen Blindenerzieher. Alles das, was uns heute in Blindenlehrervereinssitzungen bewegt, wurde schon früher auf Kongressen ebenso eifrig behandelt und zu guten Zielen geführt.

Wer in den ersten Jahrgängen des ersten Blindenlehrerfachblattes nachliest, nämlich im „Organ der Taubstummen- und Blindenanstalten in Deutschland und den deutschredenden Nachbarländern" (Friedberg, 1855—1880), wird finden, daß schon im Jahre 1855 von seiten des Herausgebers, Dr. Matthias, und weniger Mitarbeiter aus der Blindenlehrerschaft die größten Anstrengungen gemacht wurden, die Blindenlehrer zu einem Fachlehrerverbande zusammenzuschweißen. Für den 16. Oktober 1855 wurde mit einer Tagung der Taubstummenlehrer zugleich eine gesonderte Tagung der Blindenlehrer mit eigenem Programm zu Winnenden angekündigt. Dieser Tag ist eigentlich die Geburtsstunde des Blindenlehrervereins. Wie sich die Einberufer diese Blindenlehrertagung dachten, mag das nachfolgende Programm erläutern:

1. Welche Schriftform soll für den Unterricht und Verkehr der Blinden festgehalten werden?

2. Über die musikalische Bildung der Blinden.

3. Über Beschäftigung und Versorgung der Blinden.

4. Über Unterhaltung und Spiele der Blinden.

5. Berichtliche Mitteilung über die kaiserliche Blindenanstalt zu Paris.

Fürwahr ein Tagungsprogramm, das für damalige Zeit nicht unmoderner war als unsere heutigen! — Leider habe ich das „Organ" vergeblich durchsucht nach einer Zeile eines Berichterstatters über jene erste Blindenlehrertagung! Die Taubstummenlehrer lieferten ihre ausführlichen Berichte; von der Tagung der Blindenlehrer wird aber nichts geschrieben. Ich schließe daraus, daß ihre Zahl dortselbst so gering gewesen sein mag, daß es sich nicht verlohnte, in eine Tagung einzutreten. Liebevoll schweigend ging man über diese Tatsache hinweg. Das wurde anders im Jahre 1871: In dem hochverdienten Menschenfreunde Dr. Ludwig August Frankl aus Wien erstand den deutschen Blindenlehrern ein Wegbereiter und Vorkämpfer für den Gedanken des Zusammenschlusses. Wenn Frankl auch nicht die Gründung eines Blindenlehrervereins vorschwebte, so gab er doch durch das Zustandekommen des ersten europäischen Blindenlehrerkongresses den Anstoß zu einer stetigen Zusammenarbeit aller Blindenerzieher bis zum heutigen Tage. Im Jahre 1871 durchreiste Frankl Deutschland und die Schweiz, um die besten Anstaltsgebäude und die bewährtesten Erziehungsund Unterrichtsmethoden für Blinde kennenzulernen; denn er wollte in Wien ein Musterblindeninstitut gründen helfen. Viel Treffliches hatte er gesehen, was anderen Anstalten aber unbekannt blieb. An diesem Punkte setzte er den Hebel an, indem er meinte: „Nur die mündliche Mitteilung, der persönliche Austausch der Gedanken und Erfahrungen allein kann das rasch und erfolgreich schaffen, was auf dem Gebiete der Blindenerziehung, trotz vielfacher Erfolge, wirklich noch zu erzielen ist." Auf seiner Reise wußte er durch seine Persönlichkeit und die begeisternde Art seiner Einladung zu einem ersten europäischen Blindenlehrerkongreß die bis dahin zagen Gemüter aufzurütteln. Seine Anträge, die er gleich für den ersten Kongreß zur Verhandlung stellte, waren so genialer

Art, daß sie von Anfang an in die Verhandlungen Schwung und Begeisterung brachten und noch in allen späteren Kongressen als nachhaltig und fruchtbringend weiterlebten. Mit diesem ersten Kongreß waren alle weiteren Blindenlehrerzusammenkünfte gesichert. Und wie zu einem selbstverständlichen Gesetze wurden alle nun folgenden Tagungen der Blindenlehrerkongresse gleichsam „Vereinszusammenkünfte" der Blindenerzieher Deutschlands und der angrenzenden Länder. Der Gedanke Frankls war also richtig; noch heute lebt er mit jedem neuen Kongreß wieder neu auf und wirkt befruchtend und segenspendend für alle Blinden.

Dritter Abschnitt:

Berufe.

A. Der Blinde in höheren Berufen
von B. Schultz, Dresden.

I. Einleitung.

1. Allgemeines.

Blättert man in den bestehenden Blinden-Zeitschriften herum, so stößt man hin und wieder auf die Überschrift „Schöner Erfolg". In solchen Artikeln wird von Erfolgen wie bestandener Reifeprüfung, abgelegtem Staatsexamen, erfolgter Promotion usw. einzelner Blinder berichtet. Aus der Tatsache, daß derartige Fälle einzeln angeführt und als schöner Erfolg verbucht werden, ergibt sich, daß es sich um Ausnahmen handelt. Auch heute ist die Zahl der Blinden in höheren Berufen, selbst wenn man berücksichtigt, daß eine große Zahl Erblindeter sich in hohem Alter und infolgedessen nicht mehr im Beruf befindet, verhältnismäßig klein[1]). Der Grund hierfür liegt weder in einem Mangel technischer Hilfsmittel, an denen es früher vielfach gefehlt hat, wodurch Blinde vom Studium abgehalten sein mochten, noch in der Person des Blinden — der Typ des Blinden ist, abgesehen von seinem Leiden, körperlich und geistig genau so veranlagt und daher ausbildungsfähig wie der Sehende —, noch in großen Hemmnissen während des Studiums, sondern in der Schwierigkeit, einen der Ausbildung entsprechenden und standesgemäßen Lebensunterhalt garantierenden Beruf zu finden. Ehe wir von den einzelnen in unserem Zusammenhange in Frage kommenden Berufen sprechen, sei kurz auf das Studium als solches eingegangen.

---

[1]) In der Verbandsstatistik des Reichsdeutschen Blindenverbandes, die vom Oktober 1915 datiert und im Novemberheft 1915 der „Blindenwelt" teilweise veröffentlicht ist, werden neben 857 Handwerkern genannt: 5 Schriftsteller, 3 Redner, 3 Prediger, 1 Lehrer, 5 Sprachlehrer, 2 Blindenlehrer, 1 Tanzlehrer, 1 Arbeitslehrer, 1 Privatlehrer, 4 Dozenten und 5 Studenten. Eine alle deutschen Blinden erfassende deutsche Berufsstatistik besitzen wir zur Zeit noch nicht; jedoch ist zu erwarten, daß die Veröffentlichungen der großen Reichszählung des letzten Jahres wertvolles Material bringen werden. In dem statistischen Teil des Artikels „Blinde und Blindenanstalten" des Handwörterbuches der Staatswissenschaften, IV. Aufl., Jena 1924, II. Band S. 928ff., wird auf die Berufsfrage der Blinden überhaupt nicht eingegangen. Wenn gewiß auch nicht alle erblindeten Akademiker dem Verein der blinden Akademiker Deutschlands, E. V., angehören, so gibt seine Mitgliederzahl doch wenigstens Näherungswerte. Die Zahl der blinden Mitglieder beläuft sich auf rund 500.

2. Studium.

Die Ansicht, der Blinde sei zum Studium mehr oder weniger geeignet als der Sehende, ist genau so falsch wie diejenige, jeden Blinden für musikalisch und infolgedessen für den Musiklehrer- oder Stimmerberuf prädestiniert zu halten. Es ist deshalb nicht richtig, den Blinden zum Studium zu drängen[1]) oder ihn auf Grund seines Leidens prinzipiell davon zurückzuhalten. Der Blinde bedarf zum Studium genau so wie der Sehende Neigung, entsprechender Vorbildung und durchschnittlicher Begabung. Unerläßlich sind aber ferner eine überdurchschnittliche Energie, ein gutes Gedächtnis, das aber auch nicht überschätzt werden darf, und gute Nerven. Die kleineren und größeren Schwierigkeiten, die sich besonders bei Beginn des Studiums einstellen und bei einem Vergleich mit sehenden Kommilitonen oft recht deprimierend wirken, müssen mit großer Geduld und zäher Energie immer von neuem überwunden werden. Sicher ist, daß die Durchführung des Studiums für den Blinden größere körperliche und geistige Anstrengungen verlangt als für den Sehenden. Dabei haben die Erfindung der BRAILLE-Blindenschrift, das Aufkommen der Schreibmaschinen und der Ausbau bestehender bzw. die Schaffung neuer Blindenbibliotheken (s. bes. Art.) dazu beigetragen, dem blinden Studierenden gegenüber früher wertvolle Erleichterungen zur Erreichung seines Zieles zu schaffen.

Was die Wahl des Studiums anbetrifft, so sind die Schwierigkeiten, mit denen der blinde Theologe, Philologe, Historiker, Philosoph, Jurist, Nationalökonom während ihrer Universitätszeit zu rechnen haben, annähernd die gleichen. Das ärztliche Studium, sowie das der Chemie, Physik und wohl auch der Geographie sowie das auf den Technischen Hochschulen sind für einen Blinden undurchführbar, wofür die Führung eines Beweises sich wohl erübrigt.

3. Hilfsmittel und Helfer.

Es ist hier nicht der Ort, auf einzelne Fragen, die an den Blinden im Laufe seines Studiums herantreten, näher einzugehen. Erwähnt sei, daß ihm nur geraten werden kann, Vorlesungen und Übungen regelmäßig zu besuchen, da er durch eine Kollegstunde sich eine ganze Anzahl Stunden des Vorlesenlassens ersparen kann. Hierauf wird er trotz eines noch so großzügigen Ausbaues unserer Blindenbibliotheken nie verzichten können[2]). Sehr zu empfehlen ist, daß der Student in den Vorlesungen derart mitschreibt, daß er mit Hilfe einer guten

---

[1]) Die Bedenken, die seinerzeit bei der Gründung der Marburger Hochschulbücherei, Studienanstalt und Beratungsstelle aufkamen, nämlich, daß unter den Blinden ein akademisches Proletariat herangezüchtet werde, haben sich nicht bewahrheitet.

[2]) Die Ansichten über die Benutzung wissenschaftlicher Punktschriftliteratur sind verschieden. Sicher ist, daß für die überwiegende Zahl der Leser die Lektüre eines Werkes in Punktschrift zeitraubend und anstrengender ist als das Sich-Vorlesen-Lassen. Dennoch wird die Punktschriftliteratur stets wertvolle Dienste insofern leisten, als sie Stunden auszufüllen vermag, in denen der Blinde nicht über sehende Hilfskräfte verfügen kann. Daß der Blinde während des Studiums und im Beruf die Punktschrift, und zwar auch die Kurzschrift, beherrschen muß, versteht sich von selbst.

Punktschrifttafel kurze, zusammenfassende Sätze niederschreibt. Das ist nicht ganz leicht, da der Dozent weiterspricht, läßt sich aber durch Übung erreichen und zeitigt gute Erfolge. Ob die gehörten Kollegs schriftlich auszuarbeiten sind, ist genau so wie bei Sehenden Ansichtssache. Erfreulicherweise besteht unter den einsichtigen blinden Akademikern Einigkeit darüber, daß die Anforderungen bei Prüfungen usw. nicht auf Grund des Leidens herabgesetzt werden sollen. Nur wenn auch vom blinden Akademiker das an Kenntnissen verlangt wird, was die anderen aufweisen müssen, kann er damit rechnen, nach seiner Ausbildung eine vollwertige Tätigkeit auszufüllen. Im Beruf, in dem der Blinde in Konkurrenz mit Sehenden treten muß, werden und sollen als Maßstab für seine Beurteilung nie sein Leiden, sondern seine Leistungen gelten[1]). Minderwertige Leistungen werden nicht nur ihm selbst, sondern allen Blinden zum Nachteil gereichen.

Das Problem liegt aber, wie bereits bemerkt, nicht in der Ausbildung Blinder für höhere Berufe — die sich hier ergebenden Schwierigkeiten sind heute in weitgehendem Maße überwunden —, sondern in der Verwertung der Ausbildung in einem den Blinden ideell und materiell befriedigenden Berufe. Es liegt in der Natur der Sache, daß die Zahl der in Frage kommenden höheren Berufe begrenzt ist, was aber auch wiederum zur Folge hat, daß die Blinden um diejenigen Berufe, in denen sie Vollwertiges leisten können, zäh kämpfen werden (s. unten). Unkenntnis, Vorurteil und Unverständnis der Sehenden sind es, die die schwierigsten Klippen darstellen. Wir werden, wenn wir jetzt im folgenden auf einzelne Berufe eingehen, mehrfach zu unterscheiden haben, ob es sich um Blinde handelt, die bereits vor ihrer Erblindung den Beruf ausgeübt haben, oder um solche, die erst in einen Beruf hineinwollen. Die bei fast allen hierher gehörigen Berufen auftauchenden gemeinsamen Schwierigkeiten sind: die Frage der Hilfskräfte, der festen Anstellung durch öffentlich-rechtliche Körperschaften und die einer ausreichenden Bezahlung.

Was die Frage der Hilfskräfte betrifft, so handelt es sich hier sowohl um eine richtige Auswahl als auch um die event. zu zahlende Entschädigung. Man darf wohl sagen, daß in fast allen höheren Berufen ein Arbeiten ohne fremde Hilfskraft bzw. fremde Hilfskräfte unmöglich ist. Dazu kommt ferner, daß vielfach hohe Anforderungen an das Verständnis, die Anpassungsfähigkeit und das Vertrauen gestellt werden müssen. Die Inanspruchnahme der Hilfe von Kollegen wird selten ausreichen und kann auch leicht die Gefühle der Kollegialität sowie die Stellung des Blinden gefährden. Die vielfach vertretene Meinung, die Frau des Blinden sei die geeignete Hilfskraft, ist zwar in manchen, aber durchaus nicht in allen Fällen zutreffend, und entzieht die Frau anderen ihr zustehenden Aufgaben, was leicht eine Beeinträchtigung des Familienlebens usw. zur Folge haben kann. Die Heranziehung einer besonderen Hilfskraft bedeutet aber leicht eine schwere pekuniäre Belastung des Blinden, wodurch ein Teil des materiellen Erfolges wieder verloren geht. Die Ansichten der blinden Geistesarbeiter über die Mitarbeit ehrenamtlicher Kräfte gehen auseinander. Während die einen be-

---

[1]) Sehr treffend schreibt Dr. v. Gerhardt einmal: „Ferner muß es als eine Entgleisung des Wohltätigkeitstriebes bezeichnet werden, wenn man sich bemüht, durch allerlei Erleichterungen und Nachsicht das Blindenstudium bequemer zu gestalten."

haupten, daß nur bezahlte Kräfte zuverlässige und dauernde Mitarbeiter sind, haben die anderen mit der Heranziehung ehrenamtlicher Helfer und Helferinnen sehr gute Erfahrungen gemacht[1]).

II. Die einzelnen Berufe.

Sehr bedauerlich ist es, daß Staat und Gemeinde auch heute noch blinden Geistesarbeitern den Eintritt in ihre Dienste unendlich erschweren. Der „Gesundheitsparagraph", sowie die Angst, den Blinden frühzeitig pensionieren zu müssen, veranlassen die Behörden in ihrer oft formal juristischen und bürokratischen Einstellung leider immer noch zu häufig, wertvolle Kräfte brach liegen zu lassen. Das Risiko, das diese Stellen mit der Einstellung Blinder eingehen, ist nicht allzu groß, da selbstverständlich auch hier nicht das Leiden, sondern die Leistungen der Blinden während einer Probezeit ausschlaggebend sein müßten: die Gefahr eines Ansturms auf derartige Stellungen wird im Ernst wohl gleichfalls von niemandem gefürchtet werden. Erfahrungen, die bei einzelnen Behörden in den letzten Jahren gesammelt wurden (s. unten), haben die Gangbarkeit dieses Weges bewiesen. Wenn eine derart geänderte Einstellung der Behörden sich allgemein durchsetzt, und wenn damit Hand in Hand eine Aufklärung der breiten Öffentlichkeit über die Arbeitsfähigkeit und Leistungsfähigkeit der Blinden in höheren Berufen geht, dann erweist sich auch für den Blinden das Studium als Brotstudium und nicht als Luxus, der nur pekuniär gut gestellten Blinden möglich ist[2]). Ansätze dazu sind, wie die folgenden Ausführungen beweisen, erfreulicherweise bereits vorhanden.

1. Mediziner.

Während für den Blinden Studium und Ausbildung eines Arztes, wie schon gesagt, undurchführbar sind, ist es dagegen möglich, daß der bereits im Beruf stehende Arzt diesen in begrenztem Umfange weiter ausübt, besonders wenn schon ein größerer Patientenkreis vorhanden ist, und wenn sich der Blinde mit einem jüngeren, sehenden Kollegen zusammenschließt. Dr. KAUFMANN-Dresden führt in einem Aufsatze „Berufsmöglichkeiten für den erblindeten Arzt"[3]) aus, daß sich Herz-, Lungen-, Bauch- und vor allem frauenärztliche Unterleibsuntersuchungen gut von einem Blinden vornehmen lassen. Sogar Geburtshilfe hält der Verfasser, allerdings wohl nur in der Klinik und unter Assistenz einer sehr zuverlässigen Hilfskraft, für möglich, weist aber darauf hin, daß in diesem letzteren Falle in der Regel das Vertrauen der Patientinnen fehlen wird. Ebenso möglich ist die Betätigung des blinden Arztes auf dem Gebiete der Medicomechanik,

---

[1]) Eine prinzipielle Lösung dieser Frage wird überhaupt nicht möglich sein; vielmehr wird es meist auf den betreffenden Blinden selbst ankommen, der Anpassungsvermögen und vor allem Takt besitzen muß.

[2]) Vergleiche auch dazu folgende Aufsätze in den „Mitteilungen des Vereins der deutschredenden Blinden": Dr. SCHWERDTFEGER zum Thema „Der Blinde als Berufsakademiker" 1919, Heft 6; Dr. HANS HIRSCHSTEIN zum Thema „Der Blinde als Berufsakademiker" 1919, Heft 9—10; Dr. FRITZ HASTENPFLUG „Der Blinde als Berufsakademiker" 1919, Heft 12.

[3]) „Beiträge zum Blindenbildungswesen" Jahrgang 1, Heft 3, S. 9ff.

wobei er allerdings auch einen sehenden Kollegen nicht ganz wird entbehren können. Ein erfolgreicheres Arbeitsgebiet erblickt Dr. Kaufmann in der Nervenpunktmassage nach Cornelius, da es hier sehr auf ein feines Gefühl ankommt; jedoch ist diese Heilmethode noch sehr umstritten. Geeigneter soll der blinde Arzt für Psychotherapie, und zwar sowohl für die Psychoanalyse sowie für die Persuasions- und Suggestionstherapie sein. „Die Bedenken und Schwierigkeiten, die der Betätigung des blinden Therapeuten gegenüberstehen, sind groß; aber diejenigen, denen es gelingt, sich auf diesem Gebiete ein Arbeitsfeld zu schaffen, werden sicherlich Freude und Befriedigung in ihrem Berufe finden und auch Erfolge haben." Zusammenfassend schreibt der Verfasser: „Es gibt jedenfalls eine Anzahl blinder Ärzte, die meist in Verbindung mit einem sehenden Kollegen Praxis treiben und ihren Beruf mit Erfolg und einer gewissen Befriedigung ausüben."

2. Theologen.

Nicht aus der Natur der Sache, sondern aus dem Widerstand der zuständigen obersten Behörde entstehen Schwierigkeiten, die dem blinden Theologen in der Berufsausübung entgegentreten. Es gibt eine ganze Anzahl Geistlicher, die während ihrer Berufszeit erblindeten. Einige von ihnen sind in ihrem Berufe auch weiterhin voll tätig geblieben. Mehrere Landeskirchen, wie die hannoversche, die hessische und die von Bremen haben auch Blinde ordiniert. Der preußische Evangelische Oberkirchenrat nimmt in dieser Frage, wie aus seiner Beantwortung zweier an ihn gerichteten Gesuche hervorgeht, leider eine ablehnende Stellung ein. Er beruft sich auf § 1 des Kirchengesetzes betr. die Anstellungsfähigkeit und Vorbildung der Geistlichen vom 15. August 1898, welcher lautet: „Anstellungsfähig im geistlichen Amte der evangelischen Landeskirche ist jeder evangelische Deutsche, welcher 25 Jahre alt, sittlich unbescholten, geistig gesund und frei von solchen körperlichen Gebrechen ist, welche die Ausübung des Amtes hindern, wenn er die Befähigung zur Verwaltung des geistlichen Amtes nach den Bestimmungen dieses Gesetzes nachgewiesen hat". Die Frage, auf die es ankommt, ist, ob Blindheit als ein Gebrechen anzusehen ist, das die Ausübung des geistlichen Amtes hindert oder nur erschwert. Die Tatsache, daß eine ganze Anzahl erblindeter Theologen erfolgreich tätig ist, beweist bereits, daß von einer absoluten Verhinderung nicht die Rede sein kann. In ausführlichen Darlegungen hat Pastor Klügel auf Grund eigener Erfahrungen nachgewiesen[1]), daß es Mittel und Wege gibt, die im Berufsleben auftauchenden Schwierigkeiten, wie Vornahme der Kasualien, Konfirmandenunterricht, Tätigkeit in Jünglings- und Jungfrauenvereinen, Führung der Verwaltungsangelegenheiten, Außendienst usw., zu überbrücken. Zu bedenken ist auch, daß an größeren Kirchgemeinden, an denen mehrere Geistliche tätig sind, auch eine gewisse Arbeitsteilung derart eintreten kann, daß der blinde Kollege in stärkerem Maße zu den Predigten herangezogen wird. Daneben eignet sich für den Blinden auch vielfach die Seelsorge in Anstalten und die Tätigkeit in der inneren Mission. Bei der durchaus notwendigen und allem Anschein nach auch schon begonnenen Umstellung der evangelischen Kirche in sozialer Bezie-

---

[1]) „Der Nichtsehende im Pfarramt" in „Beiträgen zum Blindenbildungswesen". 3. Jahrgang, Heft 1—3.

hung wird man gleichfalls blinde Geistliche, die zugleich über einige sozialwissenschaftliche Kenntnisse verfügen, mit Erfolg in der Aufklärungsarbeit verwenden können. Es sollte erwartet werden, daß gerade die obersten Kirchenbehörden ihre im letzten Sinne doch nur formal juristischen Bedenken fallen lassen und geeignete Blinde selbst zum Pfarramt zulassen. Mit der Annahme, daß dann eine große Zahl Blinder sich diesem Studium zuwenden werden, ist nicht zu rechnen, da für diesen Beruf immer nur wenige in Frage kommen werden, weil neben der erforderlichen Begabung auch eine tief innere Neigung vorhanden sein muß. Die Probezeit, die der junge Geistliche durchzumachen hat, ermöglicht es der Kirchenbehörde immer noch, ungeeignete Kräfte von einer Anstellung fernzuhalten.

3. Juristen.

Günstiger als bei den bisher genannten Berufen liegen die Verhältnisse für den blinden Juristen. Dr. KRAEMER schreibt in seinem Aufsatz „Der Blinde als Jurist"[1]: „Vergleicht man das Studium der Rechtswissenschaft mit dem anderer Wissenschaften, so zeigt sich, daß es für die größte Zahl der Blinden die verhältnismäßig geringsten Schwierigkeiten bietet." Der Verfasser führt dann weiter aus, daß Theologie und Philosophie Neigung und Begabung, Geschichte und Literatur dazu noch große Belesenheit, Mathematik und Naturwissenschaften ein gutes Veranschaulichungsvermögen erfordern, Voraussetzungen, die der Blinde nicht immer erfüllen kann, daß dagegen die zum Juristen notwendigen Qualitäten durch die Erblindung nicht gehemmt werden, ja, daß der Blinde sogar für die juristische Tätigkeit besonders geeignet sei. Der Krieg mit seinen Folgen hat auf diesem Berufsgebiet viele Vorurteile und Schwierigkeiten hinweggeräumt. Während es früher so gut wie ausgeschlossen war, daß der Blinde es weiter als bis zum Referendar und Dr. jur. brachte, wird er heute zur Ausbildung und Vorbereitung für das Assessorexamen zugelassen. Dem blinden Assessor stehen eine ganze Anzahl Wege offen. Die Tätigkeit als Richter ist zwar prinzipiell möglich und kommt in andern Ländern zwar auch vor[2], dürfte sich aber doch nicht als so geeignet erweisen wie beispielsweise die als Anwalt.

Nach § 5 Ziff. 6 der deutschen Rechtsanwaltsordnung muß die Zulassung versagt werden, wenn der Antragsteller nach dem Gutachten des Vorstandes der Anwaltskammer infolge eines körperlichen Gebrechens oder wegen eingetretener Schwäche seiner körperlichen oder geistigen Kräfte zur Erfüllung der Pflichten eines Rechtsanwaltes dauernd unfähig ist. Es besteht hier ein obligatorischer Grund der Ablehnung; doch wirft sich die Frage auf: ist Blindheit ein körperliches Gebrechen, das den Rechtsanwalt zur Ausübung seiner Pflichten dauernd

---

[1] „Beiträge zum Blindenbildungswesen". Jahrgang 2, Heft 4, S. 156.

[2] In Deutschland ist sie nach neuester Entscheidung nicht zulässig. In dem Schreiben des Preußischen Justizministers „an den Herrn Kammergerichtspräsidenten sowie an alle Herren Oberlandesgerichtspräsidenten (I. 10 449)" heißt es: „Das Reichsgericht hat in dem Urteil vom 22. Jan. 1926 (Entsch. in Strafs. Bd. 60, S. 63) entschieden, daß ein Gericht auch dann nicht vorschriftsmäßig besetzt ist, wenn ein Richter unfähig ist, die Vorgänge in der Hauptverhandlung wahrzunehmen. Dabei ist hervorgehoben, daß aus diesem Grunde auch Blinde nicht das Amt des Richters ausüben können. Es besteht Veranlassung, darauf hinzuweisen, daß mit Rücksicht hierauf auch Kriegsblinden Aussicht auf planmäßige Anstellung als Richter nicht gemacht werden kann..."

unfähig macht? Diese Frage ist auf Grund der Tatsache, daß von jeher Blinde zur Rechtsanwaltschaft zugelassen worden sind, Späterblindete im Beruf verblieben, zu verneinen. Der preußische Justizminister hat im vergangenen Jahr über diese Frage eine Rundfrage veranstaltet, auf Grund deren 6 Oberlandesgerichtspräsidenten, die Vorstände von 5 Anwaltskammern sich dahingehend äußerten, daß ein Blinder zur Erfüllung der Pflichten eines Rechtsanwaltes dauernd untauglich sei, während 6 Oberlandesgerichtspräsidenten und 8 Kammervorstände die Ansicht vertreten, daß Blinde nicht schlechthin als unfähig angesehen werden können, den Beruf eines Rechtsanwaltes auszuüben, sondern daß die Zulassung von der Prüfung des Einzelfalles abhängig gemacht werden müsse. Hinzu kommt, daß der blinde Anwalt in der Lage ist, den Umfang seiner Tätigkeit bis zu einem gewissen Grade selbst zu bestimmen, und daß es andererseits von dem freien Ermessen des rechtsuchenden Publikums abhängt, ob es sich einem blinden Rechtsanwalt anvertrauen will. Dem Entgegenkommen dieser Behörden ist es somit zu verdanken, daß im Rechtsanwaltsberuf tatsächlich geeignete Blinde eine befriedigende und auch materiell ausreichende Existenz finden können. Als unbedingte Voraussetzungen werden von blinden Anwälten Kenntnis der Punktschrift, Beherrschung der Schreibmaschine und Vorhandensein einer zuverlässigen, volles Vertrauen genießenden Hilfskraft gefordert; empfohlen wird ferner eine gemeinsame Praxis mit einem sehenden Kollegen. — Bedeutend schwieriger ist es für den blinden Juristen, abgesehen von einigen Einstellungen Kriegsblinder, in die Verwaltung zu gelangen, da hier Reichs-, Landes- und Kommunalbehörden sich vielfach einer Anstellung auf Privatdienstvertrag oder im Beamtenverhältnis widersetzen. Entgegenkommen auf dieser Seite, gute Ausbildung und Strebsamkeit auf Seite des blinden Juristen kann auch hier zur Öffnung neuer Berufe führen. Die freie Tür ins Beamtentum wird von geeigneten Blinden immer wieder gefordert werden müssen und ihnen auf die Dauer auch nicht versagt werden können, wenn freilich auch hier die Entscheidung von Fall zu Fall erfolgen wird. Für das Unterkommen blinder Juristen in der Privatwirtschaft wird es erforderlich sein, mancherlei Vorurteile zu bekämpfen. Der Verein der blinden Akademiker Deutschlands sowie die Marburger Blindenstudienanstalt sehen hierin seit langem eine ihrer wichtigsten Aufgaben.

4. Nationalökonomen.

In diesem Zusammenhange sei auch gleich noch auf den blinden Nationalökonomen eingegangen. Bereits vor dem Kriege begann die Volkswirtschaftslehre sich zu einer Modewissenschaft zu entwickeln, und der Zustrom zu ihr nahm nach dem Kriege einen derartigen Umfang an, daß man fast von einer „Inflation der doctores rerum politicarum" sprechen kann. Bei diesem Überangebot ist es naturgemäß für den blinden Nationalökonomen äußerst schwierig, eine ihn ideell und materiell befriedigende Anstellung zu finden. Die Einführung des Diplom-Volkswirt-Examens hat hier bereits gewisse Wandlungen geschaffen, und da die Möglichkeiten, das volkswirtschaftliche Studium praktisch für den Beruf zu verwerten, für den Sehenden sehr groß sind, so ist zu erwarten, daß sich auch geeignete Berufe für den derart vorgebildeten blinden Nationalökonomen finden werden. Ganz besonders wird dies der Fall sein, wenn es den Nationalökonomen gelingt, die schon seit langem erstrebte Gleichberechtigung mit den Juristen in der Verwaltung zu erringen. Die Tätigkeit auf sozialem Gebiete wird auch diese und jene Möglichkeit eröffnen. Bereits jetzt sind schon Fälle gegeben, in denen Blinde, wenn auch ohne akademische Vorbildung, in staatlicher oder städtischer Stellung als Blindenpfleger tätig sind. Hier ist auch das Gebiet, auf dem **weibliche akademische Blinde**, denen der Zugang zu höheren Berufen naturgemäß noch viel schwieriger ist als ihren männlichen Schicksalsgenossen, erfolgreich Beschäftigung finden könnten. Im Lehrberufe ist es bereits dieser und jener Blinden gelungen, eine Anstellung zu erreichen.

5. Philologen.

Die Schwierigkeiten, die blinden Lehrern sowohl in **Volksschulen** als auch in höheren Schulen und Blindenanstalten vor dem Kriege seitens der vorgesetzten Behörde gemacht wurden, haben sich in der letzten Zeit verringert.

a) Volksschullehrer. Dies ist in erster Linie dem Umstande zuzuschreiben, daß man Lehrern, die im Kriege erblindeten, mehrfach die Ausübung ihrer früheren Tätigkeit ermöglichte. Aber auch schon vor dem Kriege fanden blinde Lehrer eine feste Anstellung im Lehrerberufe[1]). Zwar wird von einer deutschen, obersten Schulbehörde auch jetzt noch ausdrücklich betont, daß blinde Lehrer zur Berufsausbildung und zu der sich anschließenden Prüfung (pädagogische Prüfung, zweite Lehrerprüfung) nur mit dem ausdrücklichen Vorbehalte zugelassen werden, daß ihnen hieraus keinerlei Rechte auf Beschäftigung oder Anstellung im Schuldienste erwachsen. Als weitere Richtlinien gelten: Blinde Lehrer werden zur einstweiligen Beschäftigung nicht ohne Zustimmung des Schulunterhaltungsträgers oder Schulverbandes überwiesen. Vor Erteilung eines Beschäftigungsauftrages ist von der Schulaufsichtsbehörde sorgfältig zu prüfen, ob und in welcher Weise die Überwindung der aus dem Sehunvermögen folgenden Schwierigkeiten gesichert erscheinen. Es ist dem blinden Lehrer auf jederzeitigen Widerruf zu gestatten, einen Helfer mit in den Unterricht zu nehmen. Eine endgültige Anstellung blinder Lehrer findet erst nach einer längeren Bewährungsfrist statt. Auch sie ist an die Zustimmung des Schulunterhaltungsträgers oder des Schulverbandes gebunden.

b) Lehrer an höheren Lehranstalten. An staatlichen **höheren Lehranstalten** oder in vom Staate zu besetzenden Stellen im Volks- und höheren Schuldienst werden in der Regel nur Kriegsblinde endgültig angestellt, die vor ihrer Erblindung bereits mit dem Berufsstudium begonnen hatten. Sorgfältige Prüfung des Einzelfalles, nicht nur hinsichtlich der Leistungsfähigkeit des Anzustellenden, sondern auch bezüglich der Verhältnisse an der Schule, an der der Kriegsblinde angestellt werden soll, wird der Schulaufsichtsbehörde zur besonderen Pflicht gemacht. Zu hoffen ist, daß bei einer Bewährung kriegsblinder Lehrer in Zukunft auch geeigneten Zivilblinden die Möglichkeit dieser Laufbahn gegeben ist. Schwierigkeiten, insbesondere auf dem Gebiete der Disziplin, sind durch die in den letzten Jahren gewonnenen Erfahrungen im allgemeinen überwunden worden. Wesentlich ist freilich dabei, daß der Blinde in den oberen

---

[1]) Meines Wissens war Hamburg die erste deutsche Stadt, die einen blinden Volksschullehrer fest anstellte.

Klassen unterrichtet, wo er mit einem gewissen Verständnis der Schüler für sein Leiden rechnen kann.

c) Blindenlehrer. Eigenartigerweise wurden den Blinden große Schwierigkeiten bei einer Anstellung in einer Blindenanstalt bereitet, und zwar ist es bemerkenswert, daß sehende Kollegen an Blindenanstalten sich vielfach gegen die Anstellung blinder Blindenlehrer sträubten[1]). Sicher ist zwar, daß nicht alle Fächer, wie Naturkunde, Geographie und Anschauungsunterricht von Blinden an Blinde erteilt werden können; wohl aber bleiben noch genügend andere Fächer übrig. Dazu kommt, daß in mancher Hinsicht, besonders wieder in oberen Klassen, gerade ein Blinder seinen blinden Zöglingen mehr geben kann als viele seiner sehenden Kollegen. Zu wünschen ist, daß die vorgesetzten Behörden sich über die Bedenken der sehenden Blindenlehrer hinwegsetzen und blinde Lehrer in Blindenanstalten anstellen, wie dies auch in anderen Ländern schon lange der Fall ist.

d) Hochschullehrer. Die Laufbahn als Hochschullehrer, die von mehreren Blinden eingeschlagen worden ist, gibt im allgemeinen mehr ideelle als materielle Befriedigung. Zwar sind Professoren nach ihrer Erblindung im Amte belassen worden; jedoch sind mir nur zwei Fälle, in England und der Schweiz, bekannt, in denen ein Blinder als Ordinarius auf einen Lehrstuhl berufen wurde. Gelingt es dem blinden Dozenten, eine Assistentenstelle zu erlangen, so ist er freilich während einiger Jahre auch materiell sichergestellt.

e) Privatlehrer. Die Tätigkeit als Privatlehrer, die dem Blinden ohne weiteres offensteht, hat den großen Nachteil, daß sein Einkommen sehr schwankend ist und somit keine gesicherte Existenz garantiert. Auch hier wird vielfach der Unterricht erwachsener Personen, z. B. in Sprachen, gegenüber dem an Kindern bevorzugt.

f) Musiklehrer. Das gleiche trifft im allgemeinen auch für den blinden Musiklehrer zu.

g) Andere höhere Berufe. Daß Berufe wie Schriftsteller, Dichter, Organist und Komponist von Blinden ausgeübt werden können, wenn sie die hierzu erforderlichen Eigenschaften besitzen, bedarf keiner weiteren Ausführung, ebensowenig wie die Tatsache, daß nur wirklich begabten Künstlern auf diesen Gebieten eine sichere Existenz geboten werden kann. Es handelt sich hier nicht um Berufe, die allein durch Fleiß und Energie ausgefüllt werden können.

Wenn heute auch bereits eine Anzahl Blinder in höheren Berufen tätig ist, so handelt es sich letzten Endes doch immer noch um Ausnahmen. Diejenigen, die ein gewisses Ziel erreicht haben, müssen sich klar darüber sein, daß sie Pionierarbeit leisten, und daß es von ihrer Bewährung oder von ihrem Versagen abhangen kann, ob auch anderen Blinden ihr Beruf erschlossen wird. Die Zahl der möglichen, höheren Berufe ist aber wohl noch weit größer, als es heute den Anschein haben mag. Zu ihrer Erschließung bedarf es in erster Linie der Mitarbeit der Blinden und der Beseitigung der Vorurteile bei den Sehenden.

---

[1]) Vergleiche die Kontroverse Blindenlehrer Müller-Halle mit Privatdozent Dr. Steinberg-Breslau im „Blindenfreund", Jahrgang 45, Nr. 4, S. 81, und in „Beiträgen zum Blindenbildungswesen", Jahrgang 2, Nr. 1, S. 24. Dr. Steinberg hat hier die Argumente Müllers mit äußerster Sorgfalt untersucht und zerpflückt. Neue Argumente sind meines Wissens bis jetzt von der deutschen Blindenlehrerschaft nicht ins Feld geführt worden.

Literatur.

Beiträge zum Blindenbildungswesen, Marburg (Lahn), Jg. 1, H. 3, S. 9ff.: KAUF-MANN, Dr. G., Berufsmöglichkeiten für den erblindeten Arzt.
— Jg. 2, H. 4, S. 155ff.: KRAEMER, Dr. R., Der Betrieb des Rechtsstudiums bei Blinden.
— Jg. 3, H. 1—3, KLÜGEL, K., Der Nichtsehende im Pfarramt.
— Jg. 2, H. 1, S. 24: STEINBERG, Dr. W., Offenes Antwortschreiben an Herrn Blindenlehrer Müller-Halle.
Blindenfreund, Düren, Jg. 45, Nr. 4, S. 81ff.: SCHLEICHER, Dr. A., Zur Frage „Blinde als Blindenlehrer".
Blindenwelt, Berlin, Jg. 1915, H. 10 u. 11: Verbandsstatistik des Reichsdeutschen Blindenverbandes e. V.
Mitteilungen des Vereins der deutschredenden Blinden, Leipzig, Jg. 1919, H. 6: SCHWERDTFEGER, Dr. W., Der Blinde als Berufsakademiker.
— H. 9—10: HIRSCHSTEIN, Dr. H., Der Blinde als Berufsakademiker.
— H. 12: HASTENPFLUG, Dr. F., Der Blinde als Berufsakademiker.

B. Blinde als Schriftsteller

von A. REUSS, Schwetzingen.

I. Einleitung.

Wie in allen Zeiten, die ein Schrifttum besitzen, der Blinde gelegentlich einen Vorwurf für die dichterische Einbildungskraft bildete und den künstlerischen Darstellungsdrang anregte, so hat es wohl auch zu allen Zeiten Blinde gegeben, die trotz ihrer Behinderung über die Grenzen ihrer Dunkelheit hinausgriffen in künstlerischem Nachschaffen der Welt der Vollsinnigen, oder die gerade in ihrer Blindheit einen Gegenstand fanden, welcher sie veranlaßte, künstlerisch tätig zu sein.

II. Veranlagung und Auswirkung.

1. Häufigkeit künstlerischer Veranlagung bei Blinden.

An und für sich ist sicherlich der künstlerische Gestaltungsdrang und der Wille zur Kunst nicht häufiger und nicht schwächer bei Blinden als bei Vollsinnigen. Ein Teil solcher Anlagen wird aber infolge des fehlenden Sehsinnes notgedrungen verkümmern; in anderen Fällen wird er die dem Blinden verbliebenen Ausdrucksmittel um so stärker anregen, in erster Reihe also den Tonsinn und den Sprachsinn steigern und zu künstlerischen Äußerungen veranlassen.

2. Künstlerische Darstellung der Blindheit durch Blinde.

A priori schiene es das Gegebene und wäre ohne weiteres verständlich, wenn der Blinde — oder richtiger der Blindgeborene, von dem hier zunächst die Rede ist — nur die Sinnesreize in künstlerischer Gestaltung verwendete, die ihm durch die verbliebenen Sinne zufließen (wie Gehörs-, Geruchs-, Geschmacks- und Tasteindrücke), so, wie dieselben eben nur ihm erscheinen. Ferner, wenn er sein eigenes Verhältnis zur Umwelt, vor allem zur Menschenwelt und Volksgemeinschaft, und die sich daraus für ihn ergebenden Ziele und Wunschbilder in der zusammenfassenden Beschränkung des Kunstwerkes darstellen würde. Jene

Darstellungsart müßte eine besondere Blindenlyrik hervorbringen, die für den Vollsinnigen auf die Dauer lückenhaft und rätselvoll bleiben müßte; die zweite Darstellungsart würde sich in epischen oder dramatischen Werken äußern, deren Inhaltskreis ein notgedrungen beschränkter sein müßte, ganz abgesehen davon, daß der Blinde einen so unwesentlichen Teil der Volksgemeinschaft bildet, daß er bei Hervorbringung von Kunstwerken in Menge, die nur die Welt derer behandeln, welche das Licht nicht kennen, auf die Dauer Ablehnung erfahren müßte.

3. Künstlerische Darstellung der sichtbaren Welt durch Blinde.

Nun hat aber die Erfahrung gezeigt, daß die Gefahr eines Blindenschrifttums in der angedeuteten Art nicht vorliegt. Zwar gibt es kaum einen blinden Schriftsteller, den die eigene Blindheit in seinen Werken nicht willentlich oder unbewußt beeinflußt hätte; aber das Streben des Gestaltungswillens wohl aller blinden Künstler ging und geht dahin, die ganze Welt der Sinne in ihren Werken mitzuerfassen, auch wenn sie sich und Fragen der Blindheit behandeln. Auch der Blindgeborene spricht in seiner Lyrik häufig von Farben der Blumen, von Sonnenuntergängen usw., und er schildert die Menschen und Geschehnisse, welche ihn zum künstlerischen Schaffen anregen, nicht so, wie sie seiner augenlosen Sinnenwelt erscheinen, sondern so, wie sie nach seinen Begriffen auf die vollsinnigen Menschen wirken.

4. Nachahmungstrieb und Vererbung.

Erklärt wird diese Tatsache einmal durch den Nachahmungstrieb des Menschen, der nicht nur den Blindgeborenen die Sprache mit all den aufs Sehen eingestellten Ausdrücken sprechen lehrt, sondern auch den Taubstummblinden veranlaßt, die ersten Sprechversuche zu machen, die er den Kehlkopfschwebungen seines Lehrers abtastet, verbunden mit dem menschlichen Gemeinschaftsempfinden, das die Ausdrucksmittel der einzelnen in die gleichen Bahnen leitet, und der Vererbung von Seheindrücken, die unterbewußt auch im Blindgeborenen tätig sind. Denn es handelt sich bei Blinden und insbesondere bei blinden Künstlern nicht um Ergebnisse einer Entwicklungsreihe, deren Endausfluß das Fehlen des Sehsinnes wäre, sondern um die Unterbrechung einer Entwicklungsreihe, die an und für sich vollständig auf das Sehen, und auf dieses in ganz hervorragendem Maße, eingestellt ist. Betrachten wir somit den Blinden nicht als Einzelwesen, sondern im Zusammenhang mit seiner Ahnenreihe und mit der ihn umgebenden Menschengemeinschaft, so ist anzunehmen, daß in ihm die Summe vererbter Sehfähigkeit und Gesichtseindrücke nicht völlig unterbrochen wird, sondern ihm unterbewußt innewohnt, womit die Möglichkeit gegeben ist, daß er in seiner Einbildungskraft Gegenstände und Vorgänge richtig verarbeitet, von denen ihn die unübersteigliche Mauer des mit ihm wandelnden Kerkers trennt.

5. Blindgeborene und Späterblindete.

Es kann nach diesen Darlegungen zugegeben werden, daß es einem Blindgeborenen möglich ist, die ihm verbliebenen Ausdrucksmittel künstlerisch vollwertig und allgemeingültig zu gebrauchen, was ja für den Späterblindeten von vornherein zugegeben werden muß, weil er die sichtbare Welt auch nach der Erblindung durch die Kraft der Erinnerung in sich trägt. Bei unkünstlerischen Naturen kann diese Erinnerung abblassen, wenn wir auch nicht an ein gänzliches Versinken ins Unbewußte glauben; bei geistesschöpferisch veranlagten Späterblindeten wird sie dagegen rege und klar bleiben und der Einbildungskraft die Stoffe zur Befriedigung ihres Drängens nach Darstellung liefern können. Von vornherein aber bleibt ersichtlich, daß der Späterblindete dem Blindgeborenen gegenüber im Vorteil ist, wenn wir bei beiden eine gleiche künstlerische Veranlagung voraussetzen. Doch ist, wie gesagt, auch für den Blindgeborenen die Möglichkeit des allgemeingültigen künstlerischen Schaffens im Rahmen der All-Menschen-Gemeinschaft durchaus vorhanden.

6. Schulung und Selbstzucht.

Was aber für beide — für den Blindgeborenen wie für den Späterblindeten — ebenso wichtig bleibt wie für den Vollsinnigen, der sich der Gestaltung künstlerischer Eingebungen hingibt, und was von allen nur allzuleicht übersehen wird, ist die Notwendigkeit der Schulung und Selbstzucht. Und so haben wir unter Blinden wie unter Sehenden eine große Vielzahl von solchen, die wohl dichten, deren Erzeugnisse aber nichts taugen, weil es ihnen an der erforderlichen Beherrschung ihres geistigen Rüstzeugs mangelt.

7. Häufigkeit dichterischer Veranlagung.

Die Anzahl von dichterischen Erzeugnissen Blinder dieser Art ist Legion, — besonders auf dem Gebiete einer gefühligen, sinnlichen oder gottseligen Lyrik. Wir brauchen von diesen ebensowenig zu reden, wie der Sehende die Gedichte von Backfischen und mannbar werdenden Jünglingen oder von heuchelnden Frömmlern künstlerisch irgendwie wertet. Doch sei nicht verschwiegen, daß Blinde bei gewißlich gleicher Verteilung der Anlagen wohl häufiger zur Betätigung ihrer Einbildungskräfte neigen als Sehende, da sie durch die Eindrücke von außen weniger in Anspruch genommen sind.

8. Schriftstellerei als Blindenberuf.

Aus alledem ist zu verstehen, daß sich unter den blinden Dichtern, von denen allein wir hier zu handeln haben, in der Hauptsache Späterblindete finden, und daß da, wo es sich um wirkliche Begabungen handelt, die Leistungen nicht anders gewertet werden dürfen wie beim Sehenden. Ein besonderer Blindenberuf ist dabei die künstlerische Gestaltung auf dem Gebiete des Schrifttums ebensowenig als der Beruf eines Tonschöpfers, den man nicht ergreifen kann, sondern von dem man ergriffen wird, wenn er überhaupt echt sein soll, und den man sich in der Folge erst durch die Arbeit an sich selbst und seiner Begabung verdient, ob man nun sehend oder blind ist. Wer aber unter Blinden den Beruf zum Dichter und Gestalter in sich fühlt und den arbeitenden, schöpferischen Willen hinter solche Gabe zu stellen vermag, tritt damit eigentlich aus der Reihe der für dieses Handbuch in Frage kommenden Darstellungen heraus; denn ihn unterscheidet nichts mehr von dem gleichartigen sehenden Berufsgenossen, zumal auch die technischen Hilfsmittel (Schreibmaschine, Blindendruck und Blindenbüchereiwesen) dem blinden Schriftsteller ein vollkommen selbständiges Arbeiten gestatten, welches sich kaum in etwas von dem des Vollsinnigen zu unterscheiden braucht. Dies trifft selbst dann zu, wenn der blinde Schriftsteller die eigene Blindheit oder Fragen des Blindenwesens und Wunschbilder der Gestaltung seines Verhältnisses zum Gemeinschaftsleben behandelt. Denn solche Gegenstände sind — wenn sie über den Rahmen einer Selbstbiographie hinausgehen wollen — nur darstellbar in Verbindung mit dem gewohnten Gemeinschaftsleben der Menschen und gewinnen einzig dadurch eine künstlerische Bedeutung (eine Bedeutung des Einzelwesens auf dem breiten Hintergrund der Allgemeinheit), daß gezeigt wird, wie auch der Blinde ein Teil dieser Gemeinschaft ist, und verbunden mit der stillschweigenden Voraussetzung, daß ein jedes vollsinnige Glied dieser Menschheitsgemeinschaft von heute auf morgen selbst erblinden kann. Hier liegt die Tragfläche des allgemeinen Verständnisses für die künstlerische Darstellung der Welt des Blinden durch Blinde. Aber — wie oben dargelegt — ist es in keiner Weise erforderlich, daß der Blinde nur seine Welt und ihr Verhältnis zu der Welt der Sehenden schildert; vielmehr ist er durchaus fähig und geneigt, sich unter Verschweigung seiner Blindheit in die Reihe der schaffenden Künstler zu stellen, die nichts anderes wollen als die Hervorbringung des Kunstwerkes an sich und für sich, wenn in einem jeden dabei auch der Zweck des Schaffens für andere schweigend vorhanden ist.

Wenn wir trotzdem hier einige Namen von blinden Schriftstellern der Gegenwart aufführen, so tun wir es, um den Beweis zu führen, daß es sich tatsächlich so verhält, wie oben gesagt wurde. Auf Vollständigkeit kann und will diese Aufzählung keinen Anspruch machen; denn es wird immer wieder hie und da ein blinder Schriftsteller nachgewiesen werden können, der eben nichts ist als gestaltender Dichter, unabhängig von seiner Blindheit, weil seine Geistestätigkeit voll und ganz in der Welt der Vollsinnigen aufgeht.

III. Schriftsteller der Gegenwart.

1. O. Baum.

Wir nennen zuerst Oskar Baum aus Prag, der wohl der erfolgreichste, wenn auch nicht der künstlerisch höchststehende der hier willkürlich zusammengestellten Schriftsteller der Gegenwart ist (Gedichte, Novellen, Romane, Dramen). Er hat für sich die Leichtigkeit der Darstellung und Sprache, wenn auch nicht zu verkennen ist, daß — wenn er weniger schreiben würde — seine Werke (wie sein erstes Novellenbändchen „Uferdasein" zeigt) an Plastik und Tiefe gewinnen könnten.

2. E. Haun.

Ernst Haun in Dresden wurde in seinem Blindenanstaltsroman, in den „Lächelnden Erinnerungen" zwar seiner Zeit Baum gegenübergestellt, kann jedoch mit seiner süßlicheren Schreibweise kaum so hoch gewertet werden als sein Gegenbild.

3. O. Rennefeld.

Otto Rennefeld in Berlin war wohl eines der bedeutendsten lyrischen Talente unter den aufstrebenden Dichtern nach 1910. Leider aber hat er sich in die

Uferlosigkeit anthroposophischer Mystik verloren und scheint an Dornach unfruchtbar oder doch für die Gemeinschaft der Mitlebenden leer zu werden.

4. A. von Hatzfeld.

Glücklicher als er ist A. v. Hatzfeld in Bonn, der auch in den Fahrwassern neuerer „Richtung" treibt und sichtlich von Rilke beeinflußt wurde („Franziskus"), ohne sich jedoch unselbständig an ihn zu verlieren. Was allerdings Thomas Mann gelegentlich einer Besprechung des Romans „Lemminge" an ihm rühmt, nämlich den Stilwechsel, der einmal die stille Romantik Eichendorffs und dann wieder die impressionistische Schreibweise unserer Neutöner verwerte, wird von anderen nicht als Vorzug empfunden.

5. Droste.

Eine besondere Erwähnung verdient der Dialektdichter Droste in Bremen, der auf seinem Gebiete ganz Hervorragendes leistet, jedenfalls bedeutend mehr, als sonst auf diesem Gebiete vielfach geboten wird.

6. Tagesschriftsteller.

Anders als der Beruf des Schriftstellers auf dem Gebiete der Kunst ist der Beruf als Tagesschriftsteller (Korrespondent, Redakteur) zu werten. Doch auch hier kommen wir zu dem gleichen Ergebnis: Die Schriftstellerei auch auf diesem Gebiete ist als Beruf dem Blinden nicht verschlossen; aber es wird nicht möglich sein, ihm die berufliche Beschäftigung in dieser Richtung anzuraten, wenn nicht alles in der Veranlagung zu solcher Tätigkeit drängt. Ist dagegen die natürliche Anlage gegeben, so wird immer noch eine gediegene Schulung und Erfahrung in den Verhältnissen des heutigen Zeitungswesens vonnöten sein, um den Nichtsehenden vor Enttäuschungen zu bewahren, wie sie zwar auch der Vollsinnige im gleichen Falle erlebt, dieselben aber leichter überwindet, weil ihm der Berufswechsel leichter gemacht wird als einem Blinden.

C. Der blinde Musiker und ausübende Künstler
von E. Oppermann, Berlin.

Schon in längst vergangenen Zeiten fehlte der Blinde keineswegs im Geistes- und Kunstleben. Der Unterschied besteht jedoch darin, daß uns heute die Errungenschaften und Hilfsmittel des Blindenwesens zu Gebote stehen, auf die unsere Vorfahren verzichten mußten[1]).

Sieht man von der Wirksamkeit an völlig anspruchsloser Stätte dritten Ranges ab, wo auf die Güte der Leistungen kaum irgendwelcher Wert gelegt wird, so unterscheidet man für den Musiker zwei Tätigkeitsgebiete, nämlich: ein kunstgewerbliches und ein rein künstlerisches.

I. Kunstgewerbliche Tätigkeit.

Die systematische Betätigung auf dem Gebiete der Unterhaltungsmusik bringt für den blinden Musiker gewisse Schwierigkeiten mit sich, welche darin bestehen, daß bei womöglich täglich mehrstündigem Musizieren reichliche Ab-

---

[1]) Kretschmer, R., a. a. O.

wechslung im Programm geboten werden soll, das vom blinden Musiker infolge der Unmöglichkeit des Blattspielens gedächtnismäßig beherrscht werden muß. Bei der Mannigfaltigkeit geistiger Veranlagung sehen wir dennoch eine Anzahl blinder Musiker spezifisch eingestellt und als Klavierspieler (Alleinspieler), zum Teil auch gemeinsam mit einem Geiger in der Unterhaltungsmusik tätig. Das Gleiche gilt von der Filmmusik. Schwieriger gestaltet sich die Lage, wo es sich um ein Zusammenwirken mit Sehenden handelt und der blinde Musiker in der selbständigen Auswahl des Repertoires beschränkt ist. Eine Schwierigkeit ergibt sich ferner beim Ensemblespiel für den blinden Pianisten und Harmoniumspieler aus dem Umstande, daß diese beiden Instrumente andere, im Ensemble nicht vertretene Instrumente — Holz- und Blechbläser — zu ersetzen haben. Ein solcher Klavier- bzw. Harmoniumpart, in dem wichtige, oft grundlegende, von den mitwirkenden Instrumenten ausgeführte Motive und Themen fehlen, prägt sich dem Gedächtnis naturgemäß schwerer ein, da er kein Gesamtbild der Komposition darstellt.

Dazu kommt die Beschaffung des erforderlichen Notenmaterials durch hand- oder maschinenschriftliche Übertragung in die Blindennotenschrift, da es an entsprechenden Druckausgaben zur Zeit noch fehlt. Die Varietémusik wird im allgemeinen für den blinden Musiker selten in Betracht kommen, da die auftretenden Artisten die Noten zu ihren Vortragsnummern in der Regel selbst mitbringen und sie den Musikern gewöhnlich erst bei der Probe vorlegen, sodaß zur Übertragung in Blindenschrift keine Zeit ist. Auf dem Gebiete der Tanzmusik dagegen ist der blinde Musiker eine häufige Erscheinung, während er für die Theatermusik gänzlich ausscheidet.

II. Künstlerische Tätigkeit.

Als die weitaus wichtigsten Instrumente für den blinden Musiker wird man das Klavier und die Orgel bzw. das Harmonium bezeichnen müssen. Gleiche Beachtung verdient auch das Gesangsfach.

1. Die wichtigsten Instrumente.

Streichinstrumente — Violine, Viola, Violoncello usw. — erscheinen hinsichtlich ihrer Strichtechnik im allgemeinen weniger geeignet. Doch fehlt es auch nicht an Fällen, in denen sich Blinde mit gutem Erfolg dem Studium des Violinspiels gewidmet haben, und vielleicht können pädagogische Erfahrungen berufen sein, entgegenstehende Hindernisse durch zweckmäßige Unterrichtsmethoden auch hier zu überwinden. Von sämtlichen Blasinstrumenten wird man sagen dürfen, daß ihre Beherrschung für den Blinden nicht schwerer erreichbar ist als für den Sehenden. Über die praktische Verwendbarkeit derselben für den Blinden siehe weiter unten.

2. Verwendungsmöglichkeiten.

Das produktivste aller Instrumente, das Klavier, finden wir, wie im gewerblichen Musikleben, so auch im Konzertsaal als Vermittler höchsten Kunstschaffens, desgleichen die Violine und den Gesang. Diese drei Vertreter musikalischer Wiedergabe sind als die hauptsächlichsten Beherrscher des Solistenkonzertwesens anzusehen, und dem blinden konzertierenden Künstler gebührt ohne Zweifel die gleiche Beachtung wie dem Sehenden. Daß er sie trotzdem nicht genießt, hat seine Ursache in grundfalschen Voraussetzungen und unzutreffender Einschätzung der Psyche und Persönlichkeit des Blinden, die in weiten Kreisen herrschen. Diese Nichtbeachtung, einem erschreckenden Aberglauben vergleichbar, nahm zu durch das Auftreten nicht ernst zu nehmender blinder Musiker und Dilettanten, sowie durch deprimierende Form der Veranstaltung und durch ein gewissenloses Blindenkonzert-Agentenwesen. Sie stellten den Blinden sowohl künstlerisch wie moralisch in ein falsches Licht[1]). Zur Beseitigung solcher Mißstände hat neuerdings der „Westfälische Blindenverein" Schritte unternommen[2]). Es sind eine zweckmäßige Kontrolle aller sogenannten Blindenkonzerte in den einzelnen Landesteilen durch die Blindenvereine in Verbindung mit den zuständigen Behörden-Polizei, Steuer usw. sowie eine „schwarze Liste" berüchtigter und unerwünschter Konzertgeber und Agenten und endlich ein Verzeichnis zu empfehlender blinder Künstler vorgesehen. Auch beabsichtigt der „Reichsdeutsche Blindenverband" eine Zusammenarbeit mit dem „Verband konzertierender Künstler". Im Gesangfach wird sich die Tätigkeit des Blinden auf den Solo-, Chor- und Oratoriengesang beschränken, d. h. also auf den Konzertgesang, da ihm die Wirksamkeit auf der Bühne wegen der dort in Betracht kommenden schauspielerischen Anforderungen versagt ist. Durchaus im Bereiche der Möglichkeit liegt für den blinden Pianisten auch die Tätigkeit als Begleiter von Solovorträgen. Bei dauernder Fühlung mit einem oder mehreren — auch sehenden — Künstlern, die zur gedächtnismäßigen Aneignung von deren Repertoire Gelegenheit und Anregung bietet, wäre es wohl denkbar, daß ein blinder Pianist einen blinden oder sehenden Sänger bzw. Sängerin auf deren Konzertreisen ständig begleiten könnte. Bei Übernahme einzelner diesbezüglicher Aufträge ist allerdings eine rechtzeitige Verständigung zwischen beiden Beteiligten unerläßlich, damit dem blinden Begleiter die nötige Zeit zur Vorbereitung bleibt, falls er das für den betreffenden Abend in Betracht kommende Programm noch nicht oder nur zum Teil gedächtnismäßig beherrscht. Da die Verwendung des blinden Musikers im Orchester aus begreiflichen Gründen nicht möglich ist, so werden die übrigen Orchesterinstrumente — namentlich die Blasinstrumente — für ihn nur von untergeordneter beruflicher Bedeutung sein. Hingegen wäre die Beteiligung des blinden Musikers an Kammermusik-Aufführungen bzw. eine Kammermusikvereinigung von Blinden keineswegs etwas Undenkbares.

3. Organist.

Die Frage nach der Eignung des Organistenberufes für den blinden Musiker muß nach den auf diesem Gebiete gemachten Erfahrungen durchaus bejaht werden. Selbstverständlich ist auch der blinde Organist bei der Ausübung seines Amtes und bei der Betätigung in Kirchenkonzerten usw. auf ein gutes Gedächt-

---

[1]) Mitteilungen des Vereins der deutschredenden Blinden, Jg. 1925, Art. von Dr. L. Cohn „Blinde Konzertgeber", ebenso Art. von E. Oppermann „Blinde Konzertgeber".

[2]) Nachrichten des Westfälischen Blindenvereins, November 1925: Maßnahmen des Westfälischen Blindenvereins gegen Konzertschwindel.

nis angewiesen. Wichtig und wünschenswert ist daher im Interesse einer glatten Abwicklung der gottesdienstlichen Obliegenheiten ein gutes Einvernehmen zwischen dem blinden Organisten und seinem Pfarrer, so daß z. B. letzterer dem Organisten die für den nächsten Gottesdienst angesetzten Choräle wenigstens einen Tag vorher bekannt gibt, statt erst kurz vor Beginn des Gottesdienstes, für den Fall, daß es sich um einen seltener verwendeten Choral handelt. In den Wirkungsbereich des Organisten fällt auch die Leitung des Kirchenchores, der bei den verschiedenen Anlässen in Aktion tritt. Eine Reihe von Fällen hat erwiesen, daß ein fachtüchtiger, intelligenter blinder Organist auch dieser Aufgabe gewachsen ist. Das hat insofern praktische Bedeutung, als sich dem Organisten nicht selten Gelegenheit bietet, außeramtlich die musikalische Leitung eines bzw. mehrerer Gesang- oder Chorvereine zu übernehmen und hierdurch sein Einkommen zu steigern. Ferner sei betont, daß auch die Handhabung einer mit den neuzeitlichsten technischen Einrichtungen (Register, Koppelungen, Rollschweller usw.) ausgestatteten Orgel blinden Organisten erfahrungsgemäß keineswegs unüberwindliche Schwierigkeiten bereitet[1]).

4. Lehrtätigkeit.

Ein nicht minder wichtiger Berufszweig für den blinden Musiker als die bereits besprochenen ist der Lehrberuf. Der Eignung entsprechend werden auch hier Klavier- und Orgelspiel als Instrumentalfächer sowie Gesang an erster Stelle stehen. Gleiche Aufmerksamkeit und Erwähnung verdienen in diesem Zusammenhang die musiktheoretischen und -wissenschaftlichen Disziplinen. Leider gelangen wie auf instrumentalem, so auch auf diesem Gebiete wertvolle Kräfte unter den Blinden nicht zu gebührender Auswirkung. Es fehlt nicht an Beispielen, daß blinde Musiker auf beiden Gebieten gute, ja zum Teil sogar hervorragende pädagogische Leistungen aufzuweisen haben. Es sei hier an die Namen Joseph Labor und Professor Rudolf Braun (beide jüngst in Wien verstorben) erinnert, die auch als Komponisten Beachtenswertes geleistet haben[2]).

III. Vorbildung und Ausbildung.

Mit dem ersten Musikunterricht pflegt man etwa im 7. bis 8. Lebensjahre zu beginnen, mit dem Fachstudium jedoch in der Regel erst im 15. bis 17., wenn die geistige Entwicklung ein Urteil über die Begabung zuläßt. Für das Gesangsstudium muß natürlich das Ende der Mutation (Stimmwechsel) abgewartet werden. Als Hauptmerkmale der Begabung sind zu beachten: mindestens relatives musikalisches Gehör (Tonbewußtsein), rhythmisches Empfinden, Erregbarkeit, Phantasie, Sinn für Poesie, Empfänglichkeit für Natureindrücke, Empfinden für ethische und ästhetische Wertunterschiede. Wenn schon für den Orchestermusiker ein höheres Maß von Bildung erwünscht ist, so ist für den Kunstjünger der höheren Kategorie eine höhere Schulbildung von weitaus größerer Bedeutung und erspart ihm den Umweg autodidaktischer Weiterbil-

---

[1]) Mitteilungen, Juli 1925, Art. von Dr. W. Schwerdtfeger „Kirchenmusikdirektor Bernhard Pfannstiehl".

[2]) Mitteilungen des Vereins der deutschredenden Blinden, Jg. 1924, Nr. 2—3.

dung, den viele — selbst hervorragende und berühmte Künstler — gehen mußten.
Als Vorbedingung für die Zulassung zum Studium an einer Musikhochschule wird selbst für den Organisten und Chordirigenten Obersekundareife
verlangt; doch werden Ausnahmen von dieser Regel gemacht. Die Aufnahme-
prüfungen finden vor Beginn jedes Semesters — etwa im März und September —
statt. Nach absolviertem Studium kann eine Abschlußprüfung abgelegt
werden. Nähere Auskunft erteilt die Direktion der Akademischen Hochschule für Musik Berlin-Charlottenburg oder ein anderes Institut
gleicher Art. Wenn schon in früheren Jahrzehnten Blinde Universitätsreife und
selbst akademische Bildung erwarben, so mußten sie zur Reifeprüfung entweder
durch Privatunterricht oder durch den Besuch einer höheren Schule für Sehende
gelangen, während sich heute diese Möglichkeit durch die Blindenstudienanstalt in Marburg (Lahn) unter weitaus günstigeren Umständen bietet.
Zwar stößt der Blinde, der sich dem Musikstudium zu widmen beabsichtigt, bei
den staatlichen Lehranstalten heute nicht mehr auf die grundsätzliche Ablehnung
wie in früheren Jahrzehnten; aber auf Grund der in England und Frankreich gemachten Erfahrungen wird auch für Deutschland eine „Reichsmusikfachschule für Blinde" erstrebt, da sich diese Einrichtung in den
genannten Ländern gut bewährt. Mit Rücksicht darauf, daß die dem Organisten-
und Chordirigentenberuf zustrebenden blinden Musiker ein erhebliches Kontingent
stellen, würde eine Angliederung der Musikfachschule an eine staatliche Musikhochschule den Bedürfnissen voraussichtlich am besten Rechnung tragen. Doch ist
die ganze Angelegenheit noch ungeklärt und wird zur Zeit in Arbeitsausschüssen
behandelt. Bezüglich der Prüfungsbedingungen für Musiklehrer siehe Literatur-
verzeichnis, sowie Prüfungsordnung für Musiklehrer (Weidmannsche Verlagsbuch-
handlung), in Blindendruck Verlag des Reichsdeutschen Blindenverbandes.

IV. Hilfsmittel.

Von epochemachender Bedeutung für den blinden Musiker ist die seit 1837
bestehende, auf der Brailleschen Punktschrift fußende Braille-Notenschrift,
welche ihm die Einstudierung bzw. gedächtnismäßige Korrepetition von Ton-
werken und Studienmaterial ohne sehende Hilfe ermöglicht. Eine sehr reichhaltige, klassische und moderne Literatur umfassende Notenauswahl in Punktdruck
liegt heute bereits vor, desgleichen eine Reihe wichtiger musiktheoretischer und
wissenschaftlicher Werke. Zentralverlag sämtlicher in- und ausländischer Punktdruckmusikalien ist F. W. Vogel, Hamburg. Der Verlag des „Reichsdeutschen Blindenverbandes" Berlin gibt eine Fachzeitschrift für blinde Musiker
„Die Musikrundschau" (Schriftleiter A. Reuss in Schwetzingen) heraus,
welche, monatlich erscheinend, in einem Hauptblatt fachwissenschaftliche Abhandlungen, Betrachtungen, Biographien und Berichte aus der Musikwelt, in Beilagen wertvolle musiktheoretische und wissenschaftliche Werke zum Abdruck
bringt. In der Centralbibliothek für Blinde in Hamburg haben so gut
wie sämtliche Punktdruckmusikalien Aufstellung gefunden, und alle Neuerscheinungen werden laufend eingestellt. Auf dem Gebiete der Salon- und Tanzmusik
stellt der Verlag Bube & Wendt, Berlin, ein ziemlich reichhaltiges Noten-
repertoire zur Verfügung. Auch die Deutsche Zentralbücherei für Blinde zu
Leipzig besitzt eine Abteilung für Musikalien und leiht ihre Bestände unter den

gleichen Bedingungen wie die Centralbibliothek in Hamburg aus. Verzeichnisse werden von den angeführten Verlagsanstalten und Büchereien gegen geringes Entgelt abgegeben. Für den Ausbau der Blindennotenschrift ist eine Musikschriftkommission eingesetzt, welche neue Vorschläge durch den Druck von Probemusikalien (zu beziehen durch die Bücherei der Staatlichen Blindenanstalt in Steglitz) auf ihre praktische Brauchbarkeit prüft.

Am meisten berücksichtigt ist bei der zur Zeit vorhandenen Notenliteratur in Blindenschrift das Klavier. Dann folgen die Orgel und der Gesang, auch mehrstimmiger und Chorgesang. Für Violine und andere Instrumente sowie auf dem Gebiete der Kammermusik ist die Auswahl bisher sehr gering. Erwähnt sei noch die im Verlage F. W. Vogel erschienene Reliefdarstellung der Notenschrift der Sehenden, welche es dem blinden Musiklehrer ermöglicht, sehenden Schülern die Kenntnis des Schwarzdrucknotensystems zu vermitteln.

V. Förderung der Ausbildung und des Berufslebens.

Ähnliche Erwägungen wie diejenigen, welche zur Errichtung der Marburger Blindenstudienanstalt geführt haben, waren auch für den Verfasser bei seinem im Anschluß an die „Denkschrift" von K. Anspach anläßlich des ersten Blindenwohlfahrtskongresses in Stuttgart nachträglich dem ständigen Kongreßausschuß unterbreiteten Zusatzantrag betreffend Errichtung einer Reichsmusikfachschule für Blinde maßgebend. Seit 1924 besteht ein „Weltverein blinder Musiker", Obmann Béla Holley, Budapest, Villányi-ut 1, welcher sich die Förderung aller Berufsinteressen der blinden Musiker zur Aufgabe gemacht hat. Den katholischen Blindenorganisten aller Nationen ist der gemeinsame Anschluß an diesen Weltverein zu empfehlen, um so ihre Berufsinteressen wirksamer vertreten zu können. Fast völlig unberücksichtigt sind bisher die Bedürfnisse der katholischen Blindenorganisten in bezug auf das für ihre gottesdienstlichen Zwecke erforderliche Notenmaterial geblieben[1]).

Der geeignetste Weg zu allseitigem wirksamen Ausbau der Blindennotenliteratur dürfte eine internationale Zusammenarbeit aller öffentlichen und privaten Blindenanstaltsdruckereien nach einheitlichen Richtlinien sein. Ferner sind von berufener Seite bei den maßgebenden Behörden Schritte zur Durchsetzung der grundsätzlichen Gleichberechtigung blinder Musiker und Künstler bei der Anwartschaft auf öffentliche Lehrämter zu unternehmen. Auch bleibt die Aufklärungstätigkeit durch Wort und Schrift, wie im allgemeinen Blindenwesen, so auch hier weiterhin unerläßlich. Endlich sind Beziehungen zu den Kreisen sehender Künstler und zu prominenten Konzertunternehmungen zu erstreben, um den ernst zu nehmenden blinden Künstler aus seiner isolierten Lage herauszuheben, ihn dem gemeinsamen Berufsmilieu näher zu bringen und einzuordnen. Die allgemeine schwierige wirtschaftliche Lage, unter der gegenwärtig auch das gesamte Kunstleben schwer zu leiden hat, werden wir hoffentlich als eine vorübergehende Krise zu betrachten haben.

---

[1]) Mitteilungen des Vereins der deutschredenden Blinden, Dezember 1925, Nr. 5: E. Schulte, „An meine werten Kollegen". — In der gleichen Zeitschrift, Nr. 1, Januar 1926: „Zusammenschluß der blinden katholischen Organisten", von Theresia Racek.

Literatur.

Kretschmer, Reinhold, Geschichte des Blindenwesens vom Altertum bis zum Beginn der allgemeinen Blindenbildung. VIII. Bemerkenswerte Blinde vor Beginn der allgemeinen Blindenbildung. Abschn. 2—4: „Gelehrte, Dichter, Tonkünstler." Ratibor 1925. Verlag Oberschlesische Gesellschafts-Druckerei.

Kull, E., Aus dem Leben für das Leben. Biographie von Karl Franz. Berlin 1882. (Punktschrift.)

Blindenwelt. Berlin, November 1925. Gersdorff, W. v.: Maßnahmen des Westfälischen Blindenvereins gegen Konzertschwindel.

— Februar 1926. Grasemann, P.: Mitteilungen aus dem Blindenberufsausschuß des Blindenwohlfahrtskongresses in Stuttgart.

Mitteilungen des Vereins der deutschredenden Blinden. Leipzig, Mai 1924. Schwerdtfeger, Dr. W.: Verleihung der Ehrenmitgliedschaft an Professor Labor.

— November 1924. Cohn, Dr. L.: An die blinden Konzertgeber.

— Februar 1925. Oppermann, E.: Zur Materie „Blinde Konzertgeber".

— Mai 1925. Schwerdtfeger, Dr. W.: Zum Blindenkonzertwesen. Ein 50 jähriges Musikerjubiläum.

— Juli 1925. Schwerdtfeger, Dr. W.: Kirchenmusikdirektor Bernhard Pfannstiehl.

— Dezember 1925. Schwerdtfeger, Dr. W.: Musiker-Abteilung.

— Februar 1926. Denkschrift des Allgemeinen Blindenvereins Berlin, Fachgruppe für Musiker.

— Schwerdtfeger, Dr. W.: Das Hinscheiden Professor Rudolf Brauns.

Nachrichten des Westfälischen Blindenvereins. Dortmund. Nr. 15, November 1925. Maßnahmen des Westfälischen Blindenvereins gegen den Konzertschwindel („Musiker-Abteilung").

Zentralblatt für die gesamte Unterrichtsverwaltung in Preußen. Berlin 1925. H. 10, S. 158—172.

D. Mittlere Blindenberufe

von H. Peyer, Hamburg.

I. Begriffsbildung.

Mit dem Ausdrucke „mittlere Blindenberufe" sind die Blindenberufe gemeint, die man weder zu den althergebrachten Blindenberufen, wie Korbmacherei, Bürstenmacherei, Seilerei, Stuhlflechterei, noch zu den geistigen oder höheren Berufen rechnen kann. Es handelt sich dabei in der Hauptsache um die Massage, das Klavierstimmen, das Aktenheften, das Maschinenschreiben und das Bedienen einer Telephonzentrale. Die Bezeichnung „mittlere Berufe" ist, weil sie anscheinend ein Werturteil enthält, nicht gerade glücklich gewählt; denn es kommt ja nicht darauf an, welchen Beruf jemand ausübt, sondern wie er ihn ausübt.

II. Die einzelnen Berufe.

1. Massage.

In den neunziger Jahren des vorigen Jahrhunderts wurden in Deutschland die ersten Versuche angestellt, verschiedene Blinde in der Massage ausbilden zu lassen, während in Japan schon seit Jahrhunderten die Ausübung der Massage gewissermaßen ein Monopol für die Blinden war. Allerdings liegen dort die Verhältnisse insofern anders, als in Japan ein jeder, ob reich oder arm, sich nach dem Bade massieren läßt, die Massage also zur Pflege der Gesundheit gehört, während sie bei uns, wenn man von der neuzeitlichen Massage aus Sportrücksichten absieht, in der Hauptsache als Heilfaktor angesehen wird. Auch in Petersburg hat man vorher schon mit Erfolg versucht, den Blinden den Massageberuf zugänglich zu machen. In Deutschland gebührt Dr. Eggebrecht-Leipzig das Verdienst, weitere Kreise auf die Massage als geeigneten Blindenberuf hingewiesen zu haben.

Nach seiner Meinung ist der Blinde durch sein feines Tastgefühl und seine Handgeschicklichkeit besonders für diesen Beruf geeignet, vorausgesetzt, daß er gesund und kräftig ist, angenehme Umgangsformen besitzt und nicht durch sein Äußeres abstoßend auf die Patienten wirkt. Seine Ausbildung muß theoretisch und praktisch gleich gründlich sein und soll durch Wiederholungskurse erweitert und vertieft werden. Besonders in Krankenhäusern, Kliniken und bei Krankenkassen bietet sich dem gut ausgebildeten blinden Masseur das beste Arbeitsfeld, und im Jahre 1905 konnte Dr. Eggebrecht berichten, daß in Leipzig die Anstellung von fünf blinden Masseuren bei der Ortskrankenkasse erfolgt sei, wenn auch die Bezahlung nicht als glänzend anzusehen war. In anderen deutschen Städten waren die Verhältnisse in dieser Beziehung weniger günstig. Nach einer Mitteilung von Dir. Matthies-Steglitz auf dem dreizehnten Blindenlehrerkongreß in Wien ist es ihm nicht gelungen, zwei ausgebildeten blinden Masseuren Arbeit zu verschaffen, obgleich er sich zu diesem Zwecke an 33 Ärzte gewandt hatte. So sind die Fälle, in denen Blinde durch Anstellung als Masseur resp. Masseuse in Krankenanstalten oder durch Privatpraxis eine lohnende Beschäftigung gefunden haben, vereinzelt geblieben.

Günstiger gestalteten sich die Verhältnisse in dieser Beziehung, als während des Krieges ein Mangel an Pflegepersonal in den Krankenhäusern eintrat. In dieser Zeit ist es nicht nur einer Anzahl von blinden Masseuren gelungen, Anstellung zu finden, sondern auch Kriegsblinde wurden zu Masseuren ausgebildet und angestellt. Die Gesundheitsbehörden zeigten mehr Entgegenkommen und ließen die Blinden zu der staatlichen Prüfung zu. Leider ist bald ein Rückschlag in dieser Entwicklung eingetreten. Durch den überall vorgenommenen Beamtenabbau ist die Zahl der Masseure in den Krankenhäusern nicht nur verringert, sondern sie werden nebenher mit anderen Arbeiten, wie Bedienung der Bäder und elektrischen Apparate, beschäftigt, wozu der Blinde nur im beschränkten Maße imstande ist. Ebenso ist es den blinden Masseuren wegen der traurigen wirtschaftlichen Lage unseres Volkes nur in seltenen Fällen möglich, eine ausreichende Privatkundschaft zu erhalten. So anerkennenswert es beispielsweise ist, daß in Hamburg im Jahre 1925 sechs Blinde nach Ablauf eines vierteljährlichen Unterrichtskursus die staatliche Prüfung als Masseur resp. Masseuse bestanden haben, so schwierig ist es jetzt, für sie ein geeignetes Tätigkeitsfeld zu finden. Ähnlich ist es auch in den anderen Städten. So berichtet Dr. Eggebrecht aus Leipzig, daß er Massageunterricht an Blinde seit Jahren nicht mehr erteilt, vor allem deshalb, weil die Konkurrenz der sehenden Masseure eben doch zu groß ist und die Blinden verdrängt. Nur vereinzelt habe ein Blinder einen lohnenden Lebensberuf aus der Massage machen können, und die Rentabilität der Ausbildung sei gering einzuschätzen. Dr. Kirchberg, Lektor für Massage und Heilgymnastik an der Universität Berlin, nimmt dagegen auch heute noch geeignete Blinde zur Ausbildung in der Massage auf. Der Ausbildungskursus dauert bei guter Begabung mindestens 6—8 Monate. Das Honorar beträgt

500 RM. Eine Anzahl seiner Schüler soll lohnende Beschäftigung gefunden haben; jedoch gibt auch er den Rat, die Frage der späteren Arbeitsstelle vorher zu klären.

Vom Auslande wird berichtet, daß in Italien von militärischen Sanitätsämtern 25 Stellen für kriegsblinde Masseure geschaffen worden sind. In London wurde schon vor 20 Jahren eine Massageschule für Blinde errichtet, an der hervorragende Mediziner als Lehrer tätig sind, und Amerika ist diesem Beispiele gefolgt. Zweifellos würde auch in Deutschland dieser Weg zu empfehlen sein, wenn unter den heutigen Verhältnissen seine Durchführung zu ermöglichen wäre. Aber wir sind ein bitterarmes Volk geworden, das in jeder Beziehung sich auf das Notwendigste beschränken muß und für kostspielige Unternehmungen, deren Erfolg zweifelhaft ist, keine Mittel aufbringen kann. So wird uns zunächst weiter nichts übrig bleiben, als die Massage als einen geeigneten Blindenberuf im Auge zu behalten und überall zu versuchen, wirklich geeigneten Blinden, die vor allem auch eine gute Schulbildung besitzen, die Ausbildung zu ermöglichen, vorher aber eine Beschäftigungsmöglichkeit sicherzustellen, damit nicht später eine bittere Enttäuschung eintritt.

2. Klavierstimmen.

Das Klavierstimmen hat als Blindenberuf in den letzten Jahren immer mehr an Bedeutung gewonnen. Aus diesem Grunde haben auch die Blindenanstalten der Ausbildung ihrer Zöglinge in diesem Berufe die größte Sorgfalt gewidmet. Ist doch die Zahl der blinden Klavierstimmer, besonders in den größeren Städten, ständig gestiegen, da es sich herausgestellt hat, daß sie sowohl als Privatstimmer, als auch als Stimmer in Fabriken und Magazinen sehr wohl imstande sind, ihren Lebensunterhalt selbst zu verdienen.

Dabei ist jedoch zu beachten, daß nur solche Blinde zu Stimmern ausgebildet werden, die über angenehme Umgangsformen verfügen, neben der musikalischen auch die notwendige technische Veranlagung besitzen und auch gelernt haben, kleinere Reparaturen gewandt und sicher auszuführen. Ganz besonders für den Privatstimmer ist es von Wichtigkeit, schon durch sein äußeres Auftreten das Zutrauen der Kundschaft zu gewinnen; denn es muß festgestellt werden, daß trotz aller Aufklärung das Publikum auch dem tüchtigsten Blinden immer noch ein gewisses Mißtrauen entgegenbringt. Die Anstalten sollten daher schon bei der Auswahl der Stimmer mit der nötigen Sorgfalt verfahren und den Zöglingen während der Ausbildung im Anstandsunterricht Gelegenheit geben, sich die unbedingt notwendigen Umgangsformen anzueignen. Es empfiehlt sich außerdem, diejenigen Zöglinge, die ihre Ausbildung in der Anstalt abgeschlossen haben, eine Zeitlang in einem Magazin oder einer Fabrik als Volontär zu beschäftigen, damit sie recht viele und verschiedenartige Instrumente unter die Hände bekommen, um auf diese Weise ihre Ausbildung zu ergänzen. Selbstverständlich müssen auch die Anstalten bestrebt sein, möglichst viele Modelle und Instrumente für den Unterricht anzuschaffen, damit reichlich Übungsmaterial vorhanden ist.

Da nun nicht alle Anstalten in der Lage sind, einen einwandfreien Stimmunterricht einzurichten, einmal weil sich für verhältnismäßig wenig Schüler die großen Ausgaben, die durch Anstellung eines Stimmlehrers, durch die Einrichtung eines besonderen Unterrichtes für Reparaturen und durch Anschaffung des notwendigen Übungsmaterials entstehen, nicht lohnen, so ist der Gedanke aufgetaucht, für das ganze Reich eine besondere Stimmerschule, wie sie ja auch in Paris und London in Verbindung mit den Musikschulen für Blinde bestehen, zu gründen. Die Meinungen darüber, ob eine solche Einrichtung, die zweifellos viel für sich hat, zur Zeit durchführbar ist, gehen auseinander. Nicht nur die Aufbringung der nötigen Geldmittel, sondern auch die technische Durchführung stößt unter den heutigen Verhältnissen auf große Schwierigkeiten, sodaß wohl auch die Einrichtung eines gemeinsamen Abschlußkursus, wie von anderer Seite vorgeschlagen wurde, vorläufig noch auf sich warten lassen muß.

Es ist jedoch zu erwägen, ob in den Anstalten, die bereits über einen verhältnismäßig guten Stimmunterricht verfügen, ein Ausbau in der Richtung stattfinden könnte, daß sie auch Zöglinge aus anderen Anstalten gegen entsprechende Bezahlung aufnehmen und ihnen eine gründliche Ausbildung zuteil werden lassen. Zu erstreben ist in jedem Falle, daß überall eine Abschlußprüfung eingerichtet wird, auf Grund derer die Klavierstimmer ein Zeugnis oder Diplom erhalten. Auf diese Weise wird am besten den Pfuschern das Handwerk gelegt; denn das Publikum wird sich bald daran gewöhnen, nur solche Stimmer zu beschäftigen, die sich über eine ordnungsmäßige Ausbildung ausweisen können.

Wünschenswert ist es, wenn der Klavierstimmer auch eine gewisse Fertigkeit im Klavierspiel besitzt. Die Kundschaft läßt sich gern ein Stück vorspielen, und der Stimmer hat außerdem die Möglichkeit, sein Einkommen durch gelegentliche Betätigung als Salonspieler zu erhöhen. Ist er geschäftstüchtig und verfügt über einige Mittel, so läßt sich mit dem Berufe als Stimmer ein kleiner Instrumentenhandel verbinden. Hüten aber muß sich der Klavierstimmer, seine Kunden durch das Anbieten oder den Vertrieb von Waren, die mit seinem Berufe nichts zu tun haben, lästig zu fallen. Ebenso zu verurteilen ist es, wenn er sich an größere Reparaturen, die sein Können übersteigen, heranwagt. Gar leicht kommt er dabei in die Gefahr, sich die Kundschaft zu verderben. Es ist daher klüger gehandelt, in solchen Fällen einen Klaviertechniker hinzuzuziehen.

Im allgemeinen ist es für den Klavierstimmer vorteilhaft, wenn er in seiner Jugend ein Blindenhandwerk erlernt. Wird er an und für sich dadurch schon in seiner Handgeschicklichkeit gefördert, was ihm später von großem Nutzen ist, so hat er auch immer die Möglichkeit, in den Zeiten eines schlechten Geschäftsganges auf das erlernte Handwerk zurückzugreifen, um sich einen Nebenverdienst zu verschaffen.

Durch das Eingehen der Lehrerseminare wird in absehbarer Zeit ohne Zweifel ein Mangel an Organisten eintreten. Die Kirchen werden daher gezwungen sein, statt der vielfach im Nebenamt als Organist tätigen Lehrer, Organisten im Hauptamt anzustellen. Hier bietet sich den blinden Musikern ein aussichtsreiches Berufsfeld, ganz besonders, wenn sie nebenher das Klavierstimmen betreiben oder Klavierunterricht erteilen; ein Grund mehr, dem Beruf des blinden Klavierstimmers die größte Beachtung zu schenken.

3. Aktenheften.

Das Aktenheften ist als jüngster Blindenberuf anzusprechen, und es ist das Verdienst der Kriegsblindenlazarettschule von Professor Silex in Berlin, ihn als solchen erkannt zu haben. Es ist eine rein mechanische Tätigkeit, die nach einiger Übung von den Blinden ebensogut wie von den Sehenden verrichtet werden kann. Die Ausbildungszeit nimmt bei geeigneter Anleitung durch einen Fachmann nur wenige Wochen in Anspruch. Bei allen größeren Behörden sind Aktenhefter nötig. So sind beispielsweise in Hamburg nicht nur 15 Kriegsblinde, sondern auch 4 Zivilblinde mit gutem Erfolge in diesem Berufe tätig. Die Aktenhefter haben in den meisten Fällen Beamteneigenschaft und daher eine Lebensstellung. Es ist diesem Blindenberuf die größte Aufmerksamkeit zu widmen.

4. Maschinenschreiben.

Das Maschinenschreiben ist ebenfalls erst während und nach dem Kriege als Blindenberuf zu größerer Bedeutung gelangt, wenn es vereinzelt auch schon früher blinde Maschinenschreiber gegeben hat. Dieser Beruf stellt jedoch an den Blinden weit höhere Ansprüche als das Aktenheften. Aus diesem Grunde sollten nur solche Blinde als Maschinenschreiber ausgebildet werden, die über eine gute Schulbildung verfügen und auch die Kurz- und Debattenschrift gründlich beherrschen, sodaß sie imstande sind, Diktate aufzunehmen. Die Hoffnungen, die man auf das Diktaphon als Hilfsmittel für die blinden Maschinenschreiber gesetzt hat, haben sich nur teilweise erfüllt, da von den meisten Chefs das Diktieren in die Sprechmaschine als unangenehm empfunden wird. Dagegen hat sich der Gebrauch der PICHTschen Punktschriftmaschine und der Stenographiermaschine jetzt allgemein eingebürgert. Außer einer großen Zahl von Kriegsblinden hat auch eine Reihe von Zivilblinden in diesem Berufe bei Behörden und in Privatbetrieben eine lohnende Beschäftigung gefunden.

5. Kaufmann.

Auch der selbständige und angestellte blinde Kaufmann muß die Schreibmaschine perfekt bedienen können und die Stenographie beherrschen. Da der blinde Kaufmann aber immer auf sehende Vertrauenspersonen angewiesen ist, so kommt dieser Beruf in der Hauptsache nur für Späterblindete in Frage, die bereits dem Kaufmannsstande angehörten, oder aber für solche Blinde, die eine ganz ausgesprochene kaufmännische Begabung zeigen.

6. Telephonzentrale.

Ebenfalls neueren Datums ist die Beschäftigung Blinder bei der Bedienung einer Telephonzentrale. Für diesen Beruf kommen auch nur intelligente Blinde mit gutem Gedächtnis in Frage, die sowohl die Punktschriftmaschine, als auch die gewöhnliche Schreibmaschine bedienen können und außerdem über gute Umgangsformen verfügen. Leider sind jetzt alle größeren Fernsprechzentralen nach dem Glühlampensystem eingerichtet und können daher nicht von Blinden versehen werden. Aus diesem Grunde ist auch die Anstellung bei der Postbehörde ausgeschlossen. Kleinere Betriebe haben jedoch auch heute noch das Fallklappensystem, und in diesen Fällen ist die Anstellung eines geeigneten Blinden durchaus am Platze.

Literatur.

a) Massage.

Mell, A.: Enzyklopädisches Handbuch des Blindenwesens. Wien und Leipzig 1900. S. 495.

Cohn, Dr. L.: Unsere Blinden. Leipzig 1904. S. 11.

Zech, F.: Erziehung und Unterricht der Blinden. Danzig 1913. S. 205.

Lass, W.: Die Erwerbsverhältnisse der Blinden. o. O. u. J. S. 18.

Uhthoff, Dr. K.: Über das Schicksal der Kriegsblinden und ihre Versorgung mit besonderer Berücksichtigung der Kriegsblinden Schlesiens. Halle a. d. S. 1921. S. 63ff.

Anspach, K.: Denkschrift des Reichsdeutschen Blindenverbandes über den derzeitigen Stand des Blindengewerbes und über Vorschläge zur Besserung des Loses unserer Handwerker. Heilbronn 1924. S. 34ff.

Der Blindenfreund, Düren: Jg. 1896, 1906, 1911, 1915, 1925.

Kongreßberichte.

b) Klavierstimmen.

Pablasek, M.: Die Fürsorge für die Blinden von der Wiege bis zum Grabe. Wien 1867. S. 281ff.

Mell, A.: Enzyklopädisches Handbuch des Blindenwesens. Wien und Leipzig 1900. S. 157.

Zech, F.: Erziehung und Unterricht der Blinden. Danzig 1913. S. 202.

Lass, W.: Die Erwerbsverhältnisse der Blinden. o. O. u. J. S. 9.

Anspach, K.: Denkschrift des Reichsdeutschen Blindenverbandes über den derzeitigen Stand des Blindengewerbes und über Vorschläge zur Besserung des Loses unserer Handwerker. Heilbronn 1924. S. 29ff.

Blindenfreund, Düren: Jg. 1904, 1925, 1926.

Kongreßberichte.

c) Aktenheften, Maschinenschreiben
und Bedienung einer Telephonzentrale.

Lass, W.: Die Erwerbsverhältnisse der Blinden. o. O. u. J.

Bericht der Kriegsblindenlazarettschule zu Berlin 1919.

Uhthoff, Dr. K.: Über das Schicksal der Kriegsblinden und ihre Versorgung mit besonderer Berücksichtigung der Kriegsblinden Schlesiens. Halle a. d. S. 1921.

Mitteilungen im „Blindenfreund", Düren.

Strehl, C.: Die Kriegsblindenfürsorge, ein Ausschnitt aus der Sozialpolitik. Berlin 1922. S. 83ff.

E. Die Blindengewerbe

von K. Anspach, Heilbronn a. N.

I. Allgemeines.

Die Blindenfürsorge ist einer der ältesten Zweige sozialer Fürsorge. Dies hat seine Ursache wohl darin, daß bei der Blindheit die Hilfsbedürftigkeit am augenfälligsten in die Erscheinung trat, sodaß man schon verhältnismäßig früh die Notwendigkeit erkannte, Maßnahmen zu ergreifen, die geeignet erschienen, die schweren wirtschaftlichen Folgeerscheinungen der Erblindung herabzumindern. Die anfänglich nur von privater Seite ausgeübte Blindenfürsorge beschränkte sich zunächst auf die Unterbringung Blinder in Anstalten und Heimen mit dem anfänglich ausschließlichen Zweck, sie aus den meist unerträglichen Verhältnissen, in denen sie lebten, herauszureißen und ihnen ein menschenwürdiges Dasein, wenn auch in völliger Abhängigkeit von ihren Wohltätern, zu ermöglichen. Man erkannte aber bald, daß sich die Blindenfürsorge in einer solchen Maßnahme nicht erschöpfen könne, und stellte fest, daß auch der Blinde bildungsfähig sein müsse, sofern man ihn entsprechend unterrichtete und Lehrmittel für ihn ersann, welche auf sein physisches Gebrechen eingestellt und geeignet waren, ihm die Welt der Sehenden begrifflich näherzubringen. Die einsetzende Beschulung führte bald zu Versuchen in der beruflichen Ausbildung, und diese wiederum zeitigten den regulären Arbeitsunterricht sowie praktische Anwendung und Auswertung der erworbenen Kenntnisse.

Es ist nicht meine Aufgabe, den geschichtlichen Werdegang der gewerblichen Ertüchtigung des Blinden zu untersuchen und eine chronologische Darstellung der gesamten Entwicklung auf diesem Gebiete zu geben. Meine Ausführungen beschränken sich vielmehr auf die gegenwärtigen Verhältnisse im Blindengewerbe und auf die vermutliche Weiterentwicklung der Blindenarbeit in der nächsten Zukunft. Ich darf von einer geschichtlichen Darstellung der Entwicklung der Blindenberufstätigkeit schon darum Abstand nehmen, weil eine solche irgendwelche Schlüsse nicht zuläßt, ein weitergehendes, allgemeines Interesse daher auch nicht beanspruchen kann.

1. „Blindengewerbe".

Die Bezeichnung „Blindengewerbe" stellt sich als ein Sammelbegriff dar, der alle diejenigen Betätigungen umfaßt, die von Blinden ausgeübt werden können, und deren Ausübung eine gewisse handwerksmäßige Lehre sowie Ausbildung einer bestimmten manuellen Fertigkeit voraussetzt. Neben den althergebrachten Blindenberufen, die wir in dem Begriff „Blindengewerbe" zusammenfassen, gibt es noch eine ganze Reihe von Arbeiten, die gleichfalls von Blinden ausgeführt, jedoch nicht als handwerksmäßige Betätigungen aufgefaßt und bezeichnet werden können, da ihnen hierzu die nötigen Voraussetzungen mangeln. Unter diese keiner besonderen Lehre, sondern lediglich einer Anleitung bedürfenden Betätigungen fallen in der Hauptsache die Arbeiten in der Industrie; jedoch gibt es auch außerhalb der Industrie Arbeitsmöglichkeiten, die unter diese Gruppe von Blindenarbeiten fallen. Wie die Industriearbeit, so müssen auch die beiden weiteren Blindenbetätigungen, das sind die, welche eine über das gewöhnliche Maß hinausgehende Geschicklichkeit erfordern, sowie die nur in seltenen Fällen dem Blinden zugänglichen Betätigungen aus unseren Darlegungen ausscheiden. Wir wollen uns hier ausschließlich mit den althergebrachten Blindenberufen beschäftigen.

II. Übersicht über die gewerblichen Blindenberufe.

Das relativ älteste Blindengewerbe dürfte die Korbflechterei sein; denn sie gehört zu den ältesten Gewerben überhaupt, wenn sie auch in früheren Zeiten nicht als selbständiges Gewerbe in die Erscheinung trat, sondern von Leuten, die aus irgendeinem Grunde kein selbständiges Handwerk betreiben oder ihre Arbeitskraft nicht auf andere Weise voll ausnutzen konnten, nebengewerblich betrieben wurde. Als weiteres Blindengewerbe, wenn man dabei überhaupt von Gewerbe sprechen darf, kam die Stuhlflechterei hinzu. Auch die Seilerei fand bald Eingang in die Lehrwerkstätten der Blindenanstalten, um aber allmählich wieder an Bedeutung zu verlieren. Als das wohl am meisten betriebene

Blindengewerbe dürfte sich die Bürstenmacherei darbieten. Sie ist wohl das jüngste der alten Blindengewerbe, nahm aber lange Zeit hindurch im Blindenhandwerk die erste Stelle ein. Die ebenfalls als Blindengewerbe zu bezeichnende Mattenflechterei und das Flechten sog. Selbend- oder Tuchschuhe haben nie große Bedeutung erlangt, konnten sich aber immerhin bis in die Gegenwart halten.

1. Die Korbmacherei.

a) Werkzeuge und Hilfsmittel für die Korbflechterei. Der blinde Korbmacher benötigt keine anderen Werkzeuge als sein sehender Berufskollege. Für die Grünkorbflechterei sind an Werkzeugen erforderlich: Korbmachermesser, Korbmacherschere, Schlageisen, Pfrieme in verschiedenen Stärken; an Geräten: ein Korbmacherbrett. Für die Anfertigung von Körben aus geschälten Weiden kommen an Werkzeugen und Geräten noch hinzu: Weidenspalter, Schienenhobel, Ausstecher, Korbmacherzange, Hammer, Säge, Brennlampe usw. Das Schälen grüner Weiden wird mittels einer einfachen Handklemme vorgenommen. Es gibt für diesen Zweck auch einige mehr oder weniger sinnreich konstruierte Apparate. Bezugsquellennachweis für Korbmacherwerkzeuge und -geräte s. Jahrgang 1926 des Jahrbuches für das Blindengewerbe.

b) Rohstoffe für die Korbmacherei. Das in der Korbflechterei zumeist benötigte Material sind geschälte und ungeschälte Weiden. Daneben finden Verwendung verschiedene ausländische Rohrarten, Peddigrohr, Rohrschienen, Geflechte, Raffiabast, Esparto, Motlett, Span u. dgl.; zur Herstellung viereckiger Körbe, und zur Anfertigung von Korbmöbeln sind Rundstäbe und Leisten der verschiedensten Art erforderlich. Weiter kommen für Reisekörbe noch Scharniere und Schließwerke sowie Schließstangen hinzu. Bezugsquellennachweis s. Jahrbuch 1926 für das Blindengewerbe.

c) Voraussetzungen für den Korbmacherberuf. Das Flechten von Körben, insbesondere feinerer Körbe, erfordert eine ausgesprochene manuelle Geschicklichkeit und Formensinn. Für gröbere Körbe ist eine erhebliche Körperkraft notwendig. Die Korbmacherei steht in Bezug auf manuelle Geschicklichkeit und Formgebung unter den Blindengewerben an erster Stelle und erfordert zumeist auch eine längere Lehrzeit, sofern der Lernende bis zur Herstellung von Feinkorbwaren und Gestellarbeit gefördert werden soll. Da sich aber die Herstellung von feineren Korbwaren und von Korbmöbeln bei Blinden nicht als lohnend erweist, dürften sich die meisten blinden Korbmacher auf Grünarbeit, einfachere Korbwaren aus geschälten Weiden und auf Korbreparaturen beschränken. Infolgedessen genügt für den blinden Korbmacher eine normale handgeschickliche Veranlagung, verbunden mit einem gleichfalls normalen Maß von Körperkraft.

d) Handwerkslehre und Gesellenprüfung. Die Lehre erfolgt am zweckmäßigsten in der Lehrwerkstätte einer Blindenanstalt oder bei Späterblindeten in einer gutgeleiteten Vereins- oder Genossenschaftswerkstätte. Bei letzteren muß jedoch darauf gesehen werden, daß der Lehrmeister nicht allzu sehr durch laufende Arbeiten belastet ist, da es ihm sonst an der erforderlichen Zeit für den Lehrling bzw. die Lehrlinge fehlt. Eine Anstaltswerkstätte ist daher tunlichst vorzuziehen, da eine solche nicht in erster Linie auf den Erwerb eingestellt ist. Ein Lehrmeister dürfte in der Lage sein, etwa 10—15 Lehrlinge zu beaufsichtigen, wobei aber angenommen wird, daß sich diese Lehrlingschaft nicht ausschließlich aus Anfängern zusammensetzt, sondern aus Anfängern und Fortgeschrittenen besteht. Es muß bei allen Lernenden ein Höchstmaß von Leistungen angestrebt werden; jedoch wird sich das Lehrziel nicht bei allen Lernenden gleich weit stecken lassen. Die Lehrzeit dürfte etwa 3 Jahre umfassen und müßte neben praktischer Anleitung auch die Vermittlung theoretischer Kenntnisse in sich schließen. Soweit es sich hier um Materialkunde handelt, käme hierfür der Handwerkslehrmeister in Betracht. Die für die Gesellenprüfung erforderlichen Kenntnisse in der Sozialgesetzgebung, Buchführung, Kalkulation u. dgl. müßten im Rahmen des Fortbildungsunterrichts vermittelt werden, da mit Ausnahme der Kalkulation die entsprechenden Lehrgegenstände für die Lehrlinge der verschiedenen Blindengewerbe die gleichen sind und daher gemeinsam behandelt werden können. Jeder Korbmacherlehrling sollte in der Lage sein, sich ein Maß von Kenntnissen anzueignen, das ihn befähigt, sich der Gesellenprüfung zu unterziehen. Sollte dieses Maß von Kenntnissen während der Lehrzeit nicht oder nur unvollkommen erreicht worden sein, dann ist der Lehrling von der Gesellenprüfung auszuschließen; es soll auf den Spruch der Prüfungskommission die Blindheit des Lehrlings nicht als Milderungsgrund wirken, maßgebend dürfen nur seine tatsächlichen Leistungen sein. Man verlange keine besondere Rücksichtnahme und vermeide es auch, solche anzunehmen. Solche Gesellenprüfungen vermindern den Wert derselben, und eine zu Unrecht bestandene Prüfung ist leicht dazu angetan, ein durch die tatsächlichen Kenntnisse und Fähigkeiten nicht berechtigtes Selbstbewußtsein zu wecken, das leicht zu einer Überschätzung und zu einer persönlichen Überhebung führen kann. Die Voraussetzungen für die Gesellenprüfungen sind in den verschiedenen Handwerkskammerbezirken sehr verschieden. Einheitliche Richtlinien mit Reichsgeltung bestehen nicht; es erübrigt sich daher, auf Lehrziele näher einzugehen.

e) **Wahl des Arbeitsplatzes bzw. des Niederlassungsortes.** Da für die Ausübung des Korbmachergewerbes neben einem genügend großen Kundenkreis eine besondere Werkstätte erforderlich ist, sollten sich nur solche Korbmacher selbständig machen, an deren Heimatort eine nicht allzu große Konkurrenz besteht, und die in der Lage sind, sich eine eigene Werkstatt zu verschaffen. Während zufolge günstiger Lebensverhältnisse ein selbständiger blinder Korbmacher auf dem Lande, insbesondere, wenn er Angehörige besitzt, die sich seiner annehmen, Aussicht auf eine gedeihliche Entwicklung seines Geschäftes besitzt, dürfte es dem alleinstehenden Korbmacher in der Stadt schwer gelingen, ohne Ladengeschäft eine erträgliche Existenz zu finden. Die in einer Stadt ansässigen Korbmacher sollten sich daher zu einer Werkstattgemeinschaft zusammenschließen oder an Plätzen, an denen gutgeleitete Blindenwerkstätten bestehen, in diesen Werkstätten arbeiten; es wird dem alleinstehenden Korbmacher in der Stadt kaum gelingen, neben seinem eigentlichen Broterwerb, der Ausübung seines Gewerbes, soviel Zeit zu erübrigen, um sich die nötige Arbeit zusammenzuholen und die gefertigten oder wieder instandgesetzten Waren der Kundschaft zuzustellen. Eine gemeinsame Werkstätte wird aber in der Lage sein, durch geeignete Maßnahmen einen größeren Kundenkreis zu schaffen; sie kann sich auch das erforderliche Hilfspersonal leisten, insbesondere dann, wenn, wie dies in den meisten Fällen in die Erscheinung tritt, die Betriebsunkosten nicht ausschließlich vom Betrieb selbst aufgebracht werden müssen, sondern zu einem Teil oder ganz von privater oder öffentlicher Fürsorge übernommen werden.

f) Frage der Schaffung von Weidenkulturen. Der selbständige Korbmacher in der Stadt sowohl wie die in den Städten in Betrieb befindlichen öffentlichen Werkstätten für blinde Korbmacher werden ihren Weidenbedarf, da sie in der Hauptsache geschälte Weiden benötigen, bei einem zuverlässigen Händler eindecken. Für sie kommen eigene Weidenkulturen kaum in Frage, da sie sich nicht mit dem Schälen von Weiden befassen können; ihre Arbeitskraft ist hierzu zu teuer. Der selbständige Korbmacher auf dem Lande dagegen sollte eine eigene Weidenanlage besitzen oder, was noch besser ist, er sollte seine Weiden aus einer dem Bezirksblindenverein gehörigen, den gesamten Bedarf aller Korbmacher im Bezirk deckenden Anlage zu einem Preise beziehen können, da er gute Weiden (denn nur solche kommen für ihn in Betracht) im freien Handel nicht kaufen kann. Eine gemeinsame Weidenanlage größeren Stils verringert die Produktionsunkosten auf ein Mindestmaß und gibt dem alleinstehenden Korbmacher, der sich alsdann nicht um eine eigene Anlage kümmern muß, Gelegenheit, seine volle Zeit dem Gewerbe zu widmen, was bei einem großen Kundenkreis eine unbedingte Mehreinnahme für ihn ergibt. Die Schaffung und Erhaltung einer eigenen Weidenanlage ist für den alleinstehenden Korbmacher meist eine unrentable Geldanlage, ganz abgesehen von der Mühe und Zeit, die er auf die Anpflanzung und Pflege seiner Anlage verwenden muß. In Bezirken, in denen größere Weidenanlagen, deren Erträgnisse für alle Korbmacher des Bezirks bestimmt sind, nicht bestehen, ist die Schaffung kleinerer Anlagen durch alleinstehende Korbmacher dem Bezug bei Händlern oder Produzenten vorzuziehen. Der Weidenkauf ist eine derart heikle Sache, daß er in den seltensten Fällen zu einer Befriedigung des Käufers führt. Das Gesagte gilt sowohl hinsichtlich des Preises als auch der Qualität, welche in den meisten Fällen enttäuscht.

Da die Weidenbeschaffung ein wichtiges Kapitel in der Korbmacherei darstellt, werde ich etwas ausführlicher auf die Schaffung von Weidenanlagen größeren und kleineren Umfanges eingehen.

Es gibt eine ganze Anzahl brauchbarer Weidensorten, die mit Erfolg gepflanzt werden können. Besondere Bevorzugung verdient die Hanfweide, da sie fast auf jedem für Weiden überhaupt in Frage kommenden Boden gedeiht, da sie ferner sehr ergiebig ist und sich auch als Schälweide verwenden läßt. Bevor man an die Beschaffung einer Anlage geht, tut man gut daran, eine Bodenuntersuchung des zur Verfügung stehenden Geländes vornehmen zu lassen und sich alsdann darüber zu orientieren, welche Weidensorte sich auf dem in Frage stehenden Boden am besten entwickelt. Es wird dies nicht immer mit Sicherheit festzustellen sein; man wird aber annähernd bestimmen können, welche Weidensorte die größten Aussichten auf Erfolg bietet. Man wendet sich bezüglich der Bodenuntersuchung am besten an die nächstgelegene landwirtschaftliche Schule, deren Lehrer meist schon über die Bodenbeschaffenheit des betreffenden Bezirks unterrichtet und zur Auskunfterteilung in der Lage sind. Bei Schaffung größerer Anlagen dürften noch weitergehende Sicherheitsmaßnahmen in Form von Bodenuntersuchungen erforderlich sein. Da die Landwirtschaftskammern in der Regel die Schaffung neuer Kulturen im Interesse der Förderung der landwirtschaftlichen Produktion sehr begrüßen, dürfte es unschwer möglich sein, in jedem Falle deren

Unterstützung zu finden. Am besten gedeihen Kulturweiden auf mäßig feuchtem Boden. Die Weide ist im allgemeinen bezüglich des Bodens genügsam, beansprucht aber, wie aus folgenden Darlegungen ersichtlich ist, eine gewissenhafte Pflege. Gute Resultate werden sogar auf moorigem Boden erzielt; auch sog. nasse Wiesen eignen sich hervorragend zu Weidenpflanzungen. Trockenes Gelände ist dem Weidenanbau ungünstig, insbesondere zäher und fester Boden. Weiteres über Bodenbeschaffenheit zu sagen, dürfte hier nicht angebracht sein. Zunächst ist es erforderlich, bei Grasnarbe und Unkrautbestand, aber auch bei gras- und unkrautfreiem Gelände den Boden mittels Tiefgrundpflug mindestens 50 cm tief umzuwerfen, damit die obere Bodenschicht nach unten zu liegen kommt, was die Unkrautbildung außerordentlich mindert und den Boden lockert. Das Umstürzen des Geländes muß im Herbst vorgenommen werden, damit der Boden durch die Winterkälte noch weiter gelockert wird. Will man noch ein übriges tun, um die Unkrautbildung hintanzuhalten, dann pflanzt man im ersten Jahre Hafer und bestellt erst im zweiten Frühjahr das Gelände mit Weidensetzlingen. Man beziehe diese Setzlinge aus einer guten Kultur und bewahre sie feucht auf, falls nicht sofort nach dem Eintreffen der Setzlinge mit dem Stecken begonnen werden kann, damit ihre Keimfähigkeit nicht schwindet. Bei einer kleinen Anlage wählt man eine Reihenbreite von 40 cm und eine Entfernung innerhalb der Reihe von 25 cm. Das ergibt für den Hektar 100000 Setzlinge, für den preußischen Morgen also 25000, für das Ar 1000. Über diese Besteckung sollte man tunlichst nicht hinausgehen. Wählt man einen breiteren Reihenabstand, so kann man den hierdurch entstehenden Ausfall an Setzlingen dadurch ausgleichen, daß man innerhalb der Reihe einen geringeren Abstand vorsieht. Bei großen, rationell zu bewirtschaftenden Anlagen wird man den Reihenabstand mit 50 cm bemessen und den Abstand der Setzlinge innerhalb der Reihe mit 20 cm. Die Setzlinge dürfen eine Länge von 30 cm nicht übersteigen und müssen Augen (Knospen) aufweisen. Das Setzen erfolgt mittels eines Setzholzes, das man 30 cm tief in den Boden einstößt. Der Setzling wird alsdann in das Loch eingesteckt und die Erde oben angedrückt. Im ersten Jahre hat man nichts weiter zu tun, als etwa aufkommendes Unkraut durch Umhacken zu beseitigen. Es ist außerordentlich wichtig, daß die Anlage schon frühzeitig von jeder Verunkrautung befreit wird. Unkraut ist der ärgste Feind einer Weidenanlage. Bei größeren Anlagen empfiehlt sich für die Bodenbearbeitung die Verwendung eines Dampf- oder Motorpfluges, man hat auch schon sehr gute Erfahrungen durch systematische Bodensprengung gemacht. Die Bodensprengung lockert den Boden, ohne ihn umzuwerfen, und beseitigt gleichzeitig die Unkrautbestände. Eine Weidenkultur bringt meist schon im ersten Jahre eine mäßige Ernte, die sich im zweiten und dritten Jahre allmählich zur Vollernte steigert. Die Lebensdauer einer Weidenkultur beträgt bei einer guten Pflege 15—20 Jahre, wobei natürlich der Ertrag in den letzten Jahren zurückgeht, sodaß nach Ablauf dieser Zeit eine neue Anpflanzung mit vorausgehender Bodenbearbeitung vorgenommen werden muß. Es kann hierfür das gleiche Gelände wieder verwendet werden; doch ist es zweckmäßig, die im Laufe der Jahre dem Boden entzogenen Stoffe durch geeignete Düngung wieder zu ersetzen. Eine solche Düngung ist auch während des Betriebes einer Anlage zweckmäßig und fördert den Ertrag meist ganz erheblich. Jede Weidenanlage muß alljährlich gehackt und dadurch von dem aufkommenden Unkraut befreit werden. Bei größeren, rationell zu betreibenden Anlagen kann man zur Bodenlockerung und Unkrautbeseitigung einen sog. Motorfräser verwenden, der einen Reihenabstand von 50 cm voraussetzt. Die Weidenernte soll erst nach dem Laubfall, also nach dem ersten Frost, erfolgen, damit das Laub nicht mehr den Weiden anhaftet, was bei ungeeigneter Lagerung leicht einen Gärungsprozeß und damit das Verderben der Weiden herbeiführen kann. Neben Unkraut kommen als Weidenschädlinge noch der Weidenkäfer und Hagelschlag in Betracht. Wird eine Weidenkultur vom Weidenkäfer befallen, dann ist die Kultur meist verloren, es sei denn, daß man das ganze Gelände längere Zeit unter Wasser setzen kann. Ist dies aber nicht möglich, dann pflüge man die Anlage um; denn von einem nennenswerten Ertrag in brauchbaren Weiden kann dann meist nicht mehr die Rede sein. Erfolgt der Hagelschlag im Spätsommer, und tritt er nicht zu heftig auf, dann werden die Weiden keine allzu große Schädigung erfahren und noch verwendbar sein. Tritt der Hagelschlag aber im Frühsommer auf, dann werden die Triebe derart beschädigt, daß die zu erzielenden Weiden an den Stellen, an denen die Hagelkörner auftrafen, brüchig werden. Gegen die Folgen eines Hagelschlages im Frühsommer kann man sich dadurch einigermaßen schützen, daß man sofort alle Triebe einfach abschneidet. Der Weidenstock treibt alsdann neue Sprößlinge, die zwar nicht die Länge der sonst erhaltenen Weiden erreichen, immerhin aber doch eine mäßige Ernte brauchbarer, wenn auch nicht allzu großer Weiden ergeben. Auf weitere Einzelheiten des Weidenbaues kann wegen des zur Verfügung stehenden beschränkten Raumes hier nicht näher eingegangen werden. Das Mitgeteilte dürfte aber ausreichen, um ein Bild vom Weidenbau zu vermitteln.

g) Kalkulation in der Korbmacherei. Leider gilt für die Warenpreisfestsetzung auch in der Korbmacherei das, was der Geschäftsmann tagtäglich zu seinem Leidwesen wahrnehmen muß, nämlich die Unmöglichkeit, einen Verkaufspreis zu erzielen, der die Gestehungskosten deckt und darüber hinaus einen angemessenen Gewinn bringt. Man kann über den Begriff „angemessen" verschiedener Ansicht sein; aber in dieser Frage spricht die Wirklichkeit das entscheidende Wort, indem Nachfrage und Angebot den Preis einer Ware regeln. Handelt es sich dabei um eine qualitativ nicht allzu hochwertige Ware, deren Herstellung einem größeren Kreise von Produzenten ohne einen allzu großen Aufwand an Geld, Geschicklichkeit und Betriebseinrichtungen möglich ist, dann wird ein weit ungünstigerer Preis erzielt als bei Qualitätswaren, deren Herstellung nur in einem kleinen Kreise von Produzenten erfolgt. Leider zählen die Erzeugnisse der Korbmacherei, und zwar auch der Feinkorbfabrikation, zu den Artikeln der ersten Gattung. Das Plus an Kunstfertigkeit, das bei der Herstellung feinerer Körbe preiserhöhend wirken könnte, wird durch die in der Korbwarenbranche immer mehr Geltung gewinnende Spezialisierung in der Fabrikation und durch die niedrigen Löhne in der Heimindustrie, deren sich die Korbwarenerzeugung mancherorts bedient, wieder illusorisch gemacht. Wir haben es bei Korbwaren mit einem gering bewerteten Artikel zu tun, dessen Preis ein außerordentlich niedriger ist und daher dem Produzenten nur einen mäßigen Verdienst gestattet, der meist nur im Arbeitslohn zu suchen ist. Es wäre angesichts dieser Tatsache überheblich und mit der Wirklichkeit nicht in Einklang zu bringen, wollte man für die Korbmacherei eine regelrechte kaufmännische Kalkulation aufstellen und deren Innehaltung zur absoluten Forderung erheben. Die sog. Interessenverbände in der Korbwarenbranche sind allerdings zum Teil anderer Ansicht und stellen fachmäßige Kalkulationen auf, die sie zur Basis für die von allen Mitgliedern einzuhaltenden Verbandswarenpreise machen. Diese Verbände wissen sehr wohl, daß die Korbwarenbranche aus den schon dargelegten Gründen nicht in der Lage ist, Syndikatspreise zu fordern und aufrechtzuerhalten; sie versuchen aber immer wieder, das Unmögliche und Undurchführbare zu erreichen. Die Konjunktur erweist sich stets stärker als alle Vereinbarungen und die Menschen schwächer in ihrem Vollbringen als in ihrem Wünschen. Es wäre falsch, wollte man angesichts der geschilderten Zustände die Preisgestaltung der Korbwaren völlig der augenblicklichen Marktlage überlassen und womöglich zu jedem Preis zu verkaufen suchen. Auf eine gewisse Kalkulationsgrundlage muß man bei der Warenpreisbestimmung zurückgreifen, nur wird man mit seiner Preisforderung, besonders wenn man bei der Kalkulation die Werte zu stark nach oben abrundet, nicht immer durchdringen. Um einem Irrtum in der Auffassung meiner Ausführungen vorzubeugen, möchte ich ausdrücklich bemerken, daß meine Darlegungen über den problematischen Wert von Kalkulationen in der Korbwarenbranche sich nur auf den Produzenten beziehen. Der Inhaber eines Ladengeschäfts wird in den meisten Fällen seine Verkaufspreise so kalkulieren können, daß ihm noch ein normaler Nutzen verbleibt. Es zeigt sich leider wie auch in anderen Branchen, daß der Handel erheblich größere Vorteile bringt als die Produktion. Das ist im Hinblick auf den Produktionswillen der gesamten Wirtschaft wie des einzelnen eine bedauerliche Tatsache, mit der aber gerechnet werden muß.

Bei der Kalkulation eines Korbes ist der Arbeitslohn von ausschlaggebender Bedeutung, und der Materialwert tritt demgegenüber wesentlich zurück. Bei den vielerlei Korbformen und Flechtarten und bei der bei den einzelnen Korbmachern voneinander abweichenden Leistungsfähigkeit ist es nicht ganz leicht, für die Lohnberechnung eine allgemein gültige und verwendbare Ausrechnungsmethode zu finden. In Anlehnung an bereits im Gebrauch befindliche Lohnausrechnungsmethoden habe ich nun eine Darstellung der Lohnausrechnung gegeben, die für alle Arbeiten, wie sie der blinde Korbmacher auszuführen in der Lage ist, ausreichend sein dürfte. Diese Lohnausrechnungsmethode ist als Beilage zu der vom „Reichsdeutschen Blindenverband E. V." herausgegebenen Zeitschrift „Das Blindenhandwerk" erschienen und kann durch die Verbandsgeschäftsstelle, Berlin, Dircksenstraße 2, bezogen werden. Der Materialverbrauch und damit die Wertbestimmung kann nur durch die Gewichtsbestimmung des fertigen Korbes ermittelt werden, wobei ein bestimmter Prozentsatz Abfall hinzugerechnet werden muß. Dieser Prozentsatz richtet sich nach der Beschaffenheit des Materials selbst und kann hier im einzelnen nicht angegeben werden. Zu beachten ist noch, daß die Gewichtsbestimmung erst nach erfolgtem Austrocknen der Körbe vorgenommen werden kann.

Bei Verwendung geschälter Weiden ist die Bestimmung des Materialverbrauchs verhältnismäßig einfach, da sich bei deren Verarbeitung wenig Abfall ergibt, und da ein Austrocknen durch lange Lagerung nur in unerheblichem Maße möglich ist. Bei ungeschälten Weiden muß man im Vergleich mit dem Gewicht

der frisch geernteten Weide mit einem durch das Lagern bedingten Eintrocknen
bis zu 40 und 50 vH rechnen. Dabei ist aber zu beachten, daß der Austrocknungsprozeß sich auf das ganze Jahr erstreckt, und daß die Wirkung der Austrocknung
also ein während der Zeit der Lagerung verschiedener ist. Man wird gut daran
tun, solange die Weiden noch ihr volles Gewicht besitzen, Körbe in verschiedenen
Größen herzustellen und alsdann die Gewichtsbestimmung vorzunehmen. Sind
die Weiden durch den Austrocknungsprozeß leichter geworden, so rechnet man
trotzdem mit dem Gewicht, das nötig wäre, einen Korb aus frischen Weiden zu
fertigen. Daß sich in einer Kalkulation der für Weiden eingesetzte Preis nicht
nach dem tatsächlichen Gestehungswerte, sondern nach dem Marktpreis zu-
züglich Fracht- und Lagerungsspesen richten muß, bedarf wohl keiner besonderen
Erwähnung. Um je feinere Körbe es sich handelt, um so mehr tritt der Materialwert in seiner Bedeutung in der Kalkulation hinter den Lohn zurück. Zurückkommend auf die erwähnte Lohnausrechnungsmethode sei noch gesagt,
daß diese nicht nur der Korbgröße und Korbform, sondern auch der in Anwendung gebrachten Flechtart Rechnung trägt, also alles das vereinigt, was für eine
richtige und zuverlässige Lohnbestimmung unerläßlich ist.

h) Entlohnung und Verdienstmöglichkeit in der Korbmacherei. Zufolge der
Tatsache, daß die Arbeitsleistungen blinder Korbmacher außerordentlich voneinander abweichen, ist eine Entlohnung nach Arbeitsstunden nicht möglich;
es muß daher in allen nach kaufmännischen Grundsätzen geleiteten Werkstätten
die Stück- und Akkordentlohnung in Anwendung kommen. Dieses Stück-
entlohnungsverfahren muß sich auf die Leistungen und Tarife der sehenden
Korbmacher stützen; insbesondere gilt dies für größere Betriebe, denen es nicht
möglich ist, ihre Waren im Kleinverkauf abzusetzen. Kleinere Betriebe, die sich
für ihren Warenabsatz auf den Einzelverkauf stützen können, sind in der Lage,
in der Entlohnung ihrer Arbeiter weiterzugehen, als dies Betrieben möglich ist,
die ihre Waren im Engrosverkauf absetzen müssen, um die für ihre größere
Arbeiterzahl erforderlichen größeren Aufträge hereinzubringen. Vom Standpunkt
der Entlohnung aus gesehen, eignet sich also die Korbmacherei nicht allzusehr
für größere Blindenbetriebe, wie Blindengenossenschaften u. dgl. Wirklich gute
Verdienste werden von dem blinden Korbmacher nur in kleineren, in Verbindung
mit dem Einzelverkauf stehenden Blindenbetrieben erzielt werden können. Die
Entlohnung in der Korbmacherei ist aus den angeführten Gründen daher auch
eine sehr unterschiedliche. Leider muß aber die Tatsache festgestellt werden,
daß die in kleineren Betrieben mögliche bessere Entlohnung es meist nicht
zur Folge hat, daß die zur Auszahlung gelangenden Wochenlöhne diejenigen größerer Betriebe mit niedrigerem Stücklohn übersteigen. Es liegt dies
wohl in der Hauptsache daran, daß sich in größeren Betrieben nur wirklich
tüchtige und leistungsfähige Arbeiter behaupten können, während sich die
minder leistungsfähigen Korbmacher mehr dort anschließen, wo ihrer geringeren
Leistungsfähigkeit durch eine höhere Stückentlohnung Rechnung getragen
werden kann. Es gibt daher auch, abgesehen von Anstalts- und Heimbetrieben,
die meist nicht so scharf kalkulieren müssen wie Betriebe, die auf kaufmännischer
Grundlage beruhen, keine größeren Blindenwerkstätten, die sich ausschließlich
mit der Korbmacherei befassen. Die in kleineren Vereinswerkstätten oft zu
beobachtende verhältnismäßig hohe Stückentlohnung ist leider auch für tüchtige

Korbmacher nicht immer ein Anreiz für eine gesteigerte Leistung den minder Leistungsfähigen gegenüber. So paradox dies klingen mag, so steht es doch fest, daß die Größe der Arbeitsleistung im umgekehrten Verhältnis zur Entlohnung steht. Es darf hieraus freilich nicht gefolgert werden, daß es, um eine Steigerung der Leistungen hervorzurufen, zweckmäßig sei, sich der Normalentlohnung, gemessen an den Stücklohntarifen der sehenden Korbmacher, zu bedienen; es muß vielmehr die Forderung erhoben werden, daß die für die Blindenbetriebe verantwortlichen Persönlichkeiten, wie Meister und Vorstände, ihre Arbeiter derart beeinflussen und auf sie einwirken, daß sie einer guten Entlohnung auch eine gute Arbeitsleistung an die Seite stellen.

Der tatsächliche Verdienst der Korbmacher auf dem Lande dürfte bei voller Beschäftigung und bei mittlerer Leistungsfähigkeit etwa 15—20 RM. pro Woche kaum übersteigen. In größeren Blindenbetrieben sollten Löhne bis zu 25 und 30 RM. pro Woche möglich sein. Bei gleichwertiger Leistung sollte sich der Lohn in kleineren, sich auf den Einzelhandel stützenden Werkstätten auf etwa 40 RM. in der Woche steigern lassen; tatsächlich werden diese Verdienste aber nur selten erreicht, was ich bereits des Näheren ausführte. Die Verdienstmöglichkeit selbständiger blinder Korbmacher mit eigenem Ladengeschäft läßt sich nicht bestimmen, da sie in der Hauptsache aus dem Einzelverkauf im Laden resultiert und daher lediglich vom Umsatz abhängig ist, welch letzterer durch die Geschäftslage und durch die Tüchtigkeit des Ladeninhabers bedingt wird. Jeder Korbmacher, der über ein eigenes Verkaufslokal verfügt, ja selbst jeder Korbmacher auf dem Lande sollte eine Steigerung seines Verdienstes darin suchen, daß er noch andere Waren als Handelsware mitführt. Selbstverständlich kann es sich dabei nur zur Hauptsache um einschlägige Artikel wie Bürstenwaren, Matten u. dgl. handeln; aber auch andere Waren sind nicht ausgeschlossen. Es gibt eine ganze Reihe von selbständigen blinden Korbmachern, die einen schwunghaften Handel in allen möglichen Waren betreiben und hierdurch in Verbindung mit ihrem Gewerbe einen auskömmlichen Verdienst erzielen.

2. Die Bürstenmacherei.

a) Werkzeuge und Hilfsmittel für die Bürstenmacherei. In der Bürstenmacherei, soweit sie für den Blinden in Betracht kommt, wird an Werkzeugen das Folgende benötigt: Bankschere, Pfriemen, Flachzange, Hammer, Schraubenzieher, Büschelschere, Hand- und Mischkamm. An Geräten: Werkbank, Drahthaspel, Drahtknebel, Nagelvorrichtung. Durch Hinzunahme einer Bündelabteilmaschine und durch Verwendung einer Einziehzange in Verbindung mit einem Einziehschraubstock läßt sich bei Blinden in vielen Fällen eine Steigerung der Arbeitsleistung erreichen. Für rationell arbeitende Betriebe von mittlerer Größe sind weiter erforderlich: Eine möglichst elektrisch betriebene Drahtwickelmaschine, eine mechanische Büschelschere sowie eine oder mehrere elektrisch betriebene Bürstenabschermaschinen in verschiedenen Größen mit kombinierter Ausputzvorrichtung. Für Großbetriebe kommen noch hinzu: Stanz-, Misch-, Zupf-, Schleif-, Poliermaschinen usw. Für Pechereien werden Pechtische und Pechapparate verbunden mit Rauchabsaugvorrichtung benötigt. Die Bezugsquellen für alle diese Geräte, Werkzeuge und Maschinen finden sich im Jahrgang 1926 des „Handbuches für das Blindengewerbe" (s. Literaturanhang). Eine Besprechung der einzelnen Geräte, Werkzeuge und Maschinen dürfte hier nicht angebracht sein, es sei daher nur das Wichtigste hervorgehoben. Die einzelnen Werkzeuge übergehend, sei nur kurz darauf hingewiesen, daß sich Büschelscheren mit Festhaltevorrichtung für das Material für den blinden Handwerker weit besser eignen als solche ohne diese. Eine Büschelschere mit Materialfesthaltung ermöglicht ein korrektes Zuschneiden auf Längen, was bei Büschelscheren ohne Festhaltevorrichtung nicht gewährleistet ist. Die Bündelabteilmaschine, deren frühere Konstruktionen nicht geeignet waren, ihr raschen Eingang in die Bürstenindustrie zu verschaffen, stellt sich in ihren heutigen Konstruktionen als ein vorzügliches Hilfsmittel unserer blinden Bürstenmacher dar. Die sehenden Handwerker sind über den Wert der Bündelabteilmaschine geteilter Meinung, und sie dürfen es sein, da es viele Bürstenmacher und Bürstenmacherinnen gibt, die es beim Handabteilen auf die gleiche Arbeitsleistung bringen, wie eine solche beim Abteilen mittels Bündelabteilmaschine erzielt werden kann. Was die Bündelabteilmaschine für den Blinden besonders geeignet macht und auch dem Sehenden zustatten kommt, ist die Gleichzeitigkeit zweier Arbeitsgänge, die ohne Bündelabteilmaschine nacheinander ausgeführt werden müssen. Für den Blinden kommt noch hinzu, daß das Material absolut sicher und gegen jedes Zerstreuen geschützt im Materialbehälter der Maschine eingepreßt liegt, und daß das Materialbündel, das in die Bürste oder in den Besen eingezogen werden soll, an beiden Seiten gleichmäßig aufgestoßen in immer gleicher Stärke die Maschine verläßt. Ob die geradlinig oder bogenförmig arbeitenden Maschinen vorzuziehen sind, möchte ich nicht entscheiden; die ersteren sind gewöhnlich stabiler und besitzen eine größere Lebensdauer; die bogenförmig arbeitenden Maschinen dagegen haben eine leichtere Gangart und erfordern meist einen geringeren Kraftaufwand. Wenn sich dies ermöglichen läßt, sollte man mit der gleichen Maschine nicht feines und kräftiges Material verarbeiten, da das starke Material die Bündelabteilmaschine bei längerem Arbeiten mit diesem allmählich stumpfkantig und dadurch für das Abteilen feineren Materials ungeeignet macht. Während die Zweckmäßigkeit der Bündelabteilmaschine bei Blinden eine unbestrittene sein dürfte, gehen die Urteile bei einem weiteren Hilfsmittel in der Bürstenmacherei, der Einziehzange, sehr auseinander. Die Einziehzange, die nur in Verbindung mit dem Einziehschraubstock Verwendung finden kann, soll das Einführen der Drahtschlinge in das Bürstenholz erleichtern. Von authentischer Seite wird behauptet, daß sich das Einziehen mittels Einziehzange und Schraubstock bei Sehenden gut, ja sehr gut bewährt habe, und daß man annehmen müsse, daß dieses Hilfsmittel auch bei dem Blinden eine erhöhte Arbeitsleistung im Gefolge habe. So merkwürdig dies klingen mag, so ist es doch Tatsache, daß man sich in Blindenkreisen mit diesem Hilfsmittel noch nicht ernstlich befaßt hat, da niemand sich die Mühe nehmen will, sich auf eine andersartige Arbeitsmethode einzustellen. Die Lehrwerkstätten wären hier an erster Stelle berufen, die Einziehzange auf ihre Zweckmäßigkeit hin zu erproben, da weder Lehrling noch Lehrwerkstätte aus einem solchen Versuch zufolge der anfangs sicherlich geringeren Arbeitsleistung ein Verdienstausfall oder ein Verlust erwachsen würde. Die Verwendung elektrisch betriebener Hilfsmaschinen wie der mechanischen Bürstenabschermaschine, der Drahtwickelmaschine und der mechanischen

Büschelschere, die für jeden rationell arbeitenden Betrieb sehender Unternehmer zur Selbstverständlichkeit geworden ist, sollte auch in dem mittleren und größeren Blindenbetrieb nicht fehlen. Diese Maschinen tragen dazu bei, einen Betrieb konkurrenzfähig zu erhalten. Während die elektrische Drahtwickelmaschine und die Bürstenabschermaschine, verbunden mit Ausputzvorrichtung, von Blinden sicher und gefahrlos bedient werden können, wäre es fahrlässig, einen Blinden an der elektrischen Büschelschere zu beschäftigen. Man kann diese Maschine in Blindenbetrieben aber dadurch ausschalten, daß man, soweit dies angängig und möglich ist, bereits auf Längen zugeschnittenes Material bezieht. Von den beiden im Gebrauch befindlichen Abschermaschinen, der rotierenden und der Zackenabschermaschine, ist für Blindenbetriebe die rotierende Bürstenabschermaschine vorzuziehen, da sich die Zackenabschermaschinen mehr für feinere Materialien eignen, die in Blindenbetrieben in der Fabrikation von untergeordneter Bedeutung sind. Da die Verwendung anderer Maschinen, wie der Misch-, Zupf- und Stanzmaschine sowie weiterer Bearbeitungsmaschinen weit über das Handwerksmäßige in der Bürstenmacherei hinausführt, dürfte sich eine Schilderung der Arbeitsweise dieser meist recht komplizierten Maschinen erübrigen. In Bezug auf ihre Bedienung durch Blinde sei nur gesagt, daß es kaum einen Blindenbetrieb in Deutschland geben wird, der bedeutend genug wäre und genügend Absatz hätte, um mit Erfolg derartige Maschinen verwenden zu können. Diese Maschinen sind es aber, die im Laufe der Zeit der handwerksmäßig betriebenen Bürstenerzeugung eine ernste Gefahr werden können, wenn nicht rechtzeitig Wege eingeschlagen werden, das Bürstengewerbe wenigstens dem mittleren und größeren Blindenbetrieb zu erhalten. Doch das ist eine Frage, die in einem besonderen Abschnitt behandelt werden soll. Zum Pechen werden für blinde und schwachsichtige Bürstenmacher und Bürstenmacherinnen Pechkessel mit eingelegtem Sieb verwandt, damit die Finger vorm Verbrennen durch das siedende Pech geschützt sind. Das Pechen kommt überdies für vollständig blinde Bürstenmacher kaum und für halbsehende Handwerker nur mit bestimmten Einschränkungen, auf die hier nicht näher eingegangen werden kann, in Frage. Es empfiehlt sich im Interesse der Gesundheit der Pecher, über jedem Pechtisch eine Rauchabsaugevorrichtung anzubringen.

b) Rohstoffe für die Bürstenmacherei. A. Bürstenhölzer. Während noch vor 50—60 Jahren fast jeder Bürstenmacher auch seine Bürstenhölzer selbst zurichtete und bohrte, bezieht der Bürstenmacher von heute diese von der Fabrik. Nur größere Bürstenfabriken können sich eine Bürstenhölzerfabrikation gestatten, die allerdings von der früher geübten Methode ganz erheblich abweicht. Der einzelne Bürstenmacher sowie alle kleineren und mittleren Betriebe beziehen ihre Bürsten- und Besenhölzer vom Hölzerlieferanten.

Die Güte eines Bürstenholzes wird dadurch bestimmt, daß es aus trockenem Buchenholz gefertigt, sauber gearbeitet und gut gebohrt ist. Die Bürstenhölzerfabrikation erfordert große Umsicht und Fachkenntnis sowohl in der Holzbranche wie auch in der Bürstenmacherei; denn, wenn man so sagen darf, der Hölzerfabrikant macht eigentlich schon die Bürste, d. h. er gibt ihr die Form und bestimmt auch die Bündelstellung, auf die es bei der Bürste sehr wesentlich ankommt. Die Bürstenhölzerfabrikation erfolgt in der Weise, daß das Holz auf die gehörige Länge zugeschnitten und gehobelt wird. Alsdann folgt das

Formfräsen, das Bohren und Abschleifen. Bei zweiteiligen Hölzern kommen noch einige Arbeitsgänge hinzu. Ein schön gearbeitetes Bürstenholz ist eine Empfehlung für die Bürste selbst und für ihren Hersteller. Der blinde Bürstenmacher sollte daher besonders darauf achten, schön gearbeitete Hölzer zu verwenden; denn das Publikum wird sein Arbeitserzeugnis einer schärferen Prüfung unterziehen, als dies bei den von sehenden Bürstenmachern bezogenen Bürsten der Fall ist. Wie in jeder anderen Branche, so unterscheiden sich auch die Bürstenhölzerfabriken nach dem Grade der Preiswürdigkeit und nach der Beschaffenheit ihrer Erzeugnisse. Nicht immer sind die kleineren Bürstenfabriken auch die weniger leistungsfähigen, wenn sie auch nicht mit so modernen Maschinen arbeiten wie die großen Bürstenhölzerfabriken. Über Bezugsquellen für Bürstenhölzer gibt das „Jahrbuch für das Blindengewerbe", Jahrgang 1926, näheren Aufschluß.

B. Faserstoffe. Sämtliche für die Bürstenfabrikation benötigten Faserstoffe müssen vom Ausland importiert werden. Als Produktionsgebiete kommen Indien, Afrika, Mexiko und Südamerika in Frage. Die hauptsächlichsten Faserstoffe sind: Tula-, Stambiko- und Jaumavefibre, Basine, Reiswurzeln, Kokos, Afrika, Kap Palmas, Bahia, Madagaskar und andere. Einige dieser Rohstoffe kommen in verarbeitungsfertigem Zustande auf den Inlandsmarkt. Andere wieder bedürfen einer besonderen Zurichtung, die meist im Inland in den sog. Zurichtereien vorgenommen wird. Während man sich früher zur Zurichtung dieser Rohstoffe meist der Handarbeit bediente, wird diese nunmehr fast völlig durch die sog. Zuricht- oder Mischmaschinen ersetzt, die das Material von allen ihm anhaftenden Schmutz- und Fremdstoffen befreien und so zur Verarbeitung fertig machen. Das fertiggekämmte und gemischte Material wird in sog. Schweifen, auch auf Originallängen gezogen und auf bestimmte Längen zugeschnitten, geliefert. Bezugsquellen: s. „Jahrbuch für das Blindengewerbe", Jahrgang 1926.

C. Borsten. Während Faserstoffe mehr für gröbere Bürsten Verwendung finden, dienen Borsten zur Anfertigung feinerer Bürsten, abgesehen von einigen Borstensorten, die zur Herstellung gewöhnlicher weicher Bürsten verwendet werden. Unter Borsten versteht man in der Bürstenindustrie lediglich die Borsten von Schweinen. Die in Deutschland gewonnenen Borsten sind nicht allzu kräftig und daher nicht so gesucht wie die kräftigeren ausländischen Borsten. Als Produktionsländer für Borsten kommen Rußland, Indien und China in Frage. Die Benennung der indischen und chinesischen Borsten erfolgt meist nach dem Verschiffungsort, es gibt daher Kalkutta-, Tientsin-, Hanko-, Tsingtau- und Schanghaiborsten. Diese Verschiffungsorte kennzeichnen gleichzeitig die Qualität, die noch eine weitere Differenzierung durch Beifügung besonderer Markennamen erfährt. Das Borstenzurichten ist ein außerordentlich mühsames Geschäft, das sich nur dann lohnt, wenn billige Arbeitskräfte zur Verfügung stehen, wie dies besonders in Indien und China der Fall ist. Bei Verwendung von Borsten innerhalb des Deutschen Reiches ist es erforderlich, daß der Nachweis der Desinfektion erbracht wird. Die Unterlassung dieser Maßnahme hat manche Erkrankung und manchen Todesfall verursacht. Je kräftiger und länger eine Borste ist, um so teurer ist sie auch. Die feinsten Borsten werden von der Pinsel- und Feinbürstenfabrikation benötigt. Für den blinden Bürstenmacher kommen in der Hauptsache nur die gewöhnlicheren und mittleren Sorten in Betracht. Bezugsquellennachweis: „Jahrbuch für das Blindengewerbe", Jahrgang 1926.

D. Roßhaare und sonstige Tierhaare. Unter Roßhaaren versteht man im Bürstengewerbe Schweif- und Mähnenhaare der Pferde. Erstere werden bevorzugt, da sie weit kräftiger sind als Mähnenhaare; ferner besteht ein Unterschied zwischen Roßhaaren, die vom Schwanz des lebenden Pferdes geschnitten werden, und Schweifhaaren toter Pferde. Letztere sind weicher und weniger elastisch und daher für die Besenfabrikation nicht in gleichem Maße geeignet. Die Roßhaare müssen vor ihrer Verarbeitung einem Zurichtverfahren unterzogen werden, damit der den Haaren anhaftende Schmutz sowie das an den Haaren klebende Fett beseitigt werden. Durch das Kochen der Haare werden diese elastischer und gleichzeitig desinfiziert. Das Zurichten der Haare kann durch den Bürstenmacher besorgt werden; es gibt aber auch Zurichtereien, die vermöge geeigneter Maschinen, Trockenöfen und sonstiger Hilfsmittel in der Lage sind, ein gutes Haar zu liefern. Da die Farbe der rohen Haare sehr voneinander abweicht, jedoch nur meist schwarze Haare in der Bürstenmacherei Verwendung finden, müssen die Haare gefärbt werden, was gleichfalls in den Zurichtereien geschieht, aber auch von dem Bürstenmacher selbst ausgeführt werden kann. Neben den Roßhaaren werden in der Bürstenmacherei auch Ochsenhaare in den Zurichtereien verarbeitet. Diese sind jedoch weniger kräftig und daher auch geringer bewertet. Für Spezialzwecke verwendet man auch noch Ziegen- und Dachshaare; letztere sind sehr gesucht, da aus ihnen die besten Rasierpinsel gefertigt werden.

c) **Voraussetzungen für den Bürstenmacherberuf.** Das Bürstenmachen eignet sich in gleicher Weise für Männer und Frauen, wobei in größeren Werkstätten natürlich darauf Rücksicht genommen werden muß, daß die größere Kraft erfordernde Arbeit des Einziehens von Straßenbesen u. dgl. den Männern zugewiesen wird. Da das Bürstenholz bereits die Form der Bürste bestimmt, ist für den Bürstenmacher ein ausgeprägter Formensinn nicht erforderlich; dagegen muß er über ein feines Gefühl verfügen, um die oft kleinen und kleinsten Löcher im Bürstenholz rasch und sicher zu finden. Beim Bürstenmacher kommt es darauf an, daß der Arbeiter bzw. die Arbeiterin flink arbeitet. Ein rasches Arbeiten wird aber nur durch lange und ausdauernde Übung erreicht. Leute mit schwachen oder gar erkrankten Atmungsorganen sollten der Bürstenmacherei fernbleiben, da der Bürstenmacher dauernd genötigt ist, Staub einzuatmen. Dies macht sich in ganz besonderem Maße beim Mischen und Zurichten von Material geltend.

d) **Handwerkslehre und Gesellenprüfung.** Bezüglich der Lehrwerkstätte für den blinden Bürstenmacher gilt das gleiche, was im Hinblick auf die Korbmacherei ausgeführt wurde. Werkstätten, die in der Hauptsache auf den Erwerb eingestellt sind, dürften eine ausreichende Lehre kaum vermitteln können, es sind also für die Lehre ausgesprochene Lehrwerkstätten zu bevorzugen. Als Lehrziel für den blinden Bürstenmacher bzw. die Bürstenmacherin wäre zu fordern: Das Einziehen gröberer und feinerer Bürsten und Besen jeder Art, das Abteilen mit der Hand und mittels Bündelabteilmaschine, das freihändige Einziehen und das Einziehen am Schraubstock mit Hilfe der Einziehzange; ferner das Fertigmachen von Bürsten und Besen mit Deckel, das Schleifen der

Hölzer, das Mischen und Zurichten der Rohstoffe, wenn letzteres auch in der Praxis kaum mehr in Frage kommt, das Pechen von Borsten und Faserstoffen. Für den Bürstenmacher, der sich selbständig zu machen wünscht, ist es außerordentlich zweckmäßig, wenn er schon während der Lehre Gelegenheit findet, sämtliche Bürstenrohstoffe kennen und beurteilen zu lernen, was bei der Vielgestaltigkeit dieser Rohstoffe nicht ganz leicht ist. Daß die Bürstenmacherlehre auch die Kalkulation umfassen muß, bedarf wohl keiner besonderen Erwähnung. Es kommen noch die in den Lehrplan des Fortbildungsunterrichts eingeschlossenen theoretischen Fächer hinzu. Es muß ausdrücklich betont werden, daß Kenntnisse dieser Art für den nach Selbständigkeit strebenden Bürstenmacher fast noch wichtiger sind als für den Korbmacher, da der Betrieb eines Bürstengeschäftes, insbesondere, wenn noch einschlägige Artikel mitgeführt werden sollen, ein recht vielseitiger ist und daher auch ein bestimmtes Maß kaufmännischer Kenntnisse erfordert, von deren Vorhandensein das Gedeihen des Geschäftes oft mehr abhängt als von den gewerblichen Fähigkeiten des Geschäftsinhabers. Damit soll einer mangelhaften handwerksmäßigen Ausbildung nicht das Wort geredet werden; denn eine solide Handwerkslehre und die dadurch erworbenen Kenntnisse sind durchaus dazu angetan, geschäftsfördernd zu wirken und das Vertrauen des kaufenden Publikums in die Fähigkeiten des Geschäftsinhabers zu befestigen. Eine Lehrzeit von 3 Jahren genügt vollauf, einem Lehrling mit normaler Veranlagung das zu vermitteln, was ein blinder Bürstenmacher können muß. Die Aussicht, sich einer Gesellenprüfung unterziehen zu dürfen, wird in der Regel den Lernenden anspornen, schon während der Ausbildung sein bestes zu leisten, und die regelrecht und womöglich mit Auszeichnung bestandene Handwerksprüfung wird das Selbstvertrauen des Lernenden fördern. Eine zu Unrecht bestandene Gesellenprüfung, bei welcher die Prüfungskommission Gnade für Recht ergehen ließ, ist dagegen auch in der Bürstenmacherei aufs schärfste zu verurteilen, da eine solche Prüfung nur einen gewissen Dünkel und eine unberechtigte Selbstüberhebung bei dem Prüfling erweckt, die durch nichts gerechtfertigt ist.

e) **Wahl des Arbeitsplatzes bzw. des Niederlassungsortes.** Jeder der Lehre entwachsene Bürstenmacher — bei blinden Bürstenmacherinnen dürfte dies freilich nicht möglich sein — sollte zunächst einmal in verschiedenen Werkstätten arbeiten, um auch den praktischen Betrieb eines Geschäftes kennenzulernen und um sich auf das Leben außerhalb des Internats einzustellen. Eine allzu frühe Geschäftsgründung dürfte nicht angezeigt sein; zum mindesten aber ist es weit zweckmäßiger, ein genügendes Maß praktischer Erfahrungen und fachlicher Kenntnisse zu sammeln, bevor man zur Geschäftsgründung schreitet.

Blinde Bürstenbinder, die in kleineren Gemeinden beheimatet sind, sollten es unterlassen, sich in ihrer Heimat niederzulassen, da dort die Voraussetzungen für eine günstige Entwicklung ihres Geschäftes nicht gegeben sind. Sie finden dort nicht den Warenabsatz, der erforderlich ist, um einen angemessenen Verdienst zu erzielen. An Orten mit größerer Einwohnerzahl und mit entsprechendem Hinterland dürfte bei nicht allzu starker Konkurrenz am Platze die Gründung eines Geschäfts eher möglich sein; noch besser eignen sich größere Städte für Geschäftsniederlassungen, insbesondere, wenn Industrie am Platze ansässig ist. Nicht jeder Bürstenmacher wird die zu einer Geschäftsgründung erforderlichen Mittel aufbringen und die Fähigkeiten besitzen, ein eigenes Geschäft zu führen; insbesondere werden blinde Bürstenmacherinnen nur in den seltensten Fällen zur Geschäftsgründung kommen. Die Mehrzahl unserer Bürstenmacher und Bürstenmacherinnen wird genötigt sein, Anschluß an größere Blindenbetriebe, wie Heimwerkstätten, Vereinswerkstätten und Genossenschaften zu suchen, um dort ihren Lebensunterhalt zu verdienen. Ihnen bleiben die Sorgen und Mühen eines Geschäftsmannes zwar erspart; aber dafür wird sich ihr Einkommen auch in sehr bescheidenen Grenzen bewegen. Hier einen Ausgleich zu schaffen, ist Sache der sozialen Fürsorge, deren Umfang und Voraussetzungen im Rahmen dieser Abhandlung nicht erörtert werden können, da sie von allgemeiner Bedeutung im Blindenwesen ist und sich nicht auf die Angehörigen der gewerblichen Blindenbetriebe beschränken darf. Wie beim Korbmachergewerbe ist es auch beim Bürstenmachergewerbe sehr wünschenswert, daß mit der eigenen Werkstätte eines selbständigen Handwerkers auch ein Ladengeschäft verbunden ist, da ein solches die Verdienstmöglichkeit ganz erheblich steigert, und zwar nicht bloß durch den Einzelverkauf als solchen, sondern auch durch die Tatsache, daß das Vorhandensein eines Ladens reklamefördernd wirkt und dadurch den Anfall an Aufträgen erheblich steigert. Daß sich der blinde Inhaber eines Bürstengeschäfts auch sonstige einschlägige Waren zulegen muß, ist ebenso selbstverständlich, wie das schon für das Korbwarengeschäft gefordert wurde. Daß die Bürstenmacherei bei Vorhandensein eines genügend großen Kreises von Abnehmern und bei Hinzunahme eines Ladengeschäfts auch heute noch günstige Verdienstmöglichkeiten bietet, beweist die recht erhebliche Zahl blinder Bürstenmacher in Deutschland, die es zu Vermögen und Ansehen gebracht haben. In vielen Städten stehen die blinden Geschäftsinhaber mit an erster Stelle im Gewerbe; Verfasser ist sogar ein Fall bekannt, wo der gesamte Bürstenhandel einer mittelgroßen deutschen Stadt in den Händen blinder Geschäftsleute liegt. An diesem etwa 50 000 Einwohner zählenden Platze befinden sich neben einer großen Genossenschaftswerkstätte vier Ladengeschäfte mit blinden Inhabern. Von diesen vier Geschäftsleuten haben drei eigene größere Fabrikation und unterhalten einen regen Versand nach auswärts. Außerdem sind am gleichen Platz noch einige blinde Händler tätig. Der Gesamtjahresumsatz dieser Geschäfte und Händler dürfte sich bei vorsichtiger Schätzung auf etwa eine halbe Million belaufen. Wenn die Verhältnisse an anderen Orten auch nicht gleichgünstige sind, so darf doch festgestellt werden, daß in der Bürstenbranche mit dem Blindengewerbe gerechnet werden muß und auch gerechnet wird.

f) Kalkulation in der Bürstenmacherei. In der Bürstenmacherei kann man etwa drei Kategorien von Waren feststellen, die sich sowohl durch ihren Preis wie auch durch ihre Beschaffenheit wesentlich voneinander unterscheiden. Da ist zunächst die billige Warenhausware, bei welcher in der Fabrikation alles aufgeboten wird, um einen niedrigen Preis zu erzielen, was natürlich in der Hauptsache auf Kosten der Qualität geschieht. Mit der Herstellung solcher Waren sollte sich der blinde Geschäftsmann möglichst nicht befassen, da er hier weder Ehre einlegen noch einen nennswerten Verdienst erzielen kann. Die zweite Klasse von Waren, und zwar sowohl im Hinblick auf ihre Preisbewertung wie auch auf ihre Beschaffenheit sind die sog. Konsumwaren, wie solche in Lebensmittelgeschäften, Putzmittelgeschäften u. dgl. als Nebenartikel geführt werden. Auch für Behörden und sonstige Großkonsumenten kommen Waren dieser Art in Frage. Da die Waren dieser zweiten Gruppe in der Gesamtbürstenerzeugung bei weitem überwiegen, sollten sich die blinden Bürstenmacher in der Hauptsache der Herstellung dieser Waren zuwenden, soweit ihnen nicht der Besitz eines offenen Ladengeschäftes die Pflicht auferlegt, Waren der dritten Gruppe zu fertigen. Diese dritte Gruppe umfaßt die sog. Qualitätswaren, bei deren Herstellung lediglich Wert auf gute Beschaffenheit und vorzügliches Material gelegt und der Preis erst in zweiter Hinsicht berücksichtigt wird. Solche Waren sucht der Käufer aber nur in Spezialgeschäften und bezahlt auch nur dort die geforderten meist recht hohen Preise. Die Warenkalkulation richtet sich ganz und gar nach der Qualität der herzustellenden Bürsten. Will ein Bürstenmacher Warenhauswaren, also Waren der ersten Gruppe, anfertigen, dann kann er das nur, wenn er seine eigene Arbeitskraft gering bewertet und in der Lage ist, billige Arbeitskräfte heranzuziehen. Ferner muß er sowohl in Hölzern wie in Einziehstoffen zweite, wenn nicht gar dritte Qualität verarbeiten. Die Konsumwarenhersteller haben durchweg mit höheren Löhnen zu rechnen und müssen auch gute Materialien verwenden; ihre Kalkulation wird sich daher auch höher stellen als diejenige der Hersteller von Warenhausware, wie auch die Erzeuger von Qualitätsware mit höheren Gestehungskosten zu rechnen haben als die Konsumwarenerzeuger. Die vorstehenden Ausführungen sollen nur beweisen, daß es in der Bürstenmacherei unmöglich ist, eine wenn auch nur einigermaßen einheitliche Kalkulationsgrundlage zu schaffen. Die Kalkulation wird aber nicht allein durch die Qualität der herzustellenden Waren bedingt; sie wird auch von der Art des Warenabsatzes beeinflußt. Die Preise beim Großverkauf müssen niedrigere sein als beim Warenverschleiß an kleinere Geschäfte, und diese wieder niedriger als beim Einzelverkauf. Es bedarf wohl keiner Erwähnung, daß der Gestehungspreis einer Ware sich aus Materialwert, Arbeitslohn und Geschäftsunkosten zusammensetzt. Um auf den Verkaufspreis zu kommen, rechnet man dem Gestehungspreis noch einen bestimmten Gewinnprozentsatz hinzu. Es wäre falsch, wollte man versuchen, bestimmte Normen für die Kalkulation aufzustellen. Es wäre dies im Hinblick auf die geschilderten Verhältnisse ein vergebliches Bemühen und würde niemandem Nutzen bringen, da die Verhältnisse und Verkaufsbedingungen überall verschieden liegen.

g) Entlohnung und Verdienstmöglichkeit in der Bürstenmacherei. Die Löhne und Verdienstmöglichkeiten in der Bürstenmacherei variieren außerordentlich, und zwar bedingt durch die im vorigen Abschnitt gekennzeichneten Verhältnisse in der Bürstenbranche. Wer sich mit der Herstellung geringer Ware befaßt oder als Gehilfe sich damit befassen muß, wird auf einen geringeren Lohn kommen als der Meister oder Arbeiter, der genügenden Absatz für Konsumwaren oder gar Qualitätswaren findet. Die sog. Pseudoblindenwerkstätten, auf die später noch zurückzukommen ist, bieten einigen wenigen Handwerkern meist die besten Verdienstmöglichkeiten; solch günstige Entlohnung erfolgt aber gewöhnlich im Hinblick darauf, daß solche Werkstätten einige Reklameblinde benötigen, um dem kaufenden Publikum gegenüber dartun zu können, daß sie Blinde beschäftigen. Es ist also in diesen Fällen nicht die Arbeitsleistung des Blinden, die entlohnt wird, sondern sein Gebrechen, mit dem gewissenlose Unternehmer Geschäfte zu machen wünschen. Der Verdienst in den Heim- und Anstaltswerkstätten ist meist gering. Diesem geringen Verdienst steht auch ein niedrig bemessener Verpflegungssatz gegenüber. Es läßt sich hierbei nicht ganz leicht die Forderung erheben, die von einzelnen Seiten schon vertreten wurde, daß man die Löhne in den Anstalten und Heimen der Normalentlohnung anpassen und die Verpflegungssätze im Hinblick auf die quantitativ geringere Arbeitsleistung blinder Handwerker möglichst auf einem niedrigen Stande belassen solle. Es wäre das freilich ein wünschenswerter Zustand; aber nicht jede Anstalt und jedes Heim sind in der Lage, zugunsten ihrer Arbeiter und Arbeiterinnen auf einen Verdienst aus ihrem Werkstättenbetrieb zu verzichten. Es sei gern anerkannt, daß dies in einzelnen Fällen doch geschieht, und es wäre zu wünschen, wenn die Verhältnisse auch bei allen anderen Anstalten und Heimen so lägen, daß die Entlohnung eine bessere sein könnte. Die sog. Vereinswerkstätten sowie die Blindengenossenschaften haben die Pflicht, in der Entlohnung ihrer Leute soweit zu gehen, wie sich dies als irgend tragbar erweist. Wie wir das beim Korbmachergewerbe feststellen mußten, so müssen wir dies auch beim Bürstengewerbe beobachten, daß allzu hohe Akkordsätze nicht immer einen Anreiz auf die Arbeitslust ausüben, sondern im Gegenteil produktionshemmend wirken. Es liegt mir vollkommen fern, Veranlassung zum Lohnabbau zu geben, ich stelle lediglich eine Tatsache fest und weise ausdrücklich darauf hin, daß wie in der Korbmacherei so auch im Bürstengewerbe Überlöhne nur in kleinen, mit einem Einzelverkauf verbundenen Werkstätten bezahlt werden können; wo es sich aber darum handelt, eine größere Anzahl blinder Handwerker und Handwerkerinnen dauernd mit Arbeit zu versorgen, muß die Normalentlohnung nach den Tarifen der Sehenden Platz greifen. Die Konkurrenzfähigkeit solcher Blindenbetriebe wird sonst den Betrieben der Sehenden gegenüber erschwert, wenn nicht gar unmöglich gemacht. Die Darstellung eines Bürstenmachertarifs, insoweit er für Blinde in Betracht kommt, findet sich in einer Beilage zum „Blindenhandwerk" und ist vom Reichsdeutschen Blindenverband, Berlin, Dircksenstraße 2, zu beziehen. Dieser Tarif ist auf den Stundenlöhnen und Leistungen sehender Bürstenmacher aufgebaut und berücksichtigt weitgehend die Verschiedenheit der in der Bürstenmacherei zur Verarbeitung gelangenden Rohstoffe. Auf die in dieser Tarifdarstellung festgelegten Akkordsätze kann an Plätzen, wo sich dies ermöglichen läßt, noch ein entsprechender Aufschlag hinzugerechnet werden. Das Verhältnis der einzelnen Akkordsätze zueinander jedoch sollte auch bei Abweichung nach oben oder unten das gleiche bleiben. Ein gut veranlagter blinder Bürstenmacher dürfte nach diesen Sätzen pro Woche etwa 25—30 RM. verdienen. Die Mehrzahl der blinden Bürstenmacher dürfte aber diesen Verdienst nur schwer erreichen, da es nicht allzu viele Bürstenmacher gibt, die auf Quantitätsleistungen eingestellt sind. Über die Verdienstmöglichkeiten bei selbständigen blinden Bürstenmachern läßt sich nichts sagen; denn diese richten sich ganz und gar nach den Verhältnissen am Platze und nach der persönlichen Befähigung des blinden Geschäftsinhabers. Mancher blinde Bürstenmacher kämpft sein Leben lang um seine Selbständigkeit und vermag sich nur schwer oder gar nicht durchzusetzen; anderen wieder gelingt es innerhalb kurzer Zeit, hochzukommen und die Konkurrenz am Platze zu überflügeln. Erfolg und Mißerfolg liegen nicht in dem Gewerbe selbst, sondern in der Person des Gewerbetreibenden und in den örtlichen Verhältnissen begründet.

h) Die Schmutzkonkurrenz in der Bürstenbranche. Ausgehend von der Annahme, das kaufende Publikum werde beim Einkauf auf das Gebrechen der Warenhersteller Rücksicht nehmen und eher sich zum Kauf entschließen, als dies sonst der Fall sein würde, hat man es schon in den neunziger Jahren versucht, Blindenwaren dem Publikum unter Anrufung der Sympathie für die erblindeten Warenhersteller durch sehende Händler aufzunötigen. Diese Händler verteilen vor ihrem Erscheinen in den Häusern gedruckte Zettel, die den Käufer von ihrem demnächstigen Kommen und über den Charakter ihres Warenvertriebes unterrichten sollen. Es sei hier unerörtert, wer zuerst mit dieser Art des Warenverschleißes an die Öffentlichkeit trat; betont sei nur, daß die Unternehmer und Drahtzieher schon damals gute Geschäfte machten. Man mißbilligte anfänglich auf Seiten der Blinden diesen auf das Mitleid des Käufers begründeten Warenhandel; als aber dann einige Blindenanstalten zu dem gleichen Mittel griffen, um ihre Waren abzusetzen, ließ man die Sache zunächst auf sich beruhen. Ich muß es mir versagen, auf dieses dunkle Kapitel im deutschen Blindenwesen näher einzugehen. Es wäre darüber manches zu sagen, was aber im Rahmen dieses Handbuches nicht behandelt werden kann. Die Verhältnisse liegen nicht so einfach, wie dies den Anschein hat. Zurückkommend auf die Entwicklung dieser Sache sei nur kurz bemerkt, daß die von Blindenvereinigungen, Blindenanstalten geworbenen und für sie tätigen sehenden Händler, die sich häufig als Persönlichkeiten sehr zweifelhafter Art erwiesen, die Verdienstmöglichkeiten richtig erkannten und ihre Warenbestände zum Teil durch Warenhausware ergänzten unter Umgehung ihrer Auftraggeber und Brotherren. Schließlich begnügten sie sich auch hiermit nicht mehr und machten sich selbständig, indem sie sich einen oder mehrere Reklameblinde hielten, die den rechtlichen Hintergrund für ihre Firmierung als Blindenwarenvertrieb abgeben mußten und dafür, nicht aber für ihre Arbeit, gut bezahlt wurden. Es sind aber nicht nur sehende Unternehmer, die zur Gründung sog. Blindenwerkstätten schreiten, es gibt auch leider eine ganze Anzahl Blinder, die ihre Waren entweder aus der Fabrik beziehen oder sie von gering bezahlten sehenden Einzieherinnen anfertigen und sie dann gleichfalls unter Hinweis auf die Blindheit des Geschäftsinhabers an den Mann bringen lassen. Das Schlimmste dabei ist, daß das kaufende Publikum von den Händlern meist übernommen wird, und daß der dem Blinden zugedachte Verdienst in andere Taschen fließt. Es werden sog. Wohlfahrtspreise gefordert und auch bezahlt, und dies ist aufs schärfste zu verurteilen. Man könnte sich sehr wohl denken, daß sich sämtliche Blindenbetriebe zum Zwecke gemeinschaftlichen Verkaufes ihrer Waren zusammenschlössen und den Einzelverkauf ihrer Erzeugnisse durch den Hausierhandel regelrecht organisierten. Es wäre das durchaus eine Möglichkeit, auskömmliche Preise zu erzielen und dadurch die in solchen Betrieben arbeitenden Blinden gut oder mindestens auskömmlich zu bezahlen. Dieser Warenvertrieb müßte aber großzügig organisiert und streng überwacht werden. Außerdem wäre die Möglichkeit zu schaffen, die durch das gemeinschaftliche Unternehmen zum Verkauf gelangenden Waren schon äußerlich als Blindenwaren zu kennzeichnen, sodaß ein Einschmuggeln anderer Waren durch die Händler erschwert und eine Strafmöglichkeit geschaffen würde. Solange die Blindenwaren nicht ein Warenschutzzeichen tragen, ist es schwer, dem Unfug der Pseudo-Blindenwerkstätten zu steuern. Aber auch dieses, von mancher Seite geforderte Warenschutzzeichen wird seine Wirkung verfehlen, wenn der Warenvertrieb nicht durch entsprechende Propaganda- und Aufklärungsarbeit unterstützt wird. Es sind zur Zeit Bestrebungen im Gange, die eine Besserung der Verhältnisse in der angedeuteten Richtung herbeiführen wollen. Über greifbare Ergebnisse kann noch nicht berichtet werden.

3. Mattenflechten.

Bei der Mattenflechterei wäre es verfehlt, von einem selbständigen Gewerbe zu sprechen, da sie nur einige Handfertigkeit und beim Flechten gemusterter Matten eine gewisse Aufmerksamkeit voraussetzt. Auch ist ziemliche Körperkraft vonnöten, wenigstens bei einer bestimmten Flechtart.

Zur Herstellung von Matten verwendet man entweder Kokosgarn, das in den verschiedensten Stärken geliefert und verarbeitet wird; oder man fertigt aus Rohrabfällen Rohrzöpfe, die man entweder ähnlich wie Kokosmatten flicht oder zu sog. Rohrgittermatten zusammennäht. Bezugsquellen für Kokosgarn und Rohr siehe „Jahrbuch für das Blindengewerbe", Jahrgang 1926. Da Kokosmatten gegenüber Rohrmatten eine größere Lebensdauer besitzen, werden Kokosmatten in der Regel vom Käufer bevorzugt. Der Umsatz in Rohrmatten ist nicht sehr erheblich; auch werden Rohrmatten von Blinden nur ausnahmsweise hergestellt. Bei Anfertigung von Kokosmatten durch Blinde kommen hauptsächlich zwei Methoden in Betracht. Bei der einen Flechtart werden auf einem großen verstellbaren und mit Holzzapfen versehenen Rahmen je nach der Größe der herzustellenden Matte genügend lange und eine genügende Anzahl parallel laufender Kokosstricke angespannt und dann von unten nach oben verlaufend gleichfalls mit Kokosstricken durchflochten. Nach beendeter Durchflechtung werden die den vorläufigen Abschluß und seitlichen Halt der Matte bildenden Eisenstangen aus dem Gewebe herausgezogen und der obere und untere Teil der Matte von den Holzzapfen heruntergenommen. Die hierdurch entstehenden Zwischenräume im Randgeflecht werden nachträglich mit Kokos durchzogen und das Gewebe hierdurch gedichtet. Eine andere sehr beliebte Flechtart ist die folgende: Man steckt in einen breiten, etwa 3 m langen und in regelmäßigen Zwischenräumen mit senkrechten Löchern versehenen Balken so viele aufrechtstehende Eisenstäbe, als für die Länge der herzustellenden Matte nötig werden. Diese Eisenstäbe vertreten zunächst die Aufspannung, wie ich sie bei der zuvor beschriebenen Flechtart geschildert habe. Es wird nun gleich mit dem Querflechten begonnen und damit fortgefahren, bis die Matte die erforderliche Größe erreicht hat. Man nimmt alsdann Matte samt Stäben aus dem Balken heraus und breitet sie auf einem Tisch aus. Es wird nun eine Stange nach der anderen aus dem Geflecht herausgezogen; jedoch fährt man gleich mit einer zweiten Stange, die am hinteren Ende eine Öse besitzt, nach und zieht das durch die Öse geschleifte Kokosgarn durch das Geflecht, auf diese Weise die herausgenommene Eisenstange durch Kokosgarn ersetzend. Man muß bei dem Ausziehen der Matte darauf achten, daß sie ihre Form nicht verliert, was bei Anfängern sehr häufig der Fall ist. Die zweite soeben geschilderte Flechtart soll weniger Kraftaufwand erfordern und ein schnelleres Arbeiten gestatten als die ältere Methode. Bei beiden Flechtarten wird es aber doch auf die Geschicklichkeit des Mattenflechters selbst ankommen. Farbige und gemusterte Matten werden mit Hilfe von gefärbtem

Kokos hergestellt. Die Färbung der nur an den Rändern gefärbten Matten erfolgt durch Eintauchen der Mattenränder in mit Anilinfarbe einige Zentimeter hoch gefüllte niedrige Behälter. Die durch das Flechten sich bildenden, das Aussehen der fertigen Matte beeinträchtigenden Fasern können mittels eines glühenden Eisenstabes oder auch auf andere Weise abgesengt werden.

Das Mattenflechten ist kein sehr einträgliches Geschäft, es sei denn, daß man genügend Maßmatten herzustellen hat. Auch ist die Mattenflechterei ein Saisongeschäft, das in der Hauptsache auf die kalte Jahreszeit beschränkt ist. Es eignet sich deshalb für den alleinstehenden Blinden in keiner Weise. In Blindenwerkstätten kann das Mattenflechten aber noch mit Erfolg betrieben werden, da es diesen weit eher möglich ist als dem alleinstehenden Handwerker, in Zeiten schlechten Geschäftsganges auf Lager zu arbeiten, um bei wieder einsetzendem Geschäft rasch liefern zu können.

4. Das Stuhlflechten.

Das Stuhl- oder Sesselflechten ist in Bezug auf die hierzu erforderliche Geschicklichkeit mit dem Mattenflechten auf die gleiche Stufe zu stellen. Auch beim Stuhlflechten kann von einem selbständigen Gewerbe nicht die Rede sein; denn es handelt sich dabei nur um eine Handfertigkeit. Bezugsquellen für das zum Stuhlflechten erforderliche Rohr finden sich in dem „Jahrbuch für das Blindengewerbe“, Jahrgang 1926. Blinde Personen mit ungelenken Fingern sollten an das Stühleflechten überhaupt nicht herangehen, da sie weder eine saubere Arbeit liefern noch auf ihre Kosten kommen. Wegen des erforderlichen guten Gefühls und der notwendigen Gelenkigkeit der Finger eignet sich das Sesselflechten in hervorragendem Maße für unsere blinden Mädchen und Frauen. Das Stuhlflechten ernährt aber nur dann seinen Mann, wenn der betreffende Stuhlflechter bzw. die Stuhlflechterin nicht selbst für Herbeischaffung und Abtransport der Stühle sorgen muß. Diese Blindenarbeit eignet sich also mehr für einen Werkstättenbetrieb als für ein selbständiges Geschäft. Es gibt in der Hauptsache drei Arten von Geflechten. Da ist zunächst das aus besonders starkem Rohr herzustellende, heute nur noch selten vorkommende doppelseitige Vollgeflecht mit Schachmuster, bei welchem das Geflecht um den ganzen Rahmen herumgespannt, also nicht durch Löcher gezogen wird. Die jedermann bekannte, allgemein übliche Flechtart bei Stühlen ist ein sechsteiliges Geflecht aus feineren Rohrfäden, die durch im Stuhlrahmen befindliche Löcher gezogen und derart miteinander verwoben werden, daß sich annähernd rund erscheinende regelmäßige Löcher im Geflecht bilden. Eine Abart dieses Geflechtes ist das Sterngeflecht, das ein außerordentlich hübsches Aussehen besitzt, aber auch größere Geschicklichkeit im Flechten erfordert. Es tritt nur ganz vereinzelt auf, offenbar, weil die Stuhlflechter infolge der größeren Schwierigkeit beim Flechten nicht sehr begeistert von dieser Arbeit sind. An Werkzeugen ist für die Stuhlflechterei nur einiges wenige erforderlich, das in jedem größeren Eisengeschäft beschafft werden kann.

5. Das Flechten der Hausschuhe.

1. Werkzeuge. Für die Anfertigung von Hausschuhen benötigt man einen Satz, der in 22 Stück Schuhleisten, volle Form, in den Nummern (Schuhgrößen) 25

bis 46 besteht, ferner verschiedene Arten von Nägeln, ein Hammer, eine Flecht-
nadel, eine Nähnadel und eine Zange.

Der Gesamtanschaffungspreis für die Leisten und Werkzeuge beläuft sich
etwa auf 30 RM.

2. Material. Zur Herstellung der Schuhe werden sog. „Tuchkanten", auch
„Selfkanten" oder „Eggen" verwendet. Es sind dies etwa 10—20 mm breite
Streifen, welche vor der Verarbeitung der Stoffe zu Anzügen usw. an den Seiten
abgeschnitten werden. Zur Herstellung der Schuhe verwendet man am besten
Militärstoffe oder ähnliche Arten von Tuchen. Stoffe, welche fasern, sind zur
Verarbeitung ungeeignet.

Der Preis für das Kilogramm „Tuchkante" beträgt etwa 1,60 RM.

3. Erlernung des Hausschuhflechtens und ihre Verdienstmöglichkeit. Zur Erlernung des Schuhflechtens ist eine Lehrzeit von 2—3 Monaten
erforderlich. Ein guter Flechter stellt am Tag ein bis zwei Paar Schuhe her. Der
Preis für ein Paar Schuhe ohne Sohlen beträgt 1,25 bis 1,75 RM. Die Material-
kosten belaufen sich pro Paar je nach der Größe der Schuhe auf 0,30 bis 0,40 RM.

4. Sohlen. Es ist zweckmäßig, die Schuhe mit Sohlen aus Filz oder Leder
zu versehen. Filzsohlen kann der Blinde mit einer besonderen Nadel selbst unter-
nähen. Ein Paar Filzsohlen kosten je nach der Größe und Qualität 0,50 bis 1,10 RM.

In Gegenden, wo diese Art von Hausschuhen beliebt und durch andere,
billigere Fabrikwaren noch nicht verdrängt ist, bietet sich für Blinde meist
ein gutes Absatzgebiet und eine Verdienstmöglichkeit, wie sie etwa beim Stuhlflechten erreicht wird.

Werkzeuge für die Herstellung der Schuhe, Leisten, Material usw. sind zu
beziehen durch das Blindenerholungs- und -ausbildungsheim des Reichsdeutschen
Blindenverbandes zu Wernigerode am Harz. Dort werden auch in den Winter-
monaten Kurse für die Anfertigung der Schuhe abgehalten.

6. Seilerei.

Auch die Seilerei zählt noch zu den althergebrachten „Blindengewerben",
obwohl festgestellt werden muß, daß sie gegenüber den anderen Blindengewerben
immer mehr ins Hintertreffen gerät. Die meisten Blindenanstalten haben die
Seilerei von ihrem Gewerbelehrplan gestrichen, ob mit Recht oder Unrecht, kann
nicht einwandfrei festgestellt werden. Es wird zwar aus Kreisen blinder, im freien
Erwerbsleben stehender Seiler die Behauptung aufgestellt, die Seilerei sei unter
bestimmten Voraussetzungen auch heute noch ein lohnender Blindenberuf, es
komme nur darauf an, daß man sich den neuzeitlichen Arbeitsmethoden anpasse,
die diese auch in der Lehre weitestgehend berücksichtige. Ohne daß der Ansicht
der in Frage stehenden Fachleute hierdurch widersprochen werden soll, sei doch
darauf hingewiesen, daß auch der sehende Seiler eine immer seltener werdende
Erscheinung ist. Es muß dies doch seine tieferen Ursachen haben, die aller
Wahrscheinlichkeit nach darin zu suchen sind, daß die fabrikmäßige Herstellung
von Seilerwaren den handwerklichen Betrieb überflügelt und konkurrenzunfähig
gemacht hat. Trotzdem möchte ich der Seilerei als Blindenberuf nicht jegliche
Berechtigung und Existenzfähigkeit absprechen, gebe vielmehr gern zu, daß
es einzelne besonders befähigte Seiler gibt, die sich auch unter den heutigen
erschwerten Verhältnissen durchgesetzt haben.

III. Die Aussichten des Blindengewerbes.

Die Aussichten des Blindengewerbes lassen sich nicht einheitlich beurteilen; denn wir haben es nicht mit einem geschlossenen Gewerbe, sondern mit mehreren Gewerben und Beschäftigungsarten zu tun. Was zeigt uns nun eine ganz nüchterne Beurteilung der Verhältnisse? Der Industrialisierungsprozeß unserer gesamten Wirtschaft greift immer mehr um sich; wer sich dieser Tatsache gegenüber verschließen wollte, bewiese, daß er kein offenes Auge für praktische Dinge hat. Ein Gewerbe nach dem anderen verliert an Bedeutung oder verschwindet gar als solches. Man denke nur an die Weberei, die Schuhmacherei, die Gerberei, die Färberei, das Müllereigewerbe und andere mehr. Ohne auf die einzelnen Blindengewerbe näher einzugehen, darf ganz allgemein gesagt werden, daß sie in der Zukunft in ihrer jetzigen Form keinen Bestand mehr haben werden. Sie werden sich zwar noch einige Jahrzehnte dahinschleppen; aber von einer Aufwärts- und Vorwärtsentwicklung kann nicht mehr die Rede sein, so wünschenswert es auch wäre, die Blindengewerbe könnten den Blinden in ihrer bisherigen Form erhalten werden.

Was ist nun angesichts dieser bedauerlichen Tatsache zu tun? Soll man einfach den Dingen ihren Lauf lassen und sich in das Unabänderliche fügen, oder soll man auf Mittel und Wege sinnen, die geeignet erscheinen, den Industrialisierungsprozeß in den Blindengewerben aufzuhalten? Soll man vom Staat den Schutz des Blindengewerbes durch Monopolisierung fordern? Doch das sind Hirngespinste, mit denen sich vernünftige Menschen, die einen Blick für die Wirklichkeit haben, besser nicht befassen; denn jedes Anstemmen gegen eine notwendige Entwicklung ist Wahnwitz. Versuchen wir lieber, Mittel und Wege zu finden, die es uns gestatten, die nun einmal zwangsläufig vor sich gehende Entwicklung mitzumachen. So hat man sich in den Kreisen sehender Handwerker geholfen, und es ist nicht einzusehen, warum man es im Blindengewerbe anders halten sollte. Man kann nun zwei Entwicklungsmöglichkeiten beobachten. Entweder stellt sich der Handwerker, dessen Gewerbe von der Industrie überflügelt wurde, auf den Händler um, indem er in einem Spezialgeschäft die Erzeugnisse seines Gewerbes dem kaufenden Publikum als Fachmann anbietet, oder er modernisiert seinen Gewerbebetrieb durch Hereinnahme geeigneter Maschinen, um so dem industriellen Großbetrieb standhalten zu können. Es sind dies nur für die Zeit des Übertritts in andere Verhältnisse Möglichkeiten der Existenzbehauptung; denn der handeltreibende Handwerker wird in der nächsten Generation zum reinen Händler, und der moderne Gewerbebetrieb wird, wenn er nicht allmählich doch erliegt, zum modernen Fabrikbetrieb. Das dürfte etwa die Entwicklung sein, die das Handwerk im allgemeinen nimmt, wobei es noch Gewerbe gibt, deren Entwicklungsgang etwas anders verlaufen dürfte; doch diese schalten aus unserer Betrachtung aus. Wenn wir die Entwicklungsmöglichkeiten und Verhältnisse richtig beurteilen und uns auch im Blindengewerbe nicht von frommen Wünschen, sondern von Notwendigkeiten leiten lassen, dann werden wir etwa die Wege gehen müssen, die vom übrigen Handwerk eingeschlagen werden. Unsere Handwerker müssen sich mehr auf den Handel einstellen, sei es nun, daß sie ihre Waren in einem eigenen Ladengeschäft feilbieten, oder sei es, daß sie einen Großvertrieb unterhalten.

Ihre fachmännischen Kenntnisse werden diesen blinden Handwerkern in jedem Falle sehr zustatten kommen und sie in höherem Maße befähigen, ihrem Handelsbetrieb vorzustehen, als wenn sie als Neulinge an den Handel herangetreten wären. Es ist nicht jeder Handwerker befähigt, sich dem Handel zuzuwenden; für Handwerker, die sich nicht selbständig zu machen vermögen, muß daher eine andere Lösung des Problems gesucht und gefunden werden. Die bereits bestehenden größeren Blindenbetriebe müssen, der anderen Entwicklungsrichtung folgend, sich zur Fabrik umbilden, indem sie sich durch Hereinnahme zeitgemäßer Hilfsmittel und Maschinen modernisieren. Ist auf diese Weise die Leistungsfähigkeit des Betriebes wieder gesichert, dann hat er die Pflicht, möglichst vielen Blinden Arbeit und Verdienst zuzuweisen. Es ist dabei gar nicht erforderlich, daß lediglich die bisherigen Blindengewerbe ausgeübt werden. Es können neue Arbeitsmöglichkeiten hinzukommen; die Hauptsache ist, daß der blinde Arbeiter und die blinde Arbeiterin nicht gezwungen sind, in irgendeinem nicht auf ihre Bedürfnisse und Verhältnisse eingestellten Betriebe sehender Unternehmer Arbeit zu suchen. Sie müssen unter Verhältnissen arbeiten, die ihren Bedürfnissen Rechnung tragen, und die ihnen die Möglichkeit des Mitbestimmungs- und des Miteigentumsrechts am Unternehmen geben. Ich habe das an anderer Stelle eingehend dargelegt und die Notwendigkeit der Schaffung von Fabrikbetrieben für Blinde hinreichend begründet, sodaß ich es mir im Hinblick auf den beschränkten Raum erlasse, eine weitere ausführliche Begründung meiner Forderung zu geben.

Mit meinen Darlegungen hoffe ich, das Wichtigste über die gewerblichen Blindenberufe berichtet zu haben.

Literatur.

1. Zeitschriften.

Zeitschrift für Bürsten-, Pinsel- und Kammfabrikation. Leipzig: Verlag Alexander Dunker (Schwarzdruck).

Bürsten-, Pinsel- und Kammacherzeitung. Altenburg, Thüringen (Schwarzdruck).

Koburger Korbmacherzeitung. Koburg (Schwarzdruck).

Korbindustrie und Weidenzeitung. Eberswalde: Verlag C. Müller, Buchdruckerei (Schwarzdruck).

Korbmacherzeitung Apolda. Apolda (Schwarzdruck).

Die deutsche Korbmacherzeitung. Berlin SW 11, Schöneberger Str. 9/10 (Schwarzdruck).

Die Korb- und Rohrwarenindustrie mit Rohr- und Weidenmarkt als Beilage. Berlin-Lichterfelde, Bismarckstr. 20: Verlag des Bundes selbständiger Korbfabriken und Korbmacher Deutschlands (Schwarzdruck).

Die Korbindustrie. Berlin SO 16, am Kölnischen Park 2: Verlag Deutscher Holzarbeiterverband (Schwarzdruck).

Das Blindenhandwerk. Berlin, Dircksenstr. 2: Verlag des Reichsdeutschen Blindenverbandes E. V. (Blindendruck, Kurzschrift).

2. Bücher.

ANDES: Praktisches Handbuch für Korbflechterei. Wien: Hartlebens Verlag (Schwarzdruck).

ANSPACH: Denkschrift des Reichsdeutschen Blindenverbandes über den derzeitigen Stand der Blindengewerbe und über Vorschläge zur Besserung des Loses unserer Handwerker. Berlin, Dircksenstr. 2: Verlag des Reichsdeutschen Blindenverbandes E. V. (Schwarz- und Punktdruck). 1924.

Anspach: Darstellung der Lohnausrechnung in der Korbmacherei. Verlag wie vorstehend.
— Akkordsätze für die Korbmacherei. Verlag wie vorstehend (Blindendruck).
— Das Genossenschaftsbuch. Verlag wie vorstehend (Blindendruck).
— Jahrbuch für das Blindengewerbe, Jg. 1926. Verlag wie vorstehend (Schwarz- und Blindendruck).
Bauer: Lesebuch für Fortbildungsschulen. Breslau: Verlag der Schlesischen Blindenunterrichtsanstalt (Blindendruck 4 Bände, $^1/_3$ Vollschrift, Bd. 4 Kurzschrift).
— Vereinfachte Buchführung für blinde Handwerker. Verlag wie vorstehend (Blindendruck, Kurzschrift).
Blas und Hotz: Korbflechten. Ravensburg: Verlag Otto Maier (Schwarzdruck).
Brinckmann: Praktische Anleitung zur Anzucht und Kultur der Korbweiden. Ilmenau: August Schröters Verlag, Inhaber Fritz Schneider.
Exner, Dr. W. F.: Das Biegen des Holzes. Leipzig: Verlag A. Dunker (Schwarzdruck).
Funke: Lehrbuch für Korbflechter. Wien: Schwarzdruckverlag Franz Deuticke und Punktdruckverlag Blindenerziehungsinstitut Wien, Wittelsbachstr. 5.
Grams, Otto: Anleitung zum Korbweidenbau. Berlin SW 11, Hedemannstr. 9/10. Verlag Paul Parrey (Schwarzdruck).
Jebb, W.: Die Kitte und Klebstoffe. Leipzig: Verlag A. Dunker (Schwarzdruck).
Kaiser: Die Korbweidenkultur. Eigener Verlag (Schwarzdruck).
Koch: Maße für die Korbmacherei. Düren, Rheinland: Verlag der Blindenanstalt (Blindendruck).
— Einfache Buchführung für blinde Handwerker. Verlag wie vorstehend (Blindendruck).
Köpper: Der Handwerker als Kaufmann. Leipzig: Verlag A. Dunker (Schwarzdruck).
Krahe: Lehrbuch der rationellen Korbweidenkultur. Limburg a. d. Lahn: Verlag Gebr. Steffen (Schwarzdruck).
Marggraf: Das Schleifen, Beizen und Polieren des Holzes. Leipzig: Verlag A. Dunker (Schwarzdruck).
Mell: Enzyklopädisches Handbuch des Blindenwesens, Handwerk für Blinde. Wien und Leipzig 1900. S. 328.
— Gewerbliche Ausbildung, W. Riemer, S. 42.
— Bürstenmachen, S. 144.
— Korbflechten, Libansky, S. 428.
— Pechen, S. 583.
— Seilerei, S. 731.
— Strohmatten, Stuhlflechten, S. 765.
— Werkzeuge für Blinde, S. 836.
Prahm, Dr. N.: Sammlung von 100 teils neuen, teils altbewährten Vorschriften zum Bleichen und Entfärben von pflanzlichen und tierischen Fasern, Haaren, Textilstoffen, Geweben u. dgl. Leipzig: Verlag A. Dunker (Schwarzdruck).
— 100 zum Teil neue Vorschriften zur Herstellung von Klebstoffen und Kitten. Verlag wie vorstehend (Schwarzdruck).
Sauber, August: Materialkunde für Bürsten- und Pinselmacher. Verlag wie vorstehend (Schwarzdruck).
Sidall, A.: Anleitung zur Erlernung der Schuhmacherei. Leipzig: Verlag des Vereins der deutschredenden Blinden (Blindendruck).
Stoff: Lehrbuch der Stuhlflechtkunst. Bielefeld: Verlag Karl Stoff (Schwarzdruck).
Strickmuster. Kiel: Verlag der Blindenunterrichtsanstalt (Blindendruck 4 Bände, Kurzschrift).
Thurmann, W. H.: Die gewerbliche Abteilung der Blindenanstalt. Wien, Wittelsbachstr. 5: Verlag des Blindeninstituts (Blindendruck).
Ulbrich: Die Stammpflanzen der im Korb- und Flechtwarengewerbe verwendeten Rohstoffe. Eigener Verlag (Schwarzdruck).
Wissman: Korbweidenanleitung für den praktischen Landwirt. Berlin SW 11, Dessauer Str. 14: Verlag D. L. G. (Schwarzdruck).

F. Blindenbeschäftigung in der Industrie
von Paul H. Perls, Berlin.

Motto: Arbeit, nicht Mitleid!

I. Allgemeines.

Das Streben der Blindenwelt war von jeher darauf gerichtet, sich von der Bevormundung der Sehenden frei zu machen und eigene Wege zu suchen, um zu diesem Ziele zu gelangen. Dies war bisher nur teilweise gelungen, und eine Anzahl Blindenberufe gibt Zeugnis davon; jedoch befriedigten sie die arbeitenden Blinden nicht in dem Maße, wie es erstrebt wurde. Nach wie vor sind die Blinden mehr oder weniger auf die Werkstätten der Blindenanstalten angewiesen, woselbst sie bei allerdings recht bescheidenen Ansprüchen immerhin vor der äußersten Not geschützt sind. Die Arbeiten in den meisten Blindenanstalten bleiben sich gleich; sei es nun Bürstenmachen, Körbeflechten, Tütenkleben, Strick- und Knüpfarbeit aller Art u. a. m. Aber auf die Dauer kann der Blinde den Wettkampf mit der Industrie, welche gezwungen ist, jede Arbeit zu mechanisieren und mit maschineller Hilfe rationell zu gestalten, nicht aufnehmen, und deshalb mußten Mittel und Wege gefunden werden, die Blinden aus diesen aussichtslosen Verhältnissen zu befreien und ihnen eine lohnendere und abwechselungsreichere Tätigkeit zu verschaffen.

II. Einführung der Blindenarbeit in die Industrie.

Nachstehend soll nun gezeigt werden, wie und auf welche Weise es dem Verfasser gelungen ist, den Blinden neue Erwerbsmöglichkeiten zu schaffen, und zwar in der Industrie.

Der Krieg brachte uns bald die ersten Kriegsblinden, deren Unterbringung in Lazaretten usw. zuerst keine Schwierigkeit bot. Als sich aber die Zahl der Kriegsblinden in erschreckender Weise mehrte, mußten Schritte getan werden, für die Opfer des Krieges nach ihrer Entlassung aus den Lazaretten in anderer Weise zu sorgen; denn Deutschlands wirtschaftliche Verhältnisse gestatteten es nicht, den vielen Kriegsbeschädigten durch Rentenversorgung ein sorgenfreies, auskömmliches Dasein zu ermöglichen. Besonders schwierig war die Frage, was mit den Kriegsblinden geschehen sollte; man konnte sie unmöglich in Blindenanstalten unterbringen oder gar dem Straßenbettel oder -handel überlassen.

Ein Zeitungsaufruf des bekannten Augenarztes Prof. Dr. P. Silex, Berlin, an die Unternehmer in Deutschland, den Blinden Arbeit zu verschaffen, gab dem Verfasser Anlaß, im Jahre 1915 die Beschäftigung Blinder in dem von ihm geleiteten Kleinbauwerk der Siemens-Schuckertwerke in Berlin-Siemensstadt versuchsweise aufzunehmen. Ein Besuch in der Berliner städtischen Blindenanstalt bei Herrn Direktor E. Niepel hatte zuvor stattgefunden und den guten Willen zu einem solchen Beschäftigungsversuch reifen lassen.

1. Versuche in der Industrie.

Die ersten Versuche mit Handarbeit durch Beschäftigte der Blindenanstalt fielen recht günstig aus, und so wurde mit der Einstellung Kriegsblinder alsbald begonnen. Die ersten Arbeiten waren nur ganz einfacher Natur, wie Einpacken einzelner Teile, Prüfen von Schmelzstöpseln, Zusammenfalten von Pappkartons, Zusammenschrauben diverser Teile, Prüfen auf Lehrenhaltigkeit u. a. m. Eine Beschäftigung war nun allerdings gefunden, aber leider nur in sehr beschränktem Maße. Hinzu kam noch, daß die meist an gröbere Arbeit gewöhnten Männer für diese Arbeit wenig Interesse zeigten; außerdem war auch der Verdienst noch sehr gering, und nur durch Zahlung eines bestimmten Garantielohnes, welcher aber vielfach nicht erreicht wurde, konnte die Lust zur Arbeit erhalten werden. Es war bald vorauszusehen, daß bei dieser Arbeit nichts Ersprießliches für die Blinden herauskommen konnte; deshalb stellte man die Handarbeit allmählich ein und ging zur Maschinenarbeit über.

Gleich nach den ersten Versuchen zeigte es sich ganz offenbar, daß hier das eigentliche Tätigkeitsfeld der Blinden gefunden war.

2. Unfallverhütung.

Allerdings gab es zu Anfang schwere Bedenken in bezug auf die Unfallgefahr, die zu überwinden war; denn es wäre unverantwortlich und auch ungesetzlich, körperlich Behinderte, also auch Blinde, an Maschinen zu beschäftigen, wenn sie eine Verletzung bei der Arbeit erleiden könnten. Deshalb mußte mit größter Vorsicht verfahren und jede einzelne Maschine durch geeignete Schutzvorrichtungen, die durch längere persönliche Versuche ausprobiert, so gesichert werden, daß eine Verletzung des Blinden unmöglich gemacht wurde. Diese Voraussetzung ist das erste Gebot; denn der Blinde muß unbedingt das Vertrauen haben, daß ihm nichts passieren kann, wenn er arbeiten soll. Schon beim Anlernen wird der Blinde mit der Maschine vertraut gemacht; es wird ihm gezeigt, daß alle beweglichen Teile mit einem Schutzgitter versehen und abgedeckt sind; jeder überflüssige und unnötig lange oder beschwerliche Handgriff wird vermieden, nur das allein Notwendige für die Arbeit selbst wird ihm eingeprägt.

3. Technische Einrichtungen.

Nach und nach wurde das Arbeitsgebiet immer mehr erweitert. Von der Bohrmaschine ging es zur Drehbank, zur Fräsmaschine, zur Handpresse, zur Friktionspresse, zur mehrspindligen halbautomatischen Bohrmaschine, zur vierspindligen Bohrmaschine mit Hilfe einer Führungsschablone, in welcher die Bohrlehre von Spindel zu Spindel auf den Bohrtisch geführt wird; ferner wurde durch bestimmte Arbeitsteilung ermöglicht, daß der Blinde zwei bis drei große halbautomatische Bohrmaschinen zugleich bedienen kann; weiter wurden noch diverse halbautomatische Schlitzmaschinen, Schraubeneinziehmaschinen, Dornpressen, Friktionspressen, Fräsmaschinen, Lufthammer, Gewindeschneidmaschinen mit horizontaler und vertikaler Bewegung dem Blinden zugänglich gemacht. Eine von dem Verfasser herausgegebene Broschüre, betitelt „Blindenbeschäftigung im Kleinbauwerk der Siemens-Schuckertwerke"[1]), zeigt die Blinden bei der Arbeit, ebenso eine Filmaufnahme und Diapositive, welche überall bei passender Gelegenheit, wie bei Vorträgen, Blindenausstellungen, Tagungen der Blindenverbände usw. vorgeführt werden.

---

[1]) Vom Direktionssekretariat des Kleinbauwerkes der Siemens-Schuckertwerke, Berlin-Siemensstadt, kostenlos zu erhalten.

4. Weitere Arbeitsmöglichkeiten.

Damit sind aber die Arbeitsmöglichkeiten für Blinde noch keineswegs erschöpft. Eine von dem Direktor der Städtischen Blindenanstalt, Herrn NIEPEL, verfaßte Broschüre „Die Beschäftigung Blinder in der Industrie", herausgegeben und zu beziehen vom Reichsdeutschen Blindenverband E.V., Berlin, bringt eine Aufstellung über 198 verschiedene Arbeiten, die von Blinden ausgeführt werden können. Der Ausschuß zur Untersuchung von Arbeitsmöglichkeiten für Blinde hat sich eifrigst bemüht, diese Möglichkeiten herauszufinden, und ist nicht dabei stehengeblieben.

Diese Arbeitsmöglichkeiten verteilen sich auf folgende Industrien: Steinbearbeitung, Porzellanfabrikation, Stahlfedernindustrie, Fabrikation von Metallknöpfen, Glühlampenfabrikation, Uhrenindustrie, Instrumentenbau, Fabrikation optischer Instrumente, Glasbearbeitung, Werkstätten für Massenfabrikation usw., Seifenfabrikation, Textilindustrie, Matratzenherstellung, Papierfabrikation, Kartonnagenfabriken, Bonbon-, Keks- und Schokoladefabriken, Tabakindustrie, Schuhmacherei, Filz- und Strohhutfabrikation, Allgemeinarbeit und Heimarbeit. Die Aufstellung dieses Verzeichnisses erschien im Sonderdruck, um den arbeitswilligen Blinden die Erlangung geeigneter Beschäftigung zu erleichtern und auch zur Aufklärung der Arbeitgeber, Arbeitsvermittlungs- und Fürsorgestellen der Behörden zu dienen. Der Erfolg bei der Einführung der Industriearbeit, insbesondere an Maschinen, zeigte sich binnen kurzer Zeit: erstens wurde die Arbeitslust wesentlich erhöht, zweitens war der Verdienst bei gleicher Arbeit gleich und manchmal höher als der der Sehenden, drittens war es möglich, eine große Anzahl Blinder unterzubringen.

5. Einstellung von Blinden.

Bei der Einstellung der Blinden mußte mit großer Vorsicht beachtet werden, daß der Blinde ganz individuell behandelt und je nach Eignung für leichte oder schwierige Arbeit geprüft wird. So z. B. eignet sich der Kriegsblinde infolge der oft schweren Kopfverletzungen nicht immer für geräuschvolle Arbeit, da das Nervensystem darunter leiden würde; wieder andere vertragen besser körperliche Anstrengung oder stehende Beschäftigung, während der größere Teil der Zivilblinden die sitzende und leichtere Beschäftigung vorzieht. Auch ist auf andere körperliche Verletzungen besonders Rücksicht zu nehmen. Zu beachten ist auch, daß Erblindete, die früher schwere Arbeit verrichten mußten, sich an die sitzende Beschäftigung nicht gewöhnen konnten. Sie hatten allerlei körperliche Beschwerden, und erst als sie später stehend und an größeren Maschinen beschäftigt wurden und so ihre Kräfte anwenden konnten, fühlten sie sich wohl, und so war für sie die richtige Arbeit gefunden.

6. Erfahrungen.

Im allgemeinen sind die bisherigen Erfahrungen mit den blinden Maschinenarbeitern befriedigend; bei richtiger Behandlung sind die Leute in der Mehrzahl arbeitswillig, fleißig und verträglich. Ausnahmen gibt es selbstverständlich überall, und diese müssen entsprechend je nachdem mit Güte oder Strenge zur Ordnung angehalten werden.

7. Verdienste und Arbeitsweise.

Da die Blinden in den meisten Fällen nur einfache Arbeiten ausführen können, welche in der Industrie stets von Arbeiterinnen getätigt werden, so ist der Verdienst leider nicht dem der sehenden Männer gleich; denn nur die geleistete Arbeit, die stets in Akkord vergeben wird, wird bezahlt; aber wo es irgendwie angängig ist, wird der Blinde ebenso gern zur Männerarbeit herangezogen. Übrigens wird jeder Blinde schon vor der Einstellung besonders darauf aufmerksam gemacht, welcher Art die Arbeit ist, und was dabei verdient werden kann, und meistens ist er auch damit einverstanden. Da die Blinden bei der Arbeit nicht abgesondert sind, sondern mitten zwischen den Sehenden sitzen, ist auch das frühere Mißtrauen geschwunden; denn sie sehen zwar nicht, aber hören darum um so besser und finden bald heraus, ob ihre Arbeit auch in derselben Weise gewertet und verrechnet wird wie bei den Sehenden.

Ein Zusammenarbeiten mit den Führern hat sich nicht bewährt; es entstehen Streitigkeiten bei der Abrechnung, und der Blinde, der naturgemäß mißtrauisch ist, fühlt sich übervorteilt. Dagegen arbeiten Blinde gemeinsam an einem Akkord schon seit längerer Zeit mit bestem Erfolg.

Der Verdienst der Blinden wird naturgemäß durch ihren besonderen Zustand beeinflußt. Er bringt es mit sich, daß für die Blinden alle Arbeiten ausscheiden, die sich nicht an einem festen Arbeitsplatz abspielen. Auch solche Arbeiten, die infolge verschiedenartigen Materials oder aus ähnlichen Gründen dauernde Anpassung des Arbeiters erfordern, scheiden aus, weil die Anpassung an den Arbeitsfortgang ja durch dauernde Beobachtung geregelt wird. Es kommen also nur Arbeiten in Betracht, bei denen eine kleinere oder größere Zahl von Handgriffen in gleicher Folge immer wiederkehren.

8. Leistungsfähigkeit.

Die schwierigere Anlernung der Blinden macht es ferner nötig, ihnen nur solche Arbeiten zu geben, für die längere Zeit Bedarf vorliegt, als Massenarbeit. Diese verschiedenen Bedingungen erfüllen im allgemeinen nur Arbeiten, die sonst von Frauen ausgeführt werden; und deshalb halten sich auch die Verdienste der Blinden in der Höhe der Frauenverdienste, wenn auch vereinzelt von Blinden durch höhere Konzentration auf die Arbeit höhere Leistungen und damit höhere Verdienste erzielt werden als sonst bei gleichen Arbeiten.

Im übrigen sind die Leistungen und damit die Verdienste der Blinden ebenso wie die der Sehenden individuell recht verschieden.

Zunächst spielt der frühere Beruf eine erhebliche Rolle: ein früher schon an der Maschine oder wenigstens in einer Fabrik Tätiger kommt nach der Erblindung natürlich an der Maschine schneller „auf Tour" als ein Blindgeborener, der bisher nur in der Blindenwerkstatt gearbeitet hat, oder ein Erblindeter, der früher etwa einen kaufmännischen Beruf ausgeübt hat. Doch gleichen sich diese Unterschiede mit der Zeit aus.

9. Körperlich behinderte Blinde.

Anders ist es mit dauernden körperlichen, seelischen oder moralischen Hemmungen.

Ein Blinder, der im übrigen körperlich gesund ist, zeigt im allgemeinen das gleiche Bild des Leistungsanstieges wie ein normaler Arbeiter. Nach einer gewissen Anlernzeit überschreitet er den garantierten Lohn, und sein Verdienst steigt dann weiter an, bis er eine gewisse Höhe erreicht, die er mit geringen Schwankungen beibehält. Bei Wechsel der Arbeit tritt ein gewisser Rückgang ein, der aber bald überwunden wird.

Ein neben seiner Erblindung auch sonst körperlich Beschädigter (also etwa ein Mann mit amputiertem Arm) braucht zunächst infolge der schwierigeren Anlernung und der eventuellen Prothesen längere Zeit, bis er den Garantielohn überschreitet, kommt unter Umständen überhaupt nicht darüber hinaus und bleibt jedenfalls mit seinem Höchstlohn mit wenigen Ausnahmen hinter den körperlich nicht beschädigten Blinden zurück. Und bei Wechsel der Arbeit läßt sich vielfach beobachten, daß körperlich Behinderte, die bei einer früheren Arbeit guten Verdienst hatten, bei einer neuen Arbeit nicht über den Garantielohn kommen. Offenbar macht sich bei den verschiedenen Arbeiten ihre körperliche Behinderung verschieden stark bemerkbar. Denn beim besten Willen läßt sich nicht immer jedem einzelnen eine für ihn besonders geeignete Arbeit finden, und auch der Blindenarbeit ist eine bestimmte Grenze gezogen.

10. Seelische Beeinflussung.

Ähnliche Erscheinungen wie bei den körperlich Beschädigten lassen sich bei den seelisch Angegriffenen beobachten, mag nun die seelische Erschütterung traumatisch (durch Kopfverletzung) oder durch ihren von Haus aus empfindlichen Seelenzustand bedingt sein, der durch die Erblindung stärker und nachhaltiger beeinträchtigt ist als bei seelisch robusteren Naturen. Selbst wenn die psychische Empfindlichkeit durch besonders vorsichtige Behandlung, Unterbringung in nicht so geräuschvollen Werkstätten usw. berücksichtigt wird, bleibt ihr Verdienst im allgemeinen hinter dem der seelisch Kräftigen zurück und zeigt vor allen Dingen starke Schwankungen.

Schließlich gibt es noch einen gewissen Prozentsatz Erblindeter, die aus bestimmtem Grunde absichtlich hinter dem Durchschnittsverdienst normaler Blinder zurückbleiben. Es sind Leute, die durch Kriegsverletzung oder Unfall ihr Augenlicht verloren haben und ohne Verständnis für den moralischen Wert wirtschaftlicher Selbständigkeit Anspruch darauf erheben, nur von einer Rente zu leben. Sie sind allenfalls bereit, durch versteckten Bettel etwas dazu zu „verdienen", und nur, weil ihnen der Wandergewerbeschein versagt wird, entschließen sie sich zur Arbeit. Natürlich haben sie kein Interesse, über den Garantielohn hinaus zu verdienen, schon aus Furcht, daß dies zur Kürzung ihrer Rente führen könnte, eine Furcht, die auch über den Kreis des zuletzt Geschilderten hinaus eine verhängnisvolle Rolle spielt.

Außer der Behinderung durch die Erblindung selbst beeinflußt also eine ganze Reihe anderer namentlich seelischer Hemmungen die Höhe des Lohnes. Immerhin überschreiten von den im Kleinbauwerk beschäftigten Blinden durchschnittlich zwei Drittel den Garantielohn, zum Teil sogar erheblich (bis zu 60 vH).

11. Führung der Blinden.

Eine wichtige Rolle spielt auch die Führung der Blinden, da pünktliches Erscheinen bei der Arbeit in Großbetrieben unerläßlich ist. Deshalb hat man den Blinden das Recht zugestanden, ihre Führung selbst zu bestimmen und diese, wenn es gewünscht wird, ebenfalls im Werke einzustellen. In vielen Fällen tritt der Führhund an Stelle des Menschen und tut seine Pflicht in mustergültiger Weise; selten kommt es vor, daß er versagt, und dann meist ohne seine Schuld. — In Berlin gewährt die Städtische Straßenbahn den Blinden freie Fahrt.

12. Gesetzliche Maßnahmen (Schwerbeschädigten-Gesetz).

Bei der Einstellung von Zivilblinden brachte das Reichsgesetz über Beschäftigung Schwerbeschädigter vom 12. Januar 1923 wesentliche Fortschritte. Hierin wird bestimmt, daß wenigstens 2 vH der in den Betrieben beschäftigten Angestellten und Arbeiter Schwerbeschädigte sein müssen, die anerkannt mehr als 50 vH beschädigt sind. Auf Grund dieses Gesetzes sind sämtliche Erwerbsbeschränkte und Unfallverletzte, arbeitsfähige Blinde Deutschlands in der Arbeitsfürsorge der Hauptfürsorgestellen einbegriffen. Jeder sich zu der Arbeit meldende Blinde wird nach Bestätigung eines beamteten Arztes von der Fürsorgestelle als Schwerbeschädigter über 50 vH behandelt und nach Möglichkeit untergebracht. Siehe auch die Paragraphen 3 und 8 des vorerwähnten Gesetzes nach der neuen Fassung vom 19. Januar 1923, worauf die Zwangseinstellung auch der Blinden in der Industrie beruht. Das Reichsversicherungsamt hat die Beschäftigung von Blinden in gewerblichen Betrieben zugelassen, im Gegensatz zu den Vorschriften der meisten Berufsgenossenschaften, allerdings mit der Bedingung, daß der zuständige staatliche Gewerbeaufsichtsbeamte und der technische Aufsichtsbeamte der in Frage kommenden Berufsgenossenschaft übereinstimmend von der Gefahrlosigkeit der von den Blinden auszuführenden Arbeiten in dem betreffenden Betrieb überzeugt sind.

13. Ministerieller Ausschuß.

Die Mitglieder des ministeriellen Ausschusses zur Untersuchung von Arbeitsmöglichkeiten für Blinde, insbesondere Herr Gewerberat Dr. JUNGFER, Berlin, Herr Direktor NIEPEL von der Städtischen Blindenanstalt, Berlin, und der Verfasser sind stets bereit, durch Vorträge in Wort und Bild aufklärend zu wirken und dabei die von den Siemens-Schuckertwerken gefertigten Diapositive und Filme vorzuführen, um sowohl die typischen Blindenarbeiten in den Blindenanstalten als auch die in den Siemens-Werken getätigten Blindenarbeiten weiteren Kreisen bekanntzumachen und zur Nachahmung zu empfehlen.

Eine ganze Reihe von solchen Vorträgen hat bereits stattgefunden, insbesondere in den Industriezentren Deutschlands und auch im Auslande, wie in Österreich, Schweiz, Tschechoslowakei, und eine Anzahl Firmen hat daraufhin Blinde eingestellt.

Auch das Ausland zeigt großes Interesse, und zahlreiche Besucher aus aller Herren Länder wurden empfangen und bewiesen großes Interesse für die Blindenbeschäftigung in der deutschen Industrie. In vielen Fällen wurde der Film

„Neuzeitliche Beschäftigung Blinder in der Industrie" erworben, und zwar bisher in den Ländern:

Belgien, England, Holland, Japan, Mexiko, Österreich, Rumänien, Rußland, Spanien, Südamerika, Schweiz, Tschechoslowakei, Ungarn, Finnland, Schweden.

III. Schlußbemerkungen.

Die Industrie sollte auf Grund der günstigen Erfahrungen, die bei der Beschäftigung Blinder überall gemacht worden sind, sich viel mehr als es bisher geschehen ist, dafür einsetzen, Blinde zu beschäftigen. Man wird in wirtschaftlich schweren Zeiten zwar einwenden, daß man lieber zuerst die vollkommen gesunden Arbeiter beschäftigen möchte; dagegen ist aber zu sagen, daß blinde Arbeitnehmer schließlich nur die für sie passenden Arbeiten ausführen können, während sehende Arbeiter ganz andere Erwerbsmöglichkeiten haben. Der Arbeitgeber hat bei der Einstellung Blinder noch den Vorteil, damit das weiter vorstehend erwähnte Gesetz über die Einstellung Schwerbeschädigter zu erfüllen. Es gilt für den Arbeitgeber wie für den Blinden auch hier das Wort: „Wo ein Wille, ist auch ein Weg."

Alles zusammenfassend kann behauptet werden, daß der Blinde sich in das ihm neu erschlossene Arbeitsfeld schnell hineingefunden hat. Seine Leistungen beweisen, daß man ihm nichts zu schenken braucht; je mehr man ihm anvertraut, desto stärker entwickeln sich sein Selbstvertrauen und die Arbeitslust, in der richtigen Erkenntnis, daß nur die Arbeit dem Leben den rechten Inhalt gibt.

Mit Mitleid und Almosen schafft man keine sozialen Erfolge; sie wirken im Gegenteil auf die Dauer nachteilig und verleiten zum Nichtstun.

Das will der rechtlich denkende Blinde nicht; er will arbeiten und nützlich im Dienste der Gesamtheit mitwirken.

Wir müssen diese Errungenschaften für die Blinden weiter ausbauen, indem wir ihnen Arbeit geben und sie so in den Stand setzen, sich ein eigenes Heim zu gründen und ihre Familien zu ernähren.

G. Berufsmöglichkeiten für die weiblichen Blinden
von **D. Clostermeyer**, Berlin-Steglitz.

I. Handfertigkeiten.

1. Handwerk.

Für die große Masse der weiblichen Blinden werden die alten, bewährten Blindenberufe, wie Stuhl- und Mattenflechterei, Bürstenbinderei und Korbmacherei vorläufig noch an erster Stelle stehen (s. „Blindenhandwerk"). Sie verdienen vor allem den Vorzug, wo viele Blinde vereinigt sind, also in Heimen bzw. Werkstätten oder auch da, wo die häuslichen Verhältnisse die Einrichtung einer kleinen Werkstatt erlauben und die heimatliche Umgebung genügenden Absatz gewährleistet. Nicht jede Blinde ist imstande, Seite an Seite mit sehenden Genossinnen ihren Platz im öffentlichen Leben zu behaupten. Nicht jede ist den Anstrengungen und Enttäuschungen gewachsen, welche in erhöhtem Maße draußen ihrer warten.

2. Industrie.

Nur die Not veranlaßte im Laufe der letzten Jahre blinde Frauen, in den verschiedenartigsten Industriezweigen ihr Brot zu suchen. Zahlreiche Arbeitsmöglichkeiten wurden ausfindig gemacht und erprobt („Beschäftigungsmöglichkeiten für Blinde in der Industrie", herausgegeben vom Reichsdeutschen Blindenverband). Dabei erwiesen sich Kartonnagen- und Schokoladenfabriken als besonders geeignete Arbeitsstätten für weibliche Blinde; ist doch das Abzählen, Ordnen und Knicken von Papieren sowie das Einwickeln und Verpacken von Bonbons und Schokolade auch ohne Hilfe des Auges verhältnismäßig leicht ausführbar. Überhaupt sind solche Arbeiten zu bevorzugen, bei welchen es sich um ein Abzählen, Messen, Sortieren, Verpacken und ähnliche Hantierungen handelt, da hier der nötige Aufwand an Zeit, Kraft und Aufmerksamkeit der tatsächlichen Leistung entspricht, während z. B. die Bedienung einer Maschine die blinde Frau weit über das natürliche Maß hinaus anstrengt. Auch die Tabakindustrie ist nur bedingt zu empfehlen; denn die Blinde ist nicht in der Lage, gesundheitsschädigenden Einwirkungen durch gesunde Bewegung in frischer Luft in gleichem Maße entgegenzuarbeiten, wie es der sehenden Gefährtin möglich ist.

3. Handarbeit.

Von jeher galt die weibliche Handarbeit als eigentliches Schaffensgebiet der blinden Frau. Stricken, Häkeln, Knüpfen, Gabeln, Ocki und Perlenaufziehen, das alles sind Arbeiten, die sich bei einiger Geschicklichkeit und Übung ohne Hilfe des Gesichtssinnes allein auf Grund des Tastvermögens wohl verrichten lassen. Schon oft hatte man Gelegenheit, die überaus feinen und sauber gearbeiteten Spitzen blinder Handarbeiterinnen zu bewundern. Wie ist es zu erklären, daß gerade sie die bitterste Not leiden? („Problem der Fürsorge für die blinde Handarbeiterin", Blindenfreund, November 1925.) Heimarbeit wird schon an und für sich schlecht bezahlt. Außerdem fehlt das Absatzgebiet. Die Blinde ist der sehenden Konkurrentin gegenüber im Nachteil, fehlt ihr doch die mannigfaltige Anregung, welche jene durch Auslagen in Schaufenstern, durch Handarbeitszeitungen mit guten Abbildungen empfängt. Sie kann sich also nicht im gleichen Maße nach der Mode und dem jeweiligen Geschmack richten. Um günstige Farbenzusammenstellungen zu erzielen, ist sie auf die Ratschläge Sehender angewiesen. Oft fehlt auch die helfende Hand, welche feinere Arbeiten durch Spannen, Bügeln oder Zusammennähen verkaufsfertig herrichtet. So geschieht es nicht selten, daß an sich vollkommene Arbeiten doch nicht als konkurrenzfähig gelten können. Die sitzende Lebensweise sowie die starke Inanspruchnahme der Tastorgane, welche das andauernde Handarbeiten erfordert, wirkt außerdem höchst nachteilig auf die Gesundheit ein. Es wird allerdings stets eine große Anzahl von Blinden geben, welche durch die Verhältnisse dazu gezwungen sind, ihren Lebensunterhalt durch Handarbeit zu verdienen. Doch sollte man in dieser Erwerbsmöglichkeit nur eine Hilfe in der Not, nicht aber ein eigentliches Arbeitsgebiet sehen. Unentbehrlich jedoch bleibt die weibliche Handarbeit für diejenigen, welche sich in Mußestunden angenehm beschäftigen und zugleich einen kleinen Nebenerwerb sichern wollen.

4. Maschinenstrickerei.

Ob die Maschinenstrickerei unbedingt als lohnende Beschäftigung für weibliche Blinde zu bezeichnen ist, darüber sind die Ansichten geteilt. Die Erfahrung lehrt, daß nur äußerst geschickte Strickerinnen in der Lage sind, die Maschine völlig selbständig zu bedienen. Geboten erscheint dieser Erwerb aber da, wo ein sehendes Familienmitglied jederzeit für kleine Hilfeleistungen frei ist. Das Stricken mit der Maschine ist weit lohnender und weniger anstrengend als Handarbeit. Daher ist es zu begrüßen, daß die Maschinenstrickerei heute in zahlreichen Blindenanstalten gelehrt wird.

II. Mittlere Berufe.

1. Massage.

Die Massage ist dem Anschein nach ein geeignetes Arbeitsgebiet der blinden Frau. Durch ihre weiche Hand, an kraftvolles Zugreifen sowie an sorgsames Tasten gewöhnt, ist sie geradezu für diese Tätigkeit vorbestimmt. Viele weibliche Blinde wurden erfolgreich ausgebildet, nur wenige können die erworbenen Kenntnisse praktisch verwerten (s. „Massage").

2. Maschinenschreiberin.

Die Stenotypistin bzw. Maschinenschreiberin hat sich bewährt. Eine beträchtliche Anzahl blinder Frauen wird heute bei tarifmäßiger Bezahlung in den Büros der verschiedenartigsten Betriebe beschäftigt. Als Hilfsmittel dienen die für Sehende üblichen Schreibmaschinensysteme, welche durch kleine Abänderungen und Hilfsvorrichtungen den besonderen Bedürfnissen der Blinden angepaßt werden. Stenogramme nimmt sie mit Hilfe einer besonderen Stenographiermaschine in Punktschrift auf. Das Ablesen dieser stark abgekürzten Blindenschrift erfolgt ebenso rasch und sicher wie die Übertragung in die Schreibmaschine. Völlige Sicherheit in der deutschen Rechtschreibung, technische Gewandtheit und eine sorgfältige Ausbildung sowie ein widerstandsfähiges Nervensystem gelten allerdings als Vorbedingung. Fremdsprachliche Kenntnisse können noch dazu dienen, die Grenzen der Betätigungsmöglichkeiten zu erweitern. Als selbständige Korrespondentin hingegen wird die Blinde kaum Beschäftigung finden. Wäre es ihr auch möglich, Branchekenntnisse zu erwerben, so bliebe sie doch auf die Hilfe Sehender angewiesen, um sich mit dem Inhalt fremder Schriftstücke vertraut zu machen.

3. Telephonistin.

Blinde Telephonistinnen fanden hier und da in den Telephonzentralen verschiedener Betriebe Verwendung; doch muß dieser Berufszweig neuerdings mehr oder weniger als erledigt bezeichnet werden, da der Klappenschrank, der von Blinden gut zu bedienen war, anderen Systemen weicht. Das heute vorzugsweise angewandte Lichtsignal kommt selbst für solche, die noch über einen gewissen Sehrest verfügen, kaum in Betracht, da das geringe Sehvermögen übermäßig in Anspruch genommen würde.

III. Geistige Berufe.

1. Wissenschaftliche Lehrerin.

Aus den Blindenberufen rein geistiger Art sei der der wissenschaftlichen Lehrerin besonders hervorgehoben (s. „Rein geistige Blindenberufe"). Bei guter Begabung und widerstandsfähigen Nerven gelang es schon mancher Blinden, die höheren Schulen der Sehenden zu durchlaufen und mit ihnen die Abschluß- prüfungen, seien sie nun seminaristischer oder akademischer Art, abzulegen. Nur wenige fanden einen ihrer Ausbildung entsprechenden Wirkungskreis. Es ist eine viel umstrittene Frage, ob und bis zu welchem Grade Blinde im öffent- lichen Schuldienst Verwendung finden könnten. Als Unterrichtsfächer kommen hauptsächlich Religion, Geschichte, Bürgerkunde, Deutsch und Fremd- sprachen in Betracht. Bücher, die dem Unterricht zugrunde liegen, liest die Lehrerin in Punktschrift. Beim Korrigieren schriftlicher Arbeiten ist sie aller- dings auf die Hilfe Sehender angewiesen. Die Disziplin ist Frage der Persönlich- keit. Ein kleiner Schülerkreis begünstigt die gegenseitige Fühlungnahme. Es ist also durchaus denkbar, daß sich Blinde als Lehrerin in den Oberklassen höherer Mädchenschulen, an Studienanstalten, Frauenschulen und Frauenseminaren erfolgreich betätigen, wie es ja auch schon wiederholt geschah. Als geeignetster Wirkungskreis ist jedoch bei entsprechender Fach- ausbildung die Blindenschule zu bezeichnen. Die Schicksalsgenossin steht ihren Zöglingen naturgemäß näher als die sehende Frau. Sie lehrt die Schüler Schwierigkeiten zu überwinden, welche sie einst selbst überwand. Nicht zu unterschätzen ist die Wirkung des Vorbildes. Die Mehrzahl blinder Lehrerinnen wird jedoch darauf angewiesen bleiben, Privatunterricht zu erteilen. Der Kreis ihrer Zöglinge setzt sich hauptsächlich aus nachhilfebedürftigen Schülern und Schülerinnen höherer Lehranstalten zusammen. Fremdsprachige Unter- weisungen kommen vor allem in Betracht. Erfahrungsgemäß erteilen auch Blinde Sehenden erfolgreich mathematischen Unterricht. Als lohnend erweist sich auch die Einrichtung fremdsprachiger Zirkel und ähnlicher Arbeitsgemein- schaften. Allerdings muß der Beruf der blinden Privatlehrerin bei der starken Konkurrenz sehender Kolleginnen als sehr unsicher bezeichnet werden.

2. Musiklehrerin.

Der an sich geringe Mangel, daß sie die Fingerhaltung ihrer Schüler nicht scharf beobachten kann, bestärkt Sehende in ihrem Vorurteil, sodaß nur selten Eltern ihr Kind einer Blinden anvertrauen.

3. Künstlerin.

Naturgemäß leben Blinde weit mehr in der Welt der Töne als Sehende. Zeigt sich bei ihnen eine gewisse musikalische Begabung, so werden sie eifrig bemüht sein, diese auszubilden. Nur zu leicht glaubt die Umgebung, in ihnen werdende Künstler zu erblicken. Zu allen Zeiten sind auch blinde Frauen erfolgreich öffentlich als Sängerin, Pianistin usw. aufgetreten; blinde Organistinnen finden hier und da einen Wirkungskreis; doch wollen wir uns hüten, Spitzen- leistungen als Norm anzusehen, und vor jedem Dilettantentum warnen.

IV. Hauswirtschaft.

Die für weibliche Blinde geeigneten Berufe sind nicht nur gering an Zahl, sondern auch für viele von ihnen unzugänglich, da es ihnen entweder an Arbeitsgelegenheit oder an Mitteln fehlt, sich die entsprechende Vorbildung zu verschaffen. Daher sollte man an keiner Möglichkeit vorübergehen und auch die Hauswirtschaft, das eigenste Arbeitsgebiet der Frau, Blinden mehr und mehr zugänglich machen. („Hauswirtschaftlicher Unterricht in der Blindenanstalt Halle", Blindenfreund, August 1925. „Haushaltungsunterricht, ein wichtiger Bestandteil der Erziehung blinder Mädchen", Blindenfreund, Oktober 1925.) Schon immer wurde in einigen Blindenanstalten den Mädchen der Berufsabteilung hauswirtschaftlicher Unterricht erteilt. Zur Vervollkommnung kann selbstverständlich erst die dauernde Betätigung im Haushalt führen. Manche blinde Frau versorgt ohne nennenswerte Hilfe die eigene kleine Wirtschaft. Manches Mädchen betätigt sich im Hauswesen von Eltern oder Geschwistern, wodurch die Kräfte der sehenden Angehörigen für den Broterwerb frei werden. Welcher Grad von Selbständigkeit dabei zu erreichen ist, das hängt natürlich von der jeweiligen Befähigung ab. Jedenfalls macht das Sauberhalten der Wohnung, das Abwaschen des Geschirrs usw. die geringsten Schwierigkeiten. Der Tastsinn bietet eine sichere Kontrolle der Reinlichkeit. Das Kochen fordert schon mehr Geschicklichkeit, sodaß sich die Blinde im allgemeinen auf die Herstellung einfacher Gerichte beschränken muß. Beim Kartoffelschälen und Gemüseputzen wird sie gelegentlich kleiner Hilfeleistungen bedürfen. Das Waschen, Bügeln, Flicken und Stopfen der Wäsche und anderer Kleidungsstücke hingegen kann sie nur in bescheidenem Maße selbständig verrichten. Ein schwacher Rest von Sehvermögen steigert die hauswirtschaftliche Befähigung der Blinden ganz erheblich. Man sollte also nicht davor zurückschrecken, Blinden und besonders Halbblinden in einfachen Haushaltungen oder an Anstalten einen Wirkungskreis anzuweisen. Die Betätigung in der Hauswirtschaft ist infolge ihrer Vielseitigkeit gesunder und befriedigender als manche andere.

Vierter Abschnitt.

Blindenrecht, -fürsorge und -versorgung.

I. Allgemeines.

A. Blindenrecht[1])

von R. Kraemer, Heidelberg.

Abkürzungen: BGB. = Bürgerliches Gesetzbuch für das Deutsche Reich
FGG. = Gesetz über die freiwillige Gerichtsbarkeit
HGB. = Handelsgesetzbuch

I. Begriff und Gegenstand.

Blindenrecht ist der Inbegriff der Rechtsregeln, die sich auf Blinde als solche beziehen oder die für die Blinden von besonderer Wichtigkeit sind. Ich unterscheide: ausdrückliches, einbezogenes und mittelbares Blindenrecht, je nachdem

---

[1]) Blindenrecht II: Öffentliches Recht siehe im 2. Band.

die Rechtsvorschrift die Blinden namentlich aufführt oder einbezogen in eine übergeordnete Gruppe von fehlerhaft Beschaffenen erfaßt oder an die entfernteren Wirkungen der Blindheit, also mittelbar an diese anknüpft. Demgemäß gehören zum einbezogenen Blindenrecht die Bestimmungen über Gebrechliche, Nichtvollsinnige, Schwerbeschädigte usw., zum mittelbaren Blindenrecht die Regeln über Erwerbsbeschränkte, Erwerbsunfähige, Arme, Hilflose, Minderbemittelte usw.

Blind im Rechtssinne (rechtlich blind) ist, wer auch mit besten Gläsern nicht mehr brauchbar lesen kann.

Den Wünschen des Herausgebers und dem Wesen des Handbuchs entsprechend ist die vorliegende Darstellung ausschließlich für den praktischen Gebrauch bestimmt. Deshalb wurden fortgelassen: 1. alles Geschichtliche; 2. alle rechts- und sozialphilosophischen Erörterungen; 3. die Vorschläge für die künftige Rechtsgestaltung; 4. die in der Rechtsprechung zum Ausdruck gekommenen Meinungen sowie die Ansichten der Kommentatoren und der sonstigen rechtswissenschaftlichen Schriftsteller; 5. die Schlußfolgerungen und Begründungen, auf denen die hier vorgetragenen Ergebnisse beruhen; 6. die Erläuterung der Rechtsregeln durch Beispiele; 7. die für den wirklichen Rechtsverkehr weniger wichtigen Stoffe. Der vorliegende Aufsatz verzichtet also insbesondere auf eine wissenschaftliche Darstellung der Meinungen und Gegenmeinungen und beschränkt sich auf die Wiedergabe der wichtigsten zur Zeit geltenden Rechtsvorschriften. Wer sich für die Wissenschaft vom Blindenrecht, für dessen gesellschaftliche und wirtschaftliche Grundlagen und für die sittliche Rechtfertigung der Fürsorge interessiert, den muß ich auf mein Buch über „Das deutsche Blindenrecht"[1]) verweisen, das in Bälde erscheinen wird.

II. Privatrecht.

1. Allgemeines.

Das Privatrecht regelt die Rechtsbeziehungen der einzelnen Staatsbürger und der ihnen gleichgestellten juristischen Personen zueinander. Dabei geben ihm die Blindheitsfolgen in dreifacher Gestalt Anlaß zur Berücksichtigung:

a) in Gestalt der Leseunfähigkeit;

b) in Gestalt einer wirklichen oder vermeintlichen Behinderung bei der Besorgung eigener und fremder Angelegenheiten;

c) in Gestalt der geminderten Wirtschaftlichkeit.

2. Geschäftsfähigkeit.

Geschäftsfähigkeit im Rechtssinne ist die Möglichkeit, mit voller Rechtswirksamkeit selbständig zu handeln, insbesondere durch Verträge sich zu verpflichten und über seine Habe zu verfügen. Sie setzt außer der Volljährigkeit diejenige seelisch-geistige Beschaffenheit voraus, die erwachsene Menschen regelmäßig zu besitzen und als Erfahrenheit und vernunftgemäße Willensbestimmung zu betätigen pflegen. Durch das Blindsein kann in gewissen äußerst seltenen Fällen die Ausübung der Geschäftsfähigkeit gehindert werden. Ihr Kern und

---

[1]) Blindenrecht II: Öffentliches_Recht siehe im 2. Band.

Wesen aber, die in der beschriebenen Geistesbeschaffenheit bestehen, wird durch den Sehmangel niemals berührt. In richtiger Erkenntnis dieser Sachlage hat das BGB. den Blinden die volle Geschäftsfähigkeit zuerkannt, genau dieselbe wie den Sehenden.

3. Unterschrift.

Die Unfähigkeit des Blinden, die Schrift der Sehenden (S e h s c h r i f t) selber zu lesen, äußert sich im privatrechtlichen Verkehr bei der Entgegennahme und vor allem bei der Abgabe schriftlicher Willenserklärungen. So führt uns die Frage nach den rechtlichen Wirkungen der Leseunfähigkeit zu der Erörterung des Schreibvermögens der Blinden, insbesondere zu einer Untersuchung über das Wesen und die Anwendungsarten der Unterschrift. U n t e r s c h r e i b e n heißt, seinen Namen eigenhändig unter einen Schriftsatz setzen, um dadurch den Schriftsatz als seine, des Unterzeichneten Äußerung zu kennzeichnen. Dabei macht es keinen Unterschied, ob der Schriftsatz von dem Unterzeichneten — dem sog. Aussteller — selbst oder von einer anderen Person geschrieben, ebensowenig, ob er vom Aussteller oder von einem anderen abgefaßt ist. Wer einen fremden Schriftsatz unterschreibt, erhebt die darin enthaltene Äußerung zu seiner eigenen. Die U n t e r z e i c h n u n g v o n U r k u n d e n kommt in vier verschiedenen Fällen als unumgängliches Erfordernis für die Form der abzugebenden Erklärung vor:

a) bei der gesetzlich angeordneten Schriftlichkeit;
b) bei der rechtsgeschäftlich vereinbarten Schriftlichkeit;
c) bei der amtlichen Beurkundung;
d) bei der öffentlichen Beglaubigung.

4. Formerfordernisse der Unterschrift.

Die formgerechte U n t e r z e i c h n u n g e i n e r U r k u n d e — einer öffentlichen oder einer privaten — verlangt dreierlei: der Aussteller muß seinen Familiennamen auf das Schriftstück setzen; die Unterschrift muß, wie ihr Name besagt, unter dem Schriftsatz stehen, der durch sie gedeckt werden soll; der Name muß mit eigener freier Hand geschrieben sein; denn die Unterschrift soll nicht nur den Namen des Ausstellers abgeben, sondern auch Beweis dafür erbringen, daß der Aussteller tatsächlich selbst unterschrieben hat (§ 416, 440, 441 Zivilprozeßordnung). Zu diesem Zweck muß sie die Eigenart der Handschrift voll offenbaren, die ja, wie der Gang oder die Sprechweise, Ausdruck der Persönlichkeit, also schlechterdings einmalig und unbedingt bezeichnend ist. Deshalb stellt die Unterzeichnung mit einer Schreibmaschine, einer Schablone oder einem Stempel keine rechtsgültige Unterschrift dar, ebensowenig der Aufdruck eines sog. Faksimilestempels. Die bestrittene Frage, ob sich der Aussteller bei Vollziehung der Unterschrift die Hand führen lassen darf, entscheide ich folgendermaßen: unzulässig ist die H a n d f ü h r u n g dann, wenn der Geführte dabei nur sog. passive Bewegungen macht, d. h. wenn er sich in seinem Muskelspiel darauf beschränkt, lediglich dem Zug und Druck nachzugeben, der auf seine Hand vom Führer ausgeübt wird; denn bei diesem Verfahren entstehen ja die Schriftzüge des Handführers und nicht die des Geführten. Dagegen ist es zulässig, daß der Führer die Hand des Ausstellers oder die vom Aussteller gehaltene Feder da ansetzt,

wo die Unterschrift hinkommen soll, ebenso, daß er, ohne eigene Schreib-
bewegungen zu machen, dem Aussteller durch leichte Berührung die Richtung
zum Schreiben angibt. Beim rechtsgültigen Unterschreiben kann sich also nur
der helfen lassen, der die Fähigkeit besitzt, eigenhändig Sehschrift zu schreiben.
Dagegen ist es für die Rechtsgültigkeit belanglos, ob mit der Feder oder mit
einem Schreibstift unterschrieben wird.

5. Möglichkeiten des Unterschreibens.

Von den verschiedenen Möglichkeiten des Schreibens, die es für Blinde gibt,
können daher für die formgerechte Unterzeichnung die folgenden nicht in Betracht
kommen, weil ihnen allen das persönliche Gepräge fehlt: Maschinenschrift für
Sehende, Stachelschrift, Heboldschrift, mit der Maschine erzeugte Punktschrift
oder Perlschrift, von Hand geschriebene Punktschrift. Die hier allein zulässi-
gen Schriftarten sind: freihändig geschriebene Sehschrift und mit einem
Schreibgerät hergestellte Sehschrift, das den Schreibraum nur nach oben und
unten begrenzt, wie das Linienblatt beim Sehenden, im übrigen aber der Schreib-
bewegung freien Raum läßt, sodaß das persönliche Gepräge des Namenszuges
deutlich erhalten bleibt. Auch bei den Blindgeborenen und Früherblindeten
bildet sich, wenn sie die Sehschrift vermittelst tastbarer Vorlagen erlernt haben,
eine unverkennbare Eigenart der Unterschrift heraus im Sinne einer zur un-
veränderlichen Form erstarrten Ausdrucksbewegung. Die von dem Blinden eigenhändig in Sehschrift vollzogene Namensunterschrift und nur diese stellt eine
rechtsgültige Unterschrift im Sinne des § 126 BGB. dar.

6. Handzeichen.

Das Handzeichen bildet einen Ersatz für die Namensunterschrift, jedoch
nur dann, wenn es von einem Richter oder Notar beglaubigt ist (§ 126 Abs. 1 BGB.).
Irgendeine bestimmte Form ist dafür nicht vorgeschrieben. Auch steht es im
Belieben des Ausstellers, ob er stets dasselbe Zeichen benutzen oder die Form
wechseln will. Die vielfach üblichen drei Kreuze eignen sich für Blinde nicht.
Da für das Handzeichen persönliches Gepräge nicht verlangt wird, kann es auch
in Punktschrift oder in Heboldschrift hergestellt werden, nicht dagegen mit
einer Punkt- oder Sehschriftschreibmaschine, weil sonst das Erfordernis der
Eigenhändigkeit fehlen würde. Wegen der Umstände und Kosten wird von der
Möglichkeit des Handzeichens im wirklichen Rechtsverkehr von den Blinden
kaum je Gebrauch gemacht werden.

7. Die Einwände gegen die Unterschrift des Blinden.

Namentlich von Rechtsunkundigen wird die Gültigkeit der Unterzeichnung
von Sehschrifturkunden durch Blinde zuweilen mit dem Einwand bezweifelt,
daß der Aussteller ja nicht in der Lage sei, den von ihm unterzeichneten Schriftsatz zu lesen. Die Wirksamkeit der Unterschrift ist aber nach der überein-
stimmenden Auffassung von Rechtswissenschaft und Rechtsprechung nicht davon
abhängig, ob der Aussteller den unterschriebenen Schriftsatz gelesen hat, auch
nicht davon, ob er überhaupt die Fähigkeit besaß, die betreffende Urkunde zu
lesen. Hat ein Blinder einen in Sehschrift hergestellten Schriftsatz formgerecht
unterzeichnet, so kann gegen die Gültigkeit nicht der Einwand der Lese-

unfähigkeit des Ausstellers erhoben werden. Ebenso unbegründet ist nach dem Standpunkt des Reichsgerichts das Bedenken, daß der blinde Aussteller nicht aus eigener Wahrnehmung beurteilen kann, ob er seinen Namenszug an die richtige Stelle, d. h. an den Schluß des Schriftsatzes setzt.

8. Gesetzlicher und rechtsgeschäftlich vereinbarter Schriftzwang.

Ist es für die Gültigkeit der abzugebenden Erklärung nach gesetzlicher Vorschrift erforderlich, daß sie schriftlich erfolgt, oder haben die Vertragsparteien Schriftlichkeit vereinbart, dann genügt es, wenn der blinde Erklärende seinen Namenszug eigenhändig unter den Schriftsatz setzt, der auch von einem anderen oder mit unpersönlichen Schriftzeichen, also mit der Maschine, in Sehschrift oder in Tastschrift geschrieben sein kann (§ 126 Abs. 1, § 127 BGB.). Der Namenszug kann dabei durch ein gerichtlich oder notariell beglaubigtes Handzeichen ersetzt werden. Außerdem ist es nach § 126 Abs. 3 BGB. zulässig, von jeder Unterzeichnung, also auch von dem Handzeichen, abzusehen und dafür die Erklärung vor einem Richter oder Notar zwecks Beurkundung abzugeben. Daher können sich die Blinden, die ihren Namen — wenn auch nur diesen — in Sehschrift eigenhändig zu schreiben vermögen, im schriftlichen Rechtsverkehr ungehemmt bewegen. Das Gesagte gilt auch für die Unterzeichnung eines Wechsels und eines Schecks (Wechselordnung Art. 4 Ziff. 5, Art. 94; Scheckgesetz § 1 Ziff. 3).

9. Amtliche Beurkundung.

Für einige besonders wichtige Rechtsgeschäfte insbesondere im Grundstücksverkehr ist vorgeschrieben, daß die dabei abzugebenden Erklärungen von einem Richter oder Notar beurkundet werden müssen, um rechtswirksam zu sein. Der Vorgang spielt sich nach den Bestimmungen des Gesetzes über die freiwillige Gerichtsbarkeit in der Weise ab, daß der Erklärende — der sog. Beteiligte — seine Willensmeinung mündlich oder auch in Gestalt eines mitgebrachten Schriftsatzes vor dem Richter oder Notar (dem Urkundsbeamten) kundgibt, und daß der Beamte hierüber ein Protokoll aufnimmt, das vorgelesen und von dem Beteiligten genehmigt und unterzeichnet werden muß (§ 175, 177 FGG.). Kann der Beteiligte nicht schreiben, so muß dies ausdrücklich von ihm erklärt und die dahingehende Erklärung in das Protokoll aufgenommen werden, was dann als Ersatz für die Unterschrift gilt (§ 177 Abs. 2 FGG.). Ist der Beteiligte nach der Überzeugung des Urkundsbeamten blind, so muß der beurkundende Richter einen Gerichtsschreiber oder zwei Zeugen, der Notar einen zweiten Notar oder ebenfalls zwei Zeugen zuziehen (§ 169 FGG.). Die hier im Schrifttum aufgetretenen Streitfragen sind folgendermaßen zu beantworten:

a) der Blinde kann bei der richterlichen oder notariellen Beurkundung mit voller Rechtswirksamkeit das Protokoll unterschreiben;

b) wenn er seinen Namen eigenhändig in Sehschrift zu schreiben vermag, muß er unterschreiben, andernfalls seine Schreibunfähigkeit erklären, wobei es nicht darauf ankommt, ob die Erklärung dem wirklichen Sachverhalt entspricht;

c) die Erklärung, blind zu sein, ersetzt nicht die vom Gesetz geforderte Erklärung, nicht schreiben zu können.

10. Öffentliche Beglaubigung.

Bei der öffentlichen Beglaubigung handelt es sich lediglich um die amtliche Bestätigung der Echtheit einer Unterschrift oder eines Handzeichens, genauer ausgedrückt um eine Feststellung des Beglaubigungsbeamten darüber, daß die Unterzeichnung durch die in dem Beglaubigungsvermerk genannte Person vor seinen Augen vollzogen oder durch diese Person als von ihr herrührend anerkannt worden sei (§ 129 BGB., § 183 FGG.). Für die Blinden hat die Beglaubigung durch einen Richter oder einen Notar insofern eine besondere Bedeutung, als sie, wie oben erwähnt, dem Handzeichen nach § 126 BGB. die volle Rechtswirksamkeit der Namensunterschrift gibt und dadurch auch demjenigen Blinden die Abgabe einer formgerechten schriftlichen Erklärung ermöglicht, der seinen Namen nicht in eigenhändiger Sehschrift schreiben kann. Sollte ein Blinder — etwa wegen völliger Lähmung beider Hände — auch zur Herstellung eines Handzeichens unfähig sein, so kann in jedem Fall die öffentliche Beglaubigung nach § 129 Abs. 2 BGB. durch die amtliche Beurkundung ersetzt werden, ein Ausweg, der dem Blinden immer zu Gebot steht, also vor allem dann, wenn er sich aus irgendeinem Grunde davor scheut, eine in Sehschrift abgefaßte und für ihn nicht nachprüfbare Erklärung in öffentlich beglaubigter Form abzugeben. Nach Maßgabe des Landesrechts ist die öffentliche Beglaubigung einer Blindenschifturkunde in Preußen und Sachsen möglich, dagegen nicht in Bayern. In Württemberg und Baden hängt die Entscheidung von dem Ermessen des Beamten ab. Der Beglaubigung einer in Blindenschrift vollzogenen Unterschrift steht nichts entgegen, da diese dann als Handzeichen gilt. Eine vorbildliche Sondervorschrift ausdrücklich blindenrechtlicher Art enthält die sächsische Ausführungsverordnung zum FGG. in ihrem § 29, der dem Beglaubigungsbeamten vorschreibt, die Urkunde vorzulesen, wenn der Aussteller blind oder leseunfähig ist.

11. Zuständigkeit.

Für die gerichtliche Beurkundung und Unterschriftsbeglaubigung sind die Amtsgerichte zuständig (§ 167 FGG.). Nach Maßgabe des Landesrechts erfolgt die amtliche Beurkundung und die öffentliche Beglaubigung in Bayern und Baden nur durch die Notare, in Sachsen und Preußen sowohl durch die Amtsgerichte als auch durch die Notare, in Württemberg durch die Amtsgerichte und öffentlichen Notare.

12. Stellvertretung beim Unterschreiben.

Für diejenigen Blinden, die ihren Namen nicht eigenhändig in Sehschrift schreiben können, wird tagtäglich die Frage wichtig, wie und mit welcher rechtlichen Wirkung es möglich ist, die Unterzeichnung durch einen anderen vollziehen zu lassen. Dies kann nur in der Weise geschehen, daß ein Sehender von dem Blinden mit der Unterzeichnung beauftragt wird, also als bevollmächtigter Stellvertreter, nicht als willenloses Werkzeug des Blinden auftritt. Für die Erteilung der Vollmacht genügt eine mündliche Erklärung des Blinden (§ 167 BGB.). Die von dem Bevollmächtigten unterschriebene Erklärung wirkt nach § 164 BGB. für und gegen den vertretenen Blinden, jedoch nur im Rahmen der erteilten Ermächtigung. Überschreitet der sehende Vertreter seine Vollmacht, so wird der Blinde durch die Erklärungen natürlich nicht gebunden, die nicht mehr in den Bereich der erteilten Vertretungsmacht fallen (§ 177, 179 BGB.). Wenn der Sehende in der richtigen Form für den Blinden unterschreiben will, muß er sowohl seinen eigenen Namen als auch den des Blinden unter den Schriftsatz setzen mit einem auf die Stellvertretung hinweisenden Zusatz, wie „im Auftrag“, „in Vertretung“ oder „für“. Weniger empfehlenswert, aber dennoch genügend ist es, wenn der Vertreter nur seinen eigenen Namen oder nur denjenigen des Blinden auf die Urkunde schreibt.

13. Irrtum über den Inhalt einer Urkunde.

Unterschreibt ein Blinder eine Sehschrifturkunde in der begründeten Überzeugung, daß sie die von ihm vorgestellte und beabsichtigte Erklärung enthalte, so kann er die darin liegende Abgabe der Erklärung wegen Irrtums anfechten und auf diese Weise hinfällig machen, wenn das Schriftstück in Wirklichkeit einen anderen Inhalt aufweist (§ 119 BGB.). Er muß dann allerdings der Gegenpartei den etwa entstandenen Schaden ersetzen (§ 122 BGB.). Unterzeichnet er jedoch in dem klaren Bewußtsein, daß er den Inhalt des Schriftstückes nicht kennt, hat er es also insbesondere unterlassen, sich die Urkunde vorher vorlesen zu lassen, dann ist die Anfechtung nicht zulässig.

14. Arglistige Täuschung.

Ist bei dem unterschreibenden Blinden durch falsche Angaben oder durch absichtliches Verschweigen eine unzutreffende Vorstellung über den Inhalt des Schriftstücks erzeugt worden, so kann der Blinde die daraufhin abgegebene schriftliche Erklärung wegen arglistiger Täuschung anfechten und auf diese Weise hinfällig machen (§ 123, 142 BGB.). Das Verschweigen ist nur dann arglistig, wenn der Täuscher dabei weiß, daß er durch sein Verhalten einen Irrtum erregt oder wachhält, und wenn für ihn eine Rechtspflicht oder ein Sittengebot zur Aufklärung besteht.

15. Testament.

Es gibt drei Arten der ordentlichen Testamentserrichtung:

a) die Errichtung durch Abgabe einer mündlichen Erklärung vor einem Richter oder Notar — öffentlich-mündliches Testament (§ 2238 BGB.);

b) die Errichtung durch Übergabe einer den letzten Willen enthaltenden Urkunde an einen Richter oder Notar — öffentlich-schriftliches Testament (§ 2238 BGB.);

c) die Errichtung durch eigenhändige Niederschrift ohne amtliche Mitwirkung — eigenhändiges Testament (§ 2231 Ziff. 2 BGB.).

16. Das öffentlich-mündliche Testament.

Für die Errichtung des öffentlich-mündlichen Testaments ist im BGB. das gleiche Verfahren vorgeschrieben wie bei der oben dargestellten amtlichen Beurkundung (Ziff. 9). Demgemäß müssen die Streitfragen, die hier über die gleichen Gegenstände auftreten, wie oben entschieden werden:

a) der Blinde kann das Testamentsprotokoll mit voller Rechtswirksamkeit unterschreiben, allerdings nur mit dem in eigenhändiger Sehschrift geschriebenen Namen. Die Unterzeichnung mit einem Handzeichen ist hier nicht zulässig;

b) falls der Blinde seinen Namen eigenhändig in Sehschrift schreiben kann, hat er das Protokoll zu unterschreiben. Andernfalls muß er ausdrücklich erklären, daß er nicht schreiben könne (§ 2242 BGB.);

c) die Erklärung, blind zu sein, ersetzt nicht die vom Gesetz geforderte Erklärung, nicht schreiben zu können.

Für diejenigen Blinden, die nicht Punktschrift zu lesen vermögen, also für drei Viertel der Gesamtzahl, stellt die mündliche Testamentserrichtung vor einem Richter oder Notar die einzige Möglichkeit dar, ihren letzten Willen rechtsgültig zu bestimmen.

17. Das öffentlich-schriftliche Testament.

Die Errichtung eines öffentlich-schriftlichen Testaments vollzieht sich in der Weise, daß der letztwillig Verfügende — der sog. Erblasser — dem Richter oder Notar ein Schriftstück übergibt, in dem sein Testament aufgezeichnet ist, und dabei erklärt, daß die überreichte Urkunde seinen letzten Willen enthalte (§ 2231 Ziff. 1, 2238 Abs. 1 BGB.). Die Testamentsurkunde kann offen oder geschlossen übergeben werden. Sie kann von dem Erblasser selbst oder von jemand anderem geschrieben sein. Da über die Art der zu verwendenden Schriftzeichen im Gesetz nichts bestimmt ist, steht es dem Erblasser frei, jede beliebige Schriftart zu wählen: Handschrift oder Maschinenschrift, Sehschrift oder Blindenschrift, Druckschrift oder ein sonstiges Vervielfältigungsverfahren, deutsche oder fremde Buchstaben, Vollschrift, Kurzschrift oder Geschwindschrift. Die übergebene Testamentsurkunde braucht nicht vom Erblasser unterschrieben zu sein. Personen, „die Geschriebenes nicht zu lesen vermögen", sind durch § 2238 Abs. 2 BGB. von der öffentlich-schriftlichen Testamentserrichtung ausgeschlossen und auf das mündliche Testament beschränkt. Von allen wirklichen Rechtswissenschaftlern wird einhellig zugegeben, daß die Blinden, sofern sie Blindenschrift lesen, rechtlich befugt sind, dem Richter oder Notar eine in Blindenschrift hergestellte Testamentsurkunde zu übergeben. Die in der erwähnten Gesetzesstelle geforderte Lesefähigkeit bezieht sich nicht auf Sehschrift schlechthin, sondern auf diejenige Schriftart, die der Erblasser zur Herstellung der übergebenen Urkunde benützt hat. Damit ist zugleich gesagt, daß der Blinde bei der Herstellung der zu übergebenden Urkunde keine Art von Sehschrift verwenden darf, daß es für ihn also nur die rechtliche Möglichkeit gibt, eine Tastschrift zu benutzen, die er lesen kann. Die Punktschriftleser gehören nicht zu den Personen, die „Geschriebenes nicht zu lesen vermögen", und sind daher nicht durch § 2238 Abs. 2 BGB. von der öffentlich-schriftlichen Testamentserrichtung ausgeschlossen.

18. Das eigenhändige Testament.

Das eigenhändige Testament muß von dem Erblasser vom ersten bis zum letzten Wort mit eigener Hand geschrieben sein, d. h. mit solchen Schriftzeichen, die persönliches Gepräge haben, die durch ihre Gestalt anzeigen, von wem sie herrühren (§ 2231 Ziff. 2 BGB.). Auch von dieser Form der Testamentserrichtung sind nach § 2247 B.GB. solche Personen ausgeschlossen, „die Geschriebenes nicht zu lesen" vermögen. Die Verwendung der Blindenschrift für das eigenhändige Testament ist ausgeschlossen, weil ihr das wichtigste Merkmal der vom Gesetz verlangten Eigenhändigkeit fehlt, nämlich das zum Selbigkeitsnachweis notwendige persönliche Gepräge der Schriftzüge. Da das eigenhändige Testament nur in Sehschrift angefertigt werden kann, gehören in Ansehung dieser Testamentsart alle Blinden, auch die Blindenschriftleser, zu den Personen, die Geschriebenes nicht lesen können und somit durch § 2247 BGB. von der privaten Testamentserrichtung ausgeschlossen sind.

19. Verpflichtung zum Schadensersatz.

Fügt ein Blinder jemandem vorsätzlich oder fahrlässig einen Schaden zu, so muß er ihn wie jeder andere ersetzen (§ 823 BGB.). Das Merkmal der Fahrlässigkeit ist hier zu beurteilen nach demjenigen Maß von Sorgfalt, das ein ordentlicher und verständiger Blinder von durchschnittlicher Veranlagung in dem gegebenen Fall vermutlich betätigen würde (§ 276 BGB.). Blindheit verpflichtet im Verkehr zu erhöhter Sorgfalt, und zwar geht der zu fordernde Mehraufwand bis an die Grenze des nach Maßgabe einer durchschnittlichen Befähigung Möglichen und billigerweise Zumutbaren. Richtet ein Blinder trotz Betätigung der erhöhten Sorgfalt einen widerrechtlichen Schaden an, so trifft ihn keine Ersatzpflicht, weil er ja die Grenze der Fahrlässigkeit im Sinne des § 276 BGB. nicht überschritten hat.

20. Mitwirkendes Verschulden des Verletzten.

Um eine Verletzung seiner Person oder seines Eigentums tunlichst zu verhüten, muß der Blinde seine Umgebung in all den Fällen auf das Gebrechen hinweisen, wo es ihr mutmaßlich verborgen bleibt, und wo aus dieser Unkenntnis Unheil entstehen kann; sonst verliert er ganz oder teilweise das Recht, bei eingetretener Schädigung von dem Schädiger Ersatz zu verlangen (§ 254 BGB.). Bürgert sich das Tragen eines Blindenabzeichens in der Weise ein, daß es im Verkehr allgemein von den Leuten als solches erkannt wird, dann wird man es als Außerachtlassung der erforderlichen Sorgfalt bezeichnen müssen, wenn Blinde ohne das Abzeichen allein gehen.

21. Haftung des Blindenführers.

Wer durch Gesetz oder Vertrag verpflichtet ist, einen Blinden zu beaufsichtigen oder zu führen, muß für den Schaden aufkommen, den dieser widerrechtlich einem Dritten zugefügt hat (§ 832 BGB.). Erfolgt die Übernahme der Führung an sich freiwillig, jedoch in Erwartung eines Geschenkes oder Trinkgeldes, so liegt keine vertragsmäßige Verpflichtung vor und wird demgemäß auch keine Haftung aus § 832 Abs. 2 BGB. begründet. Der von dem Geschädigten in Anspruch genommene Führer kann von dem Blinden seinerseits Ersatz verlangen, falls diesem ein Verschulden zur Last fällt (§ 840 Abs. 2 BGB.). Bei ordnungsmäßiger Erfüllung seiner Pflicht bleibt der Führer haftfrei.

22. Haftung für den Führhund.

Der Führhund eines Blinden gilt stets als Nutztier. Sein Herr braucht deshalb den von dem Hunde angerichteten Schaden nicht zu ersetzen, wenn er ihn ordentlich beaufsichtigt hat, oder wenn der Schaden auch bei genügender Sorgfalt des Besitzers nicht vermieden werden konnte (§ 833 Satz 2 BGB.). Hiernach reicht es zur Haftbefreiung aus, wenn der blinde Tierhalter in der Beaufsichtigung dasjenige Maß von Umsicht betätigt hat, das man von einem ordentlichen und verständigen Blinden mit durchschnittlicher Veranlagung unter den gegebenen Umständen erwarten kann. Als Tierhalter gelten auch diejenigen Blinden, denen der Hund nicht gehört, sondern nur zur Benützung überlassen worden ist, sei es von einer Fürsorgebehörde oder von einem privaten Unterstützungsverein.

23. Der Rentenanspruch des Geblendeten.

Wer sein Augenlicht durch eine Verletzung oder durch eine Ansteckung verloren hat, die ihm vorsätzlich oder fahrlässig beigebracht worden ist, kann von dem Verursacher eine laufende Geldrente verlangen aus dem vierfachen Gesichtspunkt der allgemeinen Entschädigung (§ 823, 251 BGB.), der verminderten Erwerbsfähigkeit (§ 842 BGB.), der vermehrten Bedürftigkeit (§ 843 BGB.) und des erduldeten Ungemachs (§ 847 BGB.). Die Rente ist für je drei Monate vorauszuzahlen (§ 843 Abs. 2, § 760 Abs. 2 BGB.). Aus wichtigem Grunde kann der Geblendete Abfindung in Kapital verlangen (§ 843 Abs. 3 BGB.). Der Schädiger hat auch gegebenenfalls die Umschulungskosten zu tragen (§ 249 BGB.).

24. Gefährdung durch Fahrzeuge.

Wird ein Blinder durch die Eisenbahn oder die Straßenbahn verletzt, ohne daß ihm ein Verschulden zur Last fällt, so kann er von der Bahnunternehmung Erstattung der Heilungskosten, eine Rente wegen Aufhebung oder Minderung der Erwerbsfähigkeit und eine Rente wegen Vermehrung seiner Bedürfnisse verlangen, und zwar auch dann, wenn der Bahnunternehmer oder seine Angestellten weder vorsätzlich noch fahrlässig den Unfall herbeigeführt haben (§ 3, 7a Haftpflichtgesetz). Einen gleichen Anspruch hat derjenige, der durch einen Kraftwagen oder ein Kraftrad zu Schaden gekommen ist (§ 11, 13 des Gesetzes über den Verkehr mit Kraftfahrzeugen); jedoch ist hier ein Höchstbetrag für die Ersatzpflicht bestimmt, und zwar für eine Kapitalabfindung mit 25000 RM., für eine jährliche Rente mit 1500 RM. (§ 12 Ziff. 1 Kraftfahrzeuggesetz). Hat der Wagenführer oder der Kraftradfahrer das schädigende Ereignis vorsätzlich oder fahrlässig herbeigeführt, so kann der Verletzte von ihm die umfangreichere Entschädigung nach dem BGB. verlangen (§ 18, 16 Kraftfahrzeuggesetz).

25. Unterhaltungsansprüche der Ehegatten und Verwandten.

Das BGB. gibt den Ehegatten sowie den in gerader Linie miteinander verwandten Personen einen gegenseitigen Anspruch auf Unterhaltsgewährung, und zwar in der Regel auf den standesmäßigen, nur ausnahmsweise auf den notdürftigen Unterhalt (§ 1360, 1601 BGB.). Der **notdürftige Unterhalt** bestimmt sich nach der Bedürftigkeit, der **standesmäßige** nach der Lebensstellung des Empfängers. Der Unterhalt umfaßt auch die Kosten der Erziehung und Berufsausbildung (§ 1610 Abs. 2 BGB.). Der durch die Blindheit bedingte Mehraufwand muß von dem Unterhaltspflichtigen getragen werden. Im Falle einer Späterblindung hat der Unterhaltspflichtige dem Betroffenen die Kosten der **Umlernung** für einen angemessenen Beruf zu bezahlen, wenn der Blinde Fähigkeit und Neigung dazu besitzt. Die beiden **Voraussetzungen** der **Unterhaltsberechtigung** sind: Vermögenslosigkeit und Erwerbsunfähigkeit (§ 1602 Abs. 1 BGB.).

26. Der Unterhaltungsanspruch des gebrechlichen unehelichen Kindes.

Ein uneheliches Kind, das bei Vollendung des 16. Lebensjahres blind und vermögenslos ist, kann von seinem Vater auch fernerhin in dem Maße Unterhalt verlangen, wie er der Lebensstellung der Mutter entspricht (§ 1708 Abs. 2 BGB.).

27. Ausbildungsanspruch und Elternpflicht.

Das blinde Kind hat gegen seine unterhaltspflichtigen Verwandten, also in erster Linie gegen seinen Vater, einen Anspruch auf Gewährung einer schulmäßigen und beruflichen Ausbildung, wie sie der väterlichen Lebensstellung und den durch das Gebrechen bedingten Verhältnissen entspricht (§ 1610 Abs. 2 BGB.). Kommt der Vater den sich hieraus ergebenden Verpflichtungen nicht nach, so stellt das eine Vernachlässigung des Kindes im Sinne des § 1666 Abs. 1 BGB. dar, die dessen geistiges Wohl gefährdet und somit das Vormundschaftsgericht ermächtigt, die Unterbringung des Kindes in einer Blindenanstalt zu verfügen (§ 63 Jugendwohlfahrtsgesetz). Das ist für solche Länder wichtig, wo es, wie in **Bayern** und **Württemberg**, noch keine Sonderschulpflicht für Blinde gibt. Dasselbe gilt für den Fall, daß der **Vormund** seine **Erziehungspflicht** versäumt (§ 1838 BGB.).

28. Die Gebrechlichkeitspflegschaft für Blinde.

Nach § 1910 BGB. kann einen Pfleger erhalten, wer trotz erreichter Volljährigkeit wegen Gebrechlichkeit seine Angelegenheiten nicht zu besorgen vermag, „insbesondere, weil er taub, blind oder stumm ist". Die **Gebrechlichkeitspflegschaft** ist eine Art Vormundschaft. Sie soll durch persönliche Fürsorge solchen Leuten vormundschaftlichen Schutz geben, die wegen ihrer mangelhaften Beschaffenheit außerstande sind, ihre Geschäfte ohne fremde Hilfe zu erledigen. Der unter **Pflegschaft** Stehende, der sog. **Pflegebefohlene**, behält im Bereich seiner eigenen Angelegenheiten die Geschäftsfähigkeit, d. h. er kann selbständig über die ihm gehörenden Gegenstände verfügen und rechtliche Verpflichtungen eingehen. Zur Anordnung der Pflegschaft ist die Einwilligung des Gebrechlichen im Sinne einer vorherigen Zustimmung erforderlich (§ 1910 Abs. 3 BGB.). Diese erstreckt sich sowohl auf die Person des Pflegers wie auch auf den Umfang der Pflegschaft.

Je nachdem die geschäftliche Behinderung des Hilfsbedürftigen eine allseitige ist oder sich nur auf die Erledigung bestimmter Angelegenheiten oder eines bestimmten Geschäftskreises beschränkt, kann auch nach § 1910 Abs. 1 BGB. eine sämtliche Angelegenheiten umfassende Vollpflegschaft oder nach § 1910 Abs. 2 BGB. eine Teilpflegschaft angeordnet werden, die sich nur auf die dem Gebrechlichen beschwerlichen Geschäfte erstreckt. Für die Blinden sieht das Gesetz die Vollpflegschaft vor.

Anordnung und Aufhebung der Pflegschaft erfolgt durch das Vormundschaftsgericht, das eine Abteilung des Amtsgerichts darstellt (§ 35 FGG., § 1774, 1915 BGB.). Die Pflegschaft ist jederzeit aufzuheben, wenn es der Pflegebefohlene beantragt (§ 1920 BGB.).

29. Die Wirkungen der Pflegschaft.

Durch die Stellung unter Pflegschaft wird die Befugnis des Betroffenen, für andere rechtsgültig zu handeln, in dreifacher Richtung eingeschränkt oder aufgehoben; nämlich a) in seiner Stellung als Ehemann, b) bezüglich der Ausübung elterlicher und vormundschaftlicher Gewalt, c) bezüglich der Vollstreckung eines letzten Willens.

Dem Pflegebefohlenen ist das eheherrliche Recht der Einflußnahme auf das Frauenvermögen entzogen (§ 1409, 1457, 1525 Abs. 2, 1519 Abs. 2, 1549, 1550 Abs. 2, 1915, 1418 Ziff. 4, 1542, 1426, 1421, 1422, 1546 Abs. 3, 1428 Abs. 2 BGB.).

Die elterliche Gewalt des Vaters ruht, so lange er unter Pflegschaft steht (§ 1676 Abs. 2 BGB.). Ferner büßt er das Recht ein, für den Fall seines Todes über die Bevormundung seiner minderjährigen Kinder letztwillige Verfügungen zu treffen (§ 1777, 1676 Abs. 2, 1792 Abs. 4, 1694 Abs. 1, 1868, 1782 BGB.). Diese Bestimmungen gelten auch für die Mutter, wenn sie sich unter Pflegschaft begibt (§ 1686 BGB.). Der Pflegebefohlene ist zur Führung vormundschaftlicher Ämter untauglich (§ 1886, 1781 Nr. 2, 1895, 1694, 1878, 1915, 1792 Abs. 4, 1866 Nr. 2, 1778 BGB.). Schließlich kann er nicht Testamentsvollstrecker sein (§ 2201, 2225 BGB.).

30. Rechtsverhältnis zwischen Pfleger und Pflegling.

Der Pfleger ist innerhalb seines Wirkungskreises der gesetzliche Vertreter des Pfleglings. Seine Vertretungsmacht ruht auf der Paragraphenbrücke, die von § 1910 über §§ 1915, 1897, 1793 zu § 164 BGB. führt. Er ist daher an die Wünsche und Weisungen des Pfleglings nicht gebunden; die von ihm für den Pflegebefohlenen abgeschlossenen Geschäfte sind für diesen auch dann verbindlich, wenn der Pfleger die betreffenden Geschäfte ohne Wissen oder gar gegen den ausdrücklichen Willen des Pflegebefohlenen abgeschlossen hat.

Für die Tätigkeit des Pflegers, insbesondere für die von ihm zu besorgende Vermögensverwaltung, gelten die Vorschriften über die Amtsführung des Vormunds (§ 1902ff. BGB.) mit der Maßgabe, daß bei den Rechtsgeschäften, die er nur mit Genehmigung des Vormundschaftsgerichts vornehmen darf, die richterliche Zustimmung durch diejenige des Pfleglings ersetzt wird (§ 1829 Abs. 3, 1915 BGB.).

Treffen Pfleger und Pflegling über denselben Gegenstand verschiedene Verfügungen, so gilt nur die zuerst erfolgte. Gehen Pfleger und Pflegling in derselben Angelegenheit verschiedene Verpflichtungen ein, so gelten beide Verträge. Das gleiche gilt, wenn Pfleger und Pflegling je ein gleiches Geschäft abschließen, wenn beispielsweise beide eine gleichlautende Bestellung auf eine bestimmte Ware aufgeben.

31. Die Prozeßfähigkeit des Pflegebefohlenen.

Prozeßfähigkeit ist die rechtliche Möglichkeit, einen Rechtsstreit selber zu führen oder durch einen Rechtsanwalt führen zu lassen. Wenn und solange der Pflegling von seinem Pfleger in einem Rechtsstreit vertreten wird, ruht seine Prozeßfähigkeit (§ 53 Zivilprozeßordnung). Der Pfleger kann einen Rechtsstreit im Namen des Pfleglings anfangen oder fortsetzen, wie auch dem Pflegling die Führung eines von diesem begonnenen Prozesses aus der Hand nehmen, ohne daß der Pflegebefohlene etwas davon weiß, und selbst dann, wenn er widerspricht.

32. Die Sinnwidrigkeit der Gebrechlichkeitspflegschaft für Blinde.

Wenn das Gesetz annimmt, daß jemand durch die Blindheit an der zweckmäßigen Regelung seiner Angelegenheiten gehindert werden könne, so stellt das die Annahme einer Sachlage dar, die es in Wirklichkeit gar nicht gibt. Somit ist die Gebrechlichkeitspflegschaft für Blinde ein Widerspruch in sich. Tritt bei einem Blinden ein Bedürfnis nach vormundschaftlicher Fürsorge hervor, so wird dies nicht durch das Blindsein, sondern durch ein geistiges Gebrechen verursacht. Im übrigen bedeutet die Stellung unter Pflegschaft für den Betroffenen eine wenn auch in der Form gemilderte privatrechtliche Entmannung.

33. Blinde als Förmlichkeitszeugen.

Ein Blinder kann niemals Urkundszeuge sein, d. h. er kann weder bei der Errichtung von Testamenten noch bei der amtlichen Beurkundung von Erklärungen gültig als Zeuge mitwirken.

Dagegen steht der Verwendung Blinder als Trauzeugen nichts im Wege, weil sich die wesentlichen Förmlichkeiten der Eheschließung im Bereich der Gehörwahrnehmung abspielen (§ 1307, 1318 BGB.). Die Unterzeichnung im Heiratsregister kann auch mit einem Handzeichen erfolgen oder ganz unterbleiben (§ 13 Abs. 2 Ziff. 5 Personenstandsgesetz).

34. Übernahme und Ablehnung vormundschaftlicher Ämter.

Der Blinde hat dieselbe rechtliche Möglichkeit, vormundschaftliche Ämter zu führen wie der Sehende. Ist daher ein Blinder durch letztwillige Anordnung der Eltern des Mündels zu einem solchen Amt berufen, so kann er vom Vormundschaftsgericht verlangen, zum Vormund, Gegenvormund, Beistand oder zum Mitglied eines Familienrats bestellt zu werden (§ 1776, 1778, 1792 Abs. 4, 1694 Abs. 1, 1861 BGB.).

Die Blindheit berechtigt in der Regel nicht dazu, die Übernahme eines vormundschaftlichen Amtes abzulehnen oder die Entlassung aus einem solchen zu verlangen (§ 1786 Abs. 1 Ziff. 4, 1889 BGB.). Eine nach erfolgter Einsetzung eintretende Erblindung kann jedoch den Betroffenen zu dem Antrag auf Amtsenthebung berechtigen (§ 1889 BGB.).

35. Vertretung juristischer Personen.

Die Blinden sind in gleicher Weise wie die Sehenden rechtlich befugt, gesetzlicher Vertreter einer mit Rechtsfähigkeit ausgestatteten Körperschaft, Stiftung oder Anstalt zu sein, namentlich Vorstand oder Vorstandsmitglied eines eingetragenen Vereins. Den Anforderungen, die ein solches Amt bezüglich der Vermögensverwaltung gewöhnlich mit sich bringt, vermögen sie in der verkehrsüblichen Weise sehr wohl nachzukommen.

36. Blinde als Kaufleute.

Die gesetzlichen Obliegenheiten des selbständigen Kaufmanns, die von blindenrechtlicher Bedeutung sind, bestehen darin, die Firma eigenhändig in Sehschrift zur amtlichen Aufbewahrung vor Gericht zu zeichnen, für eine ordnungsmäßige Buchführung zu sorgen, die einlaufenden Geschäftsbriefe sowie einen Abdruck der hinausgehenden geordnet aufzubewahren, alljährlich Inventar und Bilanz aufzustellen und zu unterzeichnen (§ 29, 38, 39, 41 HGB.). Diese Bestimmungen gelten nicht für Handwerker und Kleingewerbetreibende, also nicht für blinde Bürstenmacher und Korbflechter, die nebenher Handelsware in geringem Umfang führen und in einem Laden verkaufen (§ 4 HGB.). Dagegen stellt eine Genossenschaft stets einen vollkaufmännischen Betrieb dar, auch wenn sie ausschließlich aus Handwerkern besteht (§ 17 Abs. 2 Genossenschaftsgesetz).

37. Firmenzeichnung.

Für das Unterschreiben mit der Firma im geschäftlichen Verkehr gelten die gleichen Regeln wie für die Namensunterschrift. Um eine rechtswirksame Unterzeichnung zu bewirken, muß daher der blinde Kaufmann seine Firma eigenhändig in Sehschrift niederschreiben oder einen Stellvertreter damit beauftragen (§ 17 HGB.). Bei der obenerwähnten Zeichnung der Firma vor Gericht ist aber Stellvertretung ausgeschlossen (§ 12 HGB.). Ist ein Blinder schreibunfähig, so kann auf diese Zeichnung ohne weitere Rechtsfolgen verzichtet werden.

38. Buchführung und Geschäftsbriefe.

Die Geschäftsbücher müssen in Sehschrift geführt werden (§ 43 Abs. 1 HGB.). Die Blindenschrift kommt dafür deshalb nicht in Betracht, weil die Bücher nicht bloß dem Geschäftsinhaber, sondern jedem Buchführungskundigen eine sichere Feststellung der Vermögenslage ermöglichen sollen, und weil die Benützung gebundener Bücher mit numerierten Seiten vorgeschrieben ist (§ 43 Abs. 2 HGB.). Der Kaufmann muß aber die Buchungsarbeiten selbstverständlich nicht in eigener Person erledigen, sondern kann einen Angestellten damit beauftragen, wie das ja in Wirklichkeit regelmäßig geschieht. Jedoch bleibt er nach außen selber dafür verantwortlich. Blinde Kaufleute hätten demnach nur die Rechtspflicht, ihre Buchführung bloß solchen Leuten anzuvertrauen, die sie als zuverlässig kennen. Auch werden sie in einem größeren Geschäftsbetrieb die Buchungs- und Kassengeschäfte womöglich unter mehrere Angestellte so zu verteilen haben, daß durch die gegenseitige Abhängigkeit und Nachprüfung die Gefahr von Ungenauigkeiten oder Betrügereien tunlichst abgeschwächt wird. Allerdings gehört es zu den Obliegenheiten des ordentlichen Kaufmanns, sich wenigstens ab und zu durch Stichproben davon zu überzeugen, daß die Buchführung in Ordnung ist. Dieser Verpflichtung vermag aber auch ein Blinder dadurch nachzukommen, daß er sich von einem vertrauenswürdigen Sehenden aus den

Geschäftsbüchern vorlesen läßt oder diesen um Nachprüfung und Berichterstattung ersucht. Dasselbe gilt für die Aufstellung des Inventarverzeichnisses,
der Bilanz und der Jahresrechnung.

An blinde Empfänger können die Geschäftsbriefe natürlich auch in Punktschrift geschrieben werden. Um Rechtswirksamkeit zu haben, müssen sie aber
auch in eigenhändiger Sehschrift unterzeichnet sein. Den gesetzlich vorgeschrie-
benen Abdruck (§ 38 Abs. 2 HGB.) erhält man sehr einfach dadurch, daß man
in die Punktschriftmaschine zwei weniger dicke Blätter einlegt.

39. Leitung von Handelsgesellschaften.

Die eigentliche Tätigkeit des Kaufmanns in leitender Stellung besteht bekanntlich darin, Gewinnmöglichkeiten und Verlustgefahren abzuwägen und zu
berechnen, die Wirtschaftlichkeit und Zweckmäßigkeit einer geplanten Maßnahme zu überlegen, Verträge abzuschließen, mit Kunden, Lieferanten, Angestellten und Arbeitern zu unterhandeln und für die Beschaffung und nützliche
Verwendung der richtigen Mengen von Waren und Geld Vorsorge zu treffen.
Alle diese Tätigkeiten werden durch das Blindsein unmittelbar nicht berührt.
Sofern der blinde Geschäftsleiter nicht imstande ist, etwaige nur durch das Auge
erkennbare Mängel an den von ihm bestellten Waren wahrzunehmen, muß er
die gesetzlich vorgeschriebene Prüfung der einlaufenden Sendungen einem
geeigneten Stellvertreter übertragen, damit nicht durch Versäumung der un-
verzüglichen Mängelanzeige Schaden entsteht (§ 377 Abs. 2 HGB.). Demnach
bildet bei der offenen Handelsgesellschaft die Blindheit eines Gesellschafters für
sich allein regelmäßig keinen ausreichenden Grund, um damit die Unfähigkeit
des Betroffenen zu ordnungsmäßiger Geschäftsführung darzutun und ihn von
der Mitwirkung an der Leitung und Vertretung der Gesellschaft auszuschließen
(§ 117, 127 HGB.). Dasselbe gilt für den Geschäftsführer einer Kommandit-
gesellschaft (§ 161 Abs. 2 HGB.).

Auch für die Zugehörigkeit zum Vorstand einer Aktiengesellschaft bildet
das Blindsein kein rechtliches Hindernis. Die einzelnen Obliegenheiten des
Vorstandes vermag ein Blinder hier um so eher zu erfüllen, als er ja immer die
Möglichkeit hat, sich von einem sehenden Angestellten helfen zu lassen oder
diesem die Ausführung der ihm beschwerlichen Arbeiten ganz zu übertragen.
Allerdings bringt hier die Größe des Geschäftsbetriebs auf der anderen Seite
bedenkliche Nachteile mit sich.

Blinde können auch dem Aufsichtsrat einer Aktiengesellschaft angehören; denn die gesetzlich vorgeschriebene Überwachung der Geschäftsführung sowie die Prüfung der Bilanz und der Jahresrechnung liegen nicht dem einzelnen Mitglied ob, sondern dem Aufsichtsrat in seiner Gesamtheit (§ 246 HGB.). Auch kann
die Nachprüfung der Geschäftsbücher, der Kasse und des Warenlagers bestimmten
Mitgliedern anvertraut werden, wodurch dann die übrigen von ihrer Verantwort-
lichkeit für diese Dinge befreit sind, sofern sie bei der Auswahl der Vertrauenspersonen die erforderliche Sorgfalt angewendet haben. Die Zuziehung von sach-
verständigen Hilfskräften, insbesondere von Bücherrevisoren, ist den Aufsichts-
räten natürlich jederzeit gestattet. Eine ins einzelne gehende Überwachung und
Nachprüfung des Geschäftsbetriebs ist bei größeren Unternehmungen auch für
ein sehendes Mitglied völlig unmöglich und wird nach der Verkehrssitte niemals

von ihm erwartet. Mithin vermag auch ein Blinder den gesetzlichen Verpflichtungen, die sich aus der Zugehörigkeit zum Aufsichtsrat ergeben, in dem Umfang nachzukommen, wie es für die Bedürfnisse des Geschäftslebens genügt und allgemein üblich ist. Vollends kein Hindernis bildet die Blindheit für die eigentliche Tätigkeit der Aufsichtsräte, die darin besteht, in den Sitzungen mitzuberaten und mitzubestimmen, Berichte entgegenzunehmen und Anregungen zu geben.

Das Gesagte gilt auch für die **Geschäftsführer** und **Aufsichtsräte einer Gesellschaft** mit beschränkter Haftung (§ 35—44 des Gesetzes über Gesellschaften mit beschränkter Haftung).

40. Leitung einer Genossenschaft.

Für den **Vorstand** und den **Aufsichtsrat** einer **eingetragenen Genossenschaft** bestehen ganz ähnliche Vorschriften wie bei der Aktiengesellschaft (§ 24—41 des Genossenschaftsgesetzes), sodaß die obigen Ausführungen auch hier zutreffen. Die Blindheit an sich bildet kein gesetzliches Hindernis für eine ordnungsmäßige Amtsführung. Daß Blinde auch die tatsächliche Fähigkeit besitzen, eine Genossenschaft vorschriftsmäßig zu leiten, ist durch die bestehenden **Blindengenossenschaften** erwiesen, die durchweg blinde Mitglieder im Vorstand oder im Aufsichtsrat haben.

41. Schutz gegen unlauteren Wettbewerb.

Werden Waren, die in Wirklichkeit nicht von Blinden hergestellt sind, im geschäftlichen Verkehr als „**Blindenwaren**" bezeichnet, dann kann jeder blinde Gewerbetreibende des betreffenden Geschäftszweiges und jeder auf wirtschaftliche Förderung eingestellte eingetragene Blindenverein gegen den unredlichen Verkäufer auf Unterlassung und auf Schadensersatz klagen (§ 1, 13 Abs. 1 des Gesetzes gegen den unlauteren Wettbewerb). Die Bezeichnung „**Blindenwerkstätte**" oder einen ähnlichen Namen darf ein Unternehmen befugtermaßen nur führen, wenn es die von ihm vertriebenen Waren ausschließlich oder doch ganz überwiegend von Blinden anfertigen läßt und Sehende bloß in der Verwaltung oder zur Erledigung von unwesentlichen Nebenarbeiten beschäftigt. Ferner gehört es nach der unzweifelhaften und allgemeinen Auffassung zum Begriff der Blindenwerkstätte, daß der gesamte Reingewinn einzelnen Blinden oder einer Blindenvereinigung zugute kommt. Legt sich nun ein Geschäftsbetrieb die genannte Bezeichnung bei, ohne daß die beschriebenen Voraussetzungen zutreffen, dann können die wirklichen Blindenwerkstätten gegen ihn auf Unterlassung und auf Schadensersatz klagen (§ 16 des Gesetzes gegen den unlauteren Wettbewerb). Beide Klagen müssen innerhalb eines halben Jahres erhoben werden, gerechnet vom Zeitpunkt der erlangten Kenntnis an, widrigenfalls die erwähnten Ansprüche durch Verjährung untergehen (§ 21 des Gesetzes über den unlauteren Wettbewerb).

III. Ergebnis.

Die vorstehende Darstellung zeigt, daß die Regeln des Privatrechts, die selbstverständlich auf den sehenden Menschen zugeschnitten sind, sich auch den Verkehrsbedürfnissen der Blinden durch eine vernunftgemäße Auslegung anpassen lassen. Allerdings wird die durch das Gebrechen bedingte Minderung der Wirtschaftskraft von dem geltenden Privatrecht nicht genügend berücksichtigt; im BGB., wie oben dargetan, nur an einer einzigen Stelle, nämlich bei der Zubilligung eines außerordentlichen Unterhaltsanspruchs für die gebrechlichen unehelichen Kinder nach § 1708 Abs. 2.

B. Die Blindenfürsorge und ihre neuzeitliche Entwicklung
von C. Strehl, Marburg.

I. Geschichtlicher Teil.

1. Einleitung.

Den im Mittelpunkt des Problems stehenden Personen fehlt der wichtigste Sinn: das Augenlicht. Kein Mittel der Heilkunst kann diesen Sinn ersetzen; also muß fürsorgerisch eingegriffen werden. Im Mittelalter war die Rechtsstellung der Blinden, insbesondere der Blindgeborenen, vielfach gesetzlich eingeschränkt, wie nach altfriesischem Recht, dem deutschen Lehnrecht, später in geminderter Form nach dem lombardischen Lehnrecht. Mit der Rezeption des römischen Rechts sind alle privat- und öffentlich-rechtlichen Beschränkungen der Rechtsfähigkeit der Blinden beseitigt worden[1]). Im Rahmen dieses Handbuches kann Verfasser nur kurze Hinweise geben und auf Quellen hindeuten. Auch wird das öffentliche Blindenrecht im zweiten Teil des Werkes noch besonders berücksichtigt. Gleichzeitig sei schon an dieser Stelle auf das von Kraemer-Heidelberg in Arbeit befindliche Werk „Das deutsche Blindenrecht‘‘ verwiesen, das den ganzen Komplex der hier berührten Fragen ausführlich behandelt.

2. Bis zum 19. Jahrhundert.

Früher, in einem Zeitalter, wo die religiös-sittliche Anschauung der Bevölkerung und die Organisation der christlichen Kirche Träger der Wohltätigkeit waren, bedeutete Fürsorge im wesentlichen nichts weiter als Almosengeben. Das Empfangen dieser Almosen war für den Bedürftigen nichts Bedrückendes. Die altchristliche Armenpflege, auf dem Judentum fußend, verpflichtete den Reichen, dem Armen zu geben. Der Blinde zählte in jener Zeit wohl mit Recht zu den Armen. Der Reiche gab seinen Überfluß nicht unmittelbar dem Armen, sondern der almosenspendenden Kirche, dem irdischen Vertreter Gottes. So entstanden vereinzelt Asyle (369 Anstalt des heiligen Basilius in Cesarea am Halys, um 450 Asyl des heiligen Lymnäus in Cyr in Syrien, im 11. Jahrhundert „Aveugliers‘‘ in Nordfrankreich, 1178 zu Memmingen in Württemberg, 1254 „Hospice des Quinze-Vingts‘‘ in Paris, 1331 das Elsing-Hospital in London, 1350 in Chartres), in denen die Blinden, je nach Dotierung der Anstalt, ihr Leben karg oder üppig, zweck- und ziellos fristeten. Der Gedanke einer Schulung und Berufsausbildung wurde nicht erwogen[2]).

Im Laufe der Jahrhunderte änderte sich diese Anschauung. Aufgabe der Wohltätigkeit wurde es, nicht Almosen zu geben, sondern den Menschen vor

---

[1]) Loening, E., a. a. O., S. 925. Schwarz, K., a. a. O., S. 229ff.
[2]) Kretschmer, R., a. a. O., S. 36ff.

dem Almosennehmen zu bewahren. Diese Auffassung setzte den Arbeitswillen und die Arbeitspflicht des einzelnen voraus. Dennoch herrschten bis zum Ende des 19. Jahrhunderts auch in der Blindenfürsorge armenrechtliche Grundsätze vor. Erst in den letzten Jahren wurde theoretisch und praktisch die rein unterstützende Fürsorge in eine produktive Erwerbsbeschränktenfürsorge in sozialpolitischem Sinne umgewandelt.

3. Die ersten Blindenanstalten.

Angeregt durch die Tätigkeit der hochbegabten blinden Wienerin Maria Theresia von Paradis, wurden um die Wende des 18. Jahrhunderts die Blindenanstalten Paris (1784), Wien (1804) und Berlin (durch Kabinettsorder Friedrich Wilhelms III. vom 11. August 1806) errichtet. Dort wurden die Blinden in den Elementarfächern und in den verschiedensten Handfertigkeiten unterwiesen[1]). In diese Zeit fällt auch die geniale Erfindung eines Louis Braille, die Blindenschrift, die heute Blindengemeingut in der ganzen zivilisierten Welt ist. Nach dem Wiener und Berliner Beispiele folgte die Gründung einer Reihe von Blindenanstalten in Deutschland. Ihre Leiter und Lehrer wurden auf die teilweise hohe Intelligenz und die Arbeitsfähigkeit normaler blinder Kinder aufmerksam und bauten ihre Einrichtungen zweckmäßig aus. Befruchtend wirkten der gegenseitige Meinungsaustausch und die Kongresse der Blindenlehrer (der erste in Wien 1873, die übrigen von 3 zu 3 Jahren einander folgend[2]).

4. Private und öffentliche Fürsorge.

Ungemein fördernd hat bei der Errichtung dieser Anstalten die private Fürsorge eingegriffen, da der Staat, obwohl er immer wieder sein Interesse für diesen so wichtigen Zweig der Wohlfahrt bekundete, die Mittel nur bedingt bereitstellen konnte. Wenngleich Blinde, sofern sie nicht unter Vormundschaft stehen, nach heutigem Recht weder in privatrechtlichen noch öffentlichrechtlichen Verhältnissen eine Minderung der Rechtsfähigkeit erleiden, so wurde doch die Blindenfürsorge auch nach der Errichtung des Reiches nach armenrechtlichen Grundsätzen geregelt, und zwar durch das Gesetz über den Unterstützungswohnsitz vom 6. Juni 1870 und später in der Fassung vom 30. Mai 1908. Dieses Gesetz enthält Bestimmungen über Erwerb und Verlust des Unterstützungswohnsitzes sowie über die Träger der Armenpflege. Landesrechtliche Ausführungsgesetze, wie das preußische Dotationsgesetz vom 8. Juli 1875, § 4 Ziff. 4; die Provinzialordnung, § 120 Ziff. 2, die den Provinzialverbänden das Recht zur Errichtung von Provinzialblindenanstalten gab, und das preußische Fürsorgegesetz vom 11. Juni 1891 bestimmten Art und Maß der zu gewährenden Unterstützung in bezug auf Bewahrung, Kur und Pflege hilfsbedürftiger Blinder, in denen Erziehung und Erwerbsbefähigung keineswegs immer als im Rahmen des Notbedarfs liegend anerkannt wurden[3]). Gegen Ende des Jahrhunderts hatte ein Teil der Länder das eigentliche Wesen der Blindenfürsorge erkannt, nämlich:

---

[1]) Kretschmer, R., a. a. O., S. 178ff. Mell, A., a. a. O.
[2]) s. bes. Artikel.   [3]) Schwarz, K., a. a. O., S. 96ff.

1. die Blinden in einer der Eigenart ihres Gebrechens angepaßten Form zu unterrichten;

2. sie gewerblich auszubilden;

3. sie in den Stand zu setzen, einen Beruf auszuüben und ihnen in eigens dafür eingerichteten Werk- und Verkaufsstätten Arbeitsgelegenheit und Absatzmöglichkeit für ihre Erzeugnisse zu bieten;

4. für die Unterbringung wirtschaftlich schwacher und für alte und arbeitsunfähige Blinde in Heim- und Feierabendstätten zu sorgen.

Dennoch war „in dem größten Teil Deutschlands Erziehungs- und Berufsvorbildung nicht Aufgabe der Armenpflege, so in erster Linie in Preußen und ihm nach in Hessen, Sachsen-Weimar, Braunschweig, Sachsen-Meiningen, Sachsen-Altenburg, Sachsen-Koburg-Gotha, Schwarzburg-Sondershausen, Schwarzburg-Rudolstadt, Reuß ä. L., Reuß j. L., Schaumburg-Lippe und Elsaß-Lothringen, während in den übrigen Bundesstaaten Bayern, Sachsen, Württemberg, Baden, Mecklenburg-Schwerin und -Strelitz, Oldenburg, Anhalt, Lippe und den drei Hansestädten Bremen, Lübeck und Hamburg dies in mehr oder weniger vollkommenem Maße bereits auf Grund der landesrechtlichen Bestimmungen der Fall" war[1]). Die Nichteinbeziehung der Erziehung und Erwerbsbefähigung als armenrechtliche Verpflichtung gründet sich auf die Verschiedenheit der Auffassung in den maßgebenden Kreisen. Während eine Richtung der Armenpflege nach ihrer geschichtlichen Entwicklung und Eigenart einen nur unterstützenden Charakter zusprach und Erziehung und Erwerbsbefähigung als eine Aufgabe der Sozialpolitik bezeichnete, vertrat die andere den Standpunkt, daß auch die Armenpflege vorbeugend einzugreifen habe. Eine Folge solcher Erwägungen war der Schulzwang für blinde Kinder: 1873 im Königreich, 1874 im Großherzogtum Sachsen, 1894 in Braunschweig, 1902 in Baden[2]), in Preußen durch das Beschulungsgesetz vom 7. August 1911[3]). Diesen Beschulungs- und Ausbildungszwecken dienen in Deutschland heute 8 staatliche, 8 Provinzialanstalten, 1 Kreisanstalt, 5 städtische, 11 private Anstalten. Nach dem Kriege traten noch die Blindenstudienanstalt in Marburg und die Kriegsblindenschule „Geheimrat Silex" in Berlin hinzu[4]). Für die anzustellenden Blindenlehrer gelten in Preußen die Prüfungsordnungen vom 12. Mai 1912 und vom 20. Dezember 1924.

5. Statistik.

Die Erkenntnis der Bildungsfähigkeit Blinder führte bereits 1831 in Preußen und später im Deutschen Reich zu besonderen Blindenzählungen. Die schwierige Begriffsbestimmung der Blindheit gab Anlaß zu vielfachen Schwankungen in den Angaben, sodaß die Zählungen an sich keine zuverlässigen Tatsachen bringen. Über die Zahl der Blinden herrscht im allgemeinen Unklarheit. Nach den Ergebnissen der Volkszählung von 1900 (ENGELMANN[5]) finden wir im Deutschen Reich insgesamt 34334 Blinde (auf 100000 Einwohner 61 Blinde), davon männlich 17818 (52), weiblich 16516 (48). Nach einer statistischen Auf-

---

[1]) SCHWARZ, K., a. a. O., S. 96ff.   [2]) LOENING, E., a. a. O., S. 932.
[3]) SCHWARZ, K., a. a. O., S. 94ff. und s. bes. Artikel.
[4]) MÜLLER, H., a. a. O.   [5]) ENGELMANN, a. a. O., S. 156ff.

zählung von Behla[1]) im Jahre 1910 wurden in Preußen insgesamt 20953 Blinde erfaßt (53 auf 100000), davon männlich 10956 (51), weiblich 9997 (49). Von diesen waren in Anstalten untergebracht insgesamt 3891, davon männlich 1949, weiblich 1942. Über die gegenwärtige Besuchsziffer der Anstalten finden sich Angaben im Bericht von Kühn-Kiel[2]), während Hübner-Chemnitz und Horbach-Düren[3]) sehr interessante Ausführungen über die Erblindungsursachen und die meist verspätete Zuführung schulpflichtiger blinder Zöglinge, der erstere auf Grund eines Fragebogens an die deutschen Blindenanstalten, der andere auf Grund statistischer Erhebungen in den Blindenanstalten Berlin-Steglitz, Düren und Neuwied veröffentlichen. Eine Blindenzählung neueren Datums liegt nicht vor; sie soll jedoch noch im Laufe dieses Jahres im Zusammenhang mit der Gebrechlichenstatistik durchgeführt und vom Reichsstatistischen Amt besonders bearbeitet werden[4]). Infolge verbesserter hygienischer Maßnahmen wurde nicht nur in Deutschland, sondern auch in allen übrigen Kulturstaaten sowohl absolute als auch relative Minderung der Häufigkeitsziffer der Blindheit festgestellt.

6. Berufe.

In den Blindenanstalten wurden durchschnittlich die althergebrachten Blindenhandwerke und Musik gelehrt, ab und zu auch Massage. Vereinzelt fand man Blinde in kaufmännischen und akademischen Berufen. Doch trotz aller Vorsorge und Fürsorge blieb der Blinde in den meisten Fällen unselbständig, da er infolge seiner beschränkten Erwerbsfähigkeit nicht mit den sehenden Berufsgenossen in freien Wettbewerb treten konnte.

II. Die neuzeitliche Entwicklung.

1. Begriffsbestimmung.

Der Weltkrieg mit seinen Folgen änderte die Auffassung über Wesen, Art und Maß der Fürsorge an sich und entwickelte diese aus einem armenpolitischen zu einem sozialpolitischen Begriff. Während der Entwurf des bayrischen Armengesetzes zum Unterstützungswohnsitzgesetz vom 25. März 1914 in Art. 2 Abs. 1 noch die armenrechtliche Definition für die Hilfsbedürftigkeit gab: „Hilfsbedürftig ist, wer sich wegen Mangel eigener Mittel und Kräfte oder infolge eines besonderen Notstandes den Notbedarf nicht verschaffen und ihn weder von den Unterhalts- oder Unterstützungspflichtigen, noch von der freiwilligen Armenpflege erlangen kann", und damit in Übereinstimmung mit den übrigen Landesgesetzen den subsidiären Charakter der öffentlichen Armenpflege betont[5]), trat allmählich eine Änderung in der Auffassung der Fürsorge ein, die den vorbeugenden Charakter hervorhob.

Fragen wir uns, was unter Sozialpolitik im weiteren Sinne zu verstehen ist, so möchte Verfasser die folgende Begriffsbestimmung geben: „Sozialpolitik ist das Streben, ‚auf dem Wege der Staats-, der Bruder- oder Selbsthilfe' durch wirtschaftliche und kulturpolitische Maßnahmen auf die innerhalb der Gesell-

---

[1]) Behla, a. a. O., S. 125ff.   [2]) s. bes. Artikel.
[3]) Hübner, Blindenfreund, Jg. 45, Nr. 6, S. 129ff.; Horbach, a. a. O., S. 17ff.
[4]) Blindenfreund, Jg. 1925, Nr. 12, S. 295.   [5]) Schwarz, K., a. a. O., S. 83ff.

schaft bestehenden Mißverhältnisse zwischen den berechtigten Lebensansprüchen einzelner Gesellschaftsklassen und den ihnen tatsächlich zukommenden materiellen wie kulturellen Befriedigungsmitteln ausgleichend einzuwirken"[1]). In Anlehnung an diese Begriffsbestimmung ist Blindenfürsorge ein Ausschnitt aus der Sozialpolitik. Und weiterhin ist diese Auffassung aus der Geschichte und der Aufgabe der Sozialpolitik abzuleiten. Ihre Aufgabe ist es, eine Milderung der sozialen Übelstände, eine Steigerung der nationalen Produktion, eine Wohlfahrt der Schwächeren und eine Annäherung der einzelnen Klassen in wirtschaftlicher und kultureller Hinsicht herbeizuführen. Ihr vornehmstes Ziel gilt also der Förderung der Kultur und des Menschentums. Und eben darin besteht die Kunst der praktischen Sozialpolitik, daß sie ihre Maßnahmen den jeweils vorliegenden Verhältnissen anpaßt. In der Blindenfürsorge liegt ein solches Bedürfnis vor. Es stehen hier die Interessen einer Gruppe im Vordergrund, die gesetzlich geschützt, deren berechtigte Lebensansprüche durch eigens zu treffende Maßnahmen und Einrichtungen berücksichtigt werden müssen, ohne daß dadurch eine andere Klasse benachteiligt oder das Gesamtinteresse der Volkswirtschaft geschädigt wird. Unterwirft man diese Kategorie von Personen einer besonderen Fürsorge, so wird dadurch ein Zweck, eine Aufgabe der Sozialpolitik erfüllt.

2. Kriegsblindenfürsorge.

Dieser Umschwung in der Auffassung der Fürsorge im allgemeinen und der Blindenfürsorge im besonderen war ein Ergebnis der sozialen Kriegsbeschädigtenfürsorge. Die Zahl der Kriegsblinden unter ihnen belief sich nach den amtlichen Statistiken des Reichsarbeitsministeriums im Jahre 1921 auf 2547, im Jahre 1924 auf 2734[2]). Bedenkt man, daß diese Schwerkriegsbeschädigten in der Blüte ihrer Jahre und ihrer Vollkraft standen, so kann man wohl verstehen, daß hier dem Staat die verstärkte moralische Pflicht erwuchs, für ihre Ausbildung, Unterbringung und Versorgung durch geeignete Maßnahmen aufzukommen. Während nur ein kleiner Teil sich den althergebrachten Blindenberufen zuwandte, sind die meisten ihren alten Berufen erhalten geblieben oder durch Umschulung und Sonderausbildung in Berufen untergebracht worden, die ihren Neigungen und Fähigkeiten entsprachen.

3. Neugründungen.

Zu den bereits bestehenden Blindenanstalten trat am 22. November 1914 die Gründung der Blindenlazarettschule, jetzt Kriegsblindenschule „Geheimrat Silex", im Anschluß an das Vereinslazarett St. Maria-Viktoria-Heilstätte zu Berlin. Ursprünglich für Kriegsblinde eingerichtet, wird die Schule heute für Zivilblinde weitergeführt. Ihr Zweck und Ziel ist die berufliche Ausbildung und Unterbringung blinder Männer und Frauen, vornehmlich als Korrespondenten, Maschinenschreiber, Aktenhefter und Industriearbeiter. Die Zahl der Schüler seit Beginn der Schule bis 1926 beträgt 623, davon Kriegs-

---

[1]) STREHL, C., Die Kriegsblindenfürsorge, a. a. O., S. 11 ff.
[2]) Vierteljahrshefte zur Statistik des Deutschen Reichs, 34. Jg. 1925, 4. Heft, S. 104 ff.

blinde 520, Zivilblinde 103. Unter diesen letzteren waren 69 Männer, 34 Frauen[1]). Unterricht wird erteilt auf der Schreibmaschine, der Blindenstenographiermaschine sowie in blindentechnischen, kaufmännischen und sprachlichen Fächern. Die Leitung liegt in den Händen von Frl. Betty Hirsch, Berlin-Wilmersdorf, Kaiserallee 157[2]).

Am 31. März 1917 erfolgte die Eröffnung der Hochschulbücherei, Studienanstalt und Beratungsstelle für blinde Studierende e. V. zu Marburg a. d. Lahn[3]), die neben der Lösung ihrer ursprünglichen Aufgabe sich gleichfalls der sozialen, wirtschaftlichen und kulturellen Förderung Zivilblinder widmet.

4. Neue Arbeitsmöglichkeiten.

Zu diesen Gründungen traten der Ausbau der Blindenbüchereien und -druckereien, sowie die Arbeiten der Ophthalmologen, Pädagogen und Industriellen zur Erschließung neuer Beschäftigungen in Handel und Industrie. Ein ministerieller Ausschuß zur Untersuchung von Arbeitsmöglichkeiten für Blinde wurde im Jahre 1916 eingesetzt, der über 200 Arbeitsmöglichkeiten in den verschiedensten Industriezweigen ausfindig gemacht und in Merkblättern zur öffentlichen Aufklärung zusammengestellt hat[4]).

5. Unfallsbestimmungen.

Durch zwei Runderlasse des Reichsversicherungsamtes vom 20. Dezember1916 I. U. 282 und 5. April 1917, Abteilung der Unfallversicherung I. U. 51/17, sind die Vorstände der Berufsgenossenschaften zu einer wohlwollenden Auslegung der Versicherungsvorschriften und zur Genehmigung der Beschäftigung Gebrechlicher an gefährlichen Betriebseinrichtungen ermächtigt, „wenn die in Frage kommende Arbeitsweise nach den bisher gemachten und weiter zu sammelnden Erfahrungen geeignet ist, und wenn die zu verwendenden Betriebsmittel unfallsicher ausgestattet sind". Fernerhin wurden die Arbeitgeber der Verantwortung für Unfälle, die sich bei der Verwendung Schwerbeschädigter, so also auch Blinder, trotz sorgfältigster Beachtung aller Vorsichtsmaßregeln in ihren Betrieben ereigneten, enthoben, selbst wenn sie in dringenden Fällen auf eigene Gefahr ohne vorherige Genehmigung des Vorstandes der Berufsgenossenschaften Kriegsbeschädigte an Maschinen beschäftigten und sich ein Unfall ereignete[5]).

Erwerbstätige Blinde sind trotz ihres Gebrechens versicherungspflichtig nach der Reichsversicherungsordnung in der Fassung vom 15. Dezember 1924[6]) nebst Abänderung vom 14. Juli 1925[7]), und zwar betreffend Krankenversicherung laut § 165—178, betreffend Unfallversicherung laut § 537—554. Blinden, welche die Unfallrente erhalten, ist gewöhnlich nach § 560 der alten Fassung, nach § 558c der Fassung vom 14. Juli 1925 auf Antrag Pflege zu gewähren, solange sie infolge des Unfalls so hilflos sind, daß sie nicht ohne fremde Wartung und Pflege bestehen können. Laut Mitteilung der Reichsarbeitsverwaltung vom 21. April 1926 kann nach § 558g der Reichsversicherungsordnung in der

---

[1]) Mitteilung von B. Hirsch vom 20. Februar 1926.
[2]) Näheres s. Quellennachweis.   [3]) s. bes. Artikel.   [4]) Niepel, E., a. a. O.
[5]) Strehl, C., Die Kriegsblindenfürsorge, a. a. O., S. 99ff.
[6]) RGBl. 1924, I, S. 779ff.   [7]) RGBl. 1925, I, S. 97ff.

Fassung vom 9. Januar 1926[1]) der Reichsarbeitsminister mit Zustimmung des Reichsrats vorschreiben, welche Arten von Hilfsmitteln Unfallversicherten im Falle der Krankenbehandlung zu gewähren sind. Auf Grund dieser Bestimmung befindet sich im Reichsarbeitsministerium eine Verordnung zur Durchführung der Unfallversicherung in Vorbereitung. In ihr ist u. a. vorgesehen, unter die zu gewährenden Hilfsmittel auch den Führhund für Blinde aufzunehmen. Invalidenversicherungspflichtig ist der erwerbstätige Blinde nach § 1226—1249.

Invalide ist nach § 1255, wer nicht mehr imstande ist, durch eine Tätigkeit, die seinen Kräften und Fähigkeiten entspricht und ihm unter billiger Berücksichtigung seiner Ausbildung und seines bisherigen Berufes zugemutet werden kann, ein Drittel dessen zu erwerben, was körperlich und geistig gesunde Personen derselben Art und ähnlicher Ausbildung in derselben Gegend durch Arbeit zu verdienen pflegen. Blinde Angestellte unterliegen dem Angestelltenversicherungsgesetz vom 28. Mai 1924[2]) in Verbindung mit der Änderung vom 28. Juli 1925[3]), wenn sie laut § 1 Abs. 3 gegen Entgelt in einem Dienstverhältnis arbeiten und ihr Jahresarbeitsverdienst die nach § 3 festgesetzten Grenzen nicht übersteigt.

6. Selbsthilfe.

Im Jahre 1909 fand der erste deutsche Blindentag in Dresden statt, auf dem Blinde des ganzen Deutschen Reiches zusammenkamen, um selbsttätig bei der Lösung ihrer Berufs- und Fürsorgefragen mitzuarbeiten. Die zweite Tagung war 1912 in Braunschweig. Ihr Ergebnis war die Gründung des Reichsdeutschen Blindenverbandes e. V. im Jahre 1912[4]). Diesem folgte im Jahre 1915 der Verein der blinden Akademiker Deutschlands e. V., Marburg a. d. Lahn[5]), und 1916 der Bund erblindeter Krieger e. V., Berlin[6]). Alle drei Organisationen haben es sich zur Aufgabe gemacht, für eine gute Erziehung, Erwerbsbefähigung, Arbeitsvermittlung, Fürsorge und Versorgung ihrer Mitglieder einzutreten. Es wurden Erholungsheime[7]), Blindenwerkstätten und -genossenschaften[8]) gegründet, deren Streben es ist, die Arbeitskraft der Blinden durch geeignete Maßnahmen zu steigern und ihnen durch Arbeitsvermittlung einen angemessenen Verdienst zu sichern. Die wirtschaftlichen Unternehmungen der Blindenverbände finden eine rege Unterstützung durch die vom Reich gegründete, später von den Ländern übernommene Kreditgemeinschaft der gemeinnützigen Selbsthilfeorganisationen Deutschlands G. m. b. H., Berlin, „eine Stätte der einschlägigen Beratung, des Austausches der Erfahrungen und der Erteilung der notwendigen wirtschaftlichen Kredite"[9]). Gemeinsam mit den bereits früher bestehenden Verbänden, dem Verein der deutschredenden Blinden (gegr. 1891)[10]) und dem Verein blinder Frauen Deutschlands e. V. (gegr. 1912)[11]), sowie dem 1920 zu Hannover gegründeten Deutschen Blindenlehrerverein[12]) schlossen sich die drei großen Selbsthilfeorganisationen am 11. November 1921 zu der Blindenwohlfahrtskammer zusammen. Die „BWK.", aus der der Bund erblindeter Krieger 1921 ausschied,

---

[1]) RGBl. 1926, I, S. 9 tf. [2]) RGBl. 1924, I, S. 563. [3]) RGBl. 1925, I, S. 157.
[4]) s. bes. Artikel. [5]) s. bes. Artikel. [6]) s. bes. Artikel.
[7]) s. bes. Artikel. [8]) s. bes. Artikel. [9]) WÖLZ, a. a. O., S. 49.
[10]) s. bes. Artikel. [11]) s. bes. Artikel. [12]) s. bes. Artikel.

und zu der der 1926 neugegründete Verband der deutschen Blindenanstalten und Fürsorgevereinigungen für Blinde, Sitz Hamburg
(früher Verband der deutschen Fürsorgevereinigungen für Blinde, gegr. 1924),
hinzutrat, ist eine ständige Vertretung sämtlicher Blinden- und Blindenfürsorgeverbände, der Blindenanstalten und der Blindenlehrer den Reichs- und Staatsbehörden gegenüber. „Sie will, gestützt auf die ähnliche Arbeitsweise der bisher
an der Blindenwohlfahrt im Deutschen Reiche beteiligten Verbände, diejenige Stelle sein, die den Behörden bei der Vorbereitung sozialpolitischer Gesetze, insbesondere beim Ausbau des Versicherungswesens, und bei der staatlichen und gemeindlichen Wohlfahrtspflege mit Gutachten und Hilfsarbeiten
zu dienen vermag"[1]).

Durch Beschluß der auf der Tagung am 28. und 29. September 1922 in Berlin
in der Blindenwohlfahrtskammer vertretenen Vereinigungen zwecks Vereinheit-
lichung des Blindenfürsorgewesens wurde der 16. deutsche Blindenlehrerkongreß zu einer 1. Blindenwohlfahrtstagung erweitert, die vom 4. bis
7. August 1924 in Stuttgart abgehalten wurde. Auf dieser waren Blinde und
Blindenlehrer vertreten und verhandelten gemeinsam über die einschlägigen
Fragen. Bei der Abstimmung auf den Kongressen haben von den 60 Stimm-
berechtigten (Vertreterversammlung) die Blindenlehrer 20, die Blindenanstalten
und Fürsorgevereinigungen für Blinde 10, zusammen 30 Stimmen; die übrigen
30 werden auf die beteiligten Blindenverbände nach Übereinkunft verteilt. Die
Durchführung der in den Vertreterversammlungen gefaßten Beschlüsse wird
durch den Ständigen Kongreßausschuß (StKA.) überwacht. Dieser setzt sich
aus 3 Vertretern der Blindenlehrerschaft, 2 Vertretern der Blindenanstalten und
Fürsorgevereinigungen für Blinde und 5 Vertretern der Blindenverbände zusammen. Solche Tagungen sollen neben der unmittelbaren Förderung der Blindenwohlfahrt auch mittelbar aufklärend wirken. Die 2. Blindenwohlfahrtstagung
wird laut Kongreßbeschluß im Sommer 1927 in Königsberg stattfinden[2]).

Am 26. März 1926 haben sich die Vorstände des Reichsdeutschen Blindenverbandes, des Vereins der blinden Akademiker Deutschlands, des Vereins
blinder Frauen Deutschlands und des Vereins der deutschredenden Blinden zu
einer Arbeitsgemeinschaft der deutschen Blindenverbände zusammengeschlossen.
Diese Arbeitsgemeinschaft bezweckt ein enges Zusammenarbeiten auf dem Gebiete der Blindenwohlfahrt mit den deutschsprachigen Blindenverbänden Österreichs und der Schweiz mit dem Endziel gemeinsamer Tagungen. Seit September 1926 gibt diese Arbeitsgemeinschaft einen Pressedienst heraus, der Behörden und Privaten zur Aufklärung dienen soll. Diese „Blindenkorrespondenz"
soll das Verständnis und das Interesse für die Aufgaben der Blindenfürsorge in
weite Kreise tragen.

Die organisierte unterstützende Fürsorge, die im Mittelalter durch die Brüder-
schaften vertreten war, und die heute durch die Blindenfürsorgeverbände über
ganz Deutschland verbreitet ist, bildet das Bindeglied zwischen den Selbsthilfe-
verbänden und der Staats- und Gemeindehilfe. Besonders praktisch ist die
Zusammenarbeit der Fürsorge in Westfalen gestaltet.

---

[1]) Mitteilung von H. Müller vom 2. Januar 1922.
[2]) Bericht der ersten Blindenwohlfahrtstagung, a. a. O., S. 219.

7. Öffentliche Versorgung und Fürsorge.

a) Reichsversorgungsgesetz. Durch Reichsrahmengesetze wurden das Versorgungs- und das Fürsorgerecht in den letzten Jahren vereinfacht, vereinheitlicht und ausgebaut. Durch das Reichsversorgungsgesetz vom 12. Mai 1920 und seine Novelle vom 30. Juni 1923 in seiner Neufassung vom 31. Juli 1925[1]) nebst der Abänderung vom 8. Juli 1926[2]) wurden den Kriegsblinden ihre gesetzlichen Versorgungsansprüche gewährleistet, wozu auch Heilbehandlung, Körperersatzstücke, Führhunde und andere Hilfsmittel gehören. Die § 21 und 22 regelten in der alten Fassung unter Bezugnahme auf die Verordnung über die soziale Kriegsbeschädigten- und Kriegshinterbliebenenfürsorge vom 8. Februar 1919 Berufsausbildung und Fürsorge, die Kriegsblinden in weitem Umfange gewährt wurden[3]).

b) Schwerbeschädigtengesetz. Eine Ergänzung der Arbeitsfürsorge auf Grund des Demobilmachungsgesetzes vom 9. Januar 1919 brachte das Gesetz über die Beschäftigung Schwerbeschädigter vom 6. April 1920 in der Fassung vom 12. Januar 1923[4]) und der Abänderungsv. vom 8. Juli 1926[5]), wo die Kriegsblinden nach § 3, die Friedensblinden auf Antrag nach § 8 als Schwerbeschädigte im Sinne dieses Gesetzes anerkannt und geschützt werden. Danach sind die Hauptfürsorgestellen verpflichtet, auch dem Blinden schlechthin, der nicht bereits nach § 3 geschützt ist, den Schutz des Gesetzes zuzuerkennen, wenn er sich ohne Hilfe dieses Gesetzes einen geeigneten Arbeitsplatz nicht zu verschaffen oder zu erhalten vermag, und dadurch die Unterbringung der Schwerbeschädigten (§ 3) nicht gefährdet wird.

Eine weitere Handhabe bietet § 2 Abs. 2 des Arbeitsnachweisgesetzes vom 22. Juli 1922[6]), der eine Mitwirkung der öffentlichen Arbeitsnachweise auf dem Gebiete der Erwerbsbeschränktenfürsorge vorsieht.

Ansätze zu einer reichsrechtlichen Zuständigkeit auf dem Gebiete der Gebrechlichenfürsorge finden sich bereits in dem Erlaß vom 9. November 1921[7]), wo die Zuständigkeit der Reichsministerien wie folgt festgesetzt wird: „Auf dem Gebiete der Krüppel-, Blinden-, Taubstummen- und Sprachleidendenfürsorge hat das Reichsarbeitsministerium die Federführung in allgemeinen Fragen. Es ist ferner zuständig für alle Maßnahmen der sozialen Fürsorge — insbesondere berufliche Ausbildung, Arbeitsvermittlung und Unterbringung — für diesen Personenkreis. Das Reichsministerium des Innern ist auf dem genannten Gebiete zuständig für alle Schulfragen und für alle gesundheitlichen Angelegenheiten, insbesondere Medizinalpolizei, Gesundheitsfürsorge und Medizinalstatistik."

c) Fürsorgepflichtverordnung. Die Verordnung über die Fürsorgepflicht vom 13. Februar 1924[8]) mit der Verordnung zur Änderung vom 8. Juni 1926 und die Reichsgrundsätze über Voraussetzung, Art und Maß der öffentlichen Fürsorge vom 4. Dezember 1924[9]) mit der Abänderungsverordnung vom 7. September 1925 und der Aufhebung dieser Verordnung vom 8. Juni 1926 regeln die Fürsorge im allgemeinen und die Blindenfürsorge im besonderen nach neuen Gesichtspunkten. Diese Verordnung wurde auf Grund des Ermächtigungs-

---

[1]) RGBl. 1925, I, S. 166 ff. [2]) RGBl. 1926, I, S. 398 ff. [3]) s. bes. Artikel.
[4]) RGBl. 1923, I, S. 57 ff. [5]) RGBl. 1926, I, S. 398 ff. [6]) RGBl. 1922, I, S. 657 ff.
[7]) RVBl. 1921, B, S. 600. [8]) RGBl. 1924, I, S. 100 ff. [9]) RGBl. 1924, I, S. 765 ff.,
RGBl. 1925, I, S. 332 u. RGBl. 1926, I, S. 256.

gesetzes vom 8. Dezember 1923[1]) zum Vollzuge der 3. Steuer-Notverordnung mit Bezug auf § 42 erlassen. Sie brachte eine grundlegende Änderung und die erste grundsätzliche Regelung der öffentlichen Fürsorge innerhalb des Reichsrechts. „Vor dem Kriege war auf dem Gebiete der sozialen Fürsorge durch reichsgesetzliche Normen nur die Armenfürsorge, und zwar durch das Gesetz über den Unterstützungswohnsitz geregelt. Als in der Nachkriegszeit immer weitere Bevölkerungsschichten hilfsbedürftig wurden, deren Not vorwiegend auf die Folgen des Krieges und der Geldentwertung zurückzuführen war, genügte die alte Armenpflege nicht mehr. Den jeweils auftretenden Bedürfnissen entsprechend wurden durch besondere Reichsgesetze für die Kriegsbeschädigten und Kriegshinterbliebenen, Sozial- und Kleinrentner, bedürftige nicht versicherte Wöchnerinnen und hilfsbedürftige Jugendliche Sonderfürsorgemaßnahmen geschaffen, die trotz des zwischen ihnen bestehenden inneren Zusammenhanges nicht unerheblich voneinander abwichen. Diese verschiedenen Arten der Fürsorge, die unter dem Namen Kriegshilfe zusammengefaßt zu werden pflegen, nach einheitlichen Grundsätzen zu regeln, ihren Vollzug zu vereinfachen und zu verbilligen, ist eine der wichtigsten Aufgaben der Verordnung"[2]).

Nach § 1 sind an Stelle des Reichs die Landes- und Bezirksfürsorgeverbände Träger der öffentlich-rechtlichen Fürsorge. Ihr Aufgabenkreis ist die soziale Fürsorge für Kriegsbeschädigte und Kriegshinterbliebene und die ihnen auf Grund der Versorgungsgesetze Gleichstehenden, die Fürsorge der Rentenempfänger der Invaliden- und Angestelltenversicherung, die Fürsorge für die Kleinrentner, die Fürsorge für Schwerbeschädigte und Schwererwerbsbeschränkte durch Arbeitsbeschaffung, die Fürsorge für hilfsbedürftige Minderjährige, die Wochenfürsorge. Blinde fallen demnach sowohl unter den Begriff der hilfsbedürftigen Minderjährigen als auch unter den der Schwerbeschädigten und Schwererwerbsbeschränkten.

§ 2 verteilt die Aufgaben unter die Landes- und Bezirksfürsorgeverbände.

§ 3 regelt u. a. die Beteiligung der Personen aus dem Kreise der Hilfsbedürftigen bei der Durchführung der Fürsorge. An Stelle von Fürsorgeberechtigten können auch Vertreter derselben, insbesondere solche ihrer Vereinigungen oder von Vereinen, die Hilfsbedürftige betreuen, herangezogen werden. Das Land zieht die Grenzen, inwieweit die Gemeinden von den Fürsorgeverbänden und die Bezirksfürsorgeverbände von den Landesfürsorgeverbänden zur Durchführung ihrer Aufgaben herangezogen werden können.

Sehr wichtig für die Blindenanstalten, die verbände und -fürsorgeorganisationen sind die Bestimmungen des § 5, der dem Lande die Möglichkeit gibt, unter seiner Verantwortung gewisse Aufgaben auch Verbänden oder Einrichtungen der freien Wohlfahrtspflege zu übertragen, sofern sie damit einverstanden sind. Eigene Einrichtungen sind nicht neu zu schaffen, soweit solche der freien Wohlfahrtspflege ausreichend vorhanden sind. Den Mittelpunkt der öffentlichen Wohlfahrtspflege bilden die Wohlfahrtsbehörden. „Die Fürsorgepflichtverordnung geht von dem Grundsatz aus, daß der Staat auf diesem Gebiet nicht die alleinige Zuständigkeit für sich in Anspruch nimmt, sondern daß er die Kreise der Volksgemeinschaft, die sich um die Erledigung der Wohlfahrtsaufgaben

---

[1]) RGBl. 1923, I, S. 1179 ff.   [2]) Richter, a. a. O., S. 106.

annehmen, als gleichberechtigte Träger der Wohlfahrtspflege anerkennt; die freie Wohlfahrtspflege tritt als vollkommen gleichberechtigte Instanz neben die öffentliche. Der Staat, die Provinzialfürsorgestelle, hat die formale Leitung zu übernehmen und Mittelpunkt der öffentlichen Fürsorge zu sein; damit hat er das Band zu schlagen zu den anderen Fürsorgeträgern (Sozialversicherung usw.)"[1].

§ 6 bestimmt den Umfang der Fürsorge und weist darauf hin, daß Voraussetzung, Art und Maß der zu gewährenden Fürsorge im Rahmen der reichsrechtlichen Vorschriften das Land bestimmt. Nach den örtlichen Verhältnissen sind Richtsätze für die Bemessung des notwendigen Lebensunterhalts der Hilfsbedürftigen festzusetzen. Für Sozial- und Kleinrentner und ihnen Gleichstehende müssen die Sätze so bemessen sein, daß der Hilfsbedürftige gegenüber der allgemeinen Fürsorge eine angemessene Mehrleistung erhält. Diese Mehrleistung soll, soweit nicht nach § 84 des Aufwertungsgesetzes vom 16. Juli 1925 und § 26 des Gesetzes über die Ablösung öffentlicher Anleihen vom gleichen Tage eine weitergehende Erhöhung einzutreten hat, in der Regel wenigstens ein Viertel des allgemeinen Richtsatzes betragen. Da nach Art. 13 der Reichsverfassung Reichsrecht Landrecht bricht, die landesrechtlichen Befugnisse zur Regelung der Fürsorgeleistungen nur nach der einen Seite, nämlich nach unten, begrenzt sind, während nach § 35 der Reichsgrundsätze es den Ländern ausdrücklich überlassen bleibt, den Blinden ein Mehr von Leistungen zu bestimmen, so ist anzunehmen, daß Länder mit besonderem sozialen Empfinden für besondere Aufgaben auch besondere Maßnahmen treffen werden[2].

§ 7—15 regeln die Zuständigkeit. Sie vereinfacht und beseitigt die infolge des Unterstützungswohnsitzgesetzes aufgetretenen Schwierigkeiten. „Der Ort, an dem sich eine Anstalt befindet, ist nicht zuständig für die Fürsorge; er ist nicht belastet dadurch, daß er die ganze Last für alle Insassen der Anstalt übernehmen müßte; die Gegnerschaft mancher Gemeinden gegen die Anstalten ist damit zur Erledigung gebracht. Im Falle der Unterstützungsbedürftigkeit ist auch bei den Anstaltsinsassen zurückzugreifen auf denjenigen Ort, an dem er seinen gewöhnlichen Aufenthalt hatte. Wird er hilfsbedürftig währenddes Aufenthalts in einer Anstalt, so ist auf den Zeitpunkt des Eintritts zurückzugehen[3]."

§ 16—18 regeln den Kostenersatz.

§ 19—26 behandeln die Arbeits- und Unterhaltspflicht. Die Unterhaltspflicht geht nach § 22 in gewissen Fällen über die nach § 1603 BGB. hinaus, wenn die Ersatzleistungen des Unterhaltspflichtigen sein Fortkommen oder das seiner Angehörigen nicht unbillig erschweren.

Nach § 23 kann die Verwaltungsbehörde vorbehaltlich des ordentlichen Rechtsweges die Unterhaltspflicht feststellen.

§ 24 gibt einer Anstalt (also auch Blindenanstalten, -werkstätten und -heimen) zur Deckung ihrer Verpflegungskosten für ihre Insassen das Recht auf Anträge und Empfang von Fürsorgeleistungen. Der Fürsorgeverband bestimmt den Betrag, der dem Hilfsbedürftigen unmittelbar zugewendet werden soll.

Nach § 25 können die Länder bei günstiger Änderung der Vermögens- und Einkommenslage des Hilfsbedürftigen von diesem bzw. seinen Erben Ersatz für die angewendeten Kosten verlangen. Diese Ersatzansprüche verjähren nach § 26 in 2 Jahren vom Ablauf des Jahres ab, in dem der Anspruch entstanden ist.

---

[1] Wölz, a. a. O., S. 48.   [2] Kraemer, R., Beiträge zum Blindenbildungswesen, Jg. 1925, Heft 1, S. 33.   [3] Wölz, a. a. O., S. 48.

§ 27—39 enthalten die Schluß- und Übergangsvorschriften und bringen in der Hauptsache die Bestimmungen über die Anpassung der bisherigen Gesetze und Verordnungen an den neuen Rechtszustand.

Nach § 27 haben die öffentlichen Stellen untereinander, die Arbeitgeber diesen Auskunft über Art und Dauer der Beschäftigung und über den Arbeitsverdienst des Hilfsbedürftigen zu geben.

In § 29 wird das Reichsgesetz über den Unterstützungswohnsitz in der Fassung vom 30. Mai 1908 aufgehoben.

Nach § 30 wird § 5 des Gesetzes über die Freizügigkeit vom 1. November 1867 durch neue Vorschriften ersetzt.

Nach § 32 Abs. 3 ist die Heranziehung von Personen aus dem Kreise der Fürsorgeberechtigten bei Festsetzung von Art und Höhe der Fürsorgeleistungen sicherzustellen.

Nach § 34 Abs. 1 wird die soziale Fürsorge für Kriegsbeschädigte und Kriegshinterbliebene von den Landes- und Bezirksfürsorgeverbänden nach Maßgabe der Grundsätze erfüllt, die die Reichsregierung mit Zustimmung des Reichsrats aufstellt. Im Ersatz für § 2 der Verordnung über die soziale Kriegsbeschädigten- und Kriegshinterbliebenenfürsorge vom 8. Februar 1919 wird den Vertretern solcher Vereinigungen der Kriegsbeschädigten- und Kriegshinterbliebenen, die ihre Wirksamkeit auf das Reich erstrecken und eine entsprechende Mitgliederzahl haben, innerhalb des Reichsausschusses Vertretung eingeräumt, eine Bestimmung, die für den Bund erblindeter Krieger von Wichtigkeit ist.

In § 35 wird u. a. aufgehoben: § 22 Abs. 2 des Reichsversorgungsgesetzes vom 12. Mai 1920 in der Fassung vom 30. Juni 1923.

In den „Erläuterungen zu den Reichsgrundsätzen über Voraussetzung, Art und Maß der öffentlichen Fürsorge[1]“ heißt es: „Die Fürsorgepflichtverordnung will die bisherige Zersplitterung der öffentlichen Wohlfahrtspflege in Gesetzgebung und Vollzug tunlichst beseitigen. Sie will durch Schaffung leistungsfähiger Träger und durch einheitliche Zuständigkeitsvorschriften die Durchführung einer zweckgestalteten Fürsorge erleichtern. Eine Einheitsfürsorge lehnen die Grundsätze ab. Sie billigen denen, die sich besondere Verdienste um die Allgemeinheit erworben haben, eine gehobene Fürsorge zu, insbesondere aber den Kriegsbeschädigten, Kleinrentnern und Sozialrentnern.“

Das Reich lehnt es einerseits aus finanziellen Gründen ab, die Armenpflege allgemein zu einer gehobenen Wohlfahrtspflege umzugestalten. Es gibt aber den Ländern das Recht, jeder Gruppe von Hilfsbedürftigen gehobene Fürsorge zuteil werden zu lassen. „Auf der anderen Seite betrachtet es das Reich als seine Verpflichtung, die grundsätzlichen Fragen der Wohlfahrtspflege, namentlich die Erwerbsbeschränkten- und Blindenfürsorge nicht als eine Sache anzusehen, die in jedem einzelnen Gemeinwesen für sich zu behandeln ist. Die grundsätzliche Regelung ist nicht den Ländern überlassen, sondern wird als eine allgemeine deutsche Sache angesehen[2].“

d) Reichsgrundsätze. Am 4. Dezember 1924 wurden die Reichsgrundsätze über Voraussetzung, Art und Maß der öffentlichen Fürsorge erlassen (RGBl. 1924, I, S. 765 ff.).

---

[1] Reichsarbeitsblatt, Jg. 1924, S. 494 ff.
[2] Wölz, a. a. O., S. 43 (Bericht der ersten Blindenwohlfahrtstagung) ff.

Die § 1—13 regeln die Fürsorge im allgemeinen.

Sie hat nach § 1 die Aufgabe, dem Hilfsbedürftigen den notwendigen Lebensunterhalt zu gewähren und ihn in den Stand zu setzen, sich und seinen unterhaltsberechtigten Angehörigen den Lebensbedarf selbst zu beschaffen. Die Fürsorge bezweckt also durch ihre Maßnahmen, sich möglichst überflüssig zu machen.

§ 2 betont, daß die Fürsorge rechtzeitig einzusetzen hat, und daß sie nicht von einem Antrage abhängig sei. Gleichzeitig soll sie nachhaltig der Notlage entgegenwirken und sie zu verhüten suchen.

Nach § 3 kann die Fürsorge auch vorbeugend eingreifen, besonders um Gesundheit und Arbeitsfähigkeit zu erhalten (vgl. § 49 des Reichsjugendwohlfahrtsgesetzes vom 9 Juli 1922)[1]. „Hieraus läßt sich für die Fürsorgeverbände die Berechtigung ableiten, blinden Kindern unbemittelter Eltern die Kosten der Anstaltserziehung zu gewähren, was namentlich in solchen Ländern wichtig ist, wo es wie in Bayern und Württemberg noch kein Beschulungsgesetz für gebrechliche Kinder gibt[2]."

Nach § 4 sollen auch Einrichtungen für Hilfsbedürftige gefördert werden, wenn sie die Einzelfürsorge entlasten. Dies gilt nach den „Erläuterungen" vornehmlich für Einrichtungen, die der Beschäftigung Schwererwerbsbeschränkter dienen, so auch für Werkstätten der Blindenanstalten, Blindenvereine und Blindenfürsorgeverbände.

§ 5 gibt die Begriffsbestimmung der Hilfsbedürftigkeit.

§ 6 bestimmt, was zum notwendigen Lebensbedarf gehört. Nach den „Erläuterungen"[3] soll darunter „nicht lediglich das zum Lebensunterhalt unbedingt Notwendige verstanden werden, sondern darüber hinaus auch das, was zur Erhaltung der Gesundheit und Arbeitsfähigkeit geboten ist. In Verwirklichung des Gedankens, daß die Fürsorge in erster Linie bestrebt sein muß, die zu betreuenden Personen selbständig und damit unabhängig von ihrer Hilfe zu machen, bezeichnet § 6d bei Minderjährigen — entsprechend der bisherigen Vorschrift in § 49 Abs. 1 des Reichsgesetzes für Jugendwohlfahrt — außerdem als zum notwendigen Lebensbedarf gehörig Erziehung und Erwerbsbefähigung. Die Erwerbsbefähigung umfaßt nicht nur die Befähigung zu ungelernter Arbeit, sondern in geeigneten Fällen auch die Ausbildung zu einem bestimmten Beruf. Ebenso bestimmt § 6e, daß auch bei Blinden, Taubstummen und Krüppeln die Erwerbsbefähigung zur Pflichtaufgabe der Fürsorge gehört. Die Erfahrungen, besonders in der sozialen Kriegsbeschädigtenfürsorge, haben ergeben, daß es die wirksamste, würdigste und im Endergebnis sparsamste Hilfe für derartige Schwererwerbsbeschränkte ist, ihre Kräfte dem Wirtschaftsleben nutzbar zu machen. Die Fürsorge wird daher im Endergebnis nicht verteuert, wenn sie verpflichtet wird, von vornherein auch diese Erwerbsbefähigung in ihren Aufgabenkreis einzubeziehen. Wo die Erfolglosigkeit des Versuchs, einen solchen Hilfsbedürftigen erwerbsfähig zu machen, mit Sicherheit vorauszusehen ist oder sich bereits herausgestellt hat, braucht er — wie sich aus § 10 ergibt — nicht unternommen oder fortgesetzt zu werden."

Diese gesetzliche Neuregelung der Blindenfürsorge ist wohl das wichtigste

---

[1] RGBl. 1922, I, S. 633ff.
[2] KRAEMER, R., Beiträge zum Blindenbildungswesen, Jg. 1925, Nr. 1, S. 34.
[3] Reichsarbeitsblatt, Jg. 1924, Amtl. Teil, S. 494ff.

Ergebnis aller auf dem Gebiete der Blindenwohlfahrtspflege mit den Reichsbehörden geführten Verhandlungen.

§ 7 betont, daß der Hilfsbedürftige nach bestem Können schon aus rein sittlichen Beweggründen seine Arbeitskraft zur Beschaffung des notwendigen Lebensbedarfs für sich und seine unterhaltspflichtigen Angehörigen einsetzen muß. Die Fürsorge soll ihm auf Grund des Reichsgesetzes über die Beschäftigung Schwerbeschädigter nach besten Kräften behilflich sein. Auf die persönlichen körperlichen und häuslichen Verhältnisse und auf die Vorbildung soll tunlichst Rücksicht genommen werden.

§ 8 bestimmt die Höhe der verwertbaren Mittel, die der Hilfsbedürftige einzusetzen hat, und was er zurückbehalten kann, um seine Erwerbsfähigkeit zu steigern. Abs. 4 bestimmt, daß Zuwendungen der freien Wohlfahrtspflege (also auch solche durch Blinden- und Blindenfürsorgevereine) im allgemeinen bei Gewährung der Hilfe außer Ansatz bleiben, wenn diese Zuwendungen nicht die Wirtschaftslage außerordentlich günstig beeinflussen. Nach Abs. 5 soll Alten und Erwerbsbeschränkten ein angemessener Teil ihres Arbeitsverdienstes außer Ansatz bleiben; das gilt besonders bei Blinden, Hirnverletzten und anderen Schwererwerbsbeschränkten.

Nach § 9 kann die Hilfe ausdrücklich von der Verpflichtung der Rückzahlung der aufgewendeten Kosten abhängig gemacht werden.

§ 10 erweitert § 6 und betont ausdrücklich, daß die zu gewährende Hilfe sich nach der Besonderheit des Falles zu richten habe. Es soll gründliche und dauernde Abhilfe geschaffen werden, und dies besonders bei Minderjährigen, deren körperliche, geistige und sittliche Entwicklung gehemmt ist (danach auch bei blinden Kindern).

§ 11 sagt, daß die Hilfe in Geld, Sachleistung oder persönlicher Hilfe bestehen und in offener oder geschlossener (Anstalts-) Pflege gewährt werden kann. Die geschlossene Pflege beschränkt er auf den Fall, wenn der körperliche, geistige und sittliche Zustand des Hilfsbedürftigen besondere Maßnahmen zur Heilung, Pflege und Bewahrung erfordert, was selbstverständlich auch bei blinden Kindern der Fall ist.

§ 12 behandelt die Wochenhilfe.

§ 13 bestimmt die Maßnahmen bei Arbeitsscheu oder offenbar unwirtschaftlichem Verhalten des Unterstützungsbedürftigen, was bei Blinden kaum je in Frage kommt. In diesem Fall kann die Fürsorge auf das Notwendigste beschränkt werden. Auf Angehörige ist Rücksicht zu nehmen.

Die § 14—17 behandeln die Fürsorge für Kleinrentner, Sozialrentner und die ihnen Gleichstehenden. Für alte und arbeitsunfähige Kleinrentner, wozu auch Blinde gehören können, sind besondere Fürsorgeleistungen vorgesehen.

Die § 18—32 regeln die Fürsorge für Kriegsbeschädigte und Kriegshinterbliebene[1]).

Nach § 33 bleiben die Bestimmungen über die Fürsorge für Erwerbslose unberührt. In besonders gelagerten Fällen werden die Empfänger der Erwerbslosenunterstützung oder ihre Angehörigen auch aus der allgemeinen Fürsorge unterstützt.

§ 34 bezieht sich auf Ausländer.

---

[1]) s. bes. Artikel.

§ 35 gibt den Ländern einen großen, nur nach unten hin begrenzten Spielraum in dem Maße der öffentlichen Fürsorge.

Die Reichsgrundsätze traten mit dem 1. Januar 1925 in Kraft und setzten außer Kraft eine Reihe von Gesetzen bzw. einen Teil dieser Gesetze. Sie bringen der gesamten Fürsorge, insbesondere der Blindenfürsorge unabweisbare Vorteile, wenngleich wir nicht verkennen dürfen, daß reichsumfassende Gründungen in Zukunft nicht nur mit den Reichsministerien, sondern mit den Verwaltungen sämtlicher Länder über Fragen der Organisation und der Mittelbeschaffung verhandeln müssen. Wenn auch im Interesse der Landesanstalten und der Einzelfürsorge die Übertragung der Fürsorge auf die Länder zu begrüßen ist, so haben doch die Vertreter der Blindenfürsorge in Voraussicht allgemeiner Aufgaben durch Beschluß der Blindenwohlfahrtskammer vom 12. März 1924 das Reichsarbeitsministerium gebeten, eine behördliche Stelle bei dem Reich zu belassen, welche die gemeinsamen Interessen der Blinden wahren und sich mit den zuständigen Stellen der Länder in Verbindung setzen kann. Diesem Antrag wurde durch Belassung einer Zentralstelle zur Bearbeitung von Fragen der Sonderfürsorge, insbesondere der Arbeitsfürsorge für Kriegs- und Zivilblinde, bei der Reichsarbeitsverwaltung entsprochen[1]).

Die Zukunft wird zeigen, ob es der Blindenwohlfahrtspflege möglich sein wird, reichsumfassende Aufgaben einzelner Ausschnitte des Blindenwesens einheitlich nach großen Gesichtspunkten mit Zustimmung und Unterstützung aller Landes- und Bezirksfürsorgeverbände durchzuführen. Es würde zu weit führen, auf die landesrechtlichen Ausführungsbestimmungen zur Fürsorgepflicht und zu den Reichsgrundsätzen im Rahmen dieser Abhandlung einzugehen. Wir verweisen u. a. auf die ,,Kartenauskunftei, Abteilung Fürsorgewesen" (Verlag für Wirtschaft und Verkehr, Stuttgart), wo unter ,,Fürsorgepflicht" die einschlägigen Gesetze und Verordnungen zusammengestellt sind, sowie auf das ,,Forum" in den ,,Beiträgen zum Blindenbildungswesen", Jg. 1925, H. 8ff., wo Kraemer die einzelnen landesrechtlichen Ausführungsbestimmungen im Zusammenhang mit dem Blindenrecht kurz und sachlich behandelt.

8. Sonderrechte.

Neben dieser grundsätzlichen Regelung der öffentlichen Fürsorge sind den Blinden, veranlaßt durch die Resolution des Reichstages vom 1. Dezember 1920, wonach ,,alle den Kriegsblinden gewährten Humanitäts- und Fürsorgemaßnahmen auch den Friedensblinden zu gewähren seien", auch auf den folgenden Sondergebieten rechtliche Vorteile eingeräumt, die geeignet sind, die Erwerbsfähigkeit des Blinden zu steigern.

a) Steuer. Auf dem Gebiete des Steuerrechts hat der Reichsfinanzminister durch Runderlasse vom 7. April 1923 (IIIC 4242), 20. Dezember 1923 (IIIC 15000), 20. Februar 1925 und 12. Dezember 1925 (IIIe 7150) erwerbstätigen Kriegs- und Zivilblinden eine Erhöhung der Werbungskosten von mindestens 200 vH und auf Antrag darüber hinaus zugebilligt. Der § 56 des Einkommensteuergesetzes vom 10. August 1925 gibt Kriegs- und Zivilblinden, die zur Bestreitung des notwendigen Lebensunterhalts auf Einnahmen vom Kapital-

---

[1]) Erlaß des Reichsarbeitsministeriums vom 19. April 1924.

vermögen angewiesen sind, die Möglichkeit, bei der Veranlagung eine Herabsetzung der Einkommensteuer zu beantragen[1]).

Die Umsatzsteuer ist eine reine Verbrauchssteuer; daher sind die Blindenanstalten, -werkstätten und -heime, von denen Waren erzeugt und veräußert
werden, umsatzsteuerpflichtig. Laut Entscheid der Landesfinanzämter ist eine
allgemeine Befreiung wohltätiger und gemeinnütziger Anstalten nur möglich,
wenn deren Leistungen dem zu Begünstigenden unmittelbar selbst zugute
kommen (Pflege- und Schulgeld). Der einzelne gewerbetreibende Blinde ist
gemäß dem Bescheid des Reichsfinanzministeriums vom 10. November 1923
nach § 5a der Ausführungsbestimmungen zum Umsatzsteuergesetz 1923 aus
Billigkeitsgründen umsatzsteuerfrei, wenn er allein tätig ist oder als Arbeitgeber nicht mehr als zwei Arbeitnehmer beschäftigt. § 5a der Abänderung der
Ausführungsbestimmungen zum Umsatzsteuergesetz vom 9. Juni 1923 lautet:

„1. Von der Umsatzsteuer sind befreit: Lieferungen und sonstige Leistungen
von Blinden, wenn 1. die Blinden als Arbeitgeber nicht mehr als zwei Arbeitnehmer beschäftigen, 2. die Voraussetzungen der Steuerbefreiung durch amtliche
Fürsorgestellen bescheinigt sind. Der Reichsminister der Finanzen erläßt nähere
Bestimmungen über die Stellen, die als amtliche Fürsorgestellen zu gelten haben,
und über den Inhalt der Bescheinigung.

2. Im Sinne des Abs. 1 Nr. 1 gelten die Ehefrau, die minderjährigen Ab-
kömmlinge und die Eltern des Hausgewerbetreibenden nicht als Arbeitnehmer,
wenn sie zu seinem Haushalt gehören. In Kraft getreten ist diese Bestimmung
am 1. Januar 1923."

Zuständig für die Ausstellung der erforderlichen Bescheinigung sind in der
Regel die Bezirkswohlfahrtsämter.

Die Gewerbesteuer unterliegt einer landesrechtlichen Regelung. Sie ist in den
meisten Fällen eine städtische oder Gemeindesteuer. Allgemeine Befreiungsgrund-
sätze hierüber bestehen nicht; doch werden erfahrungsgemäß Blindenanstalten,
-werkstätten und -heime sowie die wirtschaftlich schwachen blinden Gewerbetreibenden auf Antrag bei dem zuständigen Finanzamt leicht aus Billigkeitsgründen
eine Verminderung oder völligen Erlaß der Gewerbesteuer erwirken können[2]).

Die Mietzins- oder Aufwertungssteuer hat den gleichen landesrechtlichen
Charakter wie die Gewerbesteuer. Anstalten, Werkstätten und Heime werden
als Hauseigentümer durch die zuständigen Stellen von der Mietzins- und Grund-
vermögenssteuer befreit werden, wenn sie kulturellen, wohltätigen oder gemeinnützigen Zwecken dienen. Für Kriegsbeschädigte, Schwererwerbsbeschränkte
und Hilfsbedürftige sehen Gesetze und Ausführungsbestimmungen der einzelnen
Länder Milderungsvorschriften vor. Da die Steuer jeweils vom Hauseigentümer
erhoben und nur durch diesen auf den Mieter umgelegt wird, müssen Anträge
auf Stundung oder Erlaß stets durch den ersteren für den letzteren bei der zuständigen Behörde gestellt werden.

Die Hundesteuer ist eine kommunale Angelegenheit. Durch Erlaß der Preußischen Ministerien des Innern und der Finanzen — 30. IV. 1922. IV St 622 — II A²
1148 — ist den Kreisen und Gemeinden empfohlen worden, entweder in ihre

---

[1]) Näheres s. Anspach, K., a. a. O., S. 29ff.
[2]) Ergänzungen für Kriegsblinde s. auch RVBl. Jg. 3, Bl. 5, S. 10, Nr. 36 (Erlaß des Reichsministers der Finanzen vom 26. I. 1926 — IIIe 25).

Hundesteuerverordnungen eine allgemeine Befreiungsvorschrift für Führhunde für Blinde aufzunehmen oder im einzelnen Fall den Blinden für ihre Führhunde Steuerfreiheit zu gewähren. Die Eisenbahn gewährt den Kriegsblinden die freie Beförderung des Führhundes; eine gleiche Vergünstigung besteht für Zivilblinde nicht. (Ausführungsbestimmung C XII, II, 2 zu § 27 der Eisenbahnverkehrsordnung.)

Eine weitere kommunale Steuer ist die sog. Kartensteuer bei Konzerten und Veranstaltungen. Diese Steuer kann aus Billigkeitsgründen auf Antrag erlassen werden, wenn die Konzerte und Veranstaltungen wohltätigen und gemeinnützigen Zwecken dienen.

Weitere Vergünstigungen auf dem Gebiete der Umsatz-, Gewerbe-, Mietzins- und Hundesteuer sind den Blinden durch entsprechende Reichs-, Landes- und Kommunalverfügungen zugestanden worden.

Im übrigen verweisen wir auf § 108 der Reichsabgabenordnung, vom 18. XII. 1919, der vielfach bei Härtefällen zur Anwendung gelangt und folgendermaßen lautet: „Der Reichsminister der Finanzen kann für einzelne Fälle Steuern, deren Einziehung nach Lage der Sache unbillig wäre, ganz oder zum Teil erlassen oder in solchen Fällen die Erstattung oder Anrechnung bereits entrichteter Steuern verfügen. Die Befugnis hierzu kann für bestimmte Arten von Fällen den Landesfinanzämtern oder den Finanzämtern übertragen werden.

Für Fälle bestimmter Art kann der Reichsminister der Finanzen mit Zustimmung des Reichsrats aus Billigkeitsgründen allgemein Befreiungen oder Ermäßigungen von Steuern sowie die Erstattung oder Anrechnung bereits entrichteter Steuern vorsehen."

b) Eisenbahn. Durch die Reichsbahngesellschaft ist den Kriegsblinden durch Ausweis die Freifahrt des Führers bzw. Führhundes auf der Eisenbahn gewährleistet (C VIII, I A und II zu § 12 der Eisenbahnverkehrsordnung). Allen deutschen Kriegsbeschädigten und deren Begleitpersonen wird auf Grund dieses Paragraphen Fahrpreisermäßigung in der 2. und 3. Wagenklasse in 8 Fällen gewährt. Auf Grund des Schwerbeschädigtenausweises ist ihnen gestattet, mit einer Fahrkarte der 4. Wagenklasse die 3. Wagenklasse zu benutzen. Auch den Zivilblinden und deren Begleitpersonen, jedoch nur in bestimmten Fällen, werden auf Grund von C VI, § 12 Eisenbahnverkehrsordnung, Vergünstigungen gewährt, so mittellosen Zöglingen und Pfleglingen der öffentlichen Blindenanstalten bei Urlaubsreisen und zum Besuch ihrer Angehörigen, mittellosen Blinden zu vorübergehendem Besuch in Blindenanstalten, ferner je einem Begleiter, und zwar sowohl bei der Unterbringung der Schützlinge in der Anstalt, wie bei ihrer Wiederabholung. Auch können die Blinden unter bestimmten Voraussetzungen von der Fahrpreisermäßigung für mittellose Kranke beim Besuch von Kurorten Gebrauch machen. Ferner stehen ihnen zu Berufsreisen die zu verbilligten Preisen aufliegenden Wochenkarten und Monatskarten zur Verfügung[1]). Begleitpersonen Blinder haben allgemein freien Zutritt durch die Sperre zum Zuge und zurück.

c) Post. Gemäß Verfügung des Reichspostministeriums, veröffentlicht im Amtsblatt Nr. 46, von 1924, S. 256, unter Nr. 12 kann ein Erlaß von Rundfunkteilnehmergebühren durch die Postämter erfolgen: 1. bei Blinden, 2. bei Krankenhäusern, Heimen usw., die zur Aufnahme Blinder dienen.

---

[1]) Schreiben der Direktion der Deutschen Reichsbahngesellschaft Berlin vom 10. April 1926.

Blinden hat der Reichspostminiser durch Schreiben II, a. D. 2471 vom 13. Sept. 1926 bis auf weiteres gestattet, im amtlichen Fernsprechbuch ihren Eintragungen folgende Fassung zu geben: „Blindenarbeitsannahmestelle (folgt Name), Klavierstimmauftrags-Annahmestelle (folgt Name), Musikauftrags-Annahmestelle (folgt Name)."

Ein Beglaubigungsschreiben des Reichsdeutschen Blindenverbandes oder eines diesem angeschlossenen Vereins ist dem Antrag beizufügen.

Auch der Tarif für die Blindenschriftsendungen ist außerordentlich günstig gestaltet. Ab 1. Oktober 1925 kosten Blindenschriftsendungen bis zum Meistgewicht von 5 kg 3 Pf. Dies gilt für Deutschland einschließlich Saargebiet, Freie Stadt Danzig, Litauen, Memelgebiet, Luxemburg, Österreich; in der Tschechoslowakei und Ungarn bis 3 kg 3 Pf., im übrigen Ausland für je 1000 g (Meistgewicht 3 kg) 3 Pf.

In der Provinz Westfalen hat es der Landesfürsorgeverband übernommen, die Anlagekosten für Fernsprecher für wirtschaftlich schwache selbständige Blinde zu tragen, falls mit der Anlage eines Fernsprechers die wirtschaftliche Ertüchtigung eines Blinden verbunden ist. Die weiteren Kosten für Gespräche usw. müssen von den Blinden selbst getragen werden[1]). Es steht zu hoffen, daß auch andere Länder und Provinzen diesem Beispiel folgen werden.

d) Städtische Bahnen. Ähnliche Vorteile und Vergünstigungen wie bei der Eisenbahn haben die Blindenfürsorgeverbände in größeren Städten bei der elektrischen Hoch-, Untergrund- und Straßenbahn erwirkt.

e) Führhunde. Die Anerkennung des Führhundes als Hilfsmittel für den Unfallerblindeten setzt sich in letzter Zeit immer mehr durch. Die Gewährung eines Hundes als Hilfsmittel ist vom Reichsarbeitsministerium im Entwurf der Verordnung zur Durchführung der Unfallversicherung zu § 558g der Reichsversicherungsordnung vorgesehen[2]). Ansätze zur Kostenübernahme der Beschaffung des Führhundes und seiner Ernährung sind bereits in Westfalen und anderwärts vorhanden[3]).

III. Ausblick.

1. Ausgleichsrente.

Zur wirksamen Durchführung der Fürsorgemaßnahmen ist in erster Linie das Verständnis der Regierung und führender Kreise unserer Bevölkerung erforderlich. Es gibt heute fähige Blinde in einer großen Zahl bürgerlicher Berufe, als Beamte, Geschäftsleute, Handwerker u. a. m. Dennoch bezweifelt mancher Arbeitgeber die Arbeitsfähigkeit des Blinden, wenn von ihm dessen Einstellung erbeten oder auf Grund des Gesetzes gefordert wird. Diese Abneigung gegen die Einstellung Blinder ist psychologisch verständlich; vom sozialen Standpunkt aus ist sie falsch. Die Arbeitgeber, insbesondere die Behörden, sind verpflichtet, in jedem Falle zu prüfen, ob der Blinde trotz aller entgegenstehenden Bestimmungen, trotz seines Gebrechens auf Grund abgelegter Fachprüfungen in der Lage ist, diese oder jene Tätigkeit auszuüben. Das Recht auf Arbeit, das einem jeden Deutschen

---

[1]) Nachrichten des Westfälischen Blindenvereins, e. V., Jg. 1926, Nr. 20, S. 61.
[2]) Schreiben der Reichsarbeitsverwaltung Nr. X W. 334/26 v. 21. IV. 1926.
[3]) Nachrichten des Westfälischen Blindenvereins e. V., Jg. 1926, Nr. 20, S. 61. und Jung, a. a. O., S. 20ff.

durch die Reichsverfassung, Art. 163, zugestanden wird, müssen die vollarbeitsfähigen Blinden für sich in Anspruch nehmen. Für die beschränkt arbeitsfähigen Blinden, die von den ersteren streng zu scheiden sind, möge durch Unterbringung in Arbeitsheimen und Asylen gesorgt werden, wie dies heute schon geschieht[1]). Zu erwägen steht, ob man dem Blinden nicht durch eine Ausgleichsrente den Prozentsatz seines Arbeitseinkommens ersetzen kann, dessen er zufolge seiner beschränkten Erwerbsfähigkeit und durch den besonderen Aufwand infolge seines Gebrechens verlustig geht. Das ist eine alte Forderung, deren Durchführung von Blinden und Blindenfreunden in neuester Zeit wieder erwogen wird. Die dadurch für die Gesamtheit entstehende Belastung wird gering sein, während der einzelne Arbeitgeber, der den Blinden beschäftigt, entlastet wird. Ansätze hierzu sind bereits in Dänemark und England durch eine Blindenrente (blind person act 1920), in der Schweiz durch Einführung einer Versicherung bei Erblindungsfällen vorhanden. Es steht zu erwägen, ob eine solche Blindenrente im Anschluß an die Reichsversicherungsordnung oder auf Grund einer privaten allgemeinen Gebrechlichenversicherung zu erstreben ist[2]). Die Forderung nach einer allgemeinen Blindenrente vom 50. Jahre ab, wie in England, ist nur im engsten Zusammenhang mit der Neugestaltung der Sozialversicherung durchzuführen. Wird sie aber in einem früheren Alter bei scheinbarer Arbeitsunfähigkeit, also auch bei Früherblindeten, generell gewährt, wie es zur Zeit die Blinden Englands anstreben, so würden der Einführung eines solchen Gesetzes in Deutschland vornehmlich zwei Bedenken entgegenstehen:

1. Es würde der bekannten Rentenpsychose Vorschub leisten und in der Regel nicht dazu beitragen, die Arbeitsfreudigkeit noch Arbeitsfähiger zu heben und ihre Erwerbstüchtigkeit zu fördern;

2. würde es, wenn für Blinde eingeführt, Weiterungen nach sich ziehen, deren Folgen unübersehbar sind, also den Staat voraussichtlich über den Grad seiner Leistungsfähigkeit hinaus belasten[3]).

Kraemer geht noch weiter. Er fordert in seiner Abhandlung Verstaatlichung der gesamten Blindenfürsorge und stellt hierfür folgende Betätigungsgebiete auf: Beschulung, Berufsausbildung, Arbeitsfürsorge, Geldunterstützung, Anstaltsunterbringung[4]). Weit zweckmäßiger erscheint eine Sozialreform in dem Sinne, daß durch gesetzliche Maßnahmen, Bestimmungen und Verordnungen unter Ausnutzung des Vorhandenen dem überall regen Streben der Blinden, sich selbständig zu machen und ein ihren Neigungen und Fähigkeiten entsprechendes Arbeitsfeld zu finden, Rechnung getragen wird.

2. Berufsfürsorger.

In diesem Zusammenhang möchten wir auf die Berufsfürsorger hinweisen. Die Landes- bzw. Bezirksfürsorgeverbände mögen Regierungsblindenkommissare hauptamtlich beschäftigen. Diese müssen in enger Fühlung mit allen Einrichtungen zur Beschulung, Ausbildung, Fürsorge und Versorgung Früh- und

---

1) Crellitzer, a. a. O., S. 163ff.
2) Näheres s. Schultz, B., Beiträge zum Blindenbildungswesen, Jg. 1925, Heft 6, S. 267ff. u. 7, S. 285ff. und Kraemer, R., daselbst, Jg. 1926, Heft 10, S. 407ff.
3) Strehl, C., Kriegsblindenfürsorge, a. a. O., S. 115.
4) Kraemer, R., a. a. O., S. 193ff.

Späterblindeter stehen[1]). Diesen Kommissaren sollen auf Grund ihrer sozialen Stellung und des Gesetzes behördliche und private Betriebe zur Einsicht offenstehen. Sie müssen sich durch ein eingehendes Studium aller Abteilungen großer Betriebe durch den Augenschein davon überzeugen, ob diese oder jene geistige oder manuelle Tätigkeit sich für einen Blinden eignet. Im Einvernehmen mit dem Arbeitgeber sind Versuche mit arbeitsfähigen Blinden anzustellen, die nach einer gewissen Bewährungsfrist zu ihrer Einstellung führen mögen.

Diese Maßnahme würde zu Erfolgen führen, wenn es gelänge, die richtigen Persönlichkeiten zu finden, die ihr ganzes Können und Wissen beruflich auf die Blindenfürsorge einstellen. Bescheidene Ansätze hierzu sind bereits durch Einstellung von Landes- oder Ortsblindenpflegern in Baden, Oldenburg, Anhalt, Leipzig und München-Gladbach vorhanden. Die öffentliche und die private Fürsorge müssen darauf hinwirken, den Blinden rechtlich und durch Arbeitsvermittlung so zu unterstützen, daß er die erworbenen Fähigkeiten im Dienste der Allgemeinheit voll auszunutzen vermag, und so aus einem Hilfsbedürftigen ein steuerzahlender Staatsbürger wird.

Literatur.

Anspach, K.: Jahrbuch für das Blindengewerbe. Im Auftrage des Reichsdeutschen Blindenverbandes herausgegeben von K. Anspach, Heilbronn 1926.

Behla, R.: Die Blinden in Preußen nach den Ergebnissen der Volkszählung von 1910. (Ztschr. d. Kgl. Preuß. Statist. Landesamtes, 54. Jg. Berlin 1914.)

Beiträge zum Blindenbildungswesen. Jahrgänge 1924, 1925, 1926. Marburg a. d. Lahn: Verlag Blindenstudienanstalt.

Bericht über den Kongreß für Blindenwohlfahrt [16. Blindenlehrerkongreß] in Stuttgart vom 4.—7. August 1924. Stuttgart: Blindenanstalt Nikolauspflege 1925.

Blindenfreund. Zeitschrift zur Verbesserung des Loses der Blinden. Düren: Hamel.

Crzellitzer, A.: Blindenwesen. Enth. in: Handwörterbuch der sozialen Hygiene. Herausgegeben von A. Grotjahn und J. Kaup. Leipzig: Vogel 1912.

Engelmann, Dr.: Die Blinden im Deutschen Reich nach den Ergebnissen der Volkszählung von 1900 (Medizinal-Statist. Mitteilungen d. Kaiserl. Gesundheitsamtes), Bd. 9. Berlin: Springer 1905.

Horbach, H.: Blindenstatistik. Enth. in: Die Wohlfahrtspflege in der Rheinprovinz. Jg. 2, Nr. 2, S. 17ff., Landeshaus Düsseldorf.

Jung, Dr.: Die Beschaffung von Führhunden für Friedensblinde. Enth. in: Westfälische Nachrichten. Jg. 1926. Nr. 20, S. 20ff., Dortmund.

Kraemer, Rud.: Die wirtschaftlichen und gesellschaftlichen Grundlagen des Deutschen Blindenrechts. Dissertation. Heidelberg 1924. [Ms.]

Kretschmer, Reinh.: Geschichte des Blindenwesens vom Altertum bis zum Beginn der allgemeinen Blindenbildung. Ratibor: Oberschlesische Gesellschaftsdruckerei 1925.

Loening, E.: Blinde und Blindenanstalten. Enth. in: Handwörterbuch der Staatswissenschaften, Bd. 2. Jena: Gustav Fischer.

Mell, A.: Enzyklopädisches Handbuch des Blindenwesens. Wien und Leipzig: Pichlers Witwe & Sohn 1900.

Müller, H.: Blindenfürsorge. Enth. in: Karten-Auskunftei Abt. Fürsorgewesen mit Berücksichtigung der Kriegsfürsorge. Stuttgart: Verlag für Wirtschaft und Verkehr 1925.

Nachrichten des Westfälischen Blindenvereins. Hrsg. vom Westfälischen Blindenverein e. V. Dortmund. Jg. 1926.

Niepel, E.: Arbeitsmöglichkeiten für Blinde, insbesondere Kriegsblinde, in gewerblichen Betrieben. Sonderschrift vom Reichsausschuß der Kriegsbeschädigtenfürsorge. H. 5. Berlin: Heymann 1918.

---

[1]) Strehl, C., Vorschläge, a. a. O., S. 92.

Reichsarbeitsblatt. Jg. 1924. Berlin: Reimar Hobbing.

Reichsgesetzblatt. Berlin: Verlag des Gesetzsammlungsamtes.

Reichsversorgungsblatt. Berlin: Mittler & Sohn.

Richter, L.: Die Verordnung über die Fürsorgepflicht. Enth. in: Reichsarbeitsblatt. Jg. 1924, S. 106ff.

Schwarz, K.: Rechtliche Fürsorge für die von Jugend an körperlich Gebrechlichen mit besonderer Berücksichtigung Bayerns. München und Leipzig: Duncker & Humblot 1915.

Silex, P.: Bericht über unsere 3jährige Tätigkeit an der Blindenlazarettschule des Vereinslazaretts S. Maria-Viktoria-Heilanstalt zu Berlin 1914—1917. Selbstverlag.

Silex, P.: Bericht der Kriegsblindenlazarettschule zu Berlin über die Zeit vom November 1917 bis November 1919. Selbstverlag.

Strehl, C.: Die Kriegsblindenfürsorge, ein Ausschnitt aus der Sozialpolitik. Berlin: Springer 1922.

Strehl, C.: Die Blindenstudienanstalt in Marburg, ihr Zweck und ihr Ziel. Sonderabdr. aus dem Reichsarbeitsblatt 1922.

Strehl, C.: Vorschläge zur Förderung der Unterbringung erwerbsfähiger Blinder. Sonderabdr. aus dem Bericht über den Kongreß für Blindenwohlfahrt. Stuttgart 1925.

Vierteljahrshefte zur Statistik des Deutschen Reiches, 34. Jg. 1925, H. 4. Berlin: Reimar Hobbing 1926.

Wölz, O.: Die Zukunft der öffentlichen und privaten Blindenfürsorge nach der Fürsorgeverordnung vom 13. Februar 1924. Enth. in: Bericht über den Kongreß für Blindenwohlfahrt. S. 43ff. Stuttgart 1925.

C. Kriegsblindenversorgung und -fürsorge

von E. Claessens, Berlin.

I. Allgemeines.

Als kriegsblind werden diejenigen Blinden bezeichnet, die wegen einer während des letzten Krieges erlittenen Dienstbeschädigung nach dem Reichsversorgungsgesetz oder nach dem Offizierpensionsgesetz 1906 als Blinde versorgt werden. Durch das Altrentnergesetz vom 2. August 1921[1]) sind diejenigen Blinden bezüglich der Versorgung und Fürsorge den Kriegsblinden gleichgestellt worden, welche ihr Augenlicht nicht während des Krieges, sondern bereits vor dem Kriege durch eine im Militärdienst erlittene Dienstbeschädigung verloren hatten. Das für die neue Wehrmacht geltende Wehrmachtsversorgungsgesetz vom 22. Juni 1923[2]) verweist diejenigen, welche durch den Dienst in der neuen Wehrmacht ihr Augenlicht verlieren, ebenfalls auf das Reichsversorgungsgesetz. Das gleiche gilt für das Kriegspersonenschädengesetz vom 15. Juli 1922[3]), welches denjenigen Personen Versorgung und Fürsorge zusichert, die durch den letzten Krieg innerhalb oder außerhalb des Reichsgebiets erblindet sind, ohne zu dem Personenkreis des Reichsversorgungsgesetzes zu gehören. Was nachstehend über die Versorgung und Fürsorge gesagt ist, gilt demgemäß nicht nur für die eigentlichen Kriegsblinden, sondern auch für die ihnen Gleichgestellten. Soweit es sich aber um die Zahl der Kriegsblinden handelt, sind nur die Kriegsblinden im engeren Sinne gemeint.

---

[1]) RGBl. 1921, S. 953.   [2]) RGBl. 1923, S. 409.   [3]) RGBl. 1922, I, S. 620.

1. Begriff der Blindheit.

Als blind im Sinne des Wortes kriegsblind gilt derjenige, welchen das Reichsversorgungsgesetz in seinem jetzigen § 27 Abs. 5 das Recht auf die sog. Vollrente gibt, d. h. auf eine Rente von 100 vH.

a) Stockblind. Zunächst sind also diejenigen kriegsblind, welche durch Dienstbeschädigung beide Augen oder die Sehkraft beider Augen völlig verloren haben (stockblind). Auch ein solcher Blinder, dem schon vor der Einziehung zum Militärdienst ein Auge fehlte, und der das zweite Auge durch Dienstbeschädigung verloren hat, hat Anspruch auf die Vollrente, ist also kriegsblind. Das gleiche trifft für einen Blinden zu, der vor der Einziehung an einem fortschreitenden Augenleiden krank war, wenn das Leiden durch Dienstbeschädigung in der Entwicklung beschleunigt wurde und zur Erblindung führte. (Urteil des Reichsversorgungsgerichts vom 21. April 1921[1]).) Im Härtewege kann ein Blinder auch dann als kriegsblind angesehen werden, wenn er nur ein Auge durch Dienstbeschädigung verloren hat und später auf dem anderen Auge erblindete, ohne daß ein Zusammenhang dieser Erblindung mit der Dienstbeschädigung besteht[2]).

b) Praktisch blind. Außer völlig erblindeten Personen gelten als kriegsblind im Sinne des Bezuges der Vollrente auch solche Beschädigte, deren zentrale Sehschärfe $^1/_{50}$—$^1/_{25}$ des Normalen beträgt[3]). Unter ihnen stehen den Stockblinden diejenigen gleich, welche so wenig sehen können, daß sie sich in einer Umwelt, die ihnen nicht ganz vertraut ist, allein nicht zurechtfinden können. Wer dies kann, aber trotz gewöhnlicher Hilfsmittel so wenig sieht, daß der Rest an Sehvermögen wirtschaftlich nicht mehr verwendbar ist, wird ebenfalls als blind, als praktisch blind bezeichnet[4]). Auch diesen praktisch Blinden steht die Vollrente zu[5]). Sie gehören also ebenfalls unter den Begriff kriegsblind. Die vorgenannte Grenze der zentralen Sehschärfe kann unter Umständen auch noch überschritten werden, wenn neben ihr eine erhebliche Einschränkung des Gesichtsfeldes vorliegt. Der Arzt hat hier zu entscheiden[6]). Geh. Med.-Rat Prof. Dr. Silex unterscheidet die folgenden Stufen der Blindheit:

1. keine Wahrnehmung eines Lichtscheines: stockblind;
2. nur Unterscheidung von hell und dunkel und von Handbewegungen:
3. Sehschärfe $^1/_{30}$ und weniger (Fingerzählen auf 2 m), gleichgültig, ob das Gesichtsfeld frei oder beschränkt ist;
4. Sehschärfe von $^1/_{30}$ bis $^1/_{20}$ bei geschädigtem Gesichtsfeld.

(Diese vier Gruppen gelten Silex als unzweifelhaft blind.)

5. Sehschärfe von $^1/_{30}$ herauf bis $^1/_{20}$ bei freiem Gesichtsfeld; Grenzfälle, bei denen Nebenumstände entscheidend werden, z. B. ob das Resultat mittelst eines Starglases oder mit freiem Auge erreicht wird, ob Nachtblindheit besteht usw.[7]).

---

[1]) Treffhen: „Auslegungen zum RVG.", S. 62, Ziff. 2.
[2]) Treffehn: „Auslegungen zum RVG.", S. 62, Ziff. 2.
[3]) Ausführungsbestimmungen zum RVG., § 29, RGBl. 1920, S. 1922.
[4]) RVBl. 1923, S. 462f., Nr. 986.
[5]) Vollzugsvorschr. v. 21.12.1923, RVBl. 1923, S. 462f., Nr. 986.
[6]) Blätter f. Wohlfahrtspflege, Dresden. Nr. 12. Dezember 1925.
[7]) Strehl, C.: Die Kriegsblindenfürsorge, ein Ausschnitt aus der Sozialpolitik. Springer, Berlin 1921, S. 4.

2. Dienstbeschädigung.

Für alle Kriegsblinden gilt, daß die Blindheit nicht die alleinige Folge der Dienstbeschädigung zu sein braucht, daß sie aber als deren unmittelbares Ergebnis eingetreten sein muß[1]).

a) Ursachen. Nach Untersuchungen von SILEX und BAB war die Erblindung in 2677 Fällen durch Verletzung entstanden, in 445 durch Erkrankung des Auges. Die Verletzungen waren in 1848 Fällen durch Einwirkung von Artilleriegeschossen und Explosionen hervorgerufen, in 667 Fällen durch Gewehrschüsse und in 162 Fällen durch andere Gewalteinwirkungen. Im einzelnen kamen vor: 4123 Augapfelverletzungen, 499 Sehnervenschädigungen, 695 Erblindungen ohne Angabe des geschädigten Augenteils[2]).

b) Zahlen. Die vorgenannten Zahlen lassen leider nicht erkennen, wieviel Erblindungen überhaupt während des Krieges vorgekommen sind. Die Zahl der Kriegsblinden ist umstritten. Die Akten der Deutschen Kriegsblindenstiftung für Landheer und Flotte wiesen im Jahre 1921 rund 3180 Erblindungen im Deutschen Reiche einschließlich der abgetretenen Gebiete nach, während eine gleichzeitig von Dr. FEILCHENFELD angeregte und vom Reichsarbeitsministerium mit Hilfe der Hauptfürsorgestellen durchgeführte Zählung 2814 Kriegsblinde ergab[3]). Eine neuere Zahl ergab die vom Reichsarbeitsministerium veranlaßte und von den Versorgungsbehörden durchgeführte Zählung der Kriegsbeschädigten nach dem Stande vom 5. Oktober 1924. Hiernach waren im Deutschen Reiche 2734 Kriegsblinde (davon 2600 mit Pflegezulage)[4]) vorhanden. Zu anderen Zahlen führten die Statistiken, welche mit Hilfe der Fürsorgestellen aufgestellt worden sind. Die Übersicht über die Berufe der Kriegsblinden, welche das schleswig-holsteinische Landeswohlfahrtsamt, Kiel, für November 1924 aufgestellt hat, enthält für Preußen allein 2060 Kriegsblinde (s. V.). Diese Zahl ist fraglos zu hoch, und zwar deshalb, weil von verschiedenen Stellen die Sehschwachen mitgezählt sind. Die neueste Statistik, welche die Kriegsblindenstiftung durch Umfrage bei den Hauptfürsorgestellen aufgestellt hat, und welcher die namentlichen Verzeichnisse aller Kriegsblinden mit ihren Anschriften zugrunde liegen, enthält für Preußen nur 1838 Kriegsblinde, für die anderen deutschen Länder 1241, insgesamt also 3079 Kriegsblinde. Auch diese Zahl ist fraglos zu hoch; offenbar sind in den namentlichen Listen sowohl solche Kriegsblinde enthalten, welche nicht mehr am Leben sind, als auch sehschwache Personen, die irrtümlich als kriegsblind geführt werden.

c) Verteilung. Die Kriegsblinden verteilen sich nach den genannten Statistiken auf die preußischen Provinzen und die deutschen Länder wie folgt: (Reihenfolge der Zahlen: Statistik der Versorgungsbehörden, des Landeswohlfahrtsamtes Kiel, der Kriegsblindenstiftung.)

---

1) RVBl. 1923, S. 462f., Nr. 986.
2) STREHL, C.: Die Kriegsblindenfürsorge, a. a. O., S. 69f.
3) STREHL, C.: Die Kriegsblindenfürsorge, a. a. O., S. 67. Soziale Praxis 1923, S. 944 und „Der Kriegsblinde", Jg. 1924, Nr. 3.
4) Vierteljahrshefte z. Statistik d. Deutschen Reiches, Jg. 1925, Heft 4.

Ostpreußen	93,	95,	104	Bremen	12,	—	15
Berlin	253,	304,	300	Westf., Lippe (* o. Lippe)	152,	152*,	146
Brandenburg, Pomm.,				Provinz Hessen-Nassau,			
Grenzm. Pos.-Westpr.	183,	218,	211	Hessen, Waldeck (* o.			
Niederschlesien	163,	254,	189	Waldeck)	166,	124*,	190
Oberschlesien	62,	68,	61	Rheinprov., Birkenfeld			
Provinz Sachsen, Anhalt				(* o. Birkenfeld) . .	276,	436*,	311
(* o. Anhalt)	164,	196*,	207	Bayern	360.	—	400
Schleswig-Holstein,				Sachsen	236,	—	266
Lübeck (* o. Lübeck)	62,	52*,	57	Württemberg	109,	—	150
Hannover, Oldenburg,				Baden, Hohenzollern .	90,	—	105
Schaumburg - Lippe,				Thüringen	82,	—	87
Braunschweig (* o. Ol-				Hamburg	51,	—	52
denburg, Schaumburg-				Mecklenburg-Schwerin ⎫	30,	—	34
Lippe, Braunschweig)	183,	161*,	202	Mecklenburg-Strelitz ⎭			

d) Doppelverletzung. Unter den Kriegsblinden befindet sich eine nicht
geringe Zahl Beschädigter, welche neben der Blindheit andere, teilweise mehrere
schwere Verletzungen erlitten haben; nach der Statistik der Versorgungsämter
vom 5. Oktober 1924 waren es im ganzen Deutschen Reiche 507. Eine größere Zahl dieser Kriegsblinden hat einen zweiten Sinn ganz oder zum großen Teil
verloren, und zwar etwa 74[1]) das Gehör, etwa 390 den Geruchsinn, etwa 90 den
Geschmacksinn, nicht weniger als 11 Kriegsblinde haben beide Hände völlig
verloren, bei weiteren 7 sind beide Hände zur Arbeit nicht brauchbar, 1 Kriegsblinder hat beide Beine verloren, 1 Bein verloren 27, 1 Fuß 7, 1 Arm 29, 1 Hand
68. Wie oft der Gliedverlust und der Verlust eines zweiten oder gar eines dritten
Sinnes zusammentreffen, konnte noch nicht festgestellt werden; sicher ist es
recht oft der Fall. Mehrfach bestehen schwere Verstümmelungen des Gesichts
neben dem Verlust der Augen.

II. Versorgung.

Als Entschädigung für den durch Dienstbeschädigung erfolgten Verlust der
Augen erhalten die Kriegsblinden gesetzliche Versorgung.

1. Altes Recht.

Nach dem Militärversorgungsgesetz 1906 bestand die Versorgung
aus der Rente, die für den Angehörigen des Mannschaftsstandes 45 RM. im
Monat betrug, der doppelten Verstümmelungszulage mit 54 RM. und im
Falle der Kriegsdienstbeschädigung der Kriegszulage mit 15 RM., sodaß die
gesamten Versorgungsgebührnisse sich auf 114 RM. monatlich stellten.

2. Geltendes Recht.

Das Reichsversorgungsgesetz vom Jahre 1920 formte die Geldversorgung um und fügte den Anspruch auf die Heilbehandlung und die soziale
Fürsorge hinzu. Seine jetzige Fassung erhielt es durch das Gesetz vom 31. Juli
1925[2]) bzw. vom 8. Juli 1926[3]).

---

[1]) Statistik des Bundes erblindeter Krieger. Veröffentlicht in der Zeitschrift
„Der Kriegsblinde" vom März 1926.

[2]) RGBl. 1925, I, S. 164.   [3]) RGBl. 1926, I, S. 398.

a) Heilbehandlung. Die Heilbehandlung kommt für die Blinden weniger in Betracht, sie wird durch die Krankenkassen gewährt. Die Heilbehandlung umfaßt auch Heilanstaltpflege, Hauspflege und Badekuren (§ 5 RVG.). In Krankheitsfällen kommt die Zahlung von Krankengeld und Hausgeld in Frage (§ 12, 13 RVG.). Heilbehandlung wird auch den Ehefrauen und sonstigen unentgeltlich tätigen Pflegepersonen der Kriegsblinden gewährt, und zwar durch Verträge der Fürsorgestellen mit den Krankenkassen (§ 23 RVG.) oder mit Ärzten usw.

b) Hilfsmittel. Als Hilfsmittel erhält der Kriegsblinde künstliche Augen, ferner andere etwa benötigte Prothesen, eine Blindenuhr einschließlich notwendiger Reparaturkosten, einen Regenmantel und einen Führhund, für den das Reich ein Unterhaltsgeld zahlt (s. VI), und als Besitzer eines Führhundes warme Winterhandschuhe.

c) Führhund. Nur praktisch Blinde, welche sich in einer ihnen nicht bekannten Umwelt zurechtfinden können, erhalten keinen Führhund[1]). Die Führhunde werden in vertraglich verpflichteten Anstalten unter Kontrolle der Versorgungsbehörden ausgebildet.

d) Rente. Als Geldversorgung erhalten die Kriegsblinden die Vollrente (§ 27 RVG.). Diese besteht aus der Grundrente und der Schwerbeschädigtenzulage, die bei mehr als 90 vH Minderung der Erwerbsfähigkeit zustehen, und

α) der Ausgleichszulage (§ 28 RVG.), die sich nach dem Beruf richtet, den der Kriegsblinde vor seinem Diensteintritt hatte bzw. den er ohne die Dienstbeschädigung erreicht haben würde oder trotz derselben unter Aufwendung besonderer Tatkraft erreicht hat. Die Ausgleichszulage hat zwei Stufen: Die einfache Ausgleichszulage in Höhe von 35 vH der Grundrente, und Schwerbeschädigtenzulage wird gewährt, wenn der frühere Beruf erhebliche Kenntnisse und Fertigkeiten erforderte. Dies trifft z. B. für jeden gelernten Arbeiter zu. Die erhöhte Ausgleichszulage beträgt 70 vH der genannten Gebührnisse; sie wird gewährt, wenn der Beruf erhebliche Kenntnisse und Fertigkeiten und ein besonderes Maß von Leistung und Verantwortung erfordert. Diese Voraussetzung kann sowohl für Arbeiter an besonderen Präzisionsmaschinen als auch für Angehörige anderer Berufe in selbständiger oder leitender Stellung zutreffen. Die näheren Angaben enthalten sowohl die Ausführungsbestimmungen zum Reichsversorgungsgesetz als auch viele über die Frage der Ausgleichszulage ergangenen grundsätzlichen Entscheidungen des Reichsversorgungsgerichts[2]).

β) Frauenzulage. Ist der Kriegsblinde verheiratet, so erhält er eine Frauenzulage (§ 29 RVG.) in Höhe von 10 vH der Vollrente.

γ) Kinderzulage. Für jedes minderjährige eheliche bzw. gleichgestellte Kind erhält er eine Kinderzulage (§ 30 RVG.) in Höhe von 20 vH der Vollrente.

δ) Ortszulage. Der Verschiedenartigkeit der Teurungsverhältnisse in den einzelnen Orten wird durch eine Ortszulage (§ 51 RVG.) Rechnung getragen,

---

[1]) TREFFEHN, a. a. O., Nr. 16, S. 17 und RVBl. 1923, S. 462f., Nr. 986.
[2]) TREFFEHN, a. a. O., S. 62 und RGBl. 1920, S. 1633ff.

die in der Sonderklasse 30 vH, in der Ortsklasse A 25 vH, in B 22 vH, in C 18 vH und in D 14 vH beträgt. In besonders teuren Orten tritt ein örtlicher Sonderzuschlag hinzu, der z. B. in Berlin 4 vH beträgt[1]).

ε) Pflegezulage. Zu diesen Gebührnissen tritt für den Kriegsblinden (mit Ausnahme der praktisch Blinden) die Pflegezulage (§ 31 RVG.) hinzu, die in drei Stufen gewährt werden kann. Die einfache Pflegezulage wird dann gewährt, wenn es sich bei der Blindheit nicht um eine organische Veränderung, sondern um eine rein funktionelle Hemmung handelt. Die erhöhte Pflegezulage steht zu, wenn die Blindheit auf einer organischen Veränderung beruht. (Neuerung durch die 4. Novelle zum RVG., wirksam vom 1. 4. 1926.) In schwereren Fällen, zu denen auch der Verlust des Geruchsinns durch erhebliche anatomische Veränderungen an der Nase oder deren Nebenhöhlen gehört, wird die höchste Pflegezulage gewährt[2]).

ζ) Teuerungszulage. Zur Gesamtheit dieser Gebührnisse tritt eine Teuerungszulage (§ 87 RVG.) hinzu, deren Ausmaß sich nach den Veränderungen der Bezüge der Beamten richtet. Zur Zeit beträgt die Teuerungszulage 19 vH der Gebührnisse (s. VI). Diese Gebührnisse gelangen an den Kriegsblinden auch dann voll zur Auszahlung, wenn er ein Einkommen aus öffentlicher Hand hat, dessen Höhe bei einem Beschädigten, der keine Pflegezulage empfängt, eine Kürzung der Versorgungsgebührnisse zur Folge haben würde (§ 62 RVG.).

e) Kapitalabfindung. Der Kriegsblinde kann sich zu Zwecken des Erwerbes oder der wirtschaftlichen Stärkung eigenen Grundbesitzes einen Teil seiner Gebührnisse als Kapitalabfindung auszahlen lassen (§ 72 ff. RVG.). Die Kapitalabfindung darf zwei Drittel der Vollrente mit Ortszulage umfassen, sodaß ein Drittel mit den Zulagen laufend zahlbar bleibt. Nicht wenige Kriegsblinde haben von der Kapitalabfindung Gebrauch gemacht.

f) Beamtenschein. Einigen Kriegsblinden ist es auch geglückt, eine Beamtenstellung auf Grund des Beamtenscheins zu erhalten, welcher Schwerbeschädigten bewilligt werden kann, wenn sie nach ihrem gesamten Verhalten zum Beamten geeignet erscheinen, aber infolge ihrer Beschädigung nicht in der Lage sind, ihren früheren Beruf oder einen anderen, der ihnen unter Berücksichtigung ihrer Lebensverhältnisse, Kenntnisse und Fähigkeiten billigerweise zugemutet werden kann, in wettbewerbsfähiger Weise aufzunehmen (§ 33 RVG.).

g) Sterbegeld. Stirbt ein Kriegsblinder, so stehen den Hinterbliebenen das Sterbegeld (§ 34 RVG.) und die Gebührnisse für das Sterbevierteljahr zu.

h) Witwen- und Waisenrente. War der Tod die Folge einer Dienstbeschädigung, so erhalten die Witwe und die minderjährigen Kinder Witwen- und Waisenrente (§ 37 u. 41 RVG.), welche nach der Vollrente des Kriegsblinden berechnet wird, deren Höhe sich also wesentlich nach seinem früheren Beruf richtet. Die Rente der Witwe kann in ähnlicher Weise kapitalisiert werden wie diejenige des Kriegsblinden selbst (§ 74 RVG.).

---

[1]) Treffehn, a. a. O., S. 111.
[2]) RVBl. 1926, S. 52, Durchführung d. 4. Ges. zur Änderung des RVG.

i) Witwen- und Waisenbeihilfe. War der Tod nicht die Folge einer Dienstbeschädigung, so kann Witwenbeihilfe[1]) (§ 40 RVG.) und Waisenbeihilfe (§ 42 RVG.) bewilligt werden. Den Witwen von Kriegsblinden, die keine Witwenrente erhalten, ist die Witwenbeihilfe auf Antrag in der Regel zu gewähren, es sei denn, daß ihr Unterhalt durch Einkommen aus anderen Quellen, z. B. aus einem Beamtenwitwengeld ausreichend gesichert ist[2]). Für die Waisen von Kriegsblinden gilt das gleiche bezüglich der Waisenbeihilfe.

3. Versorgungsbehörden.

Die vorstehend aufgeführten Versorgungsgebührnisse für Kriegsblinde und Hinterbliebene von solchen werden durch die Versorgungsbehörden bewilligt und zahlbar gemacht. Diese Behörden zerfallen in Verwaltungsbehörden: Versorgungsämter und Hauptversorgungsämter mit Versorgungskrankenhäusern und orthopädischen Versorgungsstellen, und Spruchbehörden: Versorgungsgerichte und Reichsversorgungsgericht bzw. bayrisches Landesversorgungsgericht in München. Die Versorgungsanträge sind an die Versorgungsämter zu richten; diese erteilen Bescheide, welche eine Belehrung darüber enthalten, ob ein Rechtsmittel gegen den Bescheid gegeben ist oder nicht.

a) Rechtsmittel. Das Rechtsmittel gegen den Bescheid des Versorgungsamtes ist die Berufung an das Versorgungsgericht. Gegen das Urteil des Versorgungsgerichts steht in der Regel der Rekurs an das Reichsversorgungsgericht bzw. an das bayrische Landesversorgungsgericht zu. Diese entscheiden in letzter Instanz[3]).

b) Beratung. Es empfiehlt sich sowohl für die Kriegsblinden selbst als auch für ihre Hinterbliebenen, in Versorgungsangelegenheiten rechtzeitig die Beratung durch ihre Organisation, den Bund erblindeter Krieger, und seine Bezirke in Anspruch zu nehmen. Auch die Fürsorgestellen für Kriegsbeschädigte und Kriegshinterbliebene stehen den Kriegsblinden und ihren Hinterbliebenen gern mit Rat und Hilfe zur Seite.

4. Zusatzrente.

Neben diese Versorgungsgebührnisse, auf welche ein Rechtsanspruch besteht, kann im Falle des Bedürfnisses noch eine weitere Versorgung treten, welche nicht von den Versorgungsbehörden, sondern von den Fürsorgebehörden bewilligt und gezahlt wird, die Zusatzrente. Diese Zusatzrente verdankt ihre Entstehung der Entwertung des Geldes in der Inflationszeit, in welcher es dem Reich nicht möglich war, alle Versorgungsgebührnisse zu erhöhen. Nur die Renten der Schwerbeschädigten und Hinterbliebenen wurden zunächst durch Teurungszuschüsse, dann von der Novelle zum Reichsversorgungsgesetz im Jahre 1923 an durch die Zusatzrente der Entwertung nach Möglichkeit angepaßt. Die Zusatzrente wurde bei der Stabilisierung mit übernommen. Sie

---

[1]) RVBl. 1926, S. 53, Nr. 80, Durchführung d. 4. Ges. zur Änderung d. RVG.
[2]) RVBl. 1925, Nr. 18 vom 13. August.
[3]) Verfahrensgesetz. Verlag Mittler & Sohn.

steht den Kriegsblinden und ihren Hinterbliebenen dann zu, wenn das neben den Versorgungsgebührnissen bestehende Einkommen eine gewisse Grenze nicht überschreitet (§ 88ff. RVG.). Mindestens erhalten die Kriegsblinden aber neben ihren Versorgungsgebührnissen die halbe Zusatzrente[1]). Auch zur Zusatzrente gehört eine Kinderzulage. Die Höhe der Zusatzrente und die Einkommensgrenzen enthält VI.

5. Offiziersversorgung.

Die Offiziere, Deckoffiziere und Militärbeamten des Beurlaubtenstandes, die früher nach dem Offizierpensionsgesetz 1906 Pension usw. erhielten, werden nach den gleichen Grundsätzen des Reichsversorgungsgesetzes versorgt, wie die Angehörigen des Mannschaftsstandes (§ 106, 107, 108 RVG.). Soweit sie heute auf Grund des Reichsversorgungsgesetzes eine geringere Versorgung erhalten als diejenige, welche ihnen nach altem Recht zugestanden haben würde, können sie (ebenso wie die ehemaligen aktiven Offiziere) im Falle der Bedürftigkeit eine Erhöhung ihrer Gebührnisse durch einen Zuschuß erreichen, und zwar in der Regel bis zu 80 vH, im Ausnahmefall bis zu 100 vH der früheren Versorgung. Die ehemals aktiven Offiziere, Deckoffiziere und Militärbeamten konnten die Versorgung nach dem Reichsversorgungsgesetz an Stelle der alten Versorgung wählen (§ 109 RVG.), die aus Pension, Kriegszulage 60—100 RM. und doppelter Verstümmelungszulage 150 RM. bestand. Von dieser Wahl ist nur in seltenen Fällen Gebrauch gemacht worden, und zwar in der Regel dann, wenn der Betreffende in eine Beamtenstellung eintrat. Der ehemalige aktive kriegsblinde Offizier erhält heute neben seiner Pension eine Verstümmelungszulage in Höhe von 75 RM., die im Bedürftigkeitsfalle durch einen Zuschuß erhöht werden kann. Der kriegsblinde Zivilbeamte dagegen erhält neben Gehalt oder Pension noch die volle Rente nach dem Reichsversorgungsgesetz und die halbe Zusatzrente, also je nach den Verhältnissen das Doppelte bis das Dreifache der Verstümmelungszulage des aktiven Offiziers, bei dem die Kriegszulage völlig fortgefallen ist.

III. Fürsorge.

1. Allgemeines.

Die Fürsorge für die Kriegsblinden wurde bis zum Jahre 1919 von den verschiedensten Stellen ausgeübt: Militärverwaltung, Zivilverwaltung, Kommunalbehörden, Vereine und Einrichtungen der freien Wohlfahrtspflege, unter ihnen besonders die Deutsche Kriegsblindenstiftung für Landheer und Flotte, waren daran beteiligt. Eine Änderung brachte die Verordnung vom 8. Februar 1919[2]), durch welche die Fürsorge für Kriegsblinde zur Reichsaufgabe erhoben wurde. Das Reichsversorgungsgesetz vom 12. Mai 1920 gab den Kriegsblinden den Anspruch auf die soziale Fürsorge. Durch die Fürsorgepflichtverordnung vom 13. Februar 1924[3]) wurde die soziale Fürsorge den Ländern übertragen (§ 1a FV.); zu Trägern der Fürsorge wurden die Bezirks- und Landesfürsorgeverbände gemacht. Die zur Fürsorgepflichtverordnung erlassenen Reichs-

---

[1]) RVBl. 1924, S. 74, Nr. 213.   [2]) RGBl. 1919, S. 187.   [3]) RGBl. 1924, I, S. 100.

grundsätze über Voraussetzung, Art und Maß der öffentlichen Fürsorge vom 4. Dezember 1924[1]) gaben den Blinden allgemein ein Anrecht auf **Erwerbsbefähigung durch Fürsorge** (§ 6 der Grundsätze). Sie bestimmen ferner, daß die soziale Fürsorge, welche nach den Versorgungsgesetzen Kriegsblinden und -hinterbliebenen über die allgemeine Fürsorge hinaus Hilfe zu gewähren hat, durch diese Grundsätze geregelt wird (§ 19), und daß sie wenigstens der für Kleinrentner zu entsprechen hat (§ 18).

2. Öffentliche Fürsorge.

Das Reichsversorgungsgesetz gibt in seinen § 21—23 einen Rahmen für die öffentliche Fürsorge, welcher durch die § 20—32 der vorgenannten Grundsätze ausgefüllt worden ist. Die soziale, über die allgemeine hinausgehende Fürsorge steht den Kriegsblinden und den ihnen gleichgestellten Personen zu, den nach dem Offizierpensionsgesetz vom 31. Mai 1906 Versorgten selbst und ihren nach dem Militärhinterbliebenengesetz vom 17. Mai 1907 versorgten Angehörigen jedoch nur dann, wenn jene im Kriege eine Dienstbeschädigung erlitten haben oder an ihren Folgen verstorben sind (§ 20 der Grundsätze). Die soziale Fürsorge für einen Beschädigten umfaßt auch die Familienmitglieder, deren Ernährer er gewesen ist oder ohne die Dienstbeschädigung voraussichtlich geworden wäre (§ 21). Voraussetzung ist der Zusammenhang der Notlage mit der Dienstbeschädigung oder dem Verlust des Ernährers (§ 22). Bei Prüfung der Bedürftigkeit soll bezüglich der Anrechnung der Leistungsfähigkeit aus eigenem Vermögen oder Unterhaltungspflichtiger und in der Beurteilung der Verhältnisse entgegenkommend verfahren werden. Die Schwerbeschädigtenzulage und der Unterschied zwischen niedriger und hoher Witwenrente soll nicht angerechnet werden (§ 23). Ziel der sozialen Fürsorge ist, die Hilfsbedürftigen wieder instand zu setzen, sich aus eigener Kraft zu helfen (§ 24). Zu ihren Aufgaben gehören daher: Berufsausbildung, Unterbringung im Erwerbsleben (§ 25 u. 26), Beratung, Vermittlung (§ 27), Heil- bzw. Pflegefürsorge (§ 28), Berufsausbildung von Kindern und Waisen, Gesundheits- und Erholungsfürsorge (§ 29), Heilfürsorge für Hinterbliebene (§ 30), Darlehnsgewährung (§ 31) und Unterstützung allgemeiner Fürsorgeeinrichtungen (§ 32).

Die in den vorstehenden Paragraphen und den dazu ergangenen Erläuterungen vom 13. Dezember 1924[2]) umschriebene Fürsorge wird als **gehobene Fürsorge** bezeichnet. Was gehobene Fürsorge bedeutet, wird durch Verordnung zur Änderung der Reichsgrundsätze über Voraussetzung, Art und Maß der öffentlichen Fürsorge vom 7. September 1925 näher bestimmt[3]); die dort verlangten Richtsätze sollen für Sozial- und Kleinrentner, welchen die Kriegsblinden wenigstens gleichstehen sollen (§ 18 der Grundsätze), um ein Viertel höher sein als für die sonstigen Hilfsbedürftigen. Im übrigen ist die Frage der gehobenen Fürsorge umstritten, da weite Kreise dahin streben, die in den Grundsätzen gemachten Unterschiede fallen zu lassen.

---

[1]) RGBl. 1924, I, S. 765.
[2]) RVBl. 1924, Nr. 38, S. 163.
[3]) RVBl. 1925, Nr. 137.

3. Behörden.

Die öffentliche Fürsorge für Kriegsblinde wird durch die Fürsorgestellen (bei den Kreiswohlfahrts- und entsprechenden Ämtern) und früheren Hauptfürsorgestellen, jetzt vielfach z. B. in Preußen Abteilung für Kriegsbeschädigten- und -hinterbliebenenfürsorge der Landeswohlfahrtsämter wahrgenommen. Alle die Fürsorge betreffenden Angelegenheiten werden von diesen Stellen bearbeitet; höchste Instanz in Fürsorgeangelegenheiten sind die entsprechenden Ministerien der Länder und das Reichsarbeitsministerium.

4. Gesetz über Beschäftigung Schwerbeschädigter.

Von besonderer Bedeutung für die Unterbringung der Kriegsblinden in einen Beruf ist das Gesetz über die Beschäftigung Schwerbeschädigter vom 6. April 1920 in der jetzigen Fassung vom 12. Januar 1923[1]), dem mehrere Verordnungen der Volksbeauftragten, die erste vom 9. Januar 1919, vorausgegangen waren. Während bis dahin die Kriegsblinden, soweit sie sich nicht einem selbständigen Berufe zuwandten, völlig auf das Wohlwollen der Arbeitgeber angewiesen waren, brachten die neuen Bestimmungen einen Einstellungszwang und einen Schutz gegen Kündigung von Schwerbeschädigten, zu welchen die Kriegsblinden in erster Linie gehören. Es erübrigt sich, auf das Gesetz im einzelnen einzugehen. Seine Durchführung liegt den Hauptfürsorgestellen ob, an welche Anträge gegebenenfalls durch Vermittlung der Fürsorgestellen zu richten sind. Zur Entscheidung von Beschwerden besteht bei jeder Hauptfürsorgestelle ein Schwerbeschädigtenausschuß; ein gleicher Ausschuß ist bei der Reichsarbeitsverwaltung, Berlin, errichtet. Dieser letztere kann jedoch nicht von den Kriegsblinden selbst, sondern nur von den Hauptfürsorgestellen zu grundsätzlichen Entscheidungen angerufen werden. Das Schwerbeschädigtengesetz hat einer großen Zahl von Kriegsblinden zu Stellungen im Wirtschaftsleben bei Behörden usw. verholfen. Manche sind auch durch die Bestimmungen dieses Gesetzes zu einer Siedlung gekommen, durch deren Überlassung sich Arbeitgeber von dem Einstellungszwang befreiten. Trotzdem ergab die bereits erwähnte Statistik des Landeswohlfahrtsamtes Kiel, daß im November 1924 von 2060 preußischen Kriegsblinden noch 399 ohne Beschäftigung waren. Nur zum Teil sind es Kriegsblinde, welche wegen der Schwere ihrer Beschädigung einer Beschäftigung nicht mehr nachgehen können, der größere Teil ist deshalb beruflos, weil ihnen eine sowohl der Art wie dem Standort nach passende Beschäftigung nicht nachgewiesen werden kann (s. V).

5. Vergünstigungen für Kriegsblinde.

Die Kriegsblinden genießen eine große Zahl von Vergünstigungen. Zum Teil stehen diese Vergünstigungen allen Kriegsblinden zu, zum Teil sind sie von gewissen Voraussetzungen abhängig und örtlich verschieden.

a) Bevorzugte Abfertigung. Bei allen behördlichen Stellen und öffentlichen Einrichtungen genießt der Kriegsblinde bevorzugte Abfertigung, wenn er

---

[1]) RGBl. 1923, I, S. 57 bzw. Ges. z. Abänderung d. Sb. Ges. v. 8. 7. 26, RGBl., I, S. 398.

einen rotumränderten Ausweis vorzeigt, den die Fürsorgestelle als dauernden
Ausweis ausstellt.

b) Eisenbahn. Bei der Benutzung der Eisenbahn genießt der Kriegsblinde
den Vorzug, daß er auf Grund eines Ausweises, welchen die Fürsorgestelle
jedesmal für ein Kalenderjahr ausstellt, mit einer Fahrkarte 4. Klasse die
3. Wagenklasse benutzen darf, in Schnellzügen gegen Lösung einer Schnellzugs-
zuschlagkarte für die 3. Klasse. Auf Grund eines weiteren Ausweises, welchen
die Eisenbahnbehörde jedesmal für ein Kalenderjahr ausstellt, darf er eine
Person oder einen Hund als Führer frei mitnehmen. Bei Fahrten zum Kur-
aufenthalt, zur Berufsberatung oder Stellensuche erhält der Kriegsblinde
auf Grund einer zu diesem Zweck besonders ausgestellten Bescheinigung der
Fürsorgestelle Fahrkarten zu halbem Preise. Diese Vergünstigung ist neuerdings
auch auf Erholungsreisen ausgedehnt worden, wenn eine ärztliche Bescheinigung beigebracht wird, daß die Folgen der Dienstbeschädigung die Erholungsreise
notwendig machen. Der Begleiter des Kriegsblinden hat nach vorstehendem
freie Hinfahrt; er erhält, wenn er allein zurückreist oder allein eine Reise ausführt, um den Kriegsblinden abzuholen, auf Grund einer besonderen Bescheinigung freie Fahrt.

c) Siedlung. Ein Erlaß des preußischen Wohlfahrtsministeriums vom
12. Mai 1925 bestimmt, daß bei Schwerbeschädigten, insbesondere Kriegsblinden,
die Hauszinssteuerhypothek und die Zusatzhypothek bis 90 vH der Gesamt-
kosten bzw. 100 vH der reinen Baukosten betragen dürfen. Soweit eine Siedlung
mit Kapitalabfindung erfolgt, findet Befreiung von der Grunderwerbs-
steuer statt.

d) Steuer. Für die Einkommensteuer wird dem kriegsblinden Lohnempfänger
das steuerfreie Pauschquantum für Werbungskosten usw. durch das Finanzamt
auf Antrag unter Vorlegung des Rentenbescheids um 200 vH, d. h. zur Zeit auf
300 RM. monatlich erhöht; das gleiche gilt für Kleingewerbetreibende, Land-
wirte, freie Berufe usw.[1]). Außerdem kann der Kriegsblinde im Einzelfall auf
Grund des § 56 Einkommensteuergesetz eine besondere Berücksichtigung seiner
wirtschaftlichen Verhältnisse durch Ermäßigung der Einkommensteuer oder
völlige Befreiung von derselben erlangen.

A. Gewerbesteuer. Soweit Kriegsblinde nur zwei Arbeitnehmer beschäftigen, können sie auch von der Gewerbesteuer befreit werden.

B. Vermögenssteuer. Auch bezüglich der Vermögenssteuer, welche
bei Kriegsblinden kaum in Betracht kommen dürfte, sind Ermäßigungen erreichbar.

C. Hundesteuer. Die Führhunde der Kriegsblinden sind allgemein hunde-
steuerfrei.

e) Straßenbahn. Auf den Straßenbahnen verschiedener Großstädte haben
die Kriegsblinden freie Fahrt auf Grund von Ausweiskarten, welche für
ein Jahr ausgestellt werden. Begleitpersonen und der Führhund können auf
Grund eines weiteren Ausweises in manchen Orten, z. B. in Berlin, zu er-
mäßigtem Fahrpreise fahren. In einer Reihe von anderen Städten erhalten die

---

[1]) Der Kriegsblinde. 1926. Nr. 1, S. 7.

Blinden nur für eine gewisse Anzahl von Fahrten Freifahrtkarten, in einzelnen besteht freie Fahrt nur für die Führhunde. Schließlich fahren die Blinden in einer größeren Zahl von Städten zu verschieden ermäßigten Fahrpreisen.

f) Untergrundbahn. Die Untergrundbahn Berlin stellt den Kriegsblinden vierteljährliche Ausweiskarten aus, welche zur Fahrt auf der Untergrundbahn in der 3. Wagenklasse zu und von der Arbeitsstelle berechtigen.

g) Rundfunk. Von der Rundfunkabgabe sind die Kriegsblinden allgemein befreit. Sie unterliegen jedoch wie alle anderen der Anmeldepflicht.

h) Gebühren. Die Beglaubigung von Zeugnisabschriften zum Zwecke der Stellenbewerbung sind für Kriegsblinde gebührenfrei.

i) Theater. Die Berliner Staatstheater vergeben an die Kriegsblinden Freikarten, welche sowohl durch den Bund erblindeter Krieger als auch durch den Deutschen Offizierbund zur Verteilung kommen. In anderen Städten bestehen ähnliche Einrichtungen.

k) Verschiedenes. Die Wendelsteinbahn A.-G. gewährt während der Wintermonate für den Blinden und seinen Begleiter $50^0/_0$ Ermäßigung. Die Zugspitzenbahn gewährt den Kriegsblinden nach der Saison eine Ermäßigung von $25^0/_0$. Die Lufthansa gewährt von Oktober 1926 an den Schwerbeschädigten eine Ermäßigung von $10^0/_0$.

6. Private Fürsorge.

a) Bund erblindeter Krieger. An erster Stelle ist die Fürsorge zu nennen, welche die Organisation der Kriegsblinden selbst, der Bund erblindeter Krieger e.V., Sitz Berlin, durch Beratung und Vertretung seiner Mitglieder und im besonderen durch seine Erholungsfürsorge betreibt (s. bes. Artikel).

b) Deutsche Kriegsblindenstiftung für Landheer und Flotte. Die Deutsche Kriegsblindenstiftung für Landheer und Flotte betrieb seit ihrer Gründung im Jahre 1915 eine weitgehende Unterstützungsfürsorge unter Zusammenarbeit mit den Fürsorgestellen und den Hauptfürsorgestellen. Die Akten der Kriegsblindenstiftung enthalten wenigstens einen Teil der Geschicke aller Kriegsblinden, da sie allen wenigstens die allgemein üblichen Zuwendungen gegeben hat, wie Trostspende, Blindenuhr, Musikinstrument, Schreibmaschine usw. Seit Ende 1922 hat die Kriegsblindenstiftung wegen Entwertung ihres Vermögens ihre Unterstützungstätigkeit eingestellt. Die Aufwertung des Vermögens der Stiftung ist in die Wege geleitet; welchem Zweck dasselbe dienstbar gemacht werden soll, steht noch nicht fest.

Vom Frühjahr 1925 bis Herbst 1926 führte die Kriegsblindenstiftung eine Sammlung durch, und zwar zugunsten der Erholungsfürsorge für Kriegsblinde durch Ankauf und Einrichtung von Erholungsheimen, welche durch den Bund erblindeter Krieger betrieben werden. Die Geschäftsstelle der Deutschen Kriegsblindenstiftung befindet sich in Berlin W 35, Flottwellstraße 4, II Tr. links, Zimmer 21.

c) Erholungsheime. Aus dem Ertrage der Sammlung konnten bis zum Herbst 1926 zwei Erholungsheime, in Braunlage, Oberharz, und Swinemünde, Ostsee, gekauft und in Betrieb gesetzt werden. Die Beschaffung eines dritten

Heimes in **Westdeutschland** ist in Aussicht genommen worden. (Näheres s. bes. Artikel.)

Eine gleiche Sammlung wurde in **Bayern** für das dort Anfang Mai 1925 unter Mitwirkung der Staatsregierung neu begründete **Kriegsblinden-erholungsheim in Söcking am Starnberger See** durchgeführt. Dieses Heim ist in der Hauptsache für die süddeutschen Kriegsblinden bestimmt; für die norddeutschen sind nur zwei Plätze reserviert.

d) Kriegsblindenschule. Eine private Gründung, welche hier der besonderen Erwähnung verdient, war die **Kriegsblindenschule** des um die Kriegsblinden außerordentlich verdienten Augenarztes Geh. Med.-Rat Prof. Dr. SILEX. Sie erhielt ihre besondere Note und Bedeutung durch die Tätigkeit des im jugendlichen Alter erblindeten Fräulein Betty HIRSCH, welche sich namentlich um die Unterbringung der Kriegsblinden in den verschiedensten Berufen, zumal in Fabriken, ganz besondere Verdienste erworben hat. Die Schule wird jetzt von der Hauptfürsorgestelle **Berlin**, und zwar unter Leitung von Frl. HIRSCH weiterbetrieben.

e) Kriegsblindenbibliothek. Die ERNST-VON-IHNE-Kriegsblindenbibliothek wurde durch ihre Exzellenz Frau VON IHNE im Jahre 1915 begründet, und zwar zusammen mit dem damaligen von-Ihne-Kriegsblindenheim in **Berlin**, das inzwischen eingegangen ist. Die Kriegsblindenbibliothek zerfällt in drei Abteilungen: Unterhaltung, wissenschaftliche Abteilung und Musikabteilung, und umfaßt im ganzen 6500 Bände. Die Bibliothek ist ganz durch ehrenamtliche Arbeit von Damen entstanden, wird von einem Blinden verwaltet und dauernd durch den kleinen Kreis treuer Mitarbeiter erweitert. Die Bücher werden unentgeltlich versandt. Zu Anfang dieses Jahres ist die „Ernst-von-Ihne-Kriegsblindenbibliothek" durch Schenkung in den Besitz der Preußischen Staatsbibliothek übergegangen, in deren Räume sie übersiedeln soll.

f) Blindenstudienanstalt Marburg. Von ganz hervorragender Bedeutung für diejenigen Kriegsblinden, welche sich einem akademischen Studium zuwenden wollten oder in einem solchen bereits begriffen waren, wurde die von Dr. STREHL in **Marburg a. d. Lahn** im Jahre 1917 begründete Hochschulbücherei, Studienanstalt und Beratungsstelle für blinde Studierende, welcher sehr viele Kriegsblinde ihre Ausbildung, ihre dauernde Fortbildung und die Ausstattung mit Schriftwerk verdanken, dessen sie zu ihrem Beruf benötigen. (Näheres s. bes. Artikel.)

IV. Schlußbetrachtung.

Die Versorgung der Kriegsblinden darf in der Hauptsache und unter Berücksichtigung der Finanzlage des Reiches als befriedigend angesehen werden. Die Fürsorge für die Kriegsblinden bringt diesen eine große Zahl von Vorteilen, welche für sie eine Erleichterung des Lebens bedeuten. Die öffentliche Fürsorge nach der Fürsorgepflichtverordnung und den dazu erlassenen Grundsätzen und Bestimmungen wird aber solange nur zu einem Bruchteil durchgeführt werden können, als die Finanznot der Fürsorgeträger, Kommunen und Länder andauert. Nur von einer Hebung der Wirtschaft und einer Erleichterung der Lasten des **Deutschen Reiches** kann eine Besserung der Verhältnisse erwartet werden.

V. Kriegsblinden-
zusammengestellt vom Landeswohlfahrts-

Laufende Nummer		Es sind Kriegsblinde insgesamt vorhanden	Davon stehen im Erwerbsleben	Es sind erwerbsunfähig bzw. ohne Beschäftigung	Die im Erwerbsleben stehenden										
					Korbmacher	Aktenhefter	Masseure	Bürstenmacher	Telephonist u. Telegraphist	Landwirte	Klempner	Maschinenschreiber	Packer	Schuhwarenhändler	Hausschuhmacher
1.	Hauptfürsorgestelle Berlin	304	238	66	Eine zahlenmäßige Über-										
2.	Landeswohlfahrtsamt für Brandenburg in Berlin	106	86	20	24	3	2	1	1	25	1	5	—	—	—
3.	Landesfürsorgeverband für Hessen in Kassel	61	46	15	8	1	1	3	2	3	1	—	1	—	—
4.	Landeswohlfahrtsamt für Hannover in Hannover	161	147	14	12	3	1	28	3	22	—	11	—	—	—
5.	Landeswohlfahrtsamt für Nassau in Wiesbaden	63	55	8	Korbflechter, Stuhlflechter,										
6.	Landeswohlfahrtsamt für Niederschlesien in Breslau	254	189	65	26	3	3	18	10	32	—	25	—	—	—
7.	Landeswohlfahrtsamt für Ostpreußen in Königsberg.	95	74	21	13	4	—	13	5	19	—	5	—	—	—
8.	Landeswohlfahrtsamt für Posen-Westpreußen in Obrawalde	25	13	12	2	3	—	3	—	2	—	—	—	—	—
9.	Landeswohlfahrtsamt für Oberschlesien in Ratibor	68	51	17	6	—	—	3	8	12	—	6	—	—	—
10.	Landeswohlfahrtsamt für Rheinprovinz in Düsseldorf	436	431	5	Aktenhefter, Korb- und										
11.	Landeswohlfahrtsamt für Sachsen in Merseburg.	196	113	83	21	1	1	20	5	—	—	4	—	—	—
12.	Landeswohlfahrtsamt für Schleswig-Holstein in Kiel	52	43	9	5	7	1	10	—	6	—	5	1	1	2
13.	Landeswohlfahrtsamt für Pommern in Stettin.	87	53	34	7	1	—	22	—	7	—	3	—	—	—
14.	Landeswohlfahrtsamt für Westfalen in Münster	152	122[1])	30	16	1	—	24	6	8	—	6	—	—	—
		2060	1661	399											

VI. Versorgung der Kriegsblinden nach dem Stande vom 1. April 1926.

1. Gebührnisse, die vom Versorgungsamt gezahlt werden.

a) Rente.

Ohne Ausgleichszulage.

	ledig RM.	verh. RM.	1 Kind RM.	2 Kinder RM.	3 Kinder RM.	4 Kinder RM.
In der Sonderklasse . .	52,25	57,50	67,90	78,40	88,80	99,25
In der Ortskl. A	50,25	55,30	65,30	75,35	85,40	95,45
In der Ortskl. B	49,05	53,95	63,75	73,55	83,30	93,15
In der Ortskl. C	47,45	52,20	61,65	71,10	80,65	90,10
In der Ortskl. D	45,85	50,40	59,60	68,75	77,90	87,05

[1]) Ein Teil dieser Kriegsblinden ist jedoch nicht ständig untergebracht.

statistik Preußens,
amt der Provinz Schleswig-Holstein.　　　　　　　　　　Kiel, d. 27. Juli 1925.

Kriegsblinden sind untergebracht als

sicht über die Verteilung auf die einzelnen Berufe liegt nicht vor.

Orgelspieler	Lehrer	Plombierer	Kaufleute	Beamte	Stanzarbeiter	Referendare	Korrektoren	Pfarrer	Klavierstimmer	Steuerberater	Hilfsarbeiter	Händler	Arbeiter	Pächter	Gastwirte	Musiker	Pantoffelmacher	Strohseildreher	Stuhlflechter	Zigarrenhändler	Fabrikarbeiter	Büroangestellte	Hauswarte	Boten	Holzhacker	Studenten	Justiz-Hilfswachtmeister	Tabakripper	Rechtsanwälte	Gongstimmer	Stellmacher	Ankerwickler	Schreibmaschinenlehrer	Telegrammhelfer
			1														1		1		17	2	1		1									
	1		3		1	2	3	1		1	13	1																						
	1		5				2					8	36	2	4	1	1	1	1	5														

Landwirt, Telephonist, Maschinenschr., Bürstenmacher, Musiker, Masseur, Fabrikhilfsarbeiter

Orgelspieler	Lehrer	Plombierer	Kaufleute	Beamte	Stanzarbeiter	Referendare	Korrektoren	Pfarrer	Klavierstimmer	Steuerberater	Hilfsarbeiter	Händler	Arbeiter	Pächter	Gastwirte	Musiker	Pantoffelmacher	Strohseildreher	Stuhlflechter	Zigarrenhändler	Fabrikarbeiter	Büroangestellte	Hauswarte	Boten	Holzhacker	Studenten	Justiz-Hilfswachtmeister	Tabakripper	Rechtsanwälte	Gongstimmer	Stellmacher	Ankerwickler	Schreibmaschinenlehrer	Telegrammhelfer
	1		10										58														1		1					1
	1																										1							1
			2																								1							
						1						1	10		1	1											1		1					

Row 2 of this group carries the inline note "in gewerblichen Betrieben 12".

Stuhlflechter, Bürstenmacher, Telephonisten, Maschinenschreiber, Musiker, Klavierstimmer, Ladeninhaber und in Fabrikbetrieben

Orgelspieler	Lehrer	Plombierer	Kaufleute	Beamte	Stanzarbeiter	Referendare	Korrektoren	Pfarrer	Klavierstimmer	Steuerberater	Hilfsarbeiter	Händler	Arbeiter	Pächter	Gastwirte	Musiker	Pantoffelmacher	Strohseildreher	Stuhlflechter	Zigarrenhändler	Fabrikarbeiter	Büroangestellte	Hauswarte	Boten	Holzhacker	Studenten	Justiz-Hilfswachtmeister	Tabakripper	Rechtsanwälte	Gongstimmer	Stellmacher	Ankerwickler	Schreibmaschinenlehrer	Telegrammhelfer
			3	2								6	44			2						4												
1	1	1	1	1																														
	2								1				3			1			1			2		1									1	1
			15	5												6																		

Row 3 of this group carries the inline note "Sonstige Beschäftigung bei 35 Kriegsblinden".

Mit einfacher Ausgleichszulage.

	ledig RM.	verh. RM.	1 Kind RM.	2 Kinder RM.	3 Kinder RM.	4 Kinder RM.
In der Sonderklasse . .	70,55	77,60	91,65	105,75	119,85	133,95
In der Ortskl. A	67,80	74,55	88,15	101,70	115,25	128,80
In der Ortskl. B	66,20	72,80	86,05	99,25	112,50	125,70
In der Ortskl. C	64,05	70,40	83,20	96,—	108,80	121,60
In der Ortskl. D . . .	61,85	68,05	80,40	92,80	105,10	117,45

Mit erhöhter Ausgleichszulage.

	ledig RM.	verh. RM.	1 Kind RM.	2 Kinder RM.	3 Kinder RM.	4 Kinder RM.
In der Sonderklasse . .	88,80	97,70	115,45	133,20	150,95	168,70
In der Ortskl. A	85,40	93,90	111,—	128,05	145,15	162,20
In der Ortskl. B	83,30	91,70	108,35	125,05	141,70	158,35
In der Ortskl. C	80,65	88,70	104,80	120,90	137,05	153,15
In der Ortskl. D	77,90	85,70	101,25	116.80	132,40	148,—

b) Pflegezulage.

einfache Pflegezulage . . . . 42,85 RM.
erhöhte Pflegezulage . . . . 71,40 RM.
höchste Pflegezulage . . . . 85,70 RM.

c) Unterhaltsgeld für den Führhund.

Sonderklasse . . . . 15,50 RM.
Ortsklasse A . . . . 14,30 RM.
Ortsklasse B und C . . . . 13,10 RM.
Ortsklasse D . . . . 11,90 RM.

d) Örtlicher Sonderzuschlag.

Zu allen vorstehenden Beträgen tritt in Orten, für welche ein örtlicher Sonderzuschlag gewährt ist, dieser hinzu; dadurch erhöhen sich beispielsweise für Berlin alle Beträge um 4 vH.

2. Gebührnisse, die von der Fürsorgestelle gezahlt werden.

a) Volle Zusatzrente.

ledig oder verh.	ohne Kind	1 Kind	2 Kinder	3 Kinder	4 Kinder
	RM.	RM.	RM.	RM.	RM.
	50,—	59,55	69,10	78,65	88,20

b) Halbe Zusatzrente.

Die Hälfte der vorstehenden Beträge.

c) Örtlicher Sonderzuschlag.

Zu den vorstehenden Beträgen tritt in Orten, für welche ein örtlicher Sonderzuschlag gewährt ist, dieser hinzu; dadurch erhöhen sich beispielsweise für Berlin alle Beträge um 4 vH.

Die volle Zusatzrente wird nur dann gezahlt, wenn die nachstehenden Grenzen durch das neben der Rente (s. 1) bestehende Nebeneinkommen nicht überschritten werden:

	ledig od. verh. ohne Kind	1 Kind	2 Kinder	3 Kinder	4 Kinder
	RM.	RM.	RM.	RM.	RM.
In der Sonderklasse . . .	71,—	78,—	85,—	92,—	99,—
In der Ortskl. A	68,—	75,—	82,—	89,—	95,—
In der Ortskl. B	67,—	73,—	80,—	87,—	93,—
In der Ortskl. C	65,—	71,—	77,—	84,—	90,—
In der Ortskl. D	62,—	69,—	75,—	81,—	87,—

II. Selbsthilfeorganisationen.

A. Bund erblindeter Krieger e. V.
von A. BISCHOFF, Berlin.

Am 5. März 1916 wurde in Berlin als erste deutsche Kriegsbeschädigten-organisation der Bund erblindeter Krieger e. V. ins Leben gerufen. Unter unendlichen Schwierigkeiten hat sich dieser Bund aus kleinsten Anfängen heraus

zu einer starken und kraftvollen Organisation entwickelt. Heute gehören dem
Bund erblindeter Krieger von den 2734 in Deutschland lebenden Kriegsblinden 2706 als zahlende Mitglieder an.

I. Aufgaben des Bundes.

Seine Aufgaben sind im § 2 der Satzung festgelegt. Hier heißt es:
„Der Zweck des Bundes ist die Förderung der wirtschaftlichen und kulturellen Interessen, die den Blinden Deutschlands gemeinsam sind. Der Bund
nimmt insbesondere die Interessen seiner ordentlichen Mitglieder und die der
Angehörigen seiner verstorbenen ordentlichen Mitglieder wahr. Er ist politisch
und religiös neutral.“

Seit dem Jahre 1919 betreibt der Bund erblindeter Krieger eine eigene
Erholungsfürsorge und ist bestrebt, diese bedeutend auszubauen. Es hat
sich gezeigt, daß gerade auf diesem Gebiete noch viel Arbeit zu leisten ist, zumal
das Erholungsbedürfnis unter den im Erwerbsleben stehenden Kriegsblinden
von Jahr zu Jahr größer wird. Auf diesem Gebiete ist eine auch vom Reich
anerkannte äußerst segensreiche Tätigkeit entwickelt worden, und das bisherige
Erholungsheim in Herzberg am Harz, jetzt in Braunlage (Oberharz),
und auch ein im Jahre 1926 pachtweise erworbenes Heim in Swinemünde
wurden als reichswichtige Einrichtungen anerkannt. Auch die bayerische
Regierung hat in Söcking am Starnberger See ein Erholungsheim erworben, das in erster Linie den in Süddeutschland wohnenden Kriegsblinden
als Erholungsstätte dienen soll. (Näheres s. bes. Artikel.)

II. Zeitschrift.

Den Mitgliedern des Bundes wird allmonatlich eine Zeitschrift unter dem
Titel „Der Kriegsblinde“ kostenlos zugestellt, in welcher alle die Gebiete
der Fürsorge und Versorgung berührenden Gesetze, Verordnungen und Erlasse
bekanntgegeben werden, und das als Sprachorgan für die Mitglieder dient.
Näheres über die Geschäftsstelle und den Vorstand des Bundes s. Anhang.

Der Bund ist die einzige in Deutschland bestehende Kriegsblinden-
organisation. Einige kleinere Organisationen, die kurze Zeit in Hamburg und
im Freistaat Sachsen bestanden, haben sich dem Bunde angeschlossen.
Nicht nur auf dem Gebiet der Versorgung hat der Bund erblindeter Krieger eine
umfangreiche und erfolgreiche Tätigkeit entwickelt, sondern auch auf dem
Gebiet der Fürsorge durch Ausfindigmachung neuer Berufsmöglichkeiten
für Blinde, Unterbringung der Kameraden in neuen Berufen usw.

Auch in der Führhundfrage wurde eine lebhafte Tätigkeit entwickelt,
und es sind dadurch manche Mißstände auf diesem Gebiet beseitigt worden.

III. Organe des Bundes.

Der Bundesvorstand setzt sich zusammen aus fünf Personen (vier Blinde,
ein Sehender). Vorsitzender und Geschäftsführer: A. BISCHOFF.

Als Zwischenglied zwischen dem Bundesvorstand und dem Bundestag
steht der Bezirksleitertag gleichzeitig als Beschwerdeinstanz. Der Bundestag
selbst findet alle 3 Jahre statt.

B. Reichsdeutscher Blindenverband e. V. (RBV.)
Zentralorganisation der deutschen Blindenvereine
von L. Gäbler-Knibbe, Berlin.

I. Einleitung.

Sieben Jahrzehnte waren seit der Gründung der ersten deutschen Blindenanstalt (Berlin 1806) verflossen, als zum ersten Male blinde Männer und Frauen den Beschluß faßten, sich zur selbständigen Vertretung ihrer geistigen und wirtschaftlichen Interessen zusammenzuschließen. Noch mehr als ein Jahrhundert mußte vergehen, bis sich die deutsche Blindenschaft, schon vielfach wohl organisiert in örtlichen, provinziellen und staatlichen Vereinen, einigte, um ihre allumfassenden gemeinsamen Ziele und Aufgaben durch einen zentralen Verband vertreten zu lassen. Schon auf dem ersten deutschen Blindentag (Dresden 1909) wurde eine Kommission gebildet, deren Aufgabe es sein sollte, „die Vorarbeiten zur Gründung eines Verbandes der Blinden in Deutschland‟ zu leisten.

Die Eigenart dieser nicht leichten Organisationsarbeit brachte es mit sich, daß erst auf dem zweiten deutschen Blindentag in Braunschweig am 26. Juli 1912 die Gründung der Reichsorganisation unter dem Namen „Reichsdeutscher Blindenverband e. V.‟ vorgenommen werden konnte. Die seither unaufhaltsame Entwicklung des Verbands hat allen unmittelbar Beteiligten, wie auch den Fernerstehenden bewiesen, daß es sich hier nicht um ein Produkt überspannter Organisationslust handelt, sondern daß nur ein folgerichtiges Geschehen des sozialen und kulturellen Fortschritts hier seine Verwirklichung fand.

II. Der innere Aufbau.

1. Von der Gründung bis zum Jahre 1921.

Wie bei jeder Interessenorganisation zeigte sich auch bei dem Reichsdeutschen Blindenverband e. V. das gleiche Bild, daß der von Jahr zu Jahr zunehmende Aufgabenkreis eine Vermehrung der leitenden und ausführenden Organe zur Folge hatte. Bei der Gründung der Organisation wurde die Leitung und Erledigung aller Aufgaben einem aus sieben Personen bestehenden Verwaltungsrat übertragen. Die Namen der Herren Buchdruckereibesitzer Vogel-Hamburg, Prediger Reiner - Berlin und Kaufmann Krohn - Berlin sowie Blindenanstaltsdirektor Bauer - Halle verdienen besondere Erwähnung, da sie es waren, die dem jungen Verband ein Jahrzehnt hindurch ihre besten Kräfte widmeten. Prediger Reiner gehört noch heute der Verbandsleitung als Vorsitzender an.

2. Die gegenwärtige Verwaltungsform.

Bei der durch die veränderten Verhältnisse bedingten Neufassung der Satzungen im Jahre 1921 wurde die Erledigung der laufenden Aufgaben einem aus 5 Personen bestehenden Arbeitsausschuß übertragen; die 19 Bezirksleiter des Verbands sowie 2 Mitglieder der Blindenlehrerschaft und 1 Vertreter des Vereins der blinden Akademiker Deutschlands bilden den mit Aufsichtsbefugnis ausgestatteten Verwaltungsrat; die Vertreter der Vereine kommen mit dreijähriger Unterbrechung zum Verbandstage zusammen.

Da die frühere ehrenamtliche Geschäftsführung sich immer schwieriger gestaltete, wurde ein von einem hauptamtlichen Geschäftsführer geleitetes Verwaltungsbureau (Berlin) errichtet. (Näheres s. Anhang.)

III. Der Aufgabenkreis.

1. § 2 der Satzung.

Der Aufgabenkreis des Verbands dürfte am klarsten dargestellt werden durch den Abdruck der Satzung, soweit sie darauf Bezug nimmt. § 2 derselben lautet:

1. Förderung derjenigen wirtschaftlichen und geistigen Interessen, die den Blinden Deutschlands gemeinsam sind. Besonders wird eine Verbesserung und Erleichterung der Erwerbsverhältnisse angestrebt.

2. Förderung der Blindenorganisation in Deutschland unter Vermeidung der Einmischung in die inneren Angelegenheiten der einzelnen Vereine.

3. Erteilung oder Vermittlung von Auskünften an Blinde und Sehende in allen Fragen des Blindenwesens.

4. Errichtung und Unterhaltung von Genesungs- und Erholungsheimen für Blinde.

Die hauptsächlichsten Mittel zur Erreichung dieser Ziele sind:

a) Vertretung der auf die Förderung ihrer wirtschaftlichen und geistigen Interessen gerichteten Wünsche und Forderungen der Blinden an den maßgebenden Stellen sowie Aufklärung dieser Stellen und der Öffentlichkeit überhaupt über die Zwecke und Ziele der neuzeitlichen Blindenbewegung;

b) Verbreitung der Kenntnis des Blindenwesens durch Wort und Schrift und Wanderausstellungen;

c) Einrichtung und Unterhaltung von Kursen zur beruflichen Aus- und Fortbildung Blinder, besonders Späterblindeter, soweit hierfür ein Bedürfnis vorliegt und die Mittel des Verbands es gestatten;

d) Werbetätigkeit unter den Blinden für die Blindenorganisation durch örtliche Blindenversammlungen und Bezirksblindentage;

e) Sammlung, Prüfung und Bekanntgabe aller Vorschläge, Erfahrungen und Hilfsmittel, die zur Hebung der Blindenbildung und insbesondere zur beruflichen Förderung der Blinden geeignet erscheinen;

f) enge Fühlungnahme mit den für Blindenerziehung und -fürsorge maßgebenden Stellen durch Wahl zweier Vertreter der Blindenlehrerschaft in den Verwaltungsrat des Verbands.

Der Verband enthält sich jeder Beeinflussung konfessioneller und parteipolitischer Art.

Es würde den Rahmen eines Handbuchs weit überschreiten, wenn hier der Versuch gemacht werden sollte, die Aufgaben des Verbands und sein erfolgreiches Wirken ausführlich darzustellen. Daher möge hier nur einiger Hauptarbeitsgebiete gedacht werden.

2. Förderung der Blindenorganisation.

In der richtigen Erkenntnis, daß der örtliche, provinzielle und staatliche Zusammenschluß der Blinden zur selbständigen Wahrung ihrer Interessen von ausschlaggebender Bedeutung ist, wurde von Anfang an dem Ausbau der Organisation, insbesondere der Gründung neuer Vereine, größte Aufmerksamkeit gewidmet. Im Deutschen Reiche bestehen bei Abfassung dieser Zeilen 115 Ortsgruppen, Provinzial- und Landesvereine, die alle im Reichsdeutschen Blindenverband zusammengeschlossen sind.

3. Kur- und Erholungsfürsorge.

Eingedenk des bewährten Satzes, daß ein gesunder Geist nur in einem gesunden Körper leben und wirken kann, wurden schon im Frühjahr 1914 die ersten Schritte zur Schaffung eines eigenen Erholungsheims für die deutschen Blinden unternommen; der Ausbruch des Weltkrieges ließ jedoch diese für Deutschland ganz neuen Pläne erst im folgenden Jahre zur Ausführung kommen.

4. Kriegsblindenfürsorge.

Hier sei der großen Verdienste gedacht, die sich der Verband durch die Fürsorge für die Kriegsblinden erworben hat. In den von ihm im Jahre 1915 und den folgenden Jahren gegründeten Kriegsblindenerholungsheimen im Ostseebad Binz, in Wernigerode a. H. und in Cunnersdorf a. R. haben mehr als 610 Kriegsblinde Aufnahme gefunden.

Heute besitzt der Verband 3 Erholungsheime (Ostseebad Timmendorferstrand, Wernigerode a. H., Kniebis im Schwarzwald) und ein Kurheim im Moorbad Oppelsdorf i. S. Die Häuser haben insgesamt 150 Betten; bis zum Herbst 1925 hatten 3553 Blinde Aufnahme gefunden. (Näheres s. im Verbandsbericht „10 Jahre Blindenerholung" und unter „Blindenerholungsheime".)

5. Wirtschaftliche Maßnahmen.

Der Aufgabe, die wirtschaftliche Lage der deutschen Blinden zu verbessern, konnte und kann der Verband als Reichsorganisation naturgemäß nur in zentraler Form gerecht werden. Die beratende Stellung bei gesetzlichen und anderen Maßnahmen der Reichsregierung, die Organisation großer Wanderverkaufsausstellungen, die Unterhaltung von Kursen zur Erwerbsbefähigung Späterblindeter im Heim in Wernigerode a. H. (bisher 210 Teilnehmer), die Ausgabe von Darlehn zur Beschaffung von Handwerkszeug und Arbeitsmaterial und die Drucklegung von Berufs- und Fachliteratur in Blindenschrift, das dürften einige der vornehmsten Mittel zur Erreichung dieses Verbandszwecks sein.

6. Führhundschule.

Eine besondere Stellung in der Verbandsarbeit nimmt die im Jahre 1925 in Breslau gegründete Führhundschule ein, in welcher der treuste Begleiter des Blinden für seine wichtige Arbeit die Ausbildung erhält. Bemerkt sei nur, daß bereits im ersten halben Jahre des Bestehens der Schule 50 blinde Männer und Frauen mit Führhunden beliefert werden konnten.

7. Verlagstätigkeit.

Der Förderung der geistigen Interessen ihrer Mitglieder in wirtschaftlicher und sozialer Beziehung dient die Reichsorganisation durch Herausgabe des in Schwarzdruck und Punktschrift erscheinenden Verbandsorgans „Die Blindenwelt" sowie der musikwissenschaftlichen Zeitschrift „Die Musikrundschau" und ferner je einer Fachzeitschrift für Handwerker und Klavierstimmer.

Eine Monatszeitschrift „Die Gegenwart" bringt vielseitigen Stoff in wissenschaftlicher und unterhaltender Form. (Näheres s. bes. Artikel.) Das im Herbst 1925 in Schwarzdruck und Punktschrift herausgegebene „Jahrbuch für das Blindengewerbe" dient durch seinen vielseitigen Inhalt den Interessen der blinden Handwerker und Handarbeiterinnen.

Für den Kreis seiner sehenden Freunde gab der Verband im Jahre 1916 eine Aufsatzsammlung unter dem Titel „Aus der Nacht zum Licht" und in den Jahren 1918 bis 1922 das Jahrbuch „Sonnenschein" heraus.

Im Jahre 1925 erschien zum ersten Male der „Kalender für Blindenfreunde", welcher die Kenntnis über die Ziele der modernen Blindenbewegung in weite Kreise des Volkes tragen soll; das Buch bringt aufklärende Abhandlungen und unterhaltende Lektüre.

8. Fürsorge für weibliche Blinde.

Durch den Anschluß des „Vereins blinder Frauen Deutschlands" an den Reichsverband im Sommer 1925 wurde die bisher den weiblichen Blinden gewidmete fördernde Tätigkeit in neue Bahnen gelenkt. Erwähnt sei die Herausgabe einer den besonderen weiblichen Interessen dienenden Monatsschrift und die Abhaltung von Unterrichtskursen für Haushaltung, Kochen und für die Fortbildung in der Anfertigung weiblicher Handarbeiten.

IV. Ausblick.

Prophezeien ist zwar von jeher eine undankbare Aufgabe gewesen; aber es ist noch viel mehr der Fall in unserer an Wechselfällen so reichen Gegenwart. Und doch kann man es wagen, einem Unternehmen eine günstige Zukunft vorauszusagen, das allen Schwierigkeiten erfolgreich Widerstand leistete und es verstand, sich zu erhalten und ständig zu erweitern. Als notwendiges Glied im Daseinskampf der Blinden hat der Reichsdeutsche Blindenverband e. V. im Vereine mit den gleichgesinnten Körperschaften der Schicksalsgefährten noch manche wichtige Aufgabe zu erfüllen, um das Lebensglück der Nichtsehenden zu gründen.

C. Verein der blinden Akademiker Deutschlands e. V.
Marburg a. d. Lahn (VBAD.)

von C. Strehl, Marburg.

I. Einleitung.

Das Bedürfnis, den während des Weltkrieges erblindeten Akademikern, Offizieren und Schülern höherer Lehranstalten das für das Studium, die Berufsausbildung und -ausübung erforderliche geistige Rüstzeug zu schaffen, führte im Herbst 1915 zu den Vorarbeiten der Gründung des obengenannten Vereins. Am 6. März 1916 wurde der „Verein der blinden Akademiker Deutschlands e. V." (VBAD.), Sitz Marburg a. d. Lahn gegründet. Der Gedanke ging vom Verfasser aus und wurde in seiner Ausführung von Reichs- und Staatsbehörden, der Universität und den Bürgern der Stadt Marburg bereitwillig unterstützt.

II. Zweck und Ziel.

Die Satzungen des Vereins sind in den vergangenen 10 Jahren wesentlich umgestaltet und erweitert worden. Er bezweckt:

einen allumfassenden Zusammenschluß der blinden Akademiker und Schüler höherer Lehranstalten des Deutschen Reiches,

die Fürsorge für blinde reichsdeutsche Akademiker, vornehmlich für die im Kriege erblindeten zu organisieren und durchzuführen,

die Vertretung der Interessen der Blinden, insonderheit der kriegsblinden Akademiker in allen ihren Studien- und Berufs-, wirtschaftlichen und sozialen Fragen zu übernehmen.

Der VBAD. arbeitet in Gemeinschaft mit der Hochschulbücherei, Studienanstalt und Beratungsstelle für blinde Studierende e. V. (HStB., Sitz Berlin), und den einschlägigen Fürsorgeorganisationen, in denen er die Interessen seiner Mitglieder vertritt. Er sieht es als seine besondere Aufgabe an, die HStB. in Marburg a. d. Lahn in jeder Weise, insbesondere finanziell, zu unterstützen. Der VBAD. betreut mit seiner Fürsorge alle blinden Akademiker deutschen Stammes jeder Konfession, insonderheit auch die blinden Akademiker deutschösterreichischer Staatsangehörigkeit und deutscher Muttersprache.

III. Aufgaben.

Der VBAD. ist eine Selbsthilfeorganisation, in deren Hauptversammlungen nur die blinden Mitglieder beschließende Stimme haben. Die geistigen, sozialen und wirtschaftlichen Interessen seiner Mitglieder fördert er

durch die Mitunterhaltung der HStB. in Marburg a. d. Lahn, zu deren Gründung er den Anstoß gegeben hat (Näheres s. bes. Artikel),

durch Aufklärung in Wort und Schrift,

durch Vertretung in Zentralverbänden und Kommissionen zwecks Anregung und Durchführung sonderrechtlicher Maßnahmen,

durch Ernennung von Landes-, Bezirks- und Gruppenvertretern gegenüber Behörden und Privaten zwecks Wahrnehmung der Sonderinteressen der Mitglieder, durch Gründung einer Zeitschrift „Beiträge zum Blindenbildungswesen", die über alle einschlägigen Fragen des In- und Auslandes berichtet (Näheres s. bes. Artikel),

durch Kranken- und Erholungsfürsorge sowie Kreditgewährung für produktive Zwecke,

durch Vermittlung erstklassiger und verbilligter Normalschreib- und Punktschriftmaschinen, technischer Behelfe u. a. m.

IV. Organe.

Die Organe des Vereins sind:

Der engere Vorstand, bestehend aus Prof. Dr. K. Stargardt, Vorsitzender; Dr. C. Strehl, Syndikus;

der erweiterte Vorstand, bestehend aus 10 Personen;

der Arbeitsausschuß, bestehend aus den blinden Mitgliedern des Vorstandes sowie den Landes-, Bezirks- und Gruppenvertretern, der jährlich einmal tagt,

und die Hauptversammlung, die mindestens alle 3 Jahre zusammentritt.

Die Zentralgeschäftsstelle des Vereins befindet sich in Marburg a. d. Lahn, Wörthstraße 11.

D. Verein der deutschredenden Blinden
von W. Schwerdtfeger, Leipzig.

I. Gründungs-Vorbedingungen.

Zu der Zeit, da wir deutschen Blinden noch nicht im Besitz einer Schrift waren, die wir herzustellen und auch selbst zu lesen vermochten, war der schriftliche Verkehr unter uns sehr erschwert und wurde deshalb auch wenig gepflegt. Das Diktieren der Briefe oder deren Niederschreiben in der sog. Heboldschrift, welche Briefe der Empfänger sich erst wieder von einer sehenden Person vorlesen lassen mußte, war durchaus unbefriedigend. — So ist es leicht begreiflich, daß zu jener Zeit kein Zusammenhang zwischen den Blinden existierte, und daß die in den Blindenanstalten etwa geschlossenen Freundschaften sich nach der Entlassung aus den Anstalten stark lockerten, oder daß sie ganz auseinandergingen. Die während ihrer Erziehungszeit bekanntgewordenen und nach allen Richtungen zerstreuten Schicksalsgenossen hörten vielfach nichts mehr voneinander und waren auf sich selbst angewiesen. — Zur Aufhebung dieses Zustandes konnte nur eine Blindenschrift dienen, die sich schon längst in Frankreich durchgesetzt hatte.

Tatsächlich trat hierin auch ein Wandel ein, nachdem auf dem dritten Blindenlehrerkongreß der Beschluß gefaßt worden war, im Blindenunterricht in Deutschland amtlich die Punktschrift, eine geniale Erfindung des Franzosen Louis Braille, einzuführen. Nun war auch in Deutschland den Blinden die Möglichkeit geboten, sich zu organisieren.

Das Verdienst, den Anstoß hierzu gegeben zu haben, hat sich der blinde Hamburger Organist Johann Nathan, weiland, erworben. Er sammelte Ende der achtziger Jahre des vorigen Jahrhunderts Anschriften erwachsener,

im Leben stehender Blinder Deutschlands, Österreich-Ungarns und
der Schweiz. Diesen ließ er einen Aufruf zum Zusammenschluß in einem
Blindenverein zugehen, der an keinen Ort gebunden sei und nur der deutschen
Sprache kundige Mitglieder umfasse. Auch bezweckte er mit diesem Zusammenschluß den Schutz der KROHNschen Blindenkurzschrift gegenüber der Blindenlehrerschaft. 1890 kann als Gründungsjahr dieses gedachten Vereins angesehen
werden, da sich auf einen Aufruf vom 11. November 1890 bis zum Dezember
desselben Jahres 35 Mitglieder gemeldet hatten.

II. Zweck und Ziele.

JOHANN NATHAN wurde Vorsitzender dieser Vereinigung, und Satzungen
wurden ausgearbeitet.

Aus den Satzungen, nach denen auch heute noch der Verein geleitet wird,
sei folgendes angeführt:

Der Verein der deutschredenden Blinden hat seinen Sitz am Wohnort
des jeweiligen ersten Geschäftsführers.

Der Zweck des Vereins ist:

1. Schaffung eines geistigen Verkehrs unter den Blinden deutscher Zunge;
2. Förderung der Erwerbsfähigkeit der Mitglieder;
3. Erweiterung der allgemeinen Bildung der Mitglieder;
4. Wahrung aller den Blinden sonst allgemeinen Interessen. Zur Erreichung
dieses Zweckes dient ein in deutscher Blindenkurzschrift herausgegebenes
Vereinsblatt mit dem Titel: „Mitteilungen des Vereins der deutschredenden Blinden". (Näheres s. bes. Artikel.)

III. Organe des Vereins.

Der Vorstand des Vereins besteht aus 5 Personen, von denen 3 im Deutschen Reich, 1 in Österreich-Ungarn und 1 in der Schweiz ihren
Sitz haben.

Die Mitgliederzahl war in den ersten 20 Jahren bis auf 750 gestiegen, während
sie jetzt auf 530 zurückgegangen ist.

IV. „Mitteilungen".

Die Zahl der Jahreshefte der „Mitteilungen" war verschieden. Anfangs
betrug sie 4 und stieg im Laufe der Zeit auf 5, 6 und sogar auf 12. Monatlich
konnte das Blatt nur in den Jahren 1917 bis 1919 erscheinen, da es während dieser
3 Jahre durch die „Deutsche Kriegsblindenstiftung für Landheer und
Flotte" stark subventioniert wurde, wofür die Zeitschrift auch jedem Kriegsblinden kostenlos zugestellt werden mußte. Nach dieser Zeit wurden wieder,
wie früher, jährlich 4, 5 und in diesem Jahre (1926) 6 Hefte herausgegeben.

Geschäftsführer und erster Vorsitzender ist Dr. W. SCHWERDTFEGER, Leipzig.

Literaturangaben: Satzungen, Mitgliederverzeichnis, das Vereinsorgan:
„Mitteilungen des Vereins der deutschredenden Blinden".

E. Verein blinder Frauen Deutschlands e. V.

von **H. Mittelsten Scheid**, Edewecht i. Oldenburg.

I. Einleitung.

Auf dem Braunschweiger Blindentag im Jahre 1912 wurde der Grundstein zum Zusammenschluß der weiblichen Blinden gelegt. Da diese oft in großer Zurückgezogenheit leben und zur zahlungsunfähigsten Schicht nicht nur der Bevölkerung überhaupt, sondern selbst der Blindenschaft gehören, so war ihr Zusammenschluß keine leichte Aufgabe. Die Organisation lehnte sich daher zunächst an den „Verein der deutschredenden Blinden" an, löste aber bald den Zusammenschlußvertrag und wurde selbständig.

1. Name des Vereins.

Von der Gründung an bis zum Jahre 1925 führte der Verein den Namen „Verein blinder Frauen und Mädchen". Auf Grund der vollständig veränderten Satzung von 1925 erhielt er den Namen „Verein blinder Frauen Deutschlands e. V.". Diese Namensänderung bedeutete für den Verein das Ausscheiden seiner ausländischen Mitglieder. Die Zahl seiner ordentlichen Mitglieder beläuft sich nunmehr auf rund 400. Der Sitz des Vereins ist am Wohnort der jeweiligen Vorsitzenden.

2. Aufgabenkreis.

Der Zweck des Vereins ist nach der Satzung von 1925 „die Förderung des Wohles der weiblichen Blinden auf wirtschaftlichem, geistigem und gesellschaftlichem Gebiet". Während die übrigen Blindenorganisationen den Unterschied der Geschlechter unberücksichtigt lassen unter Betonung der Gemeinsamkeit des Schicksals, sucht der „Verein blinder Frauen Deutschlands" — nicht im Gegensatz dazu, sondern in ergänzender Zusammenarbeit mit den anderen Verbänden — die besondere Not der weiblichen Blinden zu erkennen und ihr zu steuern.

II. Die Förderung auf wirtschaftlichem Gebiete.

Soweit die beruflichen Schwierigkeiten für die weiblichen Blinden dieselben sind wie für ihre männlichen Kollegen, kann die Berufs- und Arbeitsfürsorge denselben Richtlinien unterstellt werden. So bedarf die blinde Handwerkerin, Fabrikarbeiterin, Büroangestellte und Geistesarbeiterin im wesentlichen jeweils derselben fürsorgerischen Maßnahmen wie die in diesen Berufen tätigen Männer. Anders dagegen verhält es sich mit der blinden Handarbeiterin.

1. Fürsorge für die blinde Handarbeiterin.

Die Schwierigkeiten, mit denen die blinde Handarbeiterin zu kämpfen hat, werden an anderer Stelle dieses Buches geschildert. Hier sollen sie nur als Einsatzpunkte der Vereinstätigkeit zur Darstellung kommen.

2. Die Arbeitszentrale.

Das Hauptgewicht dieser Tätigkeit liegt in der Arbeitszentrale des Vereins, die die Handarbeiten ankauft oder in Kommission nimmt und auf Ausstellungen sowie durch Lieferungen an Geschäfte und Privatpersonen abzusetzen sucht. Die Sorge der Arbeitszentrale darf sich aber nicht nur auf Erweiterung des Marktes richten, sondern sie muß sich auch auf die Absatzfähigkeit, d. h. auf die Herstellung brauchbarer, guter und geschmackvoller Arbeiten erstrecken. Ihre Aufgabe muß daher mit der Auswahl und dem Ankauf geeigneten Arbeitsmaterials beginnen, ist aber damit nicht erschöpft.

3. Die Handarbeitszeitung.

In dem Maße nämlich, wie sich die Handarbeit dem Kunstgewerbe nähert, wächst für die Blinde die Abhängigkeit von der sie vor allem in der Wahl der Farben beratenden Umgebung. Dazu kommt, daß die Handarbeit dem raschen Modewechsel unterworfen ist. Da bei den Beraterinnen nicht immer Kenntnis des Modebedarfs und nur in seltenen Fällen guter Geschmack vorausgesetzt werden kann, so gibt die Leiterin der Arbeitszentrale eine Handarbeitszeitung heraus, die in einer eigens zu diesem Zweck ausgearbeiteten Musterschrift moderne Strick- und Häkelmuster zur Darstellung bringt. Die Zeitung erscheint vierteljährlich unter dem Titel „Die blinde Handarbeiterin".

4. Handarbeitskurse.

Zur wirtschaftlichen Ertüchtigung der Handarbeiterinnen werden ferner mit Hilfe des „Reichsdeutschen Blindenverbandes e. V." Kurse zur Erlernung moderner Handarbeiten veranstaltet. Der erste Kursus fand im Januar 1926 im Blindenerholungsheim zu Wernigerode statt.

III. Die Förderung auf geistigem Gebiete.

Will der „Verein blinder Frauen Deutschlands" eine wirkliche Kulturgemeinschaft sein, so muß er den blinden Frauen eine geistige Grundlage des gegenseitigen Verstehens und gemeinsamen Arbeitens schaffen.

1. „Die Frauenwelt".

Als Mittel des geistigen Austausches hat er eine Zeitschrift, „Die Frauenwelt", ins Leben gerufen, die durch Aufsätze über allgemeine Frauenfragen den Zusammenhang mit der Frauenbewegung herzustellen sucht und im besonderen die Fragen behandelt, die der blinden Frau am Herzen liegen. Die „Frauenwelt" erscheint monatlich. Angesichts der geistigen Vereinsamung, in der gerade blinde Frauen oft leben, ist diese Zeitschrift von hoher ideeller Bedeutung. Der „Verein blinder Frauen Deutschlands" plant ferner die Herausgabe von Blindenschriftliteratur über Frauenfragen.

IV. Die Förderung auf gesellschaftlichem Gebiete.

Bei der gesellschaftlichen Förderung der weiblichen Blinden muß das Augenmerk in erster Linie auf die Familie und die Stellung der blinden Frau in ihr gerichtet werden. Das Hineinwachsen in die Familiengemeinschaft muß der blinden Frau — sei sie nun unverheiratet oder Gattin und Mutter — erleichtert werden, und nur dann wird sie als vollwertiges Glied dieser Gemeinschaft anerkannt, wenn sie ihr Dienste zu leisten vermag.

1. Fürsorge für die hauswirtschaftlich tätige Blinde.

Wesentlich unter diesem Gesichtspunkt steht die Fürsorge des „Vereins blinder Frauen Deutschlands" für die hauswirtschaftlich tätige Blinde. Denn als Erwerbsmöglichkeit kommt die Hausarbeit für Blinde nur in Ausnahmefällen in Betracht. Damit soll natürlich nicht gesagt sein, daß diese Bestrebungen nicht auch der wirtschaftlichen Förderung in hohem Maße dienen, schon dadurch, daß vielleicht ein anderes Familienglied für die Erwerbsarbeit frei wird, wenn die Blinde häusliche Pflichten übernimmt.

2. Hauswirtschaftlicher Unterricht.

Der „Verein blinder Frauen Deutschlands e. V." hat mehrfach, zuletzt im Auftrage der „Konferenz zur Fürsorge für die weiblichen Blinden", an die Blindenanstalten die Bitte gerichtet, eine gründliche hauswirtschaftliche Ausbildung für die schulentlassenen weiblichen Zöglinge einzuführen. Einige Anstalten sind diesem Wunsche nachgekommen, einige andere hatten schon von sich aus dieses Lehrfach in den Unterrichtsplan aufgenommen; viele jedoch verhalten sich noch praktisch ablehnend. Mit Unterstützung des „Reichsdeutschen Blindenverbandes" hofft der „Verein blinder Frauen Deutschlands" auch von sich aus hauswirtschaftliche Kurse einrichten zu können.

3. Das „Kochbuch der Blinden".

Wichtig ist ferner, daß er für die im Haushalt bereits tätigen weiblichen Blinden ein Kochbuch in Blindenschrift herausgegeben hat; dieses „Kochbuch der Blinden" ist durch die Geschäftsstelle des Vereins zu beziehen.

Auf die schwierigeren Fragen, die mit der gesellschaftlichen Förderung der weiblichen Blinden verbunden sind, kann hier nicht eingegangen werden. Sie werden in zahlreichen Aufsätzen in der „Frauenwelt" behandelt.

4. „Die blinde Frau in Haus und Beruf".

Zusammenfassend sei zum Schluß auf das 1925 vom „Verein blinder Frauen Deutschlands e. V." herausgegebene Schriftchen „Die blinde Frau in Haus und Beruf. Erfahrungen, Erfolge und Ziele" hingewiesen, das die weiblichen Blinden in ihrem Leben und Wirken und auf diesem Hintergrunde auch die Tätigkeit des Vereins anschaulich darstellt.

Literatur.

ANSPACH, K.: Bericht über die Konferenz zur Fürsorge der weiblichen Blinden vom 24. Juli 1925 in der Blindenanstalt zu Hannover-Kirchrode. Blindenwelt. Berlin. September 1925. S. 222 ff.
Die blinde Frau in Haus und Beruf. Erfahrungen, Erfolge und Ziele. Herausgegeben vom Verein blinder Frauen und Mädchen. 1925.
KÄMPER, KÄTHE: Probleme der Fürsorge für die blinde Handarbeiterin. Blindenfreund. Düren: Hamel. November 1925. S. 257 ff.
Satzung des Vereins blinder Frauen und Mädchen. 1912.
Satzung des Vereins blinder Frauen Deutschlands e. V. 1925.

III. Wirtschaftliche und soziale Einrichtungen.

A. Die Blindengenossenschaften
von O. Vanoli, Freiburg i. Br.

I. Aufgaben der Genossenschaften.

Anton von Horvath hat im Jahre 1909 auf dem Dresdener Blindentage über die von ihm in Wien gegründete Produktivgenossenschaft berichtet und damit erstmals den Plan gewerblicher Selbsthilfeorganisationen in der deutschen Blindenbewegung erörtert.

Seitdem sind innerhalb des Reiches fünf Genossenschaften blinder Handwerker entstanden, die auf rein kaufmännischer Grundlage arbeiten mit dem Zweck, ihre Mitglieder mit Rohstoffen und Arbeit zu versorgen. Für diejenigen Mitglieder, die selbständig ein Geschäft betreiben, kommt lediglich die Beschaffung von Rohstoffen in Frage; für den größeren Teil die Beschäftigung in den Genossenschaftswerkstätten oder die Überweisung von Aufträgen für Heimarbeit. Mit der zunehmenden Verschlechterung der Wirtschaftslage für die Kleinhandwerker nehmen auch die, welche sonst auf eigene Rechnung arbeiten, die Genossenschaften immer mehr zur Überweisung von Heimarbeit in Anspruch.

Es ist natürlich nicht möglich, aus diesen Betrieben die Geschäftsunkosten herauszuwirtschaften; sie müssen aus dem über den Kreis der Genossen hinausgehenden Großhandel mit Rohstoffen, Bürstenhölzern und Handelswaren (Feinbürsten, Pinsel usw.) gedeckt werden, aus dem zum großen Teil auch die Überschüsse stammen, die nach Abzug der Verzinsung der Geschäftsanteile und der Rückstellungen in Form von Prämien auf Arbeitslöhne und auf Rohstoffbezüge verteilt werden.

II. Die gegenwärtigen 5 Blindengenossenschaften.

1. Heilbronn.

Die älteste und am besten ausgebaute Württembergische Blindengenossenschaft in Heilbronn ist 1913 von Rudolf Kraemer, dem Gründer des Württembergischen Blindenvereins, errichtet worden. Sie steht mit dem Landesblindenverein in enger Beziehung. K. Anspach, der sie seit 1916 leitet, hat es verstanden, sowohl die Werkstätten im eigenen Genossenschaftsgebäude — das im vorigen Jahre durch Neubauten wesentlich vergrößert worden ist — als die Arbeitsversorgung der auswärtigen Mitglieder und das Handelsgeschäft zu einem mustergültigen Betriebe zu entwickeln.

2. Karlsruhe.

Die Ein- und Verkaufsgenossenschaft badischer Blinder hat der Badische Heimatdank (Dr. Ritter, jetzt Ministerialdirektor im Reichsarbeitsministerium) 1918 im Interesse der Arbeitsfürsorge für die zu den Blindenhandwerken übergegangenen Kriegsblinden gegründet; in Anbetracht der geringen Zahl derselben wurden jedoch auch die Friedensblinden mit zur Gründung herangezogen und durch Satzungsbestimmung sehende Schwerbeschädigte bis zu einem Fünftel der Gesamtzahl der Mitglieder zugelassen. Nach anfänglichem Mißerfolg der

Geschäftsführung hat Ende des ersten Geschäftsjahres A. Loeb die Leitung übernommen und das Unternehmen in wenigen Jahren auf einen Stand gebracht, der es von staatlichen Darlehen und Bürgschaften unabhängig machte. Werkstätten und Lager der Badischen Blindengenossenschaft sind bis jetzt in gemieteten staatlichen Räumen untergebracht. Eine Bürstenhölzerfabrik mit Sägewerk ist ihr Eigentum.

3. Braunschweig.

Die Arbeitsgenossenschaft gewerbetreibender Kriegs- und Zivilblinder in Braunschweig ist im Jahre 1921 durch Hans Klötzscher gegründet worden. Sie hat nach langwierigen Vorarbeiten eine Werkstätte für Bürstenfabrikation und Korb- und Stuhlflechterei eingerichtet.

4. Waldenburg. — Hamburg.

Im Jahre 1925 sind die Niederschlesische Blindenarbeitsgenossenschaft in Waldenburg (durch Dr. Hirschstein) und die Blindenerwerbsgenossenschaft „Hansa" (durch E. Falius) gegründet worden. Erstere verfolgt als Ziel die Arbeits- und Rohstoffbeschaffung für ihre Handwerker, während letztere neben diesem den weitergehenden Zweck verfolgt, ihren Mitgliedern (unter die sie auch Blinde außerhalb Hamburgs aufnimmt) durch den Vertrieb von Lebens- und Genußmitteln einen Verdienst zu schaffen. Zunächst sind dabei Tee, Kaffee und Kakao aufgenommen worden. Die „Hansa" stützt sich auf die guten Erfahrungen, die man in England mit ähnlichen Unternehmungen Blinder seit 30 Jahren gemacht hat. Die Gründung einer Blindenverkaufsgenossenschaft in Halle a. d. Saale für die Provinz Sachsen und Anhalt zum Absatz von durch blinde Handwerker gefertigten Waren steht in Aussicht. Es sollen Bürsten-, Seiler- und Korbwaren gemeinschaftlich vertrieben werden. Einstweilen nennt sie sich „Arbeitsfürsorge" unter der Geschäftsführung des Kaufmanns Eberhard.

Nachstehend geben wir einen Überblick über Mitgliederzahl, Geschäftsanteile usw. der angeführten Genossenschaften.

1. Blindengenossenschaft e. G. m. b. H., Heilbronn.

Tätigkeitsbereich: Württemberg und Hohenzollern.
Gründungstermin: 1. April 1913.
Mitgliederzahl: 250.

Höhe des Geschäftsanteils	50,— RM.
Höhe der Haftsumme	100,— „
Guthaben der Mitglieder auf Geschäftsanteilkonto	7 200,— „
Gesamthaftsumme	28 600,— „
Höhe der Rücklagen	16 000,— „
Grundstückswerte	95 000,— „
Jahresumsatz	170 000,— „
An blinde Mitglieder bezahlte Löhne	20 000,— „

2. Ein- und Verkaufsgenossenschaft Badischer Blinder e. G. m. b. H., Karlsruhe.

Tätigkeitsbereich: Baden, aber auch außerhalb Badens.
Gründungstermin: 17. März 1918.
Mitgliederzahl: 265.

Höhe der Geschäftsanteile	50,— RM.
Höhe der Haftsumme	50,— „
Guthaben der Mitglieder auf Geschäftsanteilkonto	29 877,50 „

Gesamthaftsumme . . . .   30 350,— RM.
Höhe der Rücklagen . . . .   17 000,—   „
Grundstückswerte . . . .   100 000,—   „
Jahresumsatz . . . .   218 000,—   „
An blinde Mitglieder bezahlte Löhne . . . .   15 000,—   „

3. Arbeitsgenossenschaft gewerbetreibender Kriegs- und Zivilblinder in Braunschweig. Braunschweig, Husarenstr. 75.

Tätigkeitsbereich: Braunschweig.
Gründungstermin: 18. September 1921, Werkstätte eröffnet: 2. September 1924.
Mitgliederzahl 48.
Höhe des Geschäftsanteils . . . .   30,— RM.
Höhe der Haftsumme . . . .   30,—   „
Guthaben der Mitglieder auf Geschäftsanteilkonto . . . .   —
Gesamthaftsumme . . . .   2 700,—   „
Höhe der Rücklagen . . . .   —
Grundstückswerte . . . .   —
Jahresumsatz . . . .   12 000,—   „
An blinde Mitglieder bezahlte Löhne . . . .   4 200,—   „

4a. Niederschlesische Blindenarbeitsgenossenschaft, Waldenburg (Schles.), e. G. m. b. H.

Tätigkeitsbereich: Provinz Schlesien.
Gründungstermin: 1. Oktober 1925.
Mitgliederzahl: 58.
Höhe des Geschäftsanteils . . . .   200,— RM.
Höhe der Haftsumme . . . .   400,—   „
Guthaben der Mitglieder auf Geschäftsanteilkonto . . . .   —
Gesamthaftsumme . . . .   23 000,—   „
Höhe der Rücklagen . . . .   —
Grundstückswerte: noch nicht vorhanden.
Jahresumsatz . . . .   —
An blinde Mitglieder bezahlte Löhne . . . .   —

4b. Blindenerwerbsgenossenschaft „Hansa", e. G. m. b. H., Hamburg.

Tätigkeitsbereich: Hamburg und Umgebung.
Gründungstermin: 28. November 1925.
Mitgliederzahl bis 15. Dezember 1925: 86.
Höhe des Geschäftsanteils . . . .   10,— RM.
Höhe der Haftsumme . . . .   20,—   „
Guthaben der Mitglieder auf Geschäftsanteilkonto . . . .   1 690,—   „
Gesamthaftsumme . . . .   3 360,—   „
Höhe der Rücklagen . . . .   —
Grundstückswerte . . . .   —
Jahresumsatz . . . .   —
An blinde Mitglieder bezahlte Löhne . . . .   —

B. Erholungsfürsorge für Blinde
von Fr. Mittelsten Scheid, Marburg.

I. Notwendigkeit einer Erholungsfürsorge.

Der hohe Einsatz von Nervenkraft, den der Fortfall des Gesichtssinnes fast
ausnahmslos in allen beruflichen Betätigungen von dem Blinden fordert, hat
naturgemäß einen starken Kräfteverbrauch zur Folge. Es kommt hinzu, daß
der Wiederaufbau der Kräfte in den arbeitsfreien Stunden erschwert ist, weil

der Blinde in jeder sportlichen Betätigung wie in der Aufnahme erfrischender Eindrücke behindert ist. Eine produktive Fürsorge, die die Arbeitskraft des Blinden erhalten und steigern will, wird darum stets auch auf die Schaffung von Erholungsmöglichkeiten bedacht sein. — Bedarf es aber zu diesem Zweck besonderer Blindenerholungsheime? Wenn gerade die Blindenorganisationen, die einer Isolierung des Blinden entgegenarbeiten möchten, diese Frage bejahen, so sprechen dafür nicht nur pekuniäre Gründe: Das Zusammensein mit Schicksalsgenossen, die sich im Daseinskampf zu behaupten wissen, wirkt aufmunternd und anspornend. Späterblindete finden nicht selten erst so den Weg zurück in ein tätiges Leben, wie die Erholungsfürsorge für erblindete Krieger in vielen Fällen gezeigt hat. Aber auch solche, die sich bereits mit ihrem Schicksal abgefunden haben, verdanken dem persönlichen Austausch der Erfahrungen oft wertvolle Anregungen. Natürlich muß das gesellige Leben in einem Erholungsheim so gestaltet sein, daß auch derjenige sich nicht beeinträchtigt fühlt, der Ruhe und Einsamkeit sucht. Dadurch, daß die bestehenden Erholungsheime fast durchweg in ihren Einrichtungen und Hausordnungen die sich hieraus ergebenden Forderungen berücksichtigt haben, schufen sie die Vorbedingungen für das stete Anwachsen ihrer Besucherzahl.

II. Zur Geschichte der Blindenerholung.

1. Maßnahmen vor Gründung der Selbsthilfeorganisationen.

Vom Jahre 1888 bis 1912 vermittelte der 1912 verstorbene Leiter der städtischen Blindenanstalt zu Berlin, Herr Direktor E. Kull, blinden Mädchen, die die Berliner Anstalt besucht hatten, Erholungsreisen an die Ostsee oder ins Gebirge.

Im Jahre 1908 gründete der blinde Kaufmann Eugen Krohn den Verein „Blindenerholung", der blinden Berliner Handwerkern eine Sommerfrische ermöglichte. Dieser Verein löste sich erst im Interesse des umfassenderen Wirkens des Reichsdeutschen Blindenverbandes auf und übertrug seine noch verfügbaren Mittel im Sommer 1916 der Abteilung „Blindenerholung des Reichsdeutschen Blindenverbandes".

Noch heute besteht das 1908 von Frau Kommerzienrat J. Keilberg-Bautzen aus selbst gesammelten Mitteln errichtete „Blindenerholungsheim Grimma i. S.", das vor allem Blinden der Stadt Leipzig einen Sommeraufenthalt gewährt.

2. Gründungen des Reichsdeutschen Blindenverbandes e. V.

Die schon im Sommer 1911, also noch im Jahre vor der Verbandsgründung, von den nachmaligen Führern des Reichsdeutschen Blindenverbandes geplante Errichtung eines allen Blinden des Deutschen Reiches zugänglichen Erholungsheimes in Binz auf Rügen wurde — trotz weitgehender Vorbereitungen — durch Ausbruch des Weltkrieges vereitelt. Deshalb beschränkte sich die Verbandsleitung zunächst auf die Erholungsfürsorge für die erblindeten Krieger durch Gründung der Abteilung „Kriegsblindenhilfe des Reichsdeutschen Blindenverbandes", aus deren Mitteln das am 6. Mai 1915 in Binz und das am 3. Oktober 1915 in Wernigerode am Harz eröffnete Kriegsblindenerholungs-

heim unterhalten wurde. Das Wernigeroder Heim blieb im Gegensatz zu dem
Binzer Heim auch im Winter geöffnet. Aus Mitteln, die der Verbandskasse
— also nicht der speziellen Abteilung „Kriegsblindenhilfe des Reichsdeutschen
Blindenverbandes‘‘ — durch Vertrieb des Buches „Durch Nacht zum Licht‘‘
zugeflossen waren, erwarb der Verband an Stelle der nur gemieteten Häuser
im Frühjahr 1916 die Villa Edelweiß in Binz auf Rügen und im Herbst 1916
die noch heute im Besitz des Reichsdeutschen Blindenverbandes befindliche
Villa in Wernigerode am Harz, Amelungsweg 6.

Die Gründung der Abteilung „Blindenerholung des Reichsdeutschen
Blindenverbandes‘‘ am 5. April 1916 ermöglichte seit dem Frühjahr 1916
auch die Aufnahme von Friedensblinden in den Verbandsheimen. Da der
Fabrikbesitzer O. STABRIN seine Besitzung „Hermannshof‘‘ in Cunnersdorf
bei Hirschberg in Schlesien vom Frühjahr 1917 bis zum Herbst 1918 der
„Kriegsblindenhilfe des Reichsdeutschen Blindenverbandes‘‘ zum Erholungs-
aufenthalt für Kriegsblinde zur Verfügung stellte, blieb das damals noch kleinere
Heim in Wernigerode am Harz während dieser Zeit den Friedensblinden vorbehalten, während in Binz weiterhin Kriegs- und Friedensblinde aufgenommen
wurden. Als Ersatz für die zu klein gewordene Villa Edelweiß erwarb der
Reichsdeutsche Blindenverband im Herbst 1918 das Kurhaus Prora bei Binz
auf Rügen, das Raum für über 100 Gäste bot. Dieses Heim mußte mit Beendi-
gung der Sommersaison 1919 wieder geschlossen werden. Der Verkauf vom
Kurhaus Prora im Frühjahr 1921 verschaffte die Mittel zum Erwerb der Heime
„Blindenerholungsheim Deutsches Haus in Timmendorferstrand an
der Lübecker Bucht‘‘ und „Blindenerholungsheim auf dem Kniebis‘‘,
Post Kniebis-Lamm bei Freudenstadt, die beide noch in Betrieb sind.
Ebenfalls im Jahre 1921 wurde das „Blindenkur- und Genesungsheim
in Salzuflen‘‘ gepachtet. Der für die nächsten Jahre vorgesehene Kauf des
Heimes kam nicht zustande. Als Ersatz wurde das „Blindenkur- und Erholungsheim Lindenhof‘‘ in Bad Oppelsdorf bei Zittau i. S. erworben,
das am 3. August 1925 eröffnet wurde. Doch ist der Kauf eines weiteren Kurheims
in Salzuflen oder einem anderen westdeutschen Badeorte in Aussicht genommen.

3. Bestrebungen von Vereinen,
die dem Reichsdeutschen Blindenverband angeschlossen sind.

Viele dieser Vereine verschaffen bedürftigen Mitgliedern Freistellen oder
Zuschüsse zu einem Aufenthalt in einem der Heime des Reichsdeutschen Blindenverbandes. — Als Entgelt für ein dem Verband zur Verfügung gestelltes Kapital
wurde von der Verbandsleitung die Abteilung „Sächsische Blindenerholung‘‘
gegründet, die jährlich einer Anzahl von Angehörigen des Freistaates Sachsen
Freistellen in den Verbandsheimen gewährt. — Die zu geringe Zahl der Plätze
in den Heimen des Reichsdeutschen Blindenverbandes — im Sommer 1925 mußten
über 200 Erholungsuchende abgewiesen werden — hat einige der Vereine bzw.
Verbände bestimmt, die Errichtung besonderer Heime zu erstreben. Zum Ziele geführt haben diese Bemühungen bisher bei dem „Württembergischen Blindenverein e.V.‘‘, der seit dem Jahre 1918 das Blindenerholungsheim Rohr a. d. F.
unterhält. Der Westfälische Blindenverein e. V. hofft, bis zum Frühjahr 1927 die
Mittel zum Ankauf eines eigenen Erholungsheimes verfügbar zu haben.

4. Gründungen des Bundes erblindeter Krieger e. V.

Nach Schließung des Heimes in Cunnersdorf im Riesengebirge löste sich die Abteilung „Kriegsblindenhilfe des Reichsdeutschen Blindenverbandes" auf und überwies die noch vorhandenen Mittel dem „Bunde erblindeter Krieger". Diese Organisation war inzwischen genügend erstarkt, um die Erholungsfürsorge für ihre Mitglieder selbst in die Hand nehmen zu können. Während des Sommers 1919 unterhielt sie ein Erholungsheim in Heiligendamm an der Ostsee. An Stelle dieses gemieteten Heimes kaufte der „Bund erblindeter Krieger" im Frühjahr 1920 das im Juli gleichen Jahres eröffnete „Kriegsblindenerholungsheim Herzberg am Harz", das Raum für 35—40 Gäste bot. Es bestand bis zum 1. Oktober 1925 und wurde am 1. November 1925 ersetzt durch das größere, ebenfalls käuflich erworbene „Kriegsblindenerholungsheim Braunlage (Oberharz)". Außerdem hatte der Bund für den Sommer 1925 wieder ein Seeheim gepachtet, und zwar in Ahlbeck auf Usedom. Im Frühjahr 1926 wurde das „Erholungsheim Ostseebad Swinemünde" erworben. Der Kauf eines weiteren Heims in einem Badeort ist geplant.

5. Erholungsfürsorge der Bayerischen Landeshauptfürsorgestelle für Kriegsbeschädigte und Kriegshinterbliebene.

Eine weitere Erholungsmöglichkeit ist den Kriegsblinden seit dem Sommer 1925 erschlossen: Die Bayerische Landeshauptfürsorgestelle für Kriegsbeschädigte und Kriegshinterbliebene hat in Söcking am Starnberger See ein Kriegsblindenerholungsheim errrichtet.

6. Erholungsfürsorge des „Vereins der blinden Akademiker Deutschlands e. V."

Seit Beginn des Jahres 1925 hat der „Verein der blinden Akademiker Deutschlands" seine Aufmerksamkeit auch der Erholungsfürsorge für seine Mitglieder zugewandt. Da von der Errichtung eines eigenen Heimes zunächst abgesehen werden mußte, so ermittelte die Geschäftsstelle Anschriften solcher Pensionen, in denen blinde Akademiker Aufnahme zu günstigen Bedingungen finden konnten. Diese Anschriften wurden in dem Vereinsorgan „Beiträge zum Blindenbildungswesen", Jahrgang 2, insbesondere Heft 6 und 7, bekanntgegeben. Der im September 1925 beschlossene Erwerb eines eigenen Erholungsheims mußte jedoch zurückgestellt werden, da andere finanzielle Verpflichtungen in den Vordergrund traten; doch wird aus den Einnahmen des Jahres 1926 ein Fonds zur Erreichung dieses Zieles gegründet.

7. Erholungsfürsorge der Blindenanstalten.

Seit 1923 besitzt der „Verband der Kriegsblinden Österreichs" in Aichberg (Weststeiermark) ein Erholungsheim mit 24 Betten, das neuerdings auch den reichsdeutschen Kriegsblinden zugänglich ist. Auskunft erteilt die Verbandsleitung, Wien III, Henselerstr. 3. — Über die Zulassung reichsdeutscher Blinder in dem 1926 erworbenen Erholungsheim des „Verbandes der Blindenvereine Österreichs" in St. Georgen am Raith bei Waidhofen an der Ibbs, das 50—60 Gäste beherbergen kann, schweben Verhandlungen. — Die Schädigung der Volksgesundheit in der Kriegs- und Nachkriegszeit, die insbesondere bei der Jugend zutage tritt, hat bereits mehrere Blindenanstalten bestimmt, besondere Maßnahmen für die Erholung ihrer Zöglinge zu treffen. So hat die Blindenanstalt in Chemnitz-Altendorf im Sommer 1926 in Zingst an der Ostsee Zöglinge untergebracht. — Die Hamburger Blindenanstalt von 1830 hat 1926 in Ratzeburg-St. Georgsberg ein Heim eingerichtet, das in einem Garten unmittelbar am Hochwald gegenüber dem Ratzeburger See liegt. In Ausnahmefällen werden auch Nicht-Hamburger aufgenommen. Die Verwaltung liegt in den Händen des Direktors der Hamburger Blindenanstalt. — Der „Verein zur Fürsorge für entlassene Zöglinge der Blindenanstalt Hannover e.V." in Hannover hat im Sommer 1926 in Hameln an der Weser ein Heim für 15 Gäste eröffnet. Das Haus mit dazugehörigem Grundstück von $1^1/_2$ Morgen Größe liegt am Südabhang des Klütberges hart am Walde. — In dem von der Landesblindenanstalt Kiel mit Unterstützung der Provinz Schleswig-Holstein in Schönberg in Holstein an der Kieler Außenförde erbauten Strandheim finden seit dem Sommer 1926 Zöglinge der Anstalt Aufnahme. Die jeweilige Gruppe, die unter Leitung einer Lehrkraft und einer Wirtschaftshilfe steht, führt als Lebens- und Arbeitsgemeinschaft die Bewirtschaftung des Heimes selbst. Das Heim dient also nicht ausschließlich Erholungszwecken, sondern zugleich modernen pädagogischen Bestrebungen.

8. Unternehmungen von privater Seite.

Da die von privater Seite unternommenen Versuche zur Errichtung von Blindenerholungsheimen meist schon nach kurzer Zeit scheiterten, bedürfen sie hier keiner Besprechung. Als ein zurzeit scheinbar noch nicht aufgegebener Versuch seien die Bestrebungen des Oberreallehrers a. D. Feuerstein in Wertheim i. B. erwähnt. Der von ihm ins Leben gerufene Verein „Blindenheim Wertheim e. V." erstrebt — in bewußtem Gegensatz zu der badischen Landesorganisation — die Errichtung eines eigenen Erholungsheimes in Wertheim.

9. Außerdeutsche Gründungen.

An außerdeutschen Heimen sei außerdem das auch Erholungszwecken dienende Blindenaltersheim Oberwaid bei St. Gallen, Kanton St. Gallen, Schweiz, erwähnt, weil dieses auch solchen reichsdeutschen Blinden, die sich in hervorragender Weise um die Blindenwohlfahrt verdient gemacht haben, Aufnahme gewähren kann, sofern die Plätze nicht durch Schweizer in Anspruch genommen werden. Da nur vereinzelte Blinde des Deutschen Reiches in Frage kommen können, verzichten wir auf eine ausführliche Besprechung. Interessenten erteilt das Heim nähere Auskunft. Über die Zulassung entscheidet zurzeit Direktor V. Altherr.

III. Die gegenwärtigen Heime.

Nachstehend seien die gegenwärtig bestehenden Heime in alphabetischer Reihenfolge kurz besprochen.

1. Kriegsblinden-Erholungsheim Braunlage (Oberharz).

a) Lage und Größe. Das dem Bund erblindeter Krieger gehörende Heim hat 26 Gästezimmer mit insgesamt 60 Betten, 16 Balkone bzw. Veranden, 4 Gesellschaftsräume und einen kleinen Garten. Es liegt etwa 60 m oberhalb des als Luftkurort, günstiger Ausgangspunkt für Tages- und Halbtagswanderungen, im Oberharz und Wintersportplatz bekannten Städtchens Braunlage (620 m), fast auf der Höhe des Hütteberges, in unmittelbarer Nähe des Waldes und ist von dem Bahnhof Braunlage der Harzquerbahn auf einem Fußwege in rund 20 Minuten zu erreichen. Es bleibt das ganze Jahr geöffnet.

b) Aufnahmebedingungen. Aufnahme finden Kriegsblinde mit je einer sehenden Begleitperson. Die Dauer des Aufenthalts soll im allgemeinen 6 Wochen nicht übersteigen. Im Jahre 1926 betrug der Pensionspreis 2,50 RM.

Bedürftige Kriegsblinde können Freistellen aus einem Unterstützungsfonds des Bundes erhalten. (Anmeldung s. u.)

c) Verwaltung und Leitung. Mit der Verwaltung des Heimes ist ein sechsgliedriger Heimausschuß betraut, dessen Obmann zurzeit Albert Bierwerth, Göttingen, Friedensstraße 15, ist. Der Obmann nimmt die Anmeldung der Gäste entgegen, arbeitet den Belegungsplan aus, besorgt den Einkauf der Lebensmittel und führt die Kassenbücher. Alle das Heim betreffenden Bekanntmachungen veröffentlicht er in dem Bundesorgan „Der Kriegsblinde". — Die aus einem Diakon und einer Schwester bestehende Heimleitung, der weiteres Personal zur Seite steht, sorgt für Ordnung und glatte Durchführung des Betriebes. Auf Wunsch wird auch Führung vermittelt.

d) Finanzierung. Da die Pensionsgelder zur Finanzierung des Heimes nicht ausreichen, werden die Mehrauslagen durch Spenden gedeckt.

2. Blindenerholungsheim Grimma i. S.

a) Lage. Das dem „Verein zur Beschaffung von Hochdruckschriften und Arbeitsgelegenheit für Blinde" in Leipzig angegliederte „Blindenerholungsheim Grimma i. S." liegt in einem großen Garten in der Nähe des Waldes, etwa eine Viertelstunde von Grimma entfernt. Von der Bahnstation Grimma, Unterer Bahnhof, ist es in rund 10 Minuten zu Fuß zu erreichen.

b) Größe. In den 7 Gästezimmern können 14 Gäste, bei starkem Andrang auch 16, untergebracht werden. Außer einem Speise- und einem Rauchzimmer dienen große Veranden zum Aufenthalt der Gäste.

c) Aufnahmebedingungen. Das Heim ist nur während der Sommermonate geöffnet und nimmt für je eine vierwöchige Kurperiode nur Blinde eines Geschlechts auf. Es ist vorwiegend für Blinde der Stadt Leipzig bestimmt; doch können auch andere Blinde zugelassen werden. Sehende finden keine Aufnahme. Für Führung wird nach Möglichkeit gesorgt. Anmeldungen sind zu richten an den Vorsitzenden des „Vereins zur Beschaffung von Hochdruckschriften und Arbeitsgelegenheit für Blinde", Bürgermeister Dr. Kubitz, Leipzig, Neues Rathaus.

d) Finanzierung. Der Pensionspreis betrug im Sommer 1926 3 RM. Die zum Unterhalt erforderlichen Zuschüsse werden von dem „Verein zur Beschaffung von Hochdruckschriften und Arbeitsgelegenheit für Blinde" in Leipzig bereitgestellt. Ein Fonds für Freistellen ist durch die Inflation verlorengegangen; doch können eventuell Vergünstigungen durch Frau Kommerzienrat J. KEILBERG, Bautzen, Wettinstraße 41, erwirkt werden.

Die Leitung des Heims liegt in den Händen einer Oberin.

3. Blindenerholungsheim auf dem Kniebis, Post Kniebis-Lamm bei Freudenstadt.

a) Lage. Von der 11 km von Freudenstadt im württembergischen Schwarzwald entfernten Haltestelle Kniebis-Lamm der Kraftwagenlinie Freudenstadt-Zuflucht erreicht man in wenigen Minuten zu Fuß das Blindenerholungsheim auf dem Kniebis des Reichsdeutschen Blindenverbandes e. V. In einer Höhe von 917 m gelegen, umgeben von waldigen Berghängen, ist das Heim, als das höchstgelegene der deutschen Blindenerholungsheime, für Luftkuren besonders geeignet. Es bleibt das ganze Jahr hindurch geöffnet, nimmt freilich im Winter auch sehende Wintersportgäste auf, sofern die Plätze nicht durch Blinde beansprucht werden. Auf guten Straßen und Fußwegen sind zahlreiche Ausflugsorte des nördlichen Schwarzwaldes in Tages- und Halbtagswanderungen zu erreichen.

b) Größe. Da die 17 Gästezimmer des Heimes mit ihren 38 Betten in den Sommermonaten nicht ausreichen, sind möblierte Zimmer in nahegelegenen Wohnhäusern des Ortes Badisch-Kniebis hinzugemietet. So hat das Heim seit seinem Bestehen 745 Gäste aufnehmen können, davon 241 im Sommer 1925. Außer dem Speisesaal stehen den Gästen zwei Gesellschaftsräume, ein Pavillon, ein kleiner Garten und eine Wiese zur Verfügung.

c) Aufnahmebedingungen. Wie alle Heime des Reichsdeutschen Blindenverbandes, so nimmt auch das Heim auf dem Kniebis Blinde beiderlei Geschlechts aus dem ganzen Deutschen Reiche mit je einer sehenden Begleitperson für durchschnittlich 3 Wochen auf. Zurückgewiesen werden Gäste, die in der gleichen Saison schon ein Heim des Reichsdeutschen Blindenverbandes besucht haben, sofern es sich nicht um ärztlich verordnete Nachkuren handelt. Verbandsangehörige zahlen ermäßigte Preise. Im Jahre 1926 betrugen die Pensionspreise: für selbstzahlende Verbandsangehörige 2,50 RM., für sehende Begleiter derselben, sofern es sich um Ehegatten, Kinder oder Geschwister handelt, ebenfalls 2,50 RM., andernfalls 3,50 RM.; für Blinde, die dem Verband nicht angeschlossen sind, 3,50 RM.; für Kinder bis zu 6 Jahren 1,10 RM., von 6 bis 12 Jahren 1,60 RM., darüber 2,50 RM. Die Kosten für eine eventuelle Ausquartierung sind hierin einbegriffen. Freistellen und Ermäßigungen bewilligt die Verbandsleitung nach Maßgabe der jeweilig verfügbaren Mittel nur an bedürftige Verbandsangehörige, die von ihren Ortsvereinen keine Erholungszuschüsse erwirken können.

d) Finanzierung. Außerdem zahlt die Verbandskasse einen Zuschuß zum Unterhalt der Heime, da diese sich bei den niedrigen Pensionspreisen nicht selbst erhalten können.

e) Anmeldung. Die Anmeldung der Gäste erfolgt bei der Heimleitung, die den Belegungsplan ausarbeitet und den Gemeldeten die erforderlichen Mitteilungen zugehen läßt. Alle allgemeinen die Heime betreffenden Nachrichten werden in dem Verbandsorgan „Die Blindenwelt" veröffentlicht, die in Schwarz- und Punktdruck durch die Geschäftsstelle des Reichsdeutschen Blindenverbandes,

Berlin, zu beziehen ist. Auch werden an die angemeldeten Gäste besondere Merkblätter versandt.

f) Leitung. Die Leitung des Kniebisheimes liegt in den Händen eines Ehepaares, dem — wie den Leitungen aller Heime des Reichsdeutschen Blindenverbandes — Helferinnen zur Betreuung der Gäste zur Seite stehen. Die Oberleitung erfolgt für alle Heime des Verbandes durch die Verbandsgeschäftsstelle. Jedes Heim hat außerdem einen besonderen Heimausschuß bzw. einen Obmann.

4. Blindenkur- und Erholungsheim Lindenhof in Bad Oppelsdorf bei Zittau i. S.

a) Lage und Größe. Von Zittau i. S. (Blinde, die in Dresden Aufenthalt haben, finden Unterkunft in dem in der Nähe des Hauptbahnhofes gelegenen Dresdener Blindenheim) führt die Reichenauer Kleinbahn in 35 Minuten zur Haltestelle Wald-Oppelsdorf, von der aus man mit dem Omnibus oder in 20 Minuten zu Fuß zu dem in Bad Oppelsdorf in einem Garten gegenüber einem öffentlichen Park gelegenen Heim des Reichsdeutschen Blindenverbandes gelangt. In seinen 15 Gästezimmern mit 11 Balkonen bzw. Veranden kann das Heim 28 Gäste beherbergen. Es ist vom 1. Mai bis 30. Oktober geöffnet.

b) Kurmittel. Bad Oppelsdorf liegt 255 m hoch an den Ausläufern des Isergebirges, auch unweit des Zittauer Waldes. Bis unmittelbar an den Ort erstreckt sich der Wald; Berge von über 1000 m Höhe sind in Ausflügen zu erreichen. An Kurmitteln stehen Oppelsdorf zur Verfügung: Schwefeleisen-, Mineral-, Kohlensäure-, Stahl-, Eisenmangan-, Moor-, Nadel- und Rindenbäder. Sie dienen zur Bekämpfung von Gicht, Gelenkrheumatismus, Ischias, Erkrankungen des Nervensystems, Bleichsucht, Frauenkrankheiten, Hautkrankheiten usw.

c) Aufnahmebedingungen. Die Aufnahmebedingungen sind die für alle Heime des Reichsdeutschen Blindenverbandes geltenden (s. Blindenerholungsheim auf dem Kniebis); doch sind Gästen, die die Kur gebrauchen, 4 Wochen als Normalaufenthaltszeit zugebilligt.

d) Leitung. Das Heim wird zurzeit von einer Dame geleitet, die jahrelang dem Heim in Salzuflen vorgestanden hat.

5. Blindenerholungsheim Rohr a. d. F.

a) Lage. Das Heim ist im Besitz des dem Reichsdeutschen Blindenverband angeschlossenen „Württembergischen Blindenvereins e. V.". Es liegt in dem Villenviertel des Luftkurortes Rohr auf den Fildern bei Stuttgart in einem großen Garten, 3 Minuten vom Walde, 10 Minuten von der Haltestelle Rohr a. d. F. der Lokalbahn entfernt.

b) Größe. Das Heim hat 28 Gästebetten in 16 Gästezimmern (9 Einzelzimmer, 7 Zimmer mit 2 bzw. 3 Betten); zu gemeinsamem Aufenthalt stehen das Speisezimmer und ein Gesellschaftszimmer zur Verfügung.

c) Aufnahmebedingungen. Als Erholungsuchende werden aufgenommen in erster Linie Mitglieder des Württembergischen Blindenvereins, und zwar während des ganzen Jahres, sodann aber auch andere Blinde während der Zeit vom 1. Mai bis 1. November (ausnahmsweise auch während der Wintermonate).

Sehende Begleitpersonen werden nur in beschränkter Zahl zugelassen. Im übrigen sind die Aufnahmebedingungen ähnlich wie diejenigen für die Heime des Reichsdeutschen Blindenverbandes (s. Blindenerholungsheim auf dem Kniebis). Der Pensionspreis betrug im Sommer 1926 für Vereinsmitglieder 1,50 RM. Anmeldung von Kurgästen und Anfragen sind an die Leiterin des Heimes zu richten. Alle das Heim betreffenden allgemeinen Mitteilungen werden durch das Vereinsorgan, den „Vereinsboten", bekanntgegeben, der in Schwarz- und Punktdruck durch die Geschäftsstelle, Heilbronn a. N., erhältlich ist. Freistellen werden von dem Württembergischen Blindenverein, eventuell auch von der Leitung des Reichsdeutschen Blindenverbandes vergeben.

Im Unterschied von den übrigen Erholungsheimen nimmt das Heim in Rohr auch einige Dauergäste auf. In Betracht kommen nur Mitglieder des Württembergischen Blindenvereins; über ihre Zulassung entscheidet der Vorstand des Vereins.

d) Finanzierung. Das Heim, das im Sommer 1926 130 Erholungsuchenden Aufnahme gewährte, erhält, sofern die Pensionsgelder nicht ausreichen, Zuschüsse von dem Württembergischen Blindenverein.

**6. Das Kriegsblindenerholungsheim
in Söcking am Starnberger See (Bayern).**

a) Größe und Lage. Von dem Bahnhof Starnberg, der von München in halbstündiger Eisenbahnfahrt zu erreichen ist, gelangt man in etwa 30 Minuten in das Kriegsblindenerholungsheim der Bayerischen Landeshauptfürsorgestelle für Kriegsbeschädigte und Kriegshinterbliebene in dem an Starnberg grenzenden, rund 700 m hoch gelegenen Städtchen Söcking. Das Heim bietet zurzeit Raum für 50 Gäste. Durch einen in Ausführung begriffenen Umbau soll Raum für weitere 10 Gäste gewonnen, ferner die Zahl der Gesellschaftsräume vergrößert werden. Zu dem Heim gehören Wirtschaftsgebäude und Stallungen, ein großer Zier- und Gemüsegarten mit anschließendem Wäldchen. Die nähere Umgebung ist eben. Der Starnberger See bietet zu Wassersport jeder Art Gelegenheit. Die bayerischen Alpen sind in Tagesausflügen zu erreichen.

b) Verwaltung. Das Heim wird verwaltet von einem Heimausschuß, dem zwei Kriegsblinde, zwei Mitglieder des Vereins „Bayerische Kriegsblindenfürsorge e. V." und ein Vertreter der Bayerischen Landeshauptfürsorgestelle angehören. Obmann des Ausschusses ist zurzeit L. Birngruber, München, Vorsitzender des Landesverbandes Bayern des Bundes erblindeter Krieger, der die laufenden Geschäfte gemeinsam mit einem Verwalter-Ehepaar erledigt.

c) Aufnahmebedingungen und Finanzierung. Das Heim ist das ganze Jahr für Kriegsblinde und deren Begleitpersonen geöffnet. Der Tagesverpflegungssatz beträgt zurzeit 2,50 RM. Die Mehrkosten werden für bayerische Kriegsblinde aus Spenden oder öffentlichen Mitteln gedeckt. Für Kriegsblinde anderer Länder leisten entweder die Landeshauptfürsorgestellen (Vereinbarungen bestehen z. B. mit Württemberg, Baden und Thüringen) oder die Kriegsblindenstiftung für Landheer und Flotte die erforderlichen Zuschüsse. Anmeldungen und Anfragen sind an das Heim zu richten.

7. Erholungsheim Ostseebad Swinemünde des Bundes erblindeter Krieger.

a) Lage und Größe. Das Heim liegt nahe an der Grenze nach Ahlbeck, 1—2 Minuten vom Strande entfernt, in einem Garten unmittelbar am Walde. Außer Speisesaal und Gesellschaftsräumen enthält es 22 Gästezimmer, jedes mit Balkon oder Veranda.

b) Aufnahmebedingungen. Über Aufnahmebedingungen, Leitung, Verwaltung und Anmeldung vgl. das für das Heim in Braunlage Gesagte.

8. Blindenerholungsheim Deutsches Haus, Timmendorferstrand, Lübecker Bucht.

a) Lage und Größe. Das im Besitz des Reichsdeutschen Blindenverbandes befindliche Heim hat 21 Gästezimmer mit 40 Betten, 1 Speisesaal, 2 für den gemeinsamen Aufenthalt der Gäste bestimmte Veranden, 2 Morgen Gartenland und 10 Morgen Wiese. Es liegt am Ende des Seebades Timmendorferstrand an der Lübecker Bucht, dicht am Ostseestrand, unweit des Waldes, von der Bahnstation Niendorf mit dem Autoomnibus oder in 45 Minuten zu Fuß zu erreichen.

b) Aufnahmebedingungen. Das Heim bleibt vom 1. Mai bis 30. September geöffnet. Anmeldungen und Anfragen sind an die Heimleiterin zu richten. Über Aufnahmebedingungen, Freistellen, Unterhalt und Oberleitung gilt, was für alle Heime des Reichsdeutschen Blindenverbandes mitgeteilt wurde (s. Blindenerholungsheim auf dem Kniebis).

Seit seinem Bestehen ist das Heim von 1280, im Sommer 1926 von 332 Gästen besucht worden.

9. Blindenerholungs- und Berufsausbildungsheim Wernigerode am Harz.

a) Lage und Größe. Das Heim ist Eigentum des Reichsdeutschen Blindenverbandes e. V. Nachdem im Jahre 1924 bauliche Erweiterungen vorgenommen wurden, hat es 20 Gästezimmer mit 48 Gästebetten, 1 Speise- und Gesellschaftszimmer, 2 Veranden zu gemeinsamer Benutzung der Gäste, ferner Garten mit Liegehalle und Gemüseland. Es liegt am Südrande der Stadt, 311 m hoch, dem Walde gegenüber. Im Frühjahr 1926 ist eine zweite Villa in Benutzung genommen worden, die der Reichsdeutsche Blindenverband im November 1925 erworben hat. Außer der Wohnung des technischen Leiters enthält sie 6 Gästezimmer mit 14 Betten.

Während das Heim im Sommer ausschließlich Erholungszwecken dient, wozu Wernigerode als Ausgangspunkt für kürzere und weitere Wanderungen in den waldreichen Harz besonders geeignet ist, werden im Winter auch Berufsausbildungskurse für Späterblindete abgehalten.

b) Aufnahmebedingungen. Die Anmeldung der Kurgäste erfolgt bei der Heimleitung, die seit Jahren aus einem blinden Herrn und einer Schwester besteht. Auch in Wernigerode finden im Bedarfsfalle Ausquartierungen statt, nach den gleichen Grundsätzen wie auf dem Kniebis. Über Aufnahmebedingungen, Freistellen, Finanzierung und Oberleitung siehe den Abschnitt „Blindenerholungsheim auf dem Kniebis".

Das Heim hat seit seiner Gründung 1814 Gäste aufgenommen, davon 303 im Sommer 1926.

Literatur.

Zehn Jahre Blindenerholung des RBV. e. V. Berlin: Verlag des RBV. 1925.

Vierling, O.: Ein neues Kur- und Erholungsheim des RBV., Blindenwelt, Juli 1925. Berlin: RBV.

Löhle, K.: Das Kriegsblindenerholungsheim in Söcking am Starnbergersee. Der Kriegsblinde. Januar 1926. Hof: Ruppert.

Die Vereinsorgane der betreffenden Verbände.

Bierwerth, A.: Erholungsheim Ostseebad Swinemünde. Der Kriegsblinde. April 1926. Hof: Ruppert.

Fünfter Abschnitt.

Schrifttum.

A. Das Blindenschrifttum

von J. v. Trzeciakowski, Marburg.

I. Geschichtliches.

Der von Valentin Haüy (1745—1822), Leiter der ersten Blindenschule zu Paris, erfundene Hochdruck, der den Blinden die Antiqua zugängig zu machen suchte, war zwar ein großer Fortschritt; doch ermöglichte er nur das Lesen, aber nicht das Schreiben und löste somit nur einen Teil des schwierigen Problems einer les- und schreibbaren Blindenschrift, die als unerläßliche Grundlage einer Blindenbildung angesehen werden muß. Erst Charles Barbier (1767—1841), französischer Hauptmann der Artillerie, kam der Lösung näher, indem er von der Überlegung ausging, daß der erhabene Punkt für den tastenden Finger wesentlich besser zu fühlen sei als die Linie. Unter Verzicht auf die übliche Form der Buchstaben und Außerachtlassung der Orthographie stellte er ein System von Punkten zusammen, das allerdings noch einige Mängel, wie schwierige Tastbarkeit, Unmöglichkeit, die Lauttabelle international zu gestalten, u. a. m. aufwies. Auf der von Barbier geschaffenen Grundlage baute der blinde Blindenlehrer Louis Braille (1809—1852) weiter, und zwar vereinfachte er das Barbiersche System, das aus einer Form von je 2 Reihen zu je 6 untereinanderstehenden Punkten bestand, dahin, daß er für sein System eine Grundform von nur 6 Punkten verwendete und diese in der Form der 6 Punkte eines Würfels anordnete ∵. Sein System ist heute Allgemeingut der ganzen zivilisierten Welt geworden und bildet die Grundlage des modernen Blindenschrifttums und somit der Blindenbildung überhaupt.

Dem Bedürfnis nach Verringerung des Umfangs der Bücher und erhöhter Lese- und Schreibgeschwindigkeit Rechnung tragend, wurden in den einzelnen Ländern Kurzschriften zusammengestellt, welche im Gegensatz zur internationalen Vollschrift nicht nur einen Teil, sondern sämtliche der verfügbaren 63 Möglichkeiten der Punktkombination verwerten.

Um den Blinden auch bei der Erreichung einer höheren Bildung zu unterstützen und ihn von sehenden Hilfskräften möglichst unabhängig zu machen, sind von besonderen Fachkommissionen Systeme ausgearbeitet worden, die es ermöglichen, einheitlich und zweckentsprechend Fachliteratur in Punktschrift zu übertragen.

Nachstehend werden einige der wichtigsten Anleitungen und Übungsbücher aufgeführt, die das heutige Blindenschrifttum aufzuweisen hat.

II. Systeme und Leitfaden zur Erlernung der Blindenschrift.

„Systematische Darstellung der Brailleschen Vollschrift" (Marburger Systematik, Teil I), herausgegeben im Auftrage der Hochschulbücherei, Studienanstalt und Beratungsstelle für blinde Studierende e. V., Marburg a. d. Lahn, von Syndikus Dr. C. STREHL. In Schwarzdruck erschienen 1921, dasselbe in Punktdruck in 2. verbesserter und erweiterter Auflage 1925 im Verlag der Blindenhochschulbücherei, Marburg a. d. Lahn. Schwarzdruck: Format 21 zu 33, 32 S. Punktdruck: Format 27 zu 34, 64 S., Großdruck in Zwischenpunktdruck. Durch den Verlag zu beziehen.

Dieser Teil (wie auch Teil II und III, s. u.) ist das Ergebnis langjähriger Erfahrungen sowie des Studiums der Kongreßberichte und einer genauen Prüfung sämtlichen für dieses Gebiet in Betracht kommenden gedruckten und ungedruckten Materials. Er enthält außer der deutschen Vollschrift (auch verkürzten) einige fremdsprachliche Alphabete mit zugehörigen Akzentzeichen sowie alle Hilfszeichen, die für eine korrekte Schreibweise unerläßlich sind. Die Schwarzdruckausgabe ist in erster Linie für Sehende und als Nachschlagewerk für Übertragungen in Blindenschrift bestimmt. Beispiele zur Erläuterung der Regeln in guter Auswahl sind reichlich vorhanden. Die Punktschriftausgabe kann Blinden, und zwar Lernenden und Lehrenden, gute Dienste leisten.

„Entwurf zur Vereinfachung der deutschen Blindenkurzschrift", von G. ZEHME, Gymnasialoberlehrer a. D., Neuendettelsau. In Punktdruck (Kurzschrift) erschienen in 3. Bearbeitung 1920 im Verlag der Blindenhochschulbücherei, Marburg a. d. Lahn. Format 27 zu 34, 68 S., Großdruck in Zwischenpunktdruck. Durch den Verlag zu beziehen.

Auf Beschluß des 15. Deutschen Blindenlehrerkongresses vom 27. August 1920 zu Hannover-Kirchrode wurde dieser Entwurf der Kommission zur Bearbeitung von Punktschriftfragen zur Prüfung überwiesen. Es handelt sich nicht um eine neue Kurzschrift, sondern nur um eine Vereinfachung der bestehenden, und zwar soll dies durch Vereinfachung der Regeln und besonders durch Beseitigung der vielen Ausnahmen erreicht werden. Eine gänzliche Änderung erfahren nur die Interpunktionszeichen, wodurch neue Kürzungsmöglichkeiten geschaffen werden. Um sich von der Vereinfachung und somit Verbesserung überzeugen und auf Grund eines Vergleichs eine genaue Prüfung vornehmen zu können, sind im Entwurf die Regeln des „Allgemeinen Regelbuchs" (s. u.) wörtlich wiedergegeben.

„Regelbuch und Wörterverzeichnisse zur deutschen Blindenkurzschrift", nach den Beschlüssen des 11. Blindenlehrerkongresses in Halle a. d. S. vom 5. August 1904, festgestellt von der Kurzschriftkommission. In Schwarzdruck erschienen in 4. Auflage 1917, in Punktdruck (Vollschrift) in 2. Auflage 1912 im Verlag des Vereins zur Förderung der Blinden

bildung, Hannover-Kirchrode. Schwarzdruck: Format 14 zu 21, 32 S. Punktdruck: Format 25 zu 34, 82 S., Großdruck in Zwischenzeilendruck. Durch den
Verlag zu beziehen. (Hierzu Kurzschriftfibel s. daselbst.)

Das Regelbuch ist eine Bearbeitung und teilweise Umgestaltung der bis
dahin gebrauchten Kurzschrift zum Zwecke der Einführung eines erweiterten
und einheitlichen Systems. Auf dieser Grundlage sind alle hier noch aufgeführten
Darstellungen der deutschen Blindenkurzschrift aufgebaut, und zwar in kürzer
(s. Reuss) oder ausführlicher (s. Strehl) gefaßten Leitfaden.

„Systematischer Leitfaden zum Gebrauch der deutschen
Blindenkurzschrift" (Marburger Systematik, Teil III), herausgegeben im
Auftrage der Hochschulbücherei, Studienanstalt und Beratungsstelle für blinde
Studierende e.V., Marburg a. d. Lahn, von Syndikus Dr. C. Strehl. In Schwarz-
druck erschienen 1923, derselbe in Punktdruck (Vollschrift) in 2. verbesserter
Auflage 1926 im Verlag der Blindenhochschulbücherei, Marburg a. d. Lahn.
Schwarzdruck: Format 21 zu 32, 62 S. Punktdruck: Format 27 zu 34, 104 S.,
Großdruck in Zwischenpunktdruck. Durch den Verlag zu beziehen.

Der Leitfaden enthält im wesentlichen das bereits vorhandene, auf Blindenlehrerkongressen festgelegte Material, jedoch in einer erheblich erweiterten und
übersichtlich angeordneten Form. Er ist nicht nur zum Erlernen des Lesens,
sondern in erster Linie zum korrekten Gebrauch der Kurzschrift beim Schreiben
bestimmt. Dementsprechend sind auch komplizierte Schreibweisen berücksichtigt und erklärt worden. Beispiele für alle Regeln sind reichlich vorhanden
(s. auch Strehl, Teil I und II).

„Systematische Darstellung der deutschen Blindenkurzschrift", ausgearbeitet von A. Reuss, Heidelberg. In Punktdruck (Vollschrift) erschienen in 2. Auflage 1925 im Verlag von A. Reuss, Heidelberg-
Handschuhsheim. Format 20 zu 28, 60 S., Großdruck in Zwischenpunktdruck.
Durch den Verlag (jetzt in Schwetzingen, Baden) zu beziehen.

Die Darstellung enthält in kurz gefaßter Form einige allgemeine Anweisungen
zur Übertragung in Punktschrift, ferner in systematischer und übersichtlicher
Anordnung Tabellen mit Kürzungen und die notwendigsten zu ihnen gehörigen
Regeln. Dieses System genügt zwar nicht in allen Teilen für korrekte Anwendung
der Kurzschrift beim Schreiben (hierfür s. Strehl, Teil I bis III); doch ist es
als kurzgefaßter Leitfaden vor allem für die Bedürfnisse des Lesenden mit Erfolg
zu gebrauchen.

„Deutsche Debattenschrift für Blinde", herausgegeben von Dr.
H. Kopriva, Wien, und Dr. H. Schludermann, Klagenfurt. In Punktdruck
(Kurzschrift) erschienen 1926 im Verlag der Blindenhochschulbücherei, Mar-
burg a. d. Lahn. Format 27 zu 34, 26 S., Großdruck in Zwischenpunktdruck.
Durch den Verlag zu beziehen.

Die Debattenschrift ist in erster Linie für Gebildete bestimmt und bezweckt
durch Ersparung von möglichst vielen Feldern und insbesondere Punkten, ohne
wesentliche Beeinträchtigung der Deutlichkeit, eine höchstmögliche Schreibgeschwindigkeit zu erreichen. Eine gänzliche Änderung erfährt das übliche
Braille-Alphabet, indem für die relativ am häufigsten vorkommenden Zeichen
solche eingesetzt werden, die bei leichter Lesbarkeit aus möglichst wenig Punkten
zusammengesetzt sind. Eine Anlehnung an die Kurzschrift und an andere

Debattenschriften ist vorhanden. Die wenigen Regeln sind an Hand von Beispielen in Voll- und Debattenschrift klar ausgedrückt und ausgiebige Tabellen mit Wortkürzungen systematisch und übersichtlich angeordnet. Das Gebiet der Nationalökonomie findet in dem Verzeichnis der mehrfeldrigen Wortkürzungen besonders eingehende Berücksichtigung; doch ist eine Übernahme und Erweiterung der Kürzungen für andere Wissensgebiete leicht möglich. Den berechtigten Forderungen einer Debattenschrift, sich der jeweils erforderlichen Schreibgeschwindigkeit und Deutlichkeit anzupassen, wird hier durch die Möglichkeit der Weglassung von Endungen und Bindesilben Rechnung getragen.

„Debattenschrift für Blinde", von Dr. H. ZAKRZEWSKI, Berlin. In Punktschrift (Kurzschrift) erschienen in durchgesehener Neuauflage 1918 im Verlag der Blindenhochschulbücherei, Marburg a. d. Lahn. Format 27 zu 34, 38 S., Mitteldruck in Zwischenpunktdruck. Durch den Verlag zu beziehen.

Die Debattenschrift beruht im großen und ganzen auf dem gleichen Prinzip wie das System KOPRIVA-SCHLUDERMANN (s. o.); doch ist das BRAILLE-Alphabet unverändert übernommen worden. Eine Beschränkung dieser Debattenschrift auf bestimmte Gebiete liegt nicht vor.

„Schnellschrift für Blinde", von G. ZEHME, Gymnasialoberlehrer a. D., Neuendettelsau. In Punktdruck (Kurzschrift) erschienen 1918 im Verlag der Blindenhochschulbücherei, Marburg a. d. Lahn. Format 27 zu 34, 32 S., Mitteldruck in Zwischenpunktdruck. Durch den Verlag zu beziehen.

Die Schnellschrift ist in erster Linie für Gebildete bestimmt und der Text in ZEHMEscher Kurzschrift (s. Entwurf) abgefaßt. Im Gegensatz zu KOPRIVA-SCHLUDERMANN-ZAKRZEWSKI (s. o.) ist diese Schnellschrift eine Kurzschrift, welche die Wörter und Satzteile auf Grund ihrer Beziehungen zueinander im Satzzusammenhang kürzt. Während also in der gewöhnlichen Kurzschrift eine Anzahl feststehender Wortkürzungen gebraucht wird, deren jede nur eine ganz bestimmte Bedeutung hat, werden hier die Kürzungen — außer den schon bestehenden — nach bestimmten Regeln gebildet. Die Kürze liegt auch hier in der Fortlassung von Silben, Wortteilen und selbst ganzen Wörtern. Zwar ist es hier nicht nötig, sich neue Wortkürzungen einzuprägen; doch kann eine strenge Anwendung des Fortlassungsprinzips zu Leseschwierigkeiten führen. Eine Begrenzung auf bestimmte Gebiete kommt nicht in Betracht.

„Lehr- und Übungsbuch der Stenographie der deutschen Blinden", von R. HAUPTVOGEL. In Punktdruck (Vollschrift) erschienen 1912 im Verlag der Deutschen Zentralbücherei für Blinde, Leipzig. Format 27 zu 34, 36 S. (Nachschrift 16 S.), Großdruck in Zwischenzeilendruck. Durch den Verlag zu beziehen. (Hierzu Lesebuch s. daselbst.)

Das Lehr- und Übungsbuch lehnt sich trotz einiger Änderungen an die deutsche Kurzschrift an und beruht im wesentlichen auf dem Prinzip der oben besprochenen Debattenschriften.

„System der griechischen Blindenschrift", ausgearbeitet von der Kommission für Fachliteratur in Punktschrift, zusammengestellt von G. ZEHME, Gymnasialoberlehrer a. D., Neuendettelsau. In Punktdruck (Kurzschrift) erschienen 1918 im Verlag der Blindenhochschulbücherei, Marburg a. d. Lahn. Format 27 zu 34, 14 S., Großdruck in Zwischenpunktdruck. Durch den Verlag zu beziehen. (Dasselbe ist auch in lateinischer Sprache unter dem Titel „Delineatio Typorum Scripturae Graecae" erhältlich.)

„System der hebräischen Blindenschrift", ausgearbeitet von der Kommission für Fachliteratur in Punktschrift, zusammengestellt von Syndikus Dr. C. Strehl. In Punktdruck (Kurzschrift) erschienen 1920 im Verlag der Blindenhochschulbücherei, Marburg a. d. Lahn. Format 27 zu 34, 8 S., Großdruck in Zwischenpunktdruck. Durch den Verlag zu beziehen.

„System der lateinischen Blindenschrift", ausgearbeitet von der Kommission für Fachliteratur in Punktschrift, zusammengestellt von G. Zehme, Gymnasialoberlehrer a. D., Neuendettelsau. In Punktdruck (Kurzschrift) erschienen 1918 im Verlag der Blindenhochschulbücherei, Marburg a. d. Lahn. Format 27 zu 34, 16 S., Großdruck in Zwischenpunktdruck. Durch den Verlag zu beziehen. (Dasselbe ist auch in lateinischer Sprache unter dem Titel „Delineatio Typorum Scripturae Latinae" erhältlich.)

„Systematische Darstellung der Mathematik- und Chemieschrift für Blinde", zusammengestellt von der Unterkommission für reine Hochschulmathematik, herausgegeben von der Hochschulbücherei, Studienanstalt und Beratungsstelle für blinde Studierende e. V., Marburg a. d. Lahn. Erscheint in Schwarzdruck und Punktdruck (Kurzschrift) in 3., verbesserter Auflage 1927 im Verlag der Blindenhochschulbücherei, Marburg a. d. Lahn, und ist durch denselben zu beziehen.

Sie trägt den mannigfaltigen Schwierigkeiten einer möglichst gekürzten und doch übersichtlichen Mathematik- und Chemieschrift Rechnung und bietet die Möglichkeit, sämtliche in Betracht kommenden Zeichen wiederzugeben. Die durch das Schlütersche System (s. u.) gebotenen Richtlinien wurden in dieser Darstellung verwertet. Die kurzgefaßten klaren Regeln werden durch zahlreiche und alle Möglichkeiten berücksichtigende Beispiele erläutert.

„Mathematik- und Chemieschrift", von K. Schlüter, Blindenlehrer, Neuwied. In Punktdruck (Vollschrift) erschienen in 2. Auflage 1913 im Verlag der Blindenanstalt Neuwied. Format 27 zu 34, 46 S., Großdruck in Zwischenzeilendruck. Durch den Verlag zu beziehen.

Sie stellt einen erstmaligen Versuch dar, den Bedürfnissen der Schulmathematik voll Rechnung zu tragen.

„Systematische Darstellung der Lautschrift", Anleitung zur Wiedergabe der Aussprachebezeichnung, ausgearbeitet von der Kommission für Fachliteratur in Punktschrift, zusammengestellt von Dr. H. Baak, Münster i. W. In Punktdruck (Kurzschrift) erschienen 1921 im Verlag der Blindenhochschulbücherei, Marburg a. d. Lahn. Format 27 zu 34, 28 S., Großdruck in Zwischenpunktdruck. Durch den Verlag zu beziehen.

Sie ermöglicht die phonetische Wiedergabe der modernen Sprachen. Das System wird in zwei Teile eingeteilt, von dem der erste (allgemeine) Teil dort genügen wird, wo keine allzu weitgehende Differenzierung der lautlichen Darstellung, wie z. B. in Lexika und Grammatiken, vorhanden ist. Der zweite (spezielle) Teil bietet dagegen die Möglichkeit, die feineren Nuancierungen aller Sprachen zu berücksichtigen; er ist eine Erweiterung des allgemeinen Teils und baut sich logisch auf diesem auf.

„Brailles Musikschriftsystem", nach den Beschlüssen des 4. Blinden-lehrerkongresses zu Köln a. Rh. 1888, nebst Ergänzungen, angenommen vom 9. Blindenlehrerkongreß zu Steglitz b. Berlin 1898. In Punktdruck (Voll-schrift) erschienen 1899 im Verlag des Vereins zur Förderung der Blinden-bildung, Hannover-Kirchrode. Format 27 zu 34, 70 S., Großdruck in Zwi-schenzeilendruck. Ergänzungen: Format 27 zu 17, 20 S., Großdruck in Zwischen-punktdruck. Durch den Verlag zu beziehen. (Hierzu Musikschriftfibel s. da-selbst.) In Schwarzdruck im gleichen Verlag erschienen. Druck der Buch-und Reliefdruckerei von Ad. Schulze in Weißensee b. Berlin, Format 23 zu 15, 31 S. Ergänzungen: Format 23 zu 15, 4 S.

III. Lese- und Übungsbücher für Blindenschrift.

Die nachstehend aufgeführten Lese- und Übungsbücher tragen den zuerst auftretenden Leseschwierigkeiten dadurch Rechnung, daß sie anfangs in gut erhabenem und mit größeren Zeilenzwischenräumen versehenem Druck her-gestellt sind und erst allmählich zum Normaldruck (Zwischenpunktdruck) über-gehen. Diejenigen Lese- und Übungsbücher, die auch gleichzeitig für Kurz-schrift bestimmt sind, berücksichtigen zuerst die Vollschrift, verwenden dann stufenweise die einzelnen Laut-, Silben- und Wortkürzungen und schließen mit Texten in Kurzschrift in Zwischenpunktdruck.

„Leseschule für Späterblindete zur Erlernung der Blinden-vollschrift", von K. Hahn, Blindenlehrer, Neukloster i. Mecklenburg. In Punktdruck erschienen 1916 im Verlag der Staatlichen Blindenanstalt, Berlin-Steglitz. Format 27 zu 34, 64 S., Großdruck in Zwischenpunktdruck. Durch den Verlag zu beziehen.

„Leseübungen für Später-Erblindete", herausgegeben von Direk-tor S. Heller, Wien. In Punktschrift erschienen 1901 im Verlag des Israeli-tischen Blindeninstitutes, Wien. Format 27 zu 17, 40 S., Großdruck in Zwi-schenzeilendruck. Durch den Verlag zu beziehen.

„Fibel für deutsche Blindenschulen" (II Teile), zusammengestellt von Riemer, Ferchen, Metzler und Schild. In Punktdruck erschienen 1914 im Verlag des Vereins zur Förderung der Blindenbildung, Hannover-Kirch-rode. Format 23 zu 29, I. Teil 48 S., II. Teil 60 S., Großdruck in Zwischen-zeilendruck. Durch den Verlag zu beziehen.

„Leseübungsbuch in der Voll- und Kurzschrift nach dem System Braille für Späterblindete", bearbeitet und herausgegeben von F. W. Vogel, Hamburg. In Punktdruck erschienen im Selbstverlag. Format 27 zu 23, 120 S., Großdruck in Zwischenzeilen- und -punktdruck. Durch den Verlag zu beziehen.

„Kurzschriftfibel, ein Schulbuch zur Erlernung der Blin-denkurzschrift", zusammengestellt von der Kurzschriftkommission. In Punktdruck erschienen 1908 im Verlag des Vereins zur Förderung der Blinden-bildung, Hannover-Kirchrode. Format 27 zu 34, 90 S., Großdruck in Zwischenzeilendruck (dasselbe auch in Zwischenpunktdruck und in einseitigem Druck für die Hand des Lehrers). Durch den Verlag zu beziehen. (Hierzu Regelbuch s. daselbst.)

„Lesefibel zur Erlernung der deutschen Kurzschrift",

bearbeitet von Dr. A. Petzelt, Blindenoberlehrer, Breslau. In Punktdruck erschienen 1917 im Verlag der Schlesischen Blindenunterrichtsanstalt, Breslau. Format 27 zu 34, 126 S., Großdruck in Zwischenzeilendruck. Durch den Verlag zu beziehen.

„Lesebuch zum Lehr- und Übungsbuch der deutschen Blinden", von R. Hauptvogel. In Punktdruck erschienen 1913 im Verlag der Deutschen Zentralbücherei für Blinde, Leipzig. Format 27 zu 34, 62 S., Großdruck in Zwischenzeilendruck. Durch den Verlag zu beziehen.

„Musikschriftfibel", bearbeitet von Brandstaeter, Franz und Meyer. In Punktdruck (Vollschrift) erschienen 1889 im Verlag des Vereins zur Förderung der Blindenbildung, Hannover-Kirchrode. Format 27 zu 34, 84 S., Großdruck in Zwischenzeilendruck. Durch den Verlag zu beziehen.

IV. Anleitungen zur Übertragung in Blindenschrift.

„Systematische Anleitung zur Übertragung literarischer, besonders auch wissenschaftlicher Werke in Punktschrift" (Marburger Systematik, Teil II), herausgegeben im Auftrage der Hochschulbücherei, Studienanstalt und Beratungsstelle für blinde Studierende e. V., Marburg a. d. Lahn, von Syndikus Dr. C. Strehl. In Schwarzdruck erschienen 1921 im Verlag der Blindenhochschulbücherei, Marburg a. d. Lahn. Format 25 zu 32, 116 S. Durch den Verlag zu beziehen.

Diese Anleitung ist, wie auch Teil I und III (s. o.), das Ergebnis langjähriger Erfahrungen, gesammelter Anregungen hervorragender Fachleute sowie des Studiums sämtlichen für dieses Gebiet in Betracht kommenden Materials. Sie ist in erster Linie als Nachschlagewerk für Blindenschriftbibliotheken und -druckereien gedacht und bildet den ersten größeren Versuch, die Übertragung der Blindenschriftliteratur im allgemeinen und der wissenschaftlichen im besonderen zu systematisieren und zu vereinheitlichen. Sie berücksichtigt fast alle Schwierigkeiten, die sich bei einer korrekten und zweckentsprechenden Übertragung bieten, und bringt hierzu die erforderlichen Beispiele jedesmal in Voll- und Kurzschrift. Besonders eingehend wird auch die Wiedergabe fremdsprachlicher Texte und metrischer Bezeichnungen behandelt. Der ganzen Anlage nach kann diese Anleitung auch von einzelnen Abschreibern mit Erfolg gebraucht werden.

„Anleitung für handschriftliche Übertragungen in Punktschrift", von Marie Lomnitz-Klamroth, Leipzig (in Vorbereitung).

V. Ausführung der Blindenschrift.

Zur Ausführung der Blindenschrift bedient man sich entweder einer Tafel nebst Griffel oder einer Schreibmaschine.

Benutzt man eine Tafel, so muß der Bogen auf die Platte gelegt werden, in der sich die Vertiefungen (Grübchen oder Rillen) befinden. Um das Verschieben des Bogens zu verhindern, wird der Bogen auf Stiften befestigt, die an den Ecken der Platte angebracht sind. Hierauf legt man die einem Gitterwerk ähnliche obere Platte, die entweder mit Scharnieren oder Stiften befestigt ist, auf den festgespannten Bogen und hat nunmehr die gebrauchsfertige Tafel vor sich. Mit Hilfe eines Griffels wird das Papier von oben nach unten in die Vertiefungen hineingedrückt, wodurch die erhabenen, nach unten gerichteten Punkte entstehen. Dabei ist zu beachten, daß die Beschreibung des Bogens zeilenweise von rechts nach links erfolgen muß, um das Geschriebene, nachdem man das Blatt aus der Tafel herausgenommen und umgewendet hat, wie gewöhnlich von links nach rechts lesen zu können.

Beim Schreiben mit der Maschine wird der Bogen unter eine an der Walze befindliche, mit Scharnieren befestigte und mit Stiften versehene schmale Leiste gelegt und dann mit Hilfe eines an der rechten Seite der Walze angebrachten Griffes auf die Walze fest aufgerollt. Durch Drehen des Griffes nach der entgegengesetzten Seite wird das Papier in gleichmäßigen Abständen hervorgeschoben, wodurch sich die Zeilen nebst den erforderlichen Zwischenräumen ergeben. Von den sieben Tasten sind sechs für die Punkte und die siebente als Freitaste für den Abstand zwischen den Wörtern bestimmt. Jede der sechs Tasten, deren Reihenfolge der Brailleschen Grundform entsprechend (s. o.) angeordnet ist, bringt einen ganz bestimmten Punkt hervor, sodaß man in der Lage ist, jedes Zeichen der Punktschrift durch gleichzeitiges Anschlagen der erforderlichen Tasten zu bilden. Da hier, umgekehrt wie bei der Tafel, die Stifte das Papier von unten nach oben anschlagen, erhält man sogleich die Leseseite nach oben zugekehrt und schreibt somit nicht von rechts nach links, sondern von links nach rechts. Der Vorteil gegenüber der Tafel liegt bei der Maschine hauptsächlich in der besseren Übersicht des Geschriebenen und außerdem in der größeren Schreibgeschwindigkeit. Während man z. B. bei der Tafel ein aus vier Punkten bestehendes Zeichen erst durch viermaliges Ansetzen des Griffels erhält, genügt bei der Maschine ein einmaliges gleichzeitiges Anschlagen der vier in Betracht kommenden Tasten. Die bessere Übersicht ist namentlich beim Schreiben von Tabellen und mathematischen Aufgaben von großem Wert.

B. Die Blindenbüchereien, Punktschriftdruckereien und -verlage
von R. Dreyer, Hamburg.

Verhältnismäßig früh beschäftigte man sich in Deutschland mit der Frage des Blindenbuches. Die ersten Versuche von Professor Zeune mit erhabener Reliefschrift gehen auf das Jahr 1808 zurück, und schon 1828 begann man in der Bibelanstalt in Stuttgart damit, Teile der Bibel in erhabener Versalschrift zu drucken. In derselben Weise haben sich auch einzelne Blindenanstalten, voran die Königliche Blindenanstalt in Steglitz und die Vinckesche Provinzialblindenanstalt in Paderborn, bemüht, Andachts- und Unterrichtsbücher für ihre blinden Zöglinge zu schaffen. Doch erst mit der Einführung des Braille-Alphabets, das in den siebziger Jahren als Normalblindenschrift allgemein anerkannt wurde, war die eigentliche Grundlage für das Blindenbuch und somit auch für die Blindendruckereien und Blindenbüchereien gegeben. Während jedoch infolge des dringenden Mangels an Schulbüchern und geeignetem Lesestoff für die Zöglinge der Anstalten das Druckereiwesen einen verhältnismäßig schnellen Aufschwung nahm, dauerte es eine geraume Zeit, bis der Gedanke der öffentlichen Blindenbücherei, die in erster Linie den Bedürfnissen der erwachsenen und namentlich der im Erwerbsleben stehenden Blinden Rechnung trägt, in Deutschland fruchtbaren Boden fand.

In Nachfolgendem soll ein Überblick gegeben werden über die Entwicklung und den gegenwärtigen Stand der deutschen Blindenbüchereien und -druckereien.

I. Blindenbüchereien.

1. Selbständige öffentliche Blindenbüchereien.

a) Berlin. Akademische Blindenbücherei (früher „Mindensche Schenkung"). (Anschriften s. Anhang.) Veranlaßt durch eine Anregung bei der Kriegstagung 1916 der deutschen Blindenanstalten, stiftete Frau Direktor Minden, Berlin, 10000 M. als Grundstock für eine Bibliothek für akademische Blinde im Anschluß an die Bücherei der Städtischen Blindenanstalt zu Berlin. Die Bibliothek will die nötigen Hilfsmittel für die wissenschaftliche Ausbildung der Blinden sowie für die Ausübung ihres Berufs darbieten und steht allen studierenden Blinden Deutschlands und allen Akademikern im Amt unentgeltlich offen. Der Bücherbestand, der 1925 etwa 160 Werke umfaßte, enthält eine wertvolle Auswahl wissenschaftlicher Literatur, zum größten Teil durch private Abschreiber handschriftlich hergestellt. Bei der Übertragung neuer Bücher wird den Wünschen der Leser nach Möglichkeit Rechnung getragen.

Die Leihfrist wird von Fall zu Fall vereinbart; sie beträgt im Durchschnitt 2—3 Monate. Im Jahre 1925 wurden etwa 50 Entleihungen gebucht. Der Bücherversand ist nicht an bestimmte Bürostunden gebunden, sondern wird je nach Anfrage erledigt. Verantwortlicher Leiter der Bibliothek ist der jeweilige Direktor der Städtischen Blindenanstalt, in deren Räumen die Bücherei untergebracht ist. Bibliothekar und Geschäftsführer ist Blindenoberlehrer Erich Schulz, an den Bestellungen und Anfragen zu richten sind.

Ernst von Ihne-Kriegsblinden-Bibliothek. Zum Andenken an ihren verstorbenen Gatten Ernst von Ihne und in Erinnerung an sein segensreiches Wirken für die erblindeten Soldaten des letzten Krieges gründete Exzellenz Frau von Ihne am 7. Juli 1917 die Ernst von Ihne-Kriegsblinden-Bibliothek, die im Mai 1918 mit 3000 Bänden ihren Betrieb eröffnete und 6 Jahre später einen Bestand von etwa 6500 Bänden aufweisen konnte. Ein im Jahre 1923 herausgegebener Katalog umfaßt unterhaltende und belehrende Literatur in deutscher Sprache, eine kleine Auswahl an sprachwissenschaftlichen und fremdsprachlichen Werken und außerdem Musikalien. Die Leihdauer der Bücher beträgt für jeden Band 4 Wochen, für Lehrbücher und Noten nach Vereinbarung auch länger. Die Bücherei, welche von allen deutschen Kriegsblinden unentgeltlich benutzt werden kann, ist werktäglich von 10—5 Uhr geöffnet. Der Versand erfolgt einmal wöchentlich. Die Entleihungsziffer betrug im ersten Betriebsjahr 753 Bände, 1924 dagegen 2500 Bände. Die Bestände sind 1926 in die Verwaltung der Preußischen Staatsbibliothek übergegangen, wo voraussichtlich deren Aufstellung erfolgen wird. Die Geschäftsleitung der Bibliothek liegt in Händen von Reinhard Blitzner.

b) Bonn. Blindenbücherei des Borromäushauses. Die 1918 durch den Borromäusverein gegründete Bibliothek weist einen Bücherbestand von 727 Bänden auf. Die Bücher, sowohl unterhaltenden und belehrenden als religiösen Inhalts (keine Noten), sind zum größten Teil handschriftlich hergestellt. Kataloge in Punktschrift werden für 50 Pf. abgegeben. Die Bücherei, die von Fräulein JOHANNA MEYER geleitet wird, verleiht ihre Werke kostenlos an alle Blinden. Im Jahre 1925 wurden 1989 Bände ausgeliehen. Die Lesefrist beträgt 6 Wochen.

c) Breslau. Blindenbibliothek des katholischen Frauenbundes Deutschlands, Zweigverein Breslau e.V. Die Sektion Blindenfürsorge des katholischen Frauenbundes Deutschlands, Zweigverein Breslau, deren Hauptaufgabe die Sorge um das geistige und leibliche Wohl der katholischen Blinden in Breslau ist, hat im Jahre 1913 ein weiteres Arbeitsgebiet aufgenommen: „Das Übertragen einwandfreier Bücher religiösen, wissenschaftlichen, sittlich fördernden und unterhaltenden Inhalts in Blindenschrift." Aus diesen Anfängen ist die Blindenbibliothek entstanden, welche schon 1919 620 literarische Werke in 1500 Bänden sowie 900 Musikalien und Ende 1924 680 Werke in 1670 Bänden und 925 Noten umfaßte. Eine größere Anzahl von Handschriften ist von ehrenamtlichen Abschreiberinnen, zum Teil auch von bezahlten blinden Schreibkräften hergestellt worden.

Die Bücherei ist in den Räumen der Geschäftsstelle des katholischen Frauenbundes untergebracht und wird von Fräulein MARIA VON TRAPP geleitet. Rund 170 Leser nehmen die Bibliothek in Anspruch, teils Insassen der Breslauer Blindenanstalt, teils andere Blinde aus Stadt und Provinz. Die Entleihungsziffer betrug 1924 etwa 700 Bände. Kataloge in Punktdruck sowie auch Musikalienverzeichnisse in Schwarzschrift werden unentgeltlich abgegeben. Die Lesefrist beträgt für Bücher 4—6 Wochen, für Noten 6—8 Wochen. Ausgabestunden sind Montags, Mittwochs und Freitags nachmittags von 3—$5^1/_2$ Uhr.

Schlesische Blindenbücherei. Die Bücherei wurde am 10. Dezember 1915 auf Anregung von Dr. phil. et jur. LUDWIG COHN, in dessen Händen sich auch die Leitung der Bibliothek befindet, gegründet. Ihr Bestand bezifferte sich bei der Eröffnung auf rund 100 Bände. Im ersten Geschäftsjahr wurden 320 Bände an 68 Leser verliehen. Das Betriebsjahr 1925 weist eine Entlehnung von nahezu 3000 Bänden durch 496 Leser auf. In der Bücherei sind alle für eine Volksbibliothek in Betracht kommenden Gebiete vertreten. Außer in Esperanto enthält die Bibliothek keine fremdsprachlichen Werke. Auch Musikalien sind nicht vorhanden. Ihr Bestand umfaßt gegenwärtig rund 4000 Bände. Ein neuer Gesamtkatalog in Punktschrift ist im Herbst 1926 erschienen.

d) Hamburg. Centralbibliothek für Blinde e.V. Bibliothekar: RICHARD DREYER. Nach fünfjährigen Vorarbeiten konnte am 19. März 1905 die Hamburger Centralbibliothek für Blinde mit 5435 Bänden eröffnet werden. Sie war die erste deutsche Blindenbücherei größeren Stils. Nach dem Muster der National Library for the Blind in London sollte die Centralbibliothek Gemeingut aller deutschen Blinden werden. Ihr Wirkungskreis erstreckte sich bald weit über Deutschlands Grenzen hinaus; insbesondere haben von jeher viele österreichische Blinde ihren Bedarf an Büchern und Musikalien aus der Hamburger Bücherei bezogen.

Von der stets zunehmenden Entwicklung der Bibliothek während der 21 Jahre ihres Bestehens geben die nachfolgenden Zahlen Zeugnis:

	Bestand	Leser	Entleihungen
1905	5435 Bde.	165	1834 Bde.
1915	18424 Bde.	1209	18648 Bde.
1925	27932 Bde.	2012	30199 Bde.

Besondere Aufmerksamkeit wurde in den letzten Jahren der Ausgestaltung der fremdsprachlichen Abteilung zugewandt, welche größtenteils gedruckte, aber auch handschriftliche Werke in alten und neuen Sprachen, insbesondere auch eine Sammlung spanischer Bücher umfaßt.

Die handschriftlichen Übertragungen werden zum größten Teil von freiwilligen Mitarbeitern, zum Teil aber auch von bezahlten blinden und sehenden Schreibern hergestellt, und zwar hat die Hamburger Centralbibliothek hierfür gleich den anderen größeren Büchereien ihre eigene gedruckte Anleitung herausgegeben. Von Anfang an wurde nur in Kurzschrift geschrieben. Bei der Auswahl der abzuschreibenden Bücher finden Wünsche aus dem Leserkreis weitgehende Berücksichtigung. Insbesondere ist die Bibliotheksleitung bestrebt, blinden Schülern und Akademikern die für ihre Studien und Arbeiten nötigen Werke zu verschaffen.

Von großem Wert für die zahlreichen blinden Musiker ist die reichhaltige Notensammlung der Hamburger Bücherei. Ein neuer Musikalienkatalog in Punktschrift ist in Arbeit und soll zum Selbstkostenpreis abgegeben werden. Die drei ersten Teile (1. für Vokalmusik, 2. für instruktive und klassische Klaviermusik, 3. für Vortragsstücke und Unterhaltungsmusik) liegen fertig vor. Bücherkataloge in Schwarzdruck werden unentgeltlich abgegeben.

Die Lesefrist beträgt für 1—2 Bände 4 Wochen, für jeden weiteren Band weitere 14 Tage; für Musikalien ist die Zeit die doppelte. Bei wissenschaftlichen Werken, die zu Studienzwecken gebraucht werden, werden besondere Vereinbarungen getroffen. Bücherausgabe und Versand finden Dienstags, Donnerstags und Sonnabends von 9—1 Uhr und Donnerstags nachmittags von 5—7 Uhr statt.

e) Karlsruhe. Badische Landesbibliothek, Blindenbücherei. Schon seit dem Jahre 1905 hatte die Badische Landesbibliothek eine kleine Sammlung von Blindenbüchern, die auf Anregung von Direktor Längin begründet und 1922 durch Einverleibung der Bücherei des Karlsruher Blindenvereins erweitert wurde. Im November 1922 wurde dann mit der öffentlichen Benutzung begonnen. Im Jahre 1925 wurde auch die 1901 in Mannheim begründete Bibliothek des Badischen Blindenvereins in der Landesbibliothek hinterlegt. Beide Sammlungen werden seitdem als einheitlicher Bestand von zurzeit 571 Bänden verwaltet. Es handelt sich fast ausschließlich um gedruckte Werke, sowohl Bücher als Noten, wie aus dem zur Verfügung stehenden Katalog zu ersehen ist.

Entliehen wurden im Jahre 1925 114 Bände. Bücherausgabe und Versand finden werktags von 11—1 und von 3—4 Uhr statt. Für Leser am Ort beträgt die Lesefrist 4 Wochen, für auswärtige Entleiher 6 Wochen.

f) Köln. Blindenbücherei der Stadt Köln. Das Schicksal der Kriegsblinden und der Wunsch, ihnen zu helfen, ließ in Kölner Kreisen während der Kriegsjahre den Plan einer eigenen Blindenbibliothek erstehen, und so wurde im Jahre 1919 im Anschluß an die Städtischen Volksbüchereien und Lesehallen und in deren Räumen die Blindenbücherei der Stadt Köln eröffnet. Der Bücherbestand war Ende 1924 auf 1098 Bände angewachsen, teils belletristischer, teils belehrender Literatur. Musikalien und fremdsprachliche Werke sind bis jetzt noch nicht aufgenommen worden. Neben den in Punktdruck erschienenen Büchern enthält die Bücherei eine große Anzahl von Handschriften, welche von Sehenden und von Blinden zum großen Teil unentgeltlich, aber auch gegen Bezahlung hergestellt werden.

Die Leitung der Bibliothek liegt in den Händen des Direktors der Städtischen Volksbüchereien und Lesehallen, Dr. REUTER. Die Arbeiten des Betriebes werden von einer sehenden Hilfsbibliothekarin ausgeführt. An Katalogen sind bis jetzt nur einzelne Handexemplare vorhanden. Die Lesefrist beträgt 3 Wochen. Die Bibliothek, die bis jetzt nur von Kölner Blinden in Anspruch genommen wird, hatte im Jahre 1924 eine Entleihungsziffer von 625 Bänden. Es besteht aber die Absicht, demnächst auch den Bücherversand nach auswärts aufzunehmen.

g) Leipzig. Deutsche Zentralbücherei für Blinde. Am 12. November 1894 hielt der damalige Direktor der sächsischen Landesblindenanstalt, Hofrat BÜTTNER, auf Veranlassung des derzeitigen Pastors BUCHWALD vor geladenem Kreise einen Vortrag, in dem er auf die Bedeutung des Lesens für die aus der Anstalt entlassenen Blinden hinwies und die Gründung einer Bibliothek anregte. Es wurde der „Verein zur Beschaffung von Hochdruckschriften für Blinde" gegründet, der wiederum eine Leihbibliothek ins Leben rief, zunächst unter dem Namen des Vereins. Die Bücherei sollte allen deutschen Blinden zugänglich sein. Die Bücherausgabe und der Versand wurden 21 Jahre hindurch bis 1915 nebenamtlich von dem Küster der Nordkirche besorgt. Im Jahre 1901 ging die Leitung der Bibliothek in die Hände von Frau MARIE LOMNITZ-KLAMROTH über, die sich zunächst in erster Linie der Erweiterung des Bücherbestandes durch Herstellung handschriftlicher Übertragungen annahm. Sie bildete zu diesem Zweck eine Abschreibegruppe heran, die nach den von Frau LOMNITZ zusammengestellten Regeln und Anleitungen arbeitet.

Einen erheblichen Aufschwung brachte der Bibliothek, die inzwischen den Namen „Deutsche Zentralbücherei für Blinde" angenommen hatte, der Weltkrieg und das damit verbundene allgemeine Interesse für die Kriegsblinden. Am 9. September 1916 gründete Kreishauptmann VON BURGSDORFF den „Verein zur Förderung der Deutschen Zentralbücherei für Blinde zu Leipzig", und im gleichen Jahre konnte die Bibliothek, die bis dahin notdürftig in Schulen untergebracht war, ihre eigenen Räume im Gutenbergkeller des Buchhändlerhauses beziehen, deren feierliche Einweihung am 16. Dezember stattfand.

Der Bestand der Bücherei bezifferte sich 1901 auf 346 Bände, 1913 auf 3387 Bände und ist jetzt auf rund 15000 Bände angewachsen. Er umfaßt alle Wissensgebiete sowie Belletristik, auch in fremden Sprachen, vornehmlich in Esperanto. Auch Musikalien sind vorhanden.

Die Bibliothek verleiht ihre Bücher und Noten kostenlos an alle Blinden im Deutschen Reich sowie im Ausland. Die Lesefrist beträgt für Leipziger Leser 4 Wochen, für auswärtige Leser 6—8 Wochen.

Für die Leipziger Leser ist außerdem ein Lesesaal eingerichtet, in welchem eine Standbibliothek und zahlreiche Zeitschriften in Punktdruck zur Verfügung stehen.

h) Marburg. Hochschulbücherei für Blinde. Am 31. März 1917 wurde die „Hochschulbücherei, Studienanstalt und Beratungsstelle für blinde Studierende" in Marburg eröffnet, deren Leiter Syndikus Dr. Carl Strehl ist. Die Hochschulbücherei bezweckt die Beschaffung der notwendigen Fachliteratur in Blindenschrift für blinde Schüler und Studierende und für die im Beruf stehenden blinden Akademiker. Ein großer Teil dieser Fachliteratur ist handschriftlich hergestellt worden. Bei der Auswahl wird nach einem für die Hochschulbücherei aufgestellten Kanon gearbeitet, der an Hand der von Fachvertretern der Hochschulfakultäten entworfenen Listen aufgestellt worden ist. Auch werden Sonderanträge Studierender in weitgehendem Maße berücksichtigt.

Eine fachkundig ausgewählte Standbibliothek wird von den Schülern und Studenten der Marburger Studienanstalt rege benutzt. Daneben nimmt auch die Ausleihe an auswärtige Leser ständig zu. Im ersten Geschäftsjahr wurden 295 Bände verliehen, im fünften Geschäftsjahr 2085 Bände; im Jahre 1926 betrug die Ausleihe gegen 8000 Bände. Die Leserzahl war auf 722 angewachsen. Der Gebrauch der Bücherei ist kostenlos. Der Entleiher kann die Werke bis zu 6 Monaten und auf Wunsch darüber hinaus behalten. Der 1925 erschienene Katalog ist in Punktdruck kostenlos durch die Bücherei zu beziehen.

Die Bibliothek umfaßte Oktober 1926 2378 Werke mit 8512 Bänden, welche sich auf folgende Disziplinen verteilen:

	Werke	Bände
Theologie	124	584
Jura	222	671
Nationalökonomie	72	345
Philosophie	171	693
Philologie	1301	5437
Mathematik und Naturwissenschaften	95	318
Blindenwesen und Zeitschriften	393	464
	2378	8512

Allen Übertragungen liegt die im Verlag der Hochschulbücherei herausgegebene Punktschriftsystematik zugrunde. Die Bücherei verfügt über eine geschulte Abschreibe- und Korrekturabteilung. Aufträge zur Übertragung wissenschaftlicher Werke für Private werden entgegengenommen. Die Bücher werden korrigiert und gebunden geliefert.

i) Nürnberg. Süddeutsche Blindenbücherei. Im Sommer 1918 wurde von mehreren Nürnberger Blindenfreunden, an deren Spitze der Augenarzt Hofrat Dr. von Forster stand, der Beschluß gefaßt, eine Blindenbücherei zu gründen, die zunächst in erster Linie für die Kriegsblinden der Städte Nürnberg und Fürth bestimmt war. Am 1. September 1920 konnte der Betrieb in kleinem Umfange aufgenommen werden. Die Bibliothek ist seit ihrer Eröffnung der Städtischen Volksbücherei angegliedert, stand aber zunächst unter der Verwaltung eines besonderen Ausschusses, der sich aus Vertretern der Volksbildungsgesellschaft, der städtischen Fürsorge und des Blindenwesens zusammensetzte. Am 1. Juli 1924 wurde dann die Bücherei von der Stadt Nürnberg übernommen und dem Direktor der Stadtbibliothek, Dr. Friedrich Bock, unterstellt. Als Bibliothekarin wurde Fräulein Lina Maurer angestellt.

Der Bücherbestand, der sich bei Eröffnung der Bibliothek auf 1242 Bände bezifferte, ist bis zum Ende des Jahres 1925 auf 4220 Bände angewachsen. Der Katalog weist neben belletristischen auch wissenschaftliche und belehrende Werke der verschiedensten Gebiete sowie Musikalien auf. Die Bibliothek verleiht ihre Bücher über ganz Deutschland und ins Ausland. Es wurden im Jahre 1925 2642 Bände an 373 Leser verliehen. Die Bücherausgabe findet Dienstags und Freitags von 4—7 und Mittwochs von 9—12 Uhr, der Versand nur Dienstags und Freitags statt.

k) Wernigerode. Gesellschaft für christliches Leben unter den deutschen Blinden. Die Gesellschaft für christliches Leben unterhält seit 1908 eine Leihbücherei erbaulicher und apologetischer Werke sowie christlicher Belletristik, die bisher der Centralbibliothek für Blinde in Hamburg angegliedert war und sich stets einer regen Benutzung erfreute. Im November 1926 ist die Bibliothek in die eigenen Räume der Gesellschaft in Wernigerode übergeführt worden. Bibliothekar ist J. Reusch. Bücherbestellungen sind an die Geschäftsstelle in Wernigerode zu richten; auch Kataloge sind unentgeltlich von dort zu beziehen.

2. Mit Blindenanstalten verbundene öffentliche Blindenbüchereien.

a) Berlin-Steglitz. Punktschriftbücherei der Staatlichen Blindenanstalt. Die Bücherei, zu der schon im Jahre 1808 durch Professor Zeunes erste Versuche mit der Linienschrift der Grund gelegt war, eröffnete ihre Tätigkeit als Punktschriftbibliothek bereits im Jahre 1872 auf Anregung von Direktor Rösner. Ihr Bücher- und Notenbestand ist im Laufe der Jahre auf 16500 Bände angewachsen. Die Bücher sind zum großen Teil von freiwilligen Hilfskräften handschriftlich hergestellt worden. Es ist auch eine reichhaltige fremdsprachliche Sammlung in alten und neuen Sprachen vorhanden. Kataloge stehen jedem zur Verfügung. Die Bücherei wird von einem Lehrer der staatlichen Blindenanstalt geleitet, zur Zeit von Blindenlehrer Werner Schmidt. Der Leserkreis beschränkt sich in der Hauptsache auf Brandenburg und Preußen. Doch gehen auch Sendungen an Leser im übrigen Deutschen Reich. Im Jahre 1925 wurden im ganzen 4600 Bände verliehen. Bücherversand findet jeden Dienstag und Freitag, Bücherausgabe an die am Ort wohnenden Leser jeden Montag und Donnerstag von 4—7 Uhr statt, mit Ausnahme der Schulferien.

b) Königsberg. Bücherei der ostpreußischen Blindenunterrichtsanstalt Königsberg i. Pr. Die Anstaltsbibliothek wurde mit der Anstalt im Jahre 1846 gegründet. Sie hatte vor dem Krieg in der Hauptsache nur lokale Bedeutung. Seitdem aber stellte sie sich in den Dienst der Kriegsblinden und dehnte ihren Wirkungskreis über das ganze ostpreußische Gebiet aus. Die Leitung der Bücherei liegt in den Händen des kriegsblinden Bibliothekars Strehlow. Bücherausgabe resp. Versand findet viermal wöchentlich statt. Die Lesefrist beträgt für Leser am Ort 4 Wochen, außerhalb 6—8 Wochen. Im Jahre 1925 wurden 3877 Bände, sowohl Bücher wie Noten, verliehen. Die Bibliothek enthält neben den im Druck vorliegenden Werken eine ganze Reihe von durch freiwillige Hilfskräfte hergestellten handschriftlichen Übertragungen.

Der Bestand umfaßte Ende 1925 3951 Werke mit 6019 Bänden. Ein Katalog befindet sich noch im Druck.

c) Stuttgart. Schwäbische Blindenbücherei. Die Bücherei wurde 1894 von Direktor Decker gegründet und wird seitdem von Blindenlehrer Hudelmayer nebenamtlich verwaltet. Sie ist im Gebäude der Blindenanstalt Nikolauspflege untergebracht und wird von den Insassen der Anstalt eifrig benutzt. Im übrigen beschränkt sich der Leserkreis im wesentlichen auf Württemberg. Es wurden im Jahre 1925 1650 Bände verliehen. Dem gegenüber steht ein Bücherbestand von 4300 Bänden. Fremdsprachliche Bücher sind bis jetzt nicht aufgenommen worden und Musikalien nur in beschränkter Anzahl. Die Leihfrist beträgt 6 Wochen. Bücherausgabe an Stuttgarter Leser findet jeden Mittwoch nachmittag statt, Versand nach auswärts je nach Bedarf.

d) Wien. Blindenleihbibliothek des Staatlichen Blindenerziehungsinstituts in Wien. Unter der Direktion von Alexander Mell wurde im Jahre 1892 dem damaligen k. k. Blindenerziehungsinstitut eine Leihbibliothek für Blinde angegliedert, die mit 100 Bänden ihren Betrieb eröffnete. Nach 10 Jahren war der Bestand auf 400 Bände angewachsen, Ende 1924 auf 13693. Diesem Anwachsen des Bücher- und Notenbestandes entspricht die Zunahme der Entleihungen, welche 1924 11527 Bände betrug.

Die Bibliothek steht wie die damit verbundene Punktschriftdruckerei unter der Leitung von Bibliothekar Karl Satzenhofer. Für lokale Ausgabe ist die Bücherei wöchentlich dreimal geöffnet, Montags von 8—12 Uhr und Mittwochs und Freitags von 2—6 Uhr; Postversand findet täglich statt. Die Lesefrist beträgt für literarische Werke 4 Wochen, für Musikalien 6 Wochen. Der letzte Gesamtkatalog in Punktdruck wurde im Jahre 1913 herausgegeben. Eine Ergänzung zu demselben erscheint gegenwärtig als Beilage zum „Johann Wilhelm Klein". Sie ist wie der Katalog für österreichische Leser unentgeltlich erhältlich.

Auch die Bibliotheken der anderen Blindenanstalten verleihen ihre Bücher und Noten unentgeltlich an die in ihrem Heimatsbezirk lebenden Blinden, insbesondere an ihre ehemaligen Zöglinge.

II. Druckereien und Verlage.

1. Verlage mit eigener Druckerei.

A. *Private und Vereinsdruckereien.*

a) Berlin. Der Punktdruck-Notenverlag von G. Bube wurde im Jahre 1906 gegründet. Der Verlagskatalog weist über 1300 Werke für ein- und mehrstimmigen Gesang, Klavier, Violine, Cello, Zither, Orgel und Harmonium auf. Die Druckerei übernimmt Druckaufträge jeder Art sowie auch die Ausführung handschriftlicher Übertragungen.

Die Kullsche Blindendruckerei wurde im Jahre 1883 als „Druckerei der Städtischen Blindenanstalt zu Berlin" von Direktor E. Kull gegründet und von ihm bis zu seinem Tode 1912 geleitet. Sie befaßte sich nicht nur mit dem Druck von Blindenbüchern, sondern war in erster Linie Werkstätte für alle nur denkbaren Lehr- und Lernmittel für Blinde, wie Tafeln, Reliefbilder, Landkarten, auch Spiele. Die Druckerei wurde 1912 von Fräulein THERESE RICHAU erworben und später nach der Adalbertstraße verlegt. Sie ist seitdem nicht mehr abhängig von der Blindenanstalt. Der Verlag arbeitet in derselben Weise weiter wie unter Direktor KULL. Ein Bücher- und Lehrmittelverzeichnis ist auf Wunsch erhältlich. Es sind bis jetzt rund 100 Werke erschienen. Vereinzelt werden auch Noten gedruckt. Außerdem gibt der Verlag die von Blindenoberlehrer ERICH SCHULZ redigierte Monatsschrift „Blindendaheim" heraus.

Der Reichsdeutsche Blindenverband e. V. wurde am 26. Juli 1912 auf dem 2. deutschen Blindentag in Braunschweig gegründet. Neben einer Reihe von Zeitschriften (Näheres s. bes. Artikel) sind im Verlage des Verbandes eine Anzahl von Veröffentlichungen in Punktschrift und Schwarzdruck erschienen, welche die Belange der Blinden betreffen. Weitere Neudrucke sind zu erwarten; insbesondere ist auch der Druck von Musikalien und Werken für Gesundheitspflege in Aussicht genommen worden.

b) Düren. Der Blindendruckverlag des Vereins zur Fürsorge für die Blinden der Rheinprovinz in Düren wurde um 1885 von dem Blindenlehrer KRAGE ins Leben gerufen. Es sind bis jetzt 96 Werke in dem Verlag erschienen. Der letzte, im Juni 1925 herausgegebene Katalog weist in erster Linie katholische Religions- und Andachtsbücher, Musikalien und Lesestoffe für die Grundschule auf. Es werden auch Druckaufträge übernommen und auf Wunsch Landkarten und Reliefzeichnungen für Blinde angefertigt.

c) Hamburg. Der Punktdruckverlag von F. W. Vogel in Hamburg wurde 1897 gegründet. Er war der erste Verlag, der sich von vornherein ausschließlich der Kurzschrift zuwandte, zu einer Zeit, da andere Punktdruckverlage noch fast ausnahmslos in Vollschrift druckten. Der Katalog, dessen letzter Nachtrag im Herbst 1925 erschienen ist, weist eine reichhaltige Auswahl an belletristischen, an wissenschaftlichen und belehrenden Werken sowie in erster Linie an Noten und Musikliteratur auf. Im Jahre 1901 wurde von dem Verlag die Sauerwaldsche Kommissions-Musikalienhandlung übernommen. Leider mußte der Kommissionsvertrieb während des Krieges eingestellt werden; doch sind neue vorbereitende Arbeiten in dieser Richtung im Gange, zumal für den Bezug ausländischer Musikalien.

d) Hannover. Der Blindendruckverlag des Vereins zur Förderung der Blindenbildung in Hannover-Kirchrode wurde im Jahre 1876 auf dem 2. Blindenlehrerkongreß in Dresden auf Anregung von Hofrat BÜTTNER ins Leben gerufen, und schon in demselben Jahre ist mit dem Druck der ersten Bücher begonnen worden. Die Druckerei, die ihren Sitz zunächst in Steglitz hatte, ist am 1. Januar 1899 nach Hannover verlegt worden. Der im Jahre 1925 erschienene Katalog weist eine reichhaltige Auswahl an Büchern auf, in erster Linie klassische Literatur und Jugendschriften, außerdem einzelne Musikalien, im ganzen 292 Bände. Diese Zahl erhöht sich neuerdings durch den Ankauf der Frankfurter Druckerei und Übernahme sämtlicher in dem dortigen Verlag erschienenen 122 Musikalien. Besondere Verdienste hat sich der Verein erworben durch die Drucklegung der von Prof. KUNZ in Illzach entworfenen Relieflandkarten. Es wird auch auf diesem Gebiet weitergearbeitet. Der Verlag nimmt Druckaufträge jeglicher Art entgegen.

Laut Beschluß der Generalversammlung in Düsseldorf werden die Druckwerke des Vereins sämtlich zum Selbstkostenpreis abgegeben.

Die Geschäfte des Vereins werden im Nebenamt von einem Lehrer der Provinzialblindenanstalt, zur Zeit von Blindenoberlehrer W. Heimers, verwaltet.

Mit dem Verein zur Förderung der Blindenbildung ist außer dem Blindendruckverlag eine Lehrmittelzentrale verbunden, ferner seit 1876 eine Auskunftsstelle für alle Fragen des Blindenwesens und die 1917 in Hamburg gegründete Auskunftsstelle der Blindendruckereien.

e) Kassel. Die Druckerei von Karl Menk, Kassel, wurde 1913 in Frankfurt a. M. gegründet, im Jahre 1921 nach Wetter und 1926 nach Kassel verlegt. Die Druckerei, die zur Zeit hauptsächlich die Drucklegung mehrerer Zeitschriften des Reichsdeutschen Blindenverbandes und des Vereins blinder Frauen Deutschlands ausführt, übernimmt Druckaufträge jeder Art. In eigenem Verlag erscheint seit dem 1. Januar 1926 die „Deutsche Wochenschrift für Blinde". Außerdem sind einige Bücher in deutscher Sprache und in Esperanto herausgegeben worden.

f) Kreuzau. Esperanto-Blindenverband Deutschlands (Eblogo). Geschäftsstelle: Josef Kreitz, Kreuzau bei Düren (Rheinland). Im Verlag des im August 1921 gegründeten Verbandes sind bisher außer dem Wörterbuch von Christaller nur einige kleinere Abhandlungen erschienen; doch sind weitere Veröffentlichungen in nächster Zeit zu erwarten. Außerdem gibt der Verband seit 1924 unter dem Titel „La Blinda Esperantisto" eine Zeitschrift heraus.

g) Leipzig. Der Leipziger Blindendruckverlag des Vereins zur Beschaffung von Hochdruckschriften und Arbeitsgelegenheit für Blinde in Leipzig trat im Jahre 1895, ein Jahr nach der Gründung des Vereins, ins Leben. Er wurde der Deutschen Zentralbücherei für Blinde angegliedert und siedelte mit dieser im Dezember 1916 in das Buchhändlerhaus über. Seit 1901 steht der Verlag unter der Leitung von Frau Marie Lomnitz-Klamroth. In den ersten Jahren wurde ausschließlich in Vollschrift gedruckt; später wandte sich auch diese Druckerei der Kurzschrift zu. Bis 1918 waren 71 Werke in Voll- und Kurzschrift hergestellt. Noten sind bisher nicht gedruckt worden. Ein Verlagsverzeichnis ist erhältlich. Seit 1918 wird das von Hermann Haake in Bremen erfundene plattenlose Druckverfahren angewandt.

h) Marburg. Die Hochschulbücherei, Studienanstalt und Beratungsstelle für blinde Studierende e. V. in Marburg a. d. Lahn unterhält seit 1920 eine eigene neuzeitlich eingerichtete Blindendruckerei mit Kraftbetrieb. Die Druckerei arbeitet mit drei Punziermaschinen und ist nach neuestem Muster mit allen technischen Behelfen ausgestattet. Bis zum 1. Oktober 1926 waren ungefähr 240 Punktschriftbände punziert worden. Die Druckerei arbeitet ausschließlich nach der „Marburger Systematik".

Das Druckprogramm umfaßt wissenschaftliche Werke jeglicher Disziplin, insbesondere Gesetze, Grammatiken, Wörterbücher und Zeitschriften, die zum Selbstkostenpreis abgegeben werden. Außerdem ist ein hebräisches, griechisches und lateinisches Punktschriftsystem herausgegeben worden. Ferner wurde nach langwierigen und gründlichen Vorarbeiten einer Kommission zur Ausarbeitung einer Punktschrift für exakte Wissenschaften eine Punktschriftsystematik für

Mathematik und Chemie sowie eine Lautschrift zusammengestellt, deren Mangel bis dahin von allen gebildeten Blinden schwer empfunden worden war. Mit besonderem Interesse betreibt Dr. STREHL, der Leiter der Studienanstalt, die Verbesserung der technischen Hilfsmittel und die Konstruktion geeigneter Maschinen zur Anfertigung geometrischer Zeichnungen und arithmetisch-algebraischer Darstellungen sowie guter Reliefkarten. Ab und zu übernimmt die Druckerei auch fremde Aufträge, zumal auf dem eben erwähnten Gebiet. Verlagsverzeichnisse stehen auf Wunsch zur Verfügung.

i) Schwetzingen. Der Blindendruckverlag von ALEXANDER REUSS in Schwetzingen in Baden wurde im Jahre 1908 in Düren gegründet, 1913 nach Straßburg i. E., 1917 nach Heidelberg-Handschuhsheim und im Juli 1926 nach Schwetzingen verlegt. Der Verlagskatalog weist etwa 65 Werke vorwiegend wissenschaftlichen Inhalts sowie auch eine Anzahl Musikalien auf. Ein besonderes Verdienst hat sich der Verlag durch die Drucklegung einer griechischen, lateinischen, englischen und französischen Sprachlehre (zum Teil für den Selbstunterricht) erworben. Eine italienische Grammatik ist in Aussicht genommen worden, wie überhaupt der Verlag fernerhin bemüht sein wird, durch Herausgabe wissenschaftlicher und belehrender Werke zur Bereicherung der Punktdruckliteratur beizutragen. Außerdem werden Druckaufträge jederzeit entgegengenommen.

k) Wernigerode. Gesellschaft für christliches Leben unter den deutschen Blinden. Geschäftsführer: JULIUS REUSCH. Der Zweck der im Jahre 1903 gegründeten Gesellschaft ist die Verbreitung und Vertiefung christlicher Weltanschauung durch die Herausgabe erbaulicher und apologetischer Werke sowie christlicher Belletristik. Verlagskataloge stehen zur Verfügung. Außerdem gibt die Gesellschaft zwei Zeitschriften heraus.

B. Blindenanstalts-Druckereien.

a) Berlin-Steglitz. Der Punktdruckverlag der Staatlichen Blindenanstalt in Berlin-Steglitz begann seine Tätigkeit im Jahre 1872, nachdem schon seit 1826 von demselben Verlag Bücher in Linienschrift herausgegeben worden waren. In den ersten Jahren wurden vornehmlich Schullesebücher gedruckt, später auch andere Werke unterhaltenden und belehrenden Inhalts sowie in beschränkterem Umfange auch Musikalien. Im ganzen sind bis jetzt 228 Werke in Blindenschrift erschienen, welche in einem 1924 veröffentlichten Katalog aufgeführt sind. Die Druckerei befaßt sich auch mit der Herstellung von Landkarten und Reliefzeichnungen und ist bereit, Druckaufträge zu übernehmen.

b) Breslau. Der Blindendruckverlag der Schlesischen Blinden-unterrichtsanstalt, Breslau, welcher im Jahre 1903 unter Direktor SCHOTTKE gegründet wurde, befaßt sich mit der Drucklegung von Noten und Unterrichts-werken für Musik, Lehr- und Lernbüchern für Schule und Beruf, religiösen Stoffen beider Konfessionen und nebenbei in beschränkterem Maße mit der Beschaffung schöner Literatur. Es sind im ganzen etwa 60 Werke erschienen, die in einem im Frühjahr 1925 herausgegebenen Katalog aufgeführt sind. Die Druckerei ist bereit, Druckaufträge zu übernehmen; insbesondere werden Relief-karten nach vorgezeichneten Plänen angefertigt.

c) Königsberg. Die Druckerei der Ostpreußischen Blindenunterrichtsanstalt in Königsberg, die auf Anregung von Direktor Reckling ins Leben gerufen und am 1. August 1917 eröffnet wurde, befaßt sich in erster Linie mit der Herausgabe des Monatsblattes für ehemalige Zöglinge der Ostpreußischen Blindenunterrichtsanstalt. Daneben bezweckt der Verlag seit kurzem die Schaffung von Schulstoffen und schöner Literatur. Ein Verzeichnis befindet sich in Arbeit. Die Druckerei ist bereit, Druckaufträge zu übernehmen.

d) Nürnberg. Der Punktdruckverlag der Blindenanstalt in Nürnberg, der 1905 von Direktor Schleussner gegründet wurde, befaßt sich in erster Linie mit der Herausgabe von Schulbüchern und Unterhaltungsschriften, insbesondere einheimischer Literatur. Im ganzen sind bis jetzt 27 Werke erschienen. Der letzte Katalog ist im Jahre 1925 veröffentlicht worden.

e) Paderborn. Der Verlag der Blindenanstalt in Paderborn, der von Pauline v. Mallinckradt und den Schwestern der christlichen Liebe ins Leben gerufen wurde, beschäftigte sich schon seit 1845 mit dem Druck von Büchern in Planschrift und ging 1897 zum Gebrauch der Punktschrift über. Neben der Zeitschrift „Feierstunden" wird katholische Literatur gedruckt, Andachtsbücher und Erzählungen, im ganzen bis jetzt etwa 90 Werke. Außerdem ist in dem Verlag die Violinschule von Zimmer und Hecht erschienen.

f) Stuttgart. Die Druckerei der Blindenanstalt Nikolauspflege in Stuttgart besteht seit dem Jahre 1869 und beschäftigt sich in erster Linie mit dem Druck der von der Württembergischen Bibelanstalt herausgegebenen Bibelteile in Blindenschrift. Im eigenen Verlag sind das Württembergische evangelische Gesangbuch erschienen und außerdem Choralbücher und Liederbücher mit Noten. Der Druck weiterer Musikalien ist in Aussicht genommen. Die Druckerei ist bereit, Druckaufträge zu übernehmen.

g) Wien. Der Blindendruckverlag des Staatlichen Blindenerziehungsinstituts in Wien wurde im Jahre 1889 unter der Direktion von Alexander Mell gegründet und hat sich unter der Leitung von Karl Satzenhofer ständig entwickelt. Der letzte Verlagskatalog ist im Jahre 1924 erschienen. Der Verlag bezweckt in erster Linie die Beschaffung schöner Literatur. Daneben wird eine literarische Zeitschrift für Blinde „Johann Wilhelm Klein" herausgegeben. Die Druckerei befaßt sich auch mit der Herstellung von Landkarten und Reliefzeichnungen und übernimmt Punktdruckaufträge jeglicher Art.

Der Blindendruckverlag des Israelitischen Blindeninstituts in Wien wurde 1887 durch Dr. Ludwig August Frankl ins Leben gerufen. Es sind seitdem 108 Werke — Bücher und Musikalien — gedruckt worden, wie aus dem 1920 erschienenen Katalog zu ersehen ist. Die Druckerei, die während der letzten Kriegs- und Inflationsjahre ruhte, tritt jetzt mit einem neuen Druckprogramm hervor und wird sich wie früher auf dem Gebiet wertvoller Belletristik und der Musik betätigen. Sie ist auch bereit, Druckaufträge zu übernehmen.

2. Verlage ohne eigene Druckerei.

a) Heilbronn. Der Schwäbische Heimatverlag in Heilbronn a. N. wurde auf Anregung von Karl Anspach gegründet. Eigentümer des Verlages ist der Württembergische Blindenverein e. V.; die Leitung liegt in Händen von

K. Anspach. Außer dem „Vereinsboten" werden auch belletristische Werke, insbesondere schwäbische Heimatliteratur, von dem Verlag herausgegeben.

b) Hilden. Der Verein blinder Frauen Deutschlands e.V. (vormals Verein der blinden Frauen und Mädchen), der seine wichtigste Aufgabe in der Förderung der wirtschaftlichen Interessen der weiblichen Blinden Deutschlands erblickt, wurde im Jahre 1913 gegründet. Er übernahm bei seiner Gründung als Vereinsorgan die „Frauenwelt", die bereits in den Jahren 1911—1912 im Verlage von A. Reuss erschienen war. Außer der genannten Zeitschrift gibt der Verein seit 1926 als Ersatz für die in Fortfall kommende Handarbeitsbeilage zur Frauenwelt ein „Handarbeitsblatt" als selbständige Zeitschrift heraus. Ferner ist im Verlage des Vereins das „Kochbuch der Blinden" erschienen. Weitere Veröffentlichungen sind zu erwarten, und zwar ist zunächst an die Zusammenstellung von Anleitungen zur Anfertigung von Kinderspielzeug und Perl- und Bastarbeiten gedacht worden. Die Schriftleitung des Vereins liegt in Händen von Fräulein Käthe Kämper, Hilden, Rheinland, Mittelstraße 54.

c) Leipzig. Der Verein der deutschredenden Blinden wurde im Jahre 1891 auf Anregung des erblindeten Organisten Johannes Nathan gegründet. Er bezweckt den geistigen Zusammenschluß der deutschsprechenden Blinden zur Förderung ihrer gemeinsamen Interessen. Zur Erreichung dieses Zieles gibt der Verein seit seiner Begründung die „Mitteilungen des Vereins der deutschredenden Blinden" heraus, die auch von Nichtmitgliedern bezogen werden können. Geschäftsführer des Vereins und Schriftleiter des Blattes ist Dr. W. Schwerdtfeger.

d) Stuttgart. Die Privilegierte Württembergische Bibelanstalt in Stuttgart hat schon 1828 damit begonnen, einzelne Teile der Bibel nach der Methode des Franzosen Valentin Haüy auf steifem Papier in erhabener lateinischer Versalschrift herzustellen, und im Jahre 1856 übernahm der Leiter der Blindenanstalt Illzach bei Mülhausen i. E., Köchlin, der mit großen Kosten eine besondere Einrichtung für Blindendruck angeschafft hatte, im Auftrage der Bibelanstalt den Druck der ganzen Bibel, wie er 1863 in 63 Bänden fertig vorlag. Im Jahre 1886 wandte sich die Bibelanstalt zuerst der Braille-Schrift zu, und 1897 schritt man dann zu einer völligen Neuausgabe der Bibel in Punktschrift (Vollschrift). Zur Zeit wird in Gemeinschaft mit der „Gesellschaft für christliches Leben" an der Herausgabe der Stuttgarter Jubiläumsbibel in Kurzschrift gearbeitet. Die Bibelgesellschaft gibt die in ihrem Verlag erscheinenden Bände unter Selbstkostenpreis ab.

C. Die Blindenzeitschriften des Deutschen Reiches
von E. Güterbock, Berlin.

I. Allgemeines.

1. Einleitung.

Der hervorstechendste Zug der deutschen Blindenbewegung ist der, daß mehr als in einem anderen Lande die Blinden selbst die Initiative zur Verbesserung ihrer Lage ergriffen haben. Während in Amerika die Blinden nur das Objekt der dort gewiß ausgezeichnet arbeitenden Fürsorge sind, sind bei uns die Blinden schon seit längerer Zeit zur Selbsthilfe geschritten und haben sich zu großen Verbänden zusammengeschlossen, die die Fürsorge selbst betreiben, oder ohne deren Mitwirkung fürsorgerische Maßnahmen nicht mehr möglich sind. Die Blinden verkennen keineswegs, daß sie auf den Beistand der Sehenden angewiesen sind und immer angewiesen bleiben werden; sie sind für jede noch so kleine Hilfeleistung von Herzen dankbar. Aber in allen Blindenfragen ist letzten Endes nur der Blinde selbst der kompetente Sachverständige. Nur er kann beurteilen, welches Maß von Nervenkraft für eine bestimmte Arbeit aufzubringen, und ob dieser oder jener technische Behelf praktisch brauchbar ist. Diese Tendenz unserer Blindenbewegung spiegelt sich deutlich in der Blindenpresse wieder.

2. Aufzählung der Zeitschriften.

Zur Zeit[1]) erscheinen im Deutschen Reiche 29 Zeitschriften für Blinde oder über Blinde, und zwar:

1. Beiträge zum Blindenbildungswesen.
2. Blindendaheim.
3. Blindenfreund, Der.
4. Blindenhandwerk, Das.
5. Blindenwelt, Die.
6. Esperantisto, La Blinda.
7. Feierstunden.
8. Frauenwelt, Die.
9. Freund, Der beste.
10. Gegenwart, Die.
11. Gesellschafter, Der.
12. Glauben und Wissen.
13. Handarbeiterin, Die blinde.
14. Kinderfreund, Der.
15. Klavierstimmer, Der blinde.
16. Kriegsblinde, Der.
17. Mitteilungen des Vereins der deutschredenden Blinden.
18. Mitteilungsblatt des Bayerischen Blindenbundes, e. V.
19. Monatsblatt für die ehemaligen Zöglinge der Blindenanstalt zu Königsberg Pr.
20. Musikrundschau, Die.
21. Nachrichten aus dem Badischen Blindenverein.
22. Nachrichten des Westfälischen Blindenvereins.
23. Nachrichten für alle Blinden der Prov. Sachsen und des Freistaates Anhalt.
24. Nachrichten f. d. Rheinischen Blinden.
25. Tag, Über den — hinaus.
26. Umschau in Wissenschaft, Kunst und Literatur.
27. Vereinsbote, Der.
28. Wochenschrift, Deutsche — für Blinde.
29. Zeitgeist, Der.

Dazu kommen noch 6 Zeitschriften des Auslandes in deutscher Sprache, nämlich 4 österreichische und 2 schweizer, die im 2. Teil dieses Werkes behandelt werden sollen, sodaß wir nicht weniger als 35 Blindenzeitschriften deutscher Zunge zählen.

3. Inhalt.

Dem Inhalt nach gruppieren sich die 29 Blindenzeitschriften des Deutschen Reiches wie folgt:

A. Fachblätter		
1. Für das Blindenwesen		
a) Im allgemeinen	7	
b) Für einzelne Bezirke	7	
2. Für bestimmte Berufe	4	18
B. Unterhaltungsblätter		6
C. Nachrichtenblätter		1
D. Religiöse Blätter		
a) Evangelische	3	
b) Katholische	1	4
		29

---

[1]) Juli 1926.

A. Fachblätter.

a) Für das Blindenwesen.

α) **Im allgemeinen.** Den größten Raum nehmen die Fachblätter für das Blindenwesen ein. Jeder Verband hat sein eigenes Organ. Da sind zunächst die beiden großen Zeitschriften „Der Blindenfreund" (3)[1]), das Organ der Lehrer und Anstalten, und die Marburger „Beiträge" (1), das Sprachrohr der blinden Akademiker, in dem die Intellektuellen unter den Blinden zum Worte kommen; der Reichsdeutsche Blindenverband (RBV.), die größte Organisation der deutschen Blinden, gibt die „Blindenwelt" (5) heraus; der Verein der deutschredenden Blinden, die älteste Blindenorganisation, die auch die Blinden deutscher Zunge außerhalb des Reichs umfaßt, läßt seine „Mitteilungen" (17) erscheinen, ebenso die weiblichen Blinden die „Frauenwelt" (8); die Kriegsblinden haben ihre Zeitschrift (16) und auch die blinden Esperantisten (6). Alle Fragen, die nur irgendwie eine Beziehung zu dem Blinden und seinem Gebrechen haben, werden in diesen Zeitschriften erörtert, ihr Für und Wider in oft heftigen Fehden besprochen. Das Hauptthema, das immer wiederkehrt, ist: wie kann das Los des Blinden verbessert werden? wie kann der Blinde die Hemmungen, die ihm ein hartes Geschick auferlegt, überwinden? wie kann er ein nützliches Mitglied der menschlichen Gesellschaft werden und damit an ihrer Arbeit und Mühe, aber auch an ihrer Freude und Fröhlichkeit teilnehmen? wie kann der Blinde zu einem Leben gelangen, wie es der Normale führt, und damit ein zufriedener, glücklicher Mensch werden? Diese große Frage, die das Blindenwesen an jeden, der sich auch nur oberflächlich mit ihm beschäftigt, stellt, klingt uns aus jeder Zeile der Fachpresse entgegen. An ihrer Lösung arbeiten letzten Endes alle mit, die dort zur Feder greifen. Natürlich kehrt jeder Verband das heraus, was ihm besonders am Herzen liegt. Am vielseitigsten sind der „Blindenfreund" (3) und die „Beiträge" (1); das zeigt schon ihr äußerer Umfang.

Aufsätze, die Probleme des allgemeinen Blindenwesens behandeln, finden sich auch ab und zu in einigen Bezirksblättern, nämlich im „Vereinsboten" (27) und in den „Nachrichten für die Rheinischen Blinden" (24), ebenso vereinzelt im „Blindenhandwerk" (4). Das „Mitteilungsblatt des Bayerischen Blindenbundes e. V." (18) soll so ausgebaut werden, daß künftig der Raum zur Erörterung solcher allgemeinen Fragen zur Verfügung steht.

β) **Bezirksblätter.** Die Organisationen einzelner Länder und Provinzen geben seit einiger Zeit ihre besonderen Zeitschriften heraus, die über die lokalen Ereignisse und fürsorgerischen Maßnahmen berichten, um auf diese Weise zwischen den Blinden des betreffenden Bezirks ein engeres Band zu knüpfen. Das älteste dieser Blätter ist das „Monatsblatt für die ehemaligen Zöglinge der Blindenanstalt zu Königsberg Pr." (19); Württemberg hat seinen „Vereinsboten" (27), Bayern sein „Mitteilungsblatt" (18), Westfalen (22), die Rheinprovinz (24), Baden (21) und die Provinz Sachsen (23) haben ihre „Nachrichten". Berichte aus den Bezirksorganisationen des Reichsdeutschen Blindenverbandes stehen regelmäßig am

---

[1]) Die eingeklammerten Zahlen hinter den Zeitschriftentiteln verweisen auf die Nummern der obigen Liste, die mit denen der unten folgenden Zeitschriftenbibliographie übereinstimmen.

Schluß der „Blindenwelt" (5), Anstaltsnachrichten im „Blindenfreund" (3); wichtige lokale Vorgänge, wie Versammlungen, Neugründungen und dergleichen, werden natürlich auch in den übrigen Fachblättern besprochen.

b) Berufszeitschriften.

Von den von Blinden ausgeübten Berufen sind außer den geistigen Berufen (1) die typischen Blindenhandwerke (4), die weiblichen Handarbeiten (13), die Musik (20) und das Klavierstimmen (15) durch eigene Zeitschriften vertreten, die die Berufsgenossen technisch, wirtschaftlich und ideell zu fördern suchen. Berufsfragen werden aber auch in den allgemeinen Fachblättern für das Blindenwesen und hier und da in den Bezirksblättern eingehend behandelt. Eine regelmäßige Berichterstattung über die „neuen" Blindenberufe, vor allem über die Industriearbeit, findet jedoch nicht statt.

B. *Unterhaltungsblätter.*

Von den Unterhaltungsblättern macht die „Umschau" (26) die intellektuellen Blinden mit den neuesten Geschehnissen in Wissenschaft und Technik, in Kunst und Literatur bekannt, während die „Gegenwart" (10) ähnliche Ziele bei der breiten Masse der Blinden verfolgt. Gewissermaßen zwischen diesen beiden stehen die Vogelschen Zeitschriften „Der Gesellschafter" (11) und „Der Zeitgeist" (29). Dem Lesebedürfnis der Kinder will der „Kinderfreund" (14) entgegenkommen. Das „Blindendaheim" (2) und der Unterhaltungsteil der katholischen „Feierstunden" (7) suchen zwar mit Erfolg das Beste vom Guten zu bieten; sie nehmen aber zuviel Rücksicht auf das Fassungsvermögen der im fortbildungsschulpflichtigen Alter stehenden Blinden[1]).

Größere Werke der Literatur, Novellen, Romane in laufenden Fortsetzungen geben als Beilagen das „Blindendaheim" (2), die „Feierstunden" (7), „Der Gesellschafter" (11) und „Der Zeitgeist" (29). Eine solche literarische Beilage führt jetzt auch in verdienstvoller Weise der württembergische „Vereinsbote" (27), indem er hierin dem Beispiele des „Monatsblattes für die ehemaligen Zöglinge der Blindenanstalt zu Königsberg Pr." (19) folgt, während die „Musikrundschau" (20) eine Notenbeilage bringt. Literarischem Unterhaltungsstoff in gebundener und ungebundener Form begegnet man im Textteil der „Umschau" (26) und der „Gegenwart" (10). „La Blinda Esperantisto" (6) hat solche literarischen Stoffe sowohl im Hauptblatt, als auch in einer Beilage, aber nur in Esperanto.

C. *Nachrichtenblätter.*

Bieten die Unterhaltungsblätter dem Blinden das, was der Sehende im Feuilleton seiner Zeitung und in Revuen zu lesen gewohnt ist, so will die „Deutsche Wochenschrift für Blinde" (28) einen Ersatz für den „politischen" Teil einer Tageszeitung geben. Sie sucht in recht bescheidenem Umfange den Leser über die Tagesereignisse zu unterrichten, ohne selbst politisch dazu Stellung zu nehmen.

---

[1]) Hier möchten wir schon auf die einzige rein literarische deutsche Zeitschrift hinweisen, auf den „Johann Wilhelm Klein", der in Wien erscheint, und über den daher im 2. Teil mehr zu sagen sein wird.

Artikel über wirtschaftspolitische Fragen findet man in der „Umschau" (26). Natürlich haben die politischen Ereignisse einen gewissen Einfluß auf die Auswahl des Stoffes in allen Zeitschriften, und die allgemeine Wirtschaftslage und Sozialpolitik, von der das Blindenwesen nur ein Teil ist, spiegelt sich in der Blindenpresse wieder. Auf ganz besonders wichtige politische Ereignisse kommen auch andere Zeitschriften als die „Wochenschrift" (28) ab und zu zu sprechen, insbesondere die „Gegenwart" (10), das „Blindendaheim" (2) und die „Feierstunden" (7); Kunde aus fremden Ländern erhält man auch in den drei evangelischen Blättern (9, 12, 25).

D. Religiöse Blätter.

a) Evangelische.

Es gibt drei evangelische Blätter für Blinde: den „Besten Freund" (9), „Glauben und Wissen" (12) und „Über den Tag hinaus" (25). Sie beschäftigen sich mit Religion, Kirche und Mission und suchen alle Glaubenszweifel vom Standpunkt strengster Orthodoxie aus zu beheben; sie wollen dem Blinden Führer und Ratgeber in allen religiösen Fragen sein. Eine kirchlich liberale Zeitschrift für Blinde existiert nicht.

b) Katholische Zeitschriften.

Es erscheint nur eine katholische Zeitschrift, die „Feierstunden" (7), deren Tendenz wir schon charakterisiert haben (s. oben). Der erbauliche Teil nimmt nur etwa ein Drittel ein; aber alles, was die „Feierstunden" bringen, ist mit Rücksicht auf die Konfession ihres Leserkreises ausgewählt, wie das bei ähnlichen Blättern für Sehende auch der Fall zu sein pflegt.

Überblicken wir noch einmal den Inhalt der 29 reichsdeutschen Blindenzeitschriften, so ist das auffälligste Moment die große Zahl von Fachblättern für das Blindenwesen und für Blindenberufe. Hierin ist D e u t s c h l a n d allen anderen Ländern voraus. Der Blinde arbeitet bei uns eben selbst daran mit, zu geistiger und wirtschaftlicher Selbständigkeit zu gelangen. Daher mag es wohl kommen, daß er sich in seiner Presse in so weitgehendem Umfange mit sich und seinen Angelegenheiten beschäftigt. Trotzdem erscheint es ein wenig viel, daß unter den 29 Zeitschriften 18 dem Blindenwesen gewidmet sind. Der Blinde, der nach Unabhängigkeit strebt, gehört nun einmal in die Welt der Sehenden und sollte eine möglichst enge Fühlung und gute Vertrautheit mit ihr suchen. Wenn diesem Zweck nur etwa zwei Fünftel der vorhandenen Blindenblätter dienen, so ist das als zu wenig zu erachten, und wir D e u t s c h e n sollten uns hier das Ausland zum Vorbild nehmen, wo der Blinde durch seine in Blindenschrift gedruckten Zeitschriften mehr als bei uns der Sorge enthoben ist, sich aus den Z e i t u n g e n und R e v u e n der Sehenden vorlesen lassen zu müssen. Denn vieles, was dem Sehenden gewissermaßen auf der Straße anfliegt, muß sich der Blinde erst mühsam und bewußt aneignen. Freilich wird auch bei uns gar manches getan, um den Blinden mit dem warmen Leben der Gegenwart in Berührung zu bringen; wir müssen aber die Einschränkung hinzufügen: im Rahmen der vorhandenen Presse. Es fehlen uns die reinen Nachrichtenblätter, die die nackten Tatsachen in Depeschen und knappen Berichten bringen, wie sie ein gütiges Geschick

England und Frankreich beschert hat; es fehlen uns auch umfassende Zeitschriften, die all das, was die Menschheit heute bewegt, in ausführlichen Aufsätzen und Abhandlungen vorführen, wie sie wiederum England, Frankreich und auch Amerika besitzen. Ob wir aber in Deutschland je das Geld aufbringen werden, das zur Herausgabe solcher Blätter erforderlich ist, ist sehr zweifelhaft. So wollen wir mit warmem Danke das nehmen, was uns geboten wird, und es zu verwerten trachten.

4. Erscheinungsweise.

Von den 29 Zeitschriften erscheinen:

wöchentlich	2
monatlich	16
zweimonatlich	5
vierteljährlich	4
unregelmäßig	2
	29

Die Höhe der Druckkosten sowohl für den Schwarzdruck wie erst recht für den Braille-Druck und die immer noch nicht restlos überwundenen technischen Schwierigkeiten des letzteren bringen es wohl mit sich, daß bis auf zwei alle Zeitschriften nur einmal im Monat oder noch seltener herauskommen. Die schwarz gedruckten Blätter erscheinen sämtlich monatlich einmal. Wir hoffen, daß das Blindendruckverfahren immer mehr vereinfacht und verbilligt wird, und daß der Papierpreis wesentlich sinkt, damit der Inhalt immer reicher ausgestaltet werden kann.

5. Mitarbeit Blinder.

Ein einziges Blatt, „Der Blindenfreund" (3), ist nur für die Sehenden, für die Lehrer und Fürsorger, bestimmt und wird daher fast ausschließlich von Sehenden bedient. Das Ostpreußische Nachrichtenblatt (19) wird ganz im alten Stil von dem sehenden Direktor der Königsberger Anstalt redigiert. An allen übrigen Fachblättern sind Blinde beteiligt. Zwar wird das rheinische (24) und das sächsische Nachrichtenblatt (23) von Fürsorgevereinen Sehender herausgegeben und von Sehenden geleitet; aber in dem ersteren nehmen von Blinden verfaßte Artikel den größten Raum ein, und an der Herausgabe des zweiten ist auch der Blindenverein der Provinz beteiligt. Die anderen 14 Fachblätter werden von Blinden redigiert. Es werden wohl auch Aufsätze aus Schwarzzeitschriften und -büchern abgedruckt, die von Sehenden geschrieben sind, wenn sie ein besonderes Interesse für Blinde haben; Sehende melden sich auch hier ab und zu zum Wort; aber die große Mehrzahl der Artikel sind Originalarbeiten Blinder. Das kennzeichnende Merkmal der Fachzeitschriften ist, daß es nicht nur Zeitschriften für Blinde, sondern solche von Blinden sind. Der Blinde strebt danach, die Fürsorge für seine Schicksalsgenossen selbst in die Hand zu nehmen und sie in allen Lebensnöten zu beraten. Der Erfolg, den gerade die Fachblätter haben, zeigt nur zu deutlich, welches hohe Maß von Vertrauen die große Masse der Blinden ihren blinden Führern schenkt.

Was die nichtfachlichen Zeitschriften betrifft, so kann es nicht wundernehmen, daß der „Kinderfreund" (14) von einem sehenden Pädagogen redigiert wird, da bisher in Deutschland Blinde nur in der Minderzahl als Blindenlehrer beschäftigt werden; aus dem oben über den Inhalt des „Blindendaheim“ (2) und der „Feierstunden“ (7) Gesagten ist zu entnehmen, daß auch diese beiden Blätter von sehenden Blindenlehrern geleitet werden; sie bringen aber auch ab und zu kleine Beiträge blinder Verfasser. Ebenso stößt man in der „Gegenwart“ (10) hier und da auf die Namen Blinder. Im allgemeinen bringen sie aber Schwarzdruckartikel zum Abdruck, während der „Gesellschafter“ (11) und der „Zeitgeist“ (29) ausschließlich Schwarzdruckzeitschriften nachdrucken. Die Redakteure der „Gegenwart“ (10), des „Gesellschafters“ (11) und des „Zeitgeistes“ (29) sind jedoch Blinde. Die „Umschau“ (26) wird von einem Blinden geleitet; sie weist neben der Wiedergabe von Schwarzdruckabhandlungen stets eine Reihe von Aufsätzen auf, die Blinde geschrieben haben.

Die „Deutsche Wochenschrift für Blinde“ (28) wird von einem Blinden redigiert, gedruckt und verlegt.

Auf die „Gesellschaft für christliches Leben unter den deutschen Blinden“, die die drei evangelischen Blätter (9, 12, 25) verlegt, haben Blinde maßgebenden Einfluß; ihr Geschäftsführer ist ein Blinder. Die „Feierstunden“ (7) werden von der katholischen Blindenanstalt zu Paderborn herausgegeben und geleitet.

Auch diese Betrachtung zeigt, daß bei uns die Zeiten vorbei sind, in denen der Blinde weiter nichts tat, als sich von seinen sehenden Mitmenschen betreuen zu lassen. Er will ein nützliches, Werte schaffendes Glied der Gesellschaft sein und beansprucht daher, über sein Los mitentscheiden zu können. Das ist der tiefere Sinn der Mitarbeit der Blinden an der Blindenpresse.

Nur im Vorbeigehen sei bemerkt, daß technisch keine Punktdruckzeitschrift ohne die Mitwirkung Blinder hergestellt wird. Mindestens sind die Blinden als Korrektoren oder Abzieher tätig. Sehr häufig findet man Blinde als Drucker(-innen) beschäftigt. 3 Druckereien, die Zeitschriften herstellen, sind Eigentum Blinder.

6. Druckart.

Es wird immer nur einer relativ kleinen Zahl von Blinden möglich sein, sich regelmäßig etwas vorlesen zu lassen. So kann es uns nicht wundernehmen, daß 25 Zeitschriften von 29 in Blindenschrift gedruckt sind. Daß das Lehrerblatt, der „Blindenfreund“ (3), in Schwarz erscheint, ist natürlich. Er wendet sich eben an Sehende. Wie groß aber das Interesse der Blinden an diesem Blatt und somit an der Fürsorge ist, geht aus der überaus starken Nachfrage nach der Übertragung hervor, die die Leipziger Blindendruckerei davon in Punktdruck veranstaltet. Von den übrigen Schwarzdruckblättern ist nur ein einziges ausschließlich für Blinde bestimmt, „Der Kriegsblinde“ (16). Unter den erblindeten Kriegern gibt es wohl eine ganze Reihe, die die Punktschrift überhaupt nicht oder nicht flüssig genug lesen können. Das Nachrichtenblatt für die Provinz Sachsen (23), das erst seit einem Jahr, und zwar in Schwarz erscheint, hat sich veranlaßt gesehen, vom Februar dieses Jahres ab eine Parallelausgabe in Braille-Schrift zu veranstalten. Die Nachrichtenblätter des Badischen Blindenvereins (21) und des Bayerischen Blindenbundes (18) sind von Anfang an in Schwarz und in Braille zugleich erschienen, weil sie auch für die sehenden Mitglieder bzw. Freunde und Förderer dieser Organisationen bestimmt sind; die Leitungen dieser Verbände wollen vor aller Öffentlichkeit dartun, was sie mit den gespendeten Geldmitteln geleistet haben, und zugleich die blinden Mitglieder auf dem laufenden halten. Das Nachrichtenblatt des Westfälischen Blindenvereins (22) wird aus dem Grunde in Schwarz ausgegeben, weil in ihm auch Aufklärungsartikel für die sehenden Freunde des Vereins und für das große Publikum erscheinen; eine gleichzeitige Punktdruckausgabe würde zu kostspielig sein. Wenn derartige Aufsätze, die direkt auf die Sehenden einzuwirken suchen, in der „Blindenwelt“ (5) auch nicht veröffentlicht werden, so gibt doch der Reichsdeutsche Blindenverband sein Organ außer in Punktdruck auch in Schwarzdruck heraus. Er will dadurch dem Sehenden die Kenntnis der „Welt der Blinden“ erschließen und hofft ganz mit Recht, daß durch diese Kenntnis das Interesse für den Blinden wachgerufen und erhalten, und daß sich so ein besseres Verständnis des Blinden und des Blindenwesens bahnbrechen wird. Die gleichen Erwägungen bestimmen den blinden Schriftleiter der Marburger „Beiträge“ (1), baldmöglichst an die Herausgabe einer Schwarzdruckausgabe dieses Blattes, die der Aufklärung vor allem der Behörden und Ärzte dienen soll, neben der Braille-Ausgabe zu schreiten.

Es werden demnach gedruckt:

In Schwarz allein 3
In Schwarz und in Braille . . . 4
In Braille allein 22
                              ————
                              29

Wir haben also einschließlich der Übertragung des „Blindenfreund“ (3) 27 Punktdruckzeitschriften in Deutschland. Nur bei 2 Blättern, dem „Kriegsblinden“ (16) und dem „Westfälischen Nachrichtenblatt“ (22) ist der deutsche Blinde auf die Hilfe eines Sehenden angewiesen.

7. Technisches zu den Braille-Blättern.

α) **Kurz- und Vollschrift.** Es wird bei uns als selbstverständlich angesehen, daß der erwachsene Punktdruckleser die Kurzschrift beherrscht. Demgemäß sind alle Punktdruckzeitschriften in Kurzschrift gehalten. Nur der „Kinderfreund“ (14), und auch nur die Ausgabe für die kleineren Kinder, erscheint in Vollschrift, die Ausgabe für die älteren Kinder dagegen in Kurzschrift. Wenn als Ausnahme die „Nachrichtenblätter der Provinz Ostpreußen (19) und Sachsen“ (23) in Vollschrift gedruckt werden, so ist das wohl nur darauf zurückzuführen, daß die Veranstalter dieser Zeitschriften sehende Lehrer und die Bezieher weniger geübte Punktschriftleser sind.

β) **Zwischenpunktdruck.** Sämtliche 27 Braille-Zeitschriften werden, wie auch alle unsere Bücher, zweiseitig in Zwischenpunktschrift gedruckt. Einen einseitigen Blindendruck, wie er noch vielfach in Frankreich und anderswo üblich ist, gibt es in Deutschland nicht mehr. Macht sich doch bei uns die Forderung nach einer brauchbaren Zwischenpunktschrift-Schreibmaschine immer gebieterischer geltend.

γ) **Typengröße.** Über die Größe der anzuwendenden Braille-Typen ist man sich durchaus noch nicht klar. Mit unseren Maschinen können wir drei Typengrößen punzieren bzw. herstellen: Groß-, Mittel- und Kleindruck. Es scheint so, daß man vor Erfindung des Zwischenpunktdruckes in einer unserem heutigen Klein- oder Mitteldruck ähnlichen Größe gedruckt habe.

Aber eine Untersuchung über die Geschichte der Typengröße und über die Zweckmäßigkeit der einen oder der anderen fehlt noch. Natürlich wird durch den Kleindruck am meisten Raum gespart; man kann auch darin Tabellen und Zeichnungen übersichtlicher gestalten. Aber viele Blinde, vor allem Späterblindete, klagen, daß das Tasten des Kleindrucks ihnen Schwierigkeiten macht, und daß sie bald ermüden. So hat sich eine gewisse Gewohnheit der verschiedenen Offizinen herausgebildet: L e i p z i g druckt nur in Kleindruck, weil sein Druckgerät nur diese Druckgröße herstellen kann; die älteren Druckereien, wie B e r l i n, D ü r e n, H a n n o v e r, H a m b u r g und P a d e r b o r n, haben nur Maschinen für Großdruck. ALEXANDER REUSS (S c h w e t z i n g e n) ist heute vom Kleindruck, den er eingeführt hatte, und auch vom Mitteldruck ganz abgekommen; ob das mit seinen Maschinen zusammenhängt, entzieht sich unserer Kenntnis. Von den drei übrigen Druckereien, die Zeitschriften herstellen, ist KARL MENK (K a s s e l) schon seit längerer Zeit zum Mitteldruck übergegangen. Zu denken gibt, daß ihm in neuerer Zeit M a r b u r g und W e r n i g e r o d e gefolgt sind. Es ist dringend zu wünschen, daß über die Druckgröße abschließende Untersuchungen angestellt werden, und daß dann unter den Offizinen eine Einigung erzielt werde, weil die Verschiedenheit des Druckes die Fingernerven irritiert und dadurch ermüdet.

Von den Blättern werden gedruckt in:

$$\begin{array}{lr}\text{Großdruck} & 15 \\ \text{Mitteldruck} & 10 \\ \text{Kleindruck} & 2 \\ \hline & 27\end{array}$$

δ) **Format.** Auch für das Format der Punktdrucksachen sind alle Bemühungen, eine Einheitlichkeit zu erreichen, bisher erfolglos geblieben. Es erscheinen im[1]):

$$\begin{array}{lr}\text{Normalformat von } 27 : 34 \text{ cm} & 7 \\ \text{Mittelformat von } 27 : 23 \text{ cm} & 11 \\ \text{Mittelformat von } 27 : 25 \text{ cm} & 1 \\ \text{Mittelformat von } 25 : 25 \text{ cm} & 1 \\ \text{Halbformat von } 27 : 17 \text{ cm} & 1 \\ \text{Kleinformat von } 20 : 28 \text{ cm} & 6 \\ \hline & 27\end{array}$$

Die 27 Punktdruckblätter kommen also in 4 oder mit allen Varianten sogar in 6 verschiedenen Formaten heraus.

Das Normalformat ist für die Lektüre entschieden allen anderen vorzuziehen; aber bei der geringen Stärke, die die einzelnen Nummern der meisten Zeitschriften haben, leiden die großformatigen Blätter stark durch den Postversand, oder sie erfordern zu hohe Verpackungskosten. Daraus erklärt sich die Vorliebe für die kleineren Formate.

8. V e r l e g e r.

Von den Verlegern der 29 Blindenzeitschriften gibt

$$\begin{array}{lr}\text{der RBV.} & 6 \\ \text{die „Gesellschaft" (W e r n i g e r o d e)} & 3 \\ \text{die Blindenhochschulbücherei (M a r b u r g)} & 2 \\ \text{F. W. VOGEL (H a m b u r g)} & 2\end{array}$$

heraus, alle übrigen nur je eine.

[1]) Die erste Zahl gibt die Breite, die zweite die Höhe an.

9. Blindendruckereien.

Von den Blindendruckereien drucken an Zeitschriften:

Berlin (Kull)	1
Düren	1
Hamburg (F. W. Vogel)	2
Hannover	3
Kassel (Menk)	5
Königsberg mit Schwetzingen (Reuss)	6
dazu den „Schweizer Blindenboten"	1
Leipzig	2
Marburg	2
Paderborn	1
Wernigerode (Gesellschaft)	3
	27

Das ist eine recht anerkennenswerte Leistung, wenn man die Schwierigkeiten des Blindendruckverfahrens bedenkt.

Wir lassen nunmehr eine ausführliche alphabetische Liste sämtlicher Blindenzeitschriften folgen, die für jede einzelne die bibliographischen Angaben und eine knappe Inhaltsübersicht enthält. Die Liste ist nach dem Stande Ende 1926 angelegt.

Wir hoffen, sie in regelmäßigen Abständen ergänzen und auf den jeweiligen Stand bringen zu können. Das wird um so notwendiger sein, als häufig neue Zeitschriften herauskommen, oder alte, scheinbar eingegangene, wiederaufleben, und als bei dem bestehenden Umfang Erscheinungsweise, Format, Druckart usw. vielen Schwankungen ausgesetzt sind.

II. Zeitschriften — Bibliographie.

Alle Angaben beziehen sich auf den Stand Ende 1926. Wir machen darauf aufmerksam, daß Änderungen, Unregelmäßigkeiten, Verzögerungen nichts Seltenes sind. Aus diesem Grunde sind die Bezugspreise fortgelassen; sie sind bei den angeführten Verlegern zu erfahren, für die Schwarzdruckzeitschriften auch auf der Post. — Alle Anschriften s. Anhang. Die Punktdruckzeitschriften sind, wenn nicht ausdrücklich „Vollschrift" angegeben ist, in Kurzschrift gehalten.

1. Beiträge zum Blindenbildungswesen *(Punktdruck)*, Monatsschrift, Organ der Hochschulbücherei, Studienanstalt und Beratungsstelle für blinde Studierende e. V. und des Vereins der blinden Akademiker Deutschlands e. V. Hauptschriftleiter Syndikus Dr. Carl Strehl, Marburg a. d. Lahn, sowie drei Nebenschriftleiter. Druck und Verlag der Blindenhochschulbücherei, Marburg a. d. Lahn, Postscheckkonto des „Vereins der blinden Akademiker Deutschlands", Amt Frankfurt a. Main Nr. 10982. Das Blatt erscheint im **3.** Jahrgang monatlich im Umfange von je etwa 50 Seiten Normalformat (27 : 34 cm) Mitteldruck, mit 3 Beilagen von je 8 Seiten; über die vierte „wissenschaftlichliterarische Beilage" vgl. „Umschau in Wissenschaft, Kunst und Literatur" (26). Es werden nach Bedarf Sonderbeilagen ausgegeben. Es besteht die Absicht, von dem Hauptblatt eine Schwarzdruckausgabe zu veranstalten, die zunächst vierteljährlich erscheinen soll.

Das Hauptblatt der „Beiträge zum Blindenbildungswesen" ist ein Fachblatt für das Blindenwesen. Es berichtet allmonatlich über alle Ereignisse im deutschen und ausländischen Blindenwesen. Es bringt größere Aufsätze, vielfach aus der Feder blinder Mitarbeiter, über alle einschlägigen und aktuellen Fragen. Es werden neue Apparate und technische Behelfe kritisch gewürdigt; es wird über alle wichtigeren Sitzungen, Versammlungen und Kongresse Bericht erstattet; der Jahresbericht des Vereins der blinden Akademiker Deutschlands wird hier veröffentlicht. Gelegentlich kommen Aufsätze, die in Schwarz erschienen waren und ein besonderes Interesse für Blinde haben, zum Abdruck. Neuerscheinungen auf dem Gebiete des Blindenwesens werden eingehend besprochen. Die Fragen der Blindenpsychologie stehen unter der Redaktion von Privatdozent Dr. W. Steinberg, Breslau, der diese in tiefgründiger Weise erörtert. Die Schriftleitung über juristische Fragen liegt bei Dr. iur. et phil. R. Kraemer, Heidelberg, der sie den Lesern im „Forum" vorführt. Über die Vorgänge im Ausland sucht der unter E. Güterbock, Berlin-Schlachtensee, stehende Teil „Aus aller Welt" zu informieren.

Die erste Beilage bringt ein geographisches, die zweite ein geschichtliches Lehrbuch zum Abdruck; die dritte, die juristische Beilage, gibt die Texte neuer einschlägiger Gesetze und Verordnungen wieder. Als Sonderbeilagen sind die Fürsorgepflichtverordnung vom 13. Februar 1924 mit allen ergänzenden Bestimmungen und der Katalog der Marburger Bücherei erschienen.

Die geplante Schwarzdruckausgabe soll den Hauptinhalt der Zeitschrift den Behörden und Ärzten, sowie den sehenden Freunden und Fürsorgern zugänglich machen und so aufklärend wirken.

2. Blindendaheim *(Punktdruck)*, älteste deutsche Monatsschrift für Blinde. Schriftleiter Blindenoberlehrer Erich Schulz, Berlin. Druck und Verlag der Kullschen Blindendruckerei, Berlin, Postscheckkonto Berlin Nr. 33768. Das Blatt erscheint im 39. Jahrgang monatlich im Umfange von je 24 Seiten Mittelformat (27:23 cm) in Großdruck mit Beilagen, deren Zahl (bis zu 2) und Umfang wechselt.

Das „Blindendaheim" ist ein Unterhaltungsblatt. Es bietet durch wertvolle Stoffe aus der Literatur-, Zeit- und Weltgeschichte und durch Stellungnahme zu den Fortschritten der Wissenschaft in populären Abhandlungen sowie durch Gedichte seinen Lesern Belehrung und Erbauung. Es übt strengste religiöse und politische Neutralität. Die Stoffe sind so gewählt, daß sie auch dem Fassungsvermögen Jugendlicher entsprechen. Die Beilagen werden je nach den vorhandenen Mitteln zugegeben; sie enthalten Novellen, Erzählungen, Märchen u. dgl., die bleibenden Wert haben.

3. Blindenfreund, Der *(Schwarzdruck)*, Zeitschrift für Verbesserung des Loses der Blinden; Organ der Blindenanstalten, der Blindenlehrerkongresse, des Vereins zur Förderung der Blindenbildung und des Deutschen Blindenlehrervereins. Herausgegeben vom Deutschen Blindenlehrerverein. Schriftleiter Oberinspektor Hermann Müller, Barby b. Halle a. d. Saale. Druck und Verlag der Hamelschen Druckerei und Verlagsgesellschaft m. b. H., Düren. Das Blatt erscheint im 46. Jahrgang monatlich im Umfange von je 24 Seiten Oktav. Die Leipziger Blindendruckerei, Postscheckkonto Leipzig Nr. 13310, veranstaltet eine wortgetreue Übertragung der Zeitschrift in Punktdruck von je etwa 45 Seiten Normalformat (27:34 cm) in Kleindruck.

„Der Blindenfreund" ist das Fachblatt der sehenden Blindenfürsorger und -lehrer. Er behandelt sämtliche einschlägigen Fragen des Blindenwesens in größeren Aufsätzen oder kleineren Notizen unter besonderer Berücksichtigung der Bedürfnisse der Blindenschule und Anstaltswerkstätte. Die Fragen der Blindenerziehung und -pädagogik, der beruflichen Ausbildung in Werkstätte und Fortbildungsunterricht, der Lehr- und Lernmittelbeschaffung („Lehrmittelecke") usw. werden eingehend erörtert. Daneben werden die Standesfragen der Blindenlehrer, die Ausbildung des Nachwuchses, die Fortbildung der Junglehrer usw. nicht vergessen. Über alle Sitzungen, Versammlungen und Kongresse, die zum Zwecke der Blindenwohlfahrt stattfinden, wird berichtet. Neuerscheinungen werden angezeigt oder auf sie hingewiesen. Die Tagesfragen und Streitpunkte werden kurz gestreift, wenn ihnen nicht längere Artikel gewidmet werden. Die Zeitschrift ist das offizielle Publikationsorgan der obengenannten Fürsorgeverbände. Es kommen fast ausschließlich die (sehenden) Mitglieder des Deutschen Blindenlehrervereins zu Wort.

4. Blindenhandwerk, Das *(Punktdruck)*, Monatsschrift für das Blindengewerbe. Herausgegeben vom Reichsdeutschen Blindenverband e. V. Schriftleitung: Karl Anspach, Heilbronn a. N., und H. Hammel, Ilvesheim, Baden. Verlag des Reichsdeutschen Blindenverbandes e. V., Berlin, Postscheckkonto Berlin Nr. 17 118; Druck von A. Reuss, Schwetzingen, Baden. Das Blatt erscheint im 3. Jahrgang monatlich im Umfange von je 36 bis 48 Seiten Kleinformat (20 : 28 cm) in Großdruck mit gelegentlichen Beilagen.

„Das Blindenhandwerk" ist ein Fachblatt, das die blinden Handwerker beruflich und wirtschaftlich beraten will. Es bringt Aufsätze mannigfachster Art über das Handwerk im allgemeinen und das Blindengewerbe im besonderen. Vielfach teilen die Blinden ihre Erfahrungen mit. Die Schriftleitung liegt in den Händen anerkannter Fachmänner.

4a. Blindenkorrespondenz *(Schwarzdruck)*[1]), Pressedienst der Arbeitsgemeinschaft der Blindenverbände Deutschlands (Berlin). Schriftleiter Dr. Claessens, Berlin. Druck und Verlag von Dr. Claessens, Berlin, Postscheckkonto: Dr. Eugen Claessens, Blindenkorrespondenz, Berlin Nr. 65 359. Das Blatt erscheint seit dem 15. September 1926 halbmonatlich als Manuskript gedruckt im Umfang von vorläufig je 2 Quart-Seiten.

Die „Blindenkorrespondenz" ist keine eigentliche Zeitschrift, sondern eine Korrespondenz, die der Presse zum Nachdrucken zugeht, sowie für Behörden, Wohlfahrtsämter, Ärzte und Blindenfreunde bestimmt ist. Die Korrespondenz ist ein Fachorgan für das Blindenwesen, das sich die Selbsthilfeorganisationen der Blinden geschaffen haben, um in richtiger und nachdrücklicher Weise werbende und aufklärende Propaganda zu treiben. Der Schriftleiter ist ein kriegsblinder Offizier. Mitarbeiter sind zum größten Teil Blinde.

5. Blindenwelt, Die *(Schwarz- und Punktdruck)*, Organ des Reichsdeutschen Blindenverbandes e. V., Zentralorganisation der deutschen Blindenvereine. Schriftleiter W. von Gersdorff, Verbandsgeschäftsführer, Berlin. Verlag des Reichsdeutschen Blindenverbandes e. V., Berlin, Postscheckkonto Berlin

---

[1]) Bei der Korrektur hinzugefügt. — Man wende sich wegen Einzelheiten an die Schriftleitung. — Damit steigt die Zahl der Reichsdeutschen Blindenblätter auf 30, die der Fachblätter auf 19.

Nr. 17118. Schwarzdruck von ADOLF WURCHE, Berlin. Punktdruck von KARL MENK, Kassel (17:23 cm). Das Blatt erscheint im 14. Jahrgang monatlich im Umfange von je 20 bis 24 Schwarzdruckseiten Oktav und 36 bis 48 Punktdruckseiten Mittelformat (17:23 cm) in Mitteldruck mit gelegentlichen Beilagen. Die Punktdruckausgabe ist eine wortgetreue Übertragung der Schwarzdruckausgabe.

„Die Blindenwelt" ist ein Fachblatt für das Blindenwesen, das speziell die Interessen des Reichsdeutschen Blindenverbandes und seiner Mitglieder wahrnimmt. Sie bringt Artikel allgemeinen Inhalts, berichtet über Vorgänge im Blindenwesen und nimmt zu den schwebenden Streitfragen Stellung, indem sie die Vertreter der entgegengesetzten Standpunkte zu Worte kommen läßt. Die Artikel werden fast ausschließlich von Blinden geschrieben. „Die Blindenwelt" nimmt besondere Rücksicht auf die fürsorgerischen Maßnahmen, die vom Reichsdeutschen Blindenverband getragen oder angeregt sind. In ihr erscheint der Jahresbericht des RBV. sowie alle sonstigen Bekanntmachungen und Mitteilungen dieses Verbandes. Ebenso berichten die einzelnen, dem RBV. angeschlossenen Bezirks- und Ortsorganisationen ausführlich über ihre Tätigkeit. Auf wichtige Neuerscheinungen, vor allem in Punktdruck, auf neue Apparate und Behelfe, auf alles, was die typischen Blindenberufe angeht, sowie auf neue Berufsmöglichkeiten wird hingewiesen. Die Schwarzdruckausgabe soll der Aufklärung des sehenden Publikums dienen. Doch finden sich in der „Blindenwelt" keine Artikel, die nur für Sehende bestimmt wären.

6. Esperantisto, La blinda *(Punktdruck)*, offizielles Organ des Verbandes blinder Esperantisten Deutschlands e.V., Schriftleiter JOS. KREITZ, Kreuzau bei Düren (Reinland). Verlag der „Eblogo", Postscheckkonto der Frau BALDOMERO ZAPATER, Köln a. Rh. Nr. 3562; Druck des Vereins zur Förderung der Blindenbildung, Hannover-Kirchrode. Das Blatt erscheint im 4. Jahrgang vierteljährlich im Umfange von je etwa 24 Seiten Mittelformat (27:23 cm) in Großdruck mit 2 Beilagen von zusammen etwa 20 Seiten. Veränderungen und Abweichungen werden vorbehalten.

„La blinda Esperantisto" („Der blinde Esperantist") will ein Bindeglied zwischen den deutschen Esperantisten sein und der Propaganda und Belehrung dienen. Das Hauptblatt bringt die Verbandsnachrichten in deutscher Sprache, dazu eine Reihe einschlägiger Artikel und Stücke belehrenden Inhalts, meist in Esperanto. Eine Beilage ist in deutscher Sprache, die andere in Esperanto; sie bringen größere Aufsätze, Übungsstoff, auch Literaturwerke zum Abdruck.

7. Feierstunden *(Punktdruck)*, katholische Monatsschrift zur Unterhaltung, Belehrung und religiösen Erhebung. Schriftleiterin Schwester SALESIA PASTERN, Paderborn. Druck und Verlag der VINCKEschen Provinzialblindenanstalt, Paderborn, Postscheckkonto Dortmund Nr. 5610. Das Blatt erscheint im 30. Jahrgang monatlich im Umfange von je 40 bis 48 Seiten Mittelformat (27:23 cm) in Großdruck mit 2 Beilagen von je zusammen 40 bis 48 Seiten.

Die „Feierstunden" sind das einzige katholische Blatt Deutschlands; sie dienen der religiösen Erbauung und der Unterhaltung. Das Hauptblatt enthält je eine religiöse Betrachtung, ferner Aufsätze aus allen Gebieten des Wissens und Nachrichten über wichtige Geschehnisse in Welt und Kirche; es bringt kurze Erzählungen, Skizzen, Gedichte moderner, meist katholischer

Schriftsteller zum Abdruck; dazu kommen Scherze und Rätsel. Von den beiden Beilagen bietet die erste ein größeres religiöses (katholisches) Werk populärwissenschaftlichen Inhalts und die zweite ein solches erzählenden Charakters, einen Roman u. dgl. Die „Feierstunden" stehen auf dem Fundament christlicher, katholischer Weltanschauung und wollen dem katholischen Blinden, dem jugendlichen wie dem erwachsenen, feste Führung bieten.

8. Frauenwelt, Die *(Punktdruck)*, Zeitschrift des Vereins blinder Frauen Deutschlands e. V.   Schriftleiterin Dr. Hildegard Mittelsten Scheid, Vorsitzende des VbFD., Edewecht i. O. Verlag des VbFD. e.V., Postscheckkonto von Frl. Martha Röpper, Frankfurt a. M. Nr. 10346.   Druck von Karl Menk, Kassel. Das Blatt erscheint im 15. Jahrgang monatlich im Umfange von 32 Seiten Mittelformat (27:23 cm) in Mitteldruck.

„Die Frauenwelt" ist ein Fachblatt, das die Interessen der weiblichen Blinden vertritt. Sie bringt aber auch Artikel über allgemeine Frauenfragen. In der „Plauderecke" erzählen die blinden Mädchen und Frauen, auch soweit sie nicht federgewandt sind, in reizvoller Weise aus ihrem Leben.

Die bisherige „Handarbeitsbeilage" erscheint von 1926 ab als selbständige Vierteljahrsschrift unter dem Namen „Die blinde Handarbeiterin" (13).

9. Freund, Der beste *(Punktdruck)*, evangelisches Sonntagsblatt. Herausgegeben von der Gesellschaft für christliches Leben unter den deutschen Blinden e. V.   Schriftleiter H. Kolass, Frankfurt a. M.; verantwortlich für den Fragekasten Prediger P. Reiner, Berlin. Druck und Verlag der Gesellschaft für christliches Leben unter den deutschen Blinden e.V., Geschäftsstelle bei J. Reusch, Wernigerode a. H., Postscheckkonto der Gesellschaft Hamburg Nr. 20251. Das Blatt erscheint im 22. Jahrgang wöchentlich im Umfange von je 24 Seiten Halbformat (27:17 cm) in Mitteldruck.

„Der beste Freund" ist ein evangelisches Sonntagsblatt, das in der Hauptsache der Erbauung dienen will. Er bringt außer der Betrachtung eines Bibelwortes und gelegentlichen Gedichten eine kurze Umschau auf religiösem und kirchlichem Gebiete, auch Nachrichten aus der Mission. Im Fragekasten werden re igiöse Anfragen der Leser beantwortet. Das Blatt steht auf ausgesprochen orthodoxem Standpunkt.

10. Gegenwart, Die *(Punktdruck)*, Monatsschrift für Wissen und Unterhaltung. Herausgegeben vom Reichsdeutschen Blindenverband e.V.   Schriftleiter P. Richtsteig, Berlin-Charlottenburg. Verlag des Reichsdeutschen Blindenverbandes e. V., Berlin, Postscheckkonto Berlin Nr. 17118; Druck von Karl Menk, Kassel. Das Blatt erscheint im 3. Jahrgang monatlich im Umfange von je rund 48 Seiten Mittelformat (27:23 cm) in Mitteldruck.

„Die Gegenwart" ist ein Unterhaltungsblatt, das aus dem Feuilleton großer, für die breiten Volksschichten berechneter Tageszeitungen Artikel aus allen Gebieten der Wissenschaft, der Technik und der Literatur zum Abdruck bringt. Auch auf besonders bemerkenswerte politische Ereignisse wird hier und da Bezug genommen. Die Zeitschrift hat eine Abteilung für Rundfunk, eine Rätselecke und ein „Feuilleton", in dem kleine Novellen, Gedichte u. dgl. erscheinen. Das Blatt sucht die Blinden mit einem wenn auch nur geringen Teil dessen bekannt zu machen, was die tägliche Lektüre der Sehenden ist.

11. Gesellschafter, Der *(Punktdruck)*, wissenschaftliche und literarische Monatsschrift. Schriftleiter F. W. Vogel, Hamburg. Druck und Verlag von F. W. Vogel, Hamburg, Postscheckkonto Hamburg Nr. 5439. Das Blatt erscheint im 26. Jahrgang monatlich im Umfange von je 18 Seiten Normalformat (27 : 34 cm) in Großdruck mit 2 Beilagen von je 8 Seiten.

„Der Gesellschafter" dient der Unterhaltung und Belehrung. Er sucht die Allgemeinbildung des Blinden zu vertiefen, indem er wertvolle Aufsätze ethischen Inhalts abdruckt sowie vorwiegend solche aus dem Gebiete der Völkerkunde, Geographie, Geschichte usw. unter Bezugnahme auf aktuelle Fragen und Probleme. Beide Beilagen bringen Literaturwerke.

12. Glauben und Wissen *(Punktdruck)*, Blätter zur Förderung und Vertiefung christlicher Weltanschauung. Herausgegeben von der Gesellschaft für christliches Leben unter den deutschen Blinden e. V. Schriftleiter J. Reusch, Geschäftsführer der Gesellschaft, Wernigerode a. H. Druck und Verlag der Gesellschaft für christliches Leben unter den deutschen Blinden e. V., Wernigerode a. H., Postscheckkonto Hamburg Nr. 20251. Das Blatt erscheint im 16. Jahrgang zweimonatlich im Umfange von je 40 bis 48 Seiten Mittelformat (27 : 23 cm) in Mitteldruck.

„Glauben und Wissen" ist ein religiöses, evangelisches Blatt, das Aufsätze wissenschaftlichen und belehrenden Inhalts über religiöse Fragen bringt. Es werden die gegenseitigen Beziehungen von Wissenschaft und Religion vom Standpunkt der evangelischen Orthodoxie aus beleuchtet; besonders wird auf Zweifelsfragen, die aus diesem Gegensatz entspringen, eingegangen. Es finden sich auch in dieser Zeitschrift, wie in den beiden anderen, von der Gesellschaft herausgegebenen (9 und 25), Mitteilungen aus der Mission sowie Berichte und Aufsätze über andere Religionen und ferne Länder.

13. Handarbeiterin, Die blinde *(Punktdruck)*, herausgegeben vom Verein blinder Frauen Deutschlands e. V. Schriftleiterin Käthe Kämper, Hilden a. Rh. Verlag des Reichsdeutschen Blindenverbandes e. V., Berlin, Postscheckkonto Berlin Nr. 17118; Druck von Karl Menk, Kassel. Das Blatt erscheint seit 1926 vierteljährlich im Umfange von je 48 Seiten Mittelformat (27 : 23 cm) in Mitteldruck mit Beilagen.

„Die blinde Handarbeiterin" ist die selbständig gewordene „Handarbeitsbeilage" der „Frauenwelt" (8), die nunmehr als Fachblatt für weibliche Handarbeiten vom Reichsdeutschen Blindenverband verlegt wird. Das Blatt gibt in einem theoretischen Teil Aufsätze über Mode- und Handarbeitsfragen, wie sie für die beruflich handarbeitende blinde Frau von Nutzen sind. Es folgt ein Musterteil, der Vorlagen moderner Handarbeiten bringt; diese werden meist durch Beschreibung wiedergegeben. Es soll der Versuch gemacht werden, sie hier und da durch Reliefabbildungen darzustellen. Jeder Nummer liegt ein Schnittmusterbogen bei. Sämtliche Arbeiten sind sorgfältig daraufhin geprüft, ob sie von Blinden ausgeführt werden können.

14. Kinderfreund, Der *(Punktdruck)*, Zeitschrift für blinde Kinder, Schriftleiter Blindenoberlehrer F. Prilop, Hannover-Kirchrode. Druck und Verlag des Vereins zur Förderung der Blindenbildung, Hannover-Kirchrode, Postscheckkonto Hannover Nr. 9752. Das Blatt erscheint im 2. Jahrgang monatlich in 2 Ausgaben, Ausgabe A in Kurzschrift, Ausgabe B in Vollschrift, zu je 16 Seiten Normalformat (27:34 cm) in Großdruck.

„Der Kinderfreund" soll dem blinden Kinde wenigstens einen Teil des guten Schrifttums darbieten, das dem sehenden Kinde in so reichem Maße zur Verfügung steht. Er bringt dem kindlichen Gedankenkreise entsprechende Gedichte, Erzählungen, Schilderungen aus den verschiedensten Wissensgebieten, Märchen, Bastel- und auch Handarbeiten, Spiele und Scherzfragen. Durch einen Briefkasten sucht er das persönliche Interesse der einzelnen Kinder zu wecken. Die Ausgabe A (in Kurzschrift) ist für die Oberstufe, die Ausgabe B (in Vollschrift) für die Mittel- und Unterstufe der Blindenanstalt bestimmt. Die beiden Ausgaben unterscheiden sich auch inhaltlich vollständig voneinander, sodaß man eigentlich von zwei Zeitschriften sprechen kann.

15. Klavierstimmer, Der blinde *(Punktdruck)*, Fachzeitschrift. Schriftleiter O. Vierling, Dresden. Herausgegeben und verlegt vom Reichsdeutschen Blindenverband e. V., Berlin, Postscheckkonto Berlin Nr. 17118, Druck von A. Reuss, Schwetzingen (Baden). Das Blatt erscheint im 3. Jahrgang zweimonatlich im Umfange von je rund 40 Seiten Kleinformat (20:28 cm) in Großdruck.

„Der blinde Klavierstimmer" will der beruflichen Weiterbildung und wirtschaftlichen Förderung der Klavierstimmer dienen. Er behandelt technische und wirtschaftliche Fachfragen und unterrichtet über die Vorgänge in den Organisationen der sehenden Berufsgenossen.

16. Kriegsblinde, Der *(Schwarzdruck)*, Organ des Bundes erblindeter Krieger e. V., Sitz Berlin; Geschäftsstelle bei Axel Bischoff, Berlin. Postscheckkonto von August Abraham, Berlin Nr. 148944. Schriftleiter Hans Schmalfuss, Hof i. B. Druck und Verlag des Berliner Verlags Lenz und Schneider G. m. b. H., Berlin. Das Blatt erscheint im 10. Jahrgang monatlich im Umfange von je etwa 12 Seiten Quart.

„Der Kriegsblinde" ist ein Fachblatt für das Blindenwesen, das den Interessen des Bundes erblindeter Krieger e. V. dient. Er veröffentlicht sämtliche Verordnungen, Erlasse sowie die gesetzlichen Vorschriften, die auf dem Gebiete der Versorgung und Fürsorge ergehen. Es werden ferner Fragen rein wirtschaftlicher Natur eingehend erörtert, um die Mitglieder des Bundes stets auf dem laufenden zu halten.

17. Mitteilungen des Vereins der deutschredenden Blinden *(Punktdruck)*, Organ dieses Vereins. Schriftleiter Dr. W. Schwerdtfeger, Leipzig, erster Geschäftsführer des Vereins. Verlag des Vereins der deutschredenden Blinden. Postscheckkonto von Hauptlehrer a. D. Franz Xaver Haag, Sölden bei Freiburg i. B. (Kassenverwalter des Vereins). Postscheckkonto Amt Karlsruhe Nr. 32941. Druck der Leipziger Blindendruckerei. Das Blatt erscheint im 36. Jahrgang zweimonatlich im Umfange von je 40 Seiten Mittelformat (25:25 cm) in Kleindruck.

Die „Mitteilungen des Vereins der deutschredenden Blinden" sind ein Fachblatt für das Blindenwesen. Sie bringen Artikel allgemeinen Interesses über Fragen des Blindenwesens sowie zusammenfassende Darstellungen der Vorgänge in demselben, dazu die vereinsgeschäftlichen Mitteilungen.

18. Mitteilungsblatt des Bayerischen Blindenbundes e. V. *(Schwarzdruck und Punktdruck)*, Schutzverband Blinder, Gesamtorganisation der Zivilblinden Bayerns, Sitz Nürnberg. Schriftleiter F. Sutter, Nürnberg, Geschäftsführer des Bundes. Verlag des Bayerischen Blindenbundes e.V., Sitz Nürnberg, Postscheckkonto von F. Sutter, Nürnberg Nr. 26000. Druck der Schwarzdruckausgabe durch die „Nordbayrische Zeitung", Nürnberg, in Quart, der Punktdruckausgabe durch A. Reuss, Schwetzingen (Baden), in Kleinformat (20:28 cm) in Großdruck.

Das Blatt ist seit 1921 erst in 4 Nummern erschienen; in diesem Jahre sollen 2 Nummern herauskommen; von 1927 ab ist beabsichtigt, es periodisch erscheinen zu lassen. Der Umfang hat sich bisher nach dem vorliegenden Stoff gerichtet. Schwarz- und Punktdruckausgabe stimmen überein.

Das „Mitteilungsblatt des bayerischen Blindenbundes e.V." ist ein Fachblatt für das Blindenwesen, das sich an die bayrischen Zivilblinden und deren sehende Freunde wendet. Es bringt die vereinsgeschäftlichen Mitteilungen, berichtet über Sitzungen, fürsorgerische Maßnahmen usw. In Zukunft sollen auch Artikel allgemeinen Interesses über Fragen im Blindenwesen Aufnahme finden. Die Schwarzdruckausgabe will die sehenden Fürsorger und Blindenfreunde über die Verwendung der von ihnen gespendeten Gelder unterrichten und sie über die Vorgänge im bayrischen Blindenwesen orientieren.

19. Monatsblatt für die ehemaligen Zöglinge der Blindenanstalt zu Königsberg Pr. *(Punktdruck).* Schriftleiter Direktor Reckling, Königsberg Pr. Druck und Verlag der Ostpreußischen Blindenunterrichtsanstalt zu Königsberg Pr. Das Blatt erscheint im 24. Jahrgang zur Zeit unregelmäßig, ein- oder zweimal im Jahr, im Umfange von je etwa 10 Seiten Normalformat (27 : 34 cm) im Großdruck und Vollschrift mit 2 Beilagen, die erste im Umfange von etwa 2 Seiten Vollschrift, die zweite im Umfange von rund 8 Seiten Kurzschrift.

Das „Monatsblatt für die ehemaligen Zöglinge der Blindenanstalt zu Königsberg Pr." ist ein Fachblatt für das Blindenwesen. Es bringt Nachrichten und Mitteilungen für die vom Direktor der Anstalt betreuten Blinden, fast ausschließlich aus dessen Feder, ganz im Ton und Stil der alten Fürsorge, wie dies schon äußerlich aus dem Umstande hervorgeht, daß das Blatt in Vollschrift gehalten ist. Die erste Beilage (in Vollschrift) bietet eine Erzählung od. dgl., die zweite (in Kurzschrift) den Katalog der Anstaltsbücherei, von Blindenbibliothekar Strehlow verfaßt.

20. Musikrundschau, Die *(Punktdruck)*, herausgegeben vom Reichsdeutschen Blindenverband e.V. Schriftleiter Alexander Reuss, Schwetzingen (Baden). Verlag des Reichsdeutschen Blindenverbandes e. V., Berlin, Postscheckkonto Berlin Nr. 17118. Druck von A. Reuss, Schwetzingen (Baden). Das Blatt erscheint im jetzigen Verlag im 3. Jahrgang (von 1913—1917 waren 5 Jahrgänge im Verlag von A. Reuss, Straßburg i. E., erschienen); es wird monatlich ausgegeben im Umfange von je 40 Seiten Kleinformat (20:28 cm) in Großdruck, mit gelegentlichen Beilagen unbestimmten Umfanges.

„Die Musikrundschau" ist ein Fachblatt für blinde Musiker; sie wendet sich aber auch an alle musikliebenden Blinden, bringt Berichte aus dem Musikleben der Gegenwart, Besprechungen neuer Musikalien, biographische und musikwissenschaftliche Artikel und musiktheoretische Aufsätze. Außerdem berichtet sie über alle Vorgänge des Blindenwesens, die für die blinden Musiker von Interesse sind. Als Beilage werden Noten beigegeben, deren Umfang sich nach der Länge der gebrachten Musikstücke richtet.

21. Nachrichten aus dem Badischen Blindenverein *(Schwarz-* und *Punktdruck).* Schriftleiter Otto Vanoli, Freiburg i. Br., Geschäftsführer des Vereins. Verlag des Badischen Blindenvereins e. V., Postscheckkonto Karlsruhe Nr. 7660; Druck der Schwarzdruckausgabe durch die Verlagsdruckerei Bär u. Bartosch, Freiburg i. Br., der Punktdruckausgabe durch A. Reuss, Schwetzingen (Baden). Das Blatt erscheint im 2. Jahrgang vierteljährlich, die Schwarzdruckausgabe in Oktav, die Punktdruckausgabe in Kleinformat (20:28 cm) in Großdruck. Der Umfang richtet sich lediglich nach dem vorliegenden Stoff. Schwarz- und Punktdruckausgabe stimmen überein.

Die „Nachrichten aus dem Badischen Blindenverein" sind ein Fachblatt für das Blindenwesen, das sich an die blinden und sehenden Vereinsmitglieder wendet: sie bringen Vereinsnachrichten und sonstige Mitteilungen, die für die badischen Blinden von Interesse sind.

22. Nachrichten des Westfälischen Blindenvereins e. V. *(Schwarzdruck)*, Sitz Dortmund, Zentralorganisation aller Westfälischen Blinden. Schriftleiter P. Th. Meurer, Dortmund, Vereinsgeschäftsführer. Verlag des Westfälischen Blindenvereins e. V., Sitz Dortmund, Postscheckkonto Dortmund Nr. 11 694; Druck der Buchdruckerei Gebrüder Lensing, Dortmund. Das Blatt erscheint im 2. Jahrgang monatlich im Umfange von je 12 Seiten Oktav.

Die „Nachrichten des Westfälischen Blindenvereins" sind ein Fachblatt für das Blindenwesen, das sich an die westfälischen Blinden und deren sehende Freunde und Fürsorger wendet. Sie bringen vorwiegend Mitteilungen für die Vereinsmitglieder; sie berichten über die Vorgänge in Westfalen und Lippe. Ferner geben sie aufklärende Artikel für die sehenden Freunde und die Fürsorgeorgane.

23. Nachrichten für alle Blinden der Provinz Sachsen und des Freistaates Anhalt *(Schwarz-* und *Punktdruck)*, Mitteilungsblatt der Blindenorganisationen, des Hilfsvereins für Blinde und der Blindenanstalten in Halle und Barby. Schriftleiter Blindenoberlehrer H. Otto, Halle a. d. S. Verlag des Hilfsvereins für Blinde in der Provinz Sachsen und in Anhalt, Geschäftsstelle Halle a. d. S.; Druck der Schwarzdruckausgabe durch die Buchdruckerei der „Halleschen Nachrichten", Halle a. d. S., der Punktdruckausgabe durch den Verein zur Förderung der Blindenbildung, Hannover-Kirchrode. Das Blatt erscheint seit Juni 1925 zweimonatlich. Die Schwarzdruckausgabe im Umfange von je 8 Seiten Oktav, die Punktdruckausgabe im Umfange von je 40 bis 44 Seiten Mittelformat (27:25 cm) in Großdruck und Vollschrift. Schwarz- und Punktdruckausgabe stimmen überein.

Die „Nachrichten für alle Blinden der Provinz Sachsen und des Freistaates Anhalt" sind ein Fachblatt für das Blindenwesen, das den Zwecken der Fürsorgeorganisation des angegebenen Bezirks dient. Die Tätigkeit des Hilfsvereins für Blinde wird ausführlich besprochen; dann folgen Anstaltsnachrichten, und zum Schluß steht ein kurzer Bericht über die Sitzungen der Blindenvereine.

24. Nachrichten für die Rheinischen Blinden (*Punktdruck*). Schriftleiter Blindenoberlehrer J. MAYNTZ, Düren. Druck und Verlag des Rheinischen Blindenfürsorgevereins, Düren (Rheinland); Postscheckkonto Köln Nr. 30872. Das Blatt erscheint im 2. Jahrgang vierteljährlich im Umfange von je 28 bis 32 Seiten Mittelformat (27:23 cm) in Großdruck.

Die „Nachrichten für die Rheinischen Blinden" sind ein Fachblatt für das Blindenwesen, das den Blinden des genannten Bezirks die notwendigen Nachrichten zugehen lassen will. Sie bringen Mitteilungen aus dem rheinischen Anstalts- und Fürsorgeleben. Außerdem und in erster Linie kommen die Blinden selbst zu Wort, indem sie alle Fragen des Blindenwesens, die ihnen am Herzen liegen, in oft recht lebhafter Debatte besprechen.

25. Tag, Über den — hinaus (*Punktdruck*), eine Serie von Aufsätzen für Gebildete. Druck und Verlag der Gesellschaft für christliches Leben unter den deutschen Blinden e. V., Wernigerode a. H., Postscheckkonto Hamburg Nr. 20251. Seit Dezember 1924 erscheint zweimonatlich ein Heft von je etwa 40 bis 48 Seiten Mittelformat (27:23 cm) in Mitteldruck.

„Über den Tag hinaus" ist keine eigentliche Zeitschrift, sondern eine regelmäßig erscheinende Serie von Aufsätzen. Das Stoffgebiet ist dasselbe wie von „Glauben und Wissen" (12); nur bringt „Über den Tag hinaus" in sich geschlossene Abhandlungen etwas größeren Umfangs und wendet sich vorzugsweise an die Gebildeten unter den Blinden. Es werden religiöse Fragen in „wissenschaftlicher" Weise behandelt, wie die evangelische Orthodoxie die Wissenschaft versteht.

26. Umschau in Wissenschaft, Kunst und Literatur (*Punktdruck*), Monatsschrift; 4. Beilage zu den „Beiträgen zum Blindenbildungswesen". Schriftleiter Syndikus Dr. CARL STREHL, Marburg a. d. Lahn. Druck und Verlag der Blindenhochschulbücherei, Marburg a. d. Lahn, Postscheckkonto des Vereins der blinden Akademiker Deutschlands, Frankfurt a. Main Nr. 10982. Das Blatt erscheint im 2. Jahrgang monatlich im Umfange von je 32 Seiten Normalformat (27:34 cm) in Mitteldruck.

Die „Umschau in Wissenschaft, Kunst und Literatur" war im ersten Jahrgang nur als Beilage zu den „Beiträgen" (1) erschienen; seit 1926 kommt sie in verstärktem Umfang als selbständige Zeitschrift heraus. Sie wendet sich in erster Linie an die intellektuellen Blinden und will diese über das Wesentliche orientieren, was es in Kunst und Literatur, in Wissenschaft und Technik Neues gibt. Sie druckt Aufsätze aus wissenschaftlichen Zeitschriften ab oder bringt Originalartikel blinder Geistesarbeiter. Auch belletristische Arbeiten Blinder finden Aufnahme. Den Beschluß macht eine „Schachrubrik", die unter der Redaktion von OTTO BRANDT, Krefeld, steht, sowie eine Rätselecke.

27. Vereinsbote, Der (*Punktdruck*), Organ des Württembergischen Blindenvereins e. V. Schriftleiter KARL ANSPACH, Heilbronn a. N. Verlag des Württembergischen Blindenvereins e. V., Heilbronn a. N., Postscheckkonto Stuttgart Nr. 5313. Druck von A. REUSS, Schwetzingen (Baden). Das Blatt erscheint im 6. Jahrgang monatlich im Umfange von je 40 bis 48 Seiten Kleinformat (20:28 cm) in Großdruck, mit einer Beilage von 70 Seiten. Die Schriftleitung behält sich vor, Erscheinungsweise und Umfang von Hauptblatt und Beilage abzuändern.

Das Hauptblatt des „Vereinsboten" ist ein Fachblatt für das Blindenwesen, das sich an die blinden Schwaben wendet. Es enthält Vorstands-, Versammlungs- und Veranstaltungsberichte, vornehmlich des Württembergischen Blindenvereins und der Württembergischen Blindengenossenschaft, sowie Abhandlungen über Fragen des Blindenwesens im allgemeinen und des Blindenwesens Württembergs im besonderen. Ferner finden „Eingesandte" jeder Art Aufnahme, auch hier und da poetische und sonstige Erzeugnisse von Vereinsmitgliedern. Die Beilage bringt zur Zeit Dialektdichtungen und sog. Vortragsgedichte, Perlen der Literatur.

28. Wochenschrift, Deutsche — für Blinde (*Punktdruck*). Schriftleiter Karl Menk, Kassel. Druck und Verlag des Punktdruckverlags Karl Menk, Kassel, Postscheckkonto Frankfurt a. M. Nr. 40608. Das Blatt erscheint im 7. Jahrgang wöchentlich im Umfange von je 32 Seiten Mittelformat (27:23 cm) in Mitteldruck.

Die „Deutsche Wochenschrift für Blinde" will die Blinden über die Tagesereignisse informieren, deren Kenntnis der Sehende einer Zeitung entnimmt. Sie druckt orientierende Artikel aus Zeitungen aller Richtungen ab und bringt am Schluß jeweils eine „Rundschau" über die Ereignisse der Woche. Politisch will die „Wochenschrift" streng neutral sein. Ihr Umfang ist im Verhältnis zum Stoff nur gering.

29. Zeitgeist, Der (*Punktdruck*). Zeitgeschichtliche und literarische Monatsschrift. Schriftleiter F. W. Vogel, Hamburg. Druck und Verlag F. W. Vogel, Hamburg, Postscheckkonto Hamburg Nr. 5439. Das Blatt erscheint im 18. Jahrgang monatlich im Umfange von je 20 Seiten Normalformat (27:34 cm) in Großdruck mit 1 Beilage von je 12 Seiten.

„Der Zeitgeist" dient der Unterhaltung und Belehrung. Er bringt Aufsätze aus dem Gebiet der Naturwissenschaft, Technik, Industrie usw. zum Abdruck. Die Beilage bietet ein literarisches, belletristisches Werk.

Zum Schluß erwähnen wir noch das Rundfunkprogramm des schlesischen Senders (Punktschrift). Käthe Thynel, Breslau, überträgt handschriftlich das Programm des schlesischen Senders, einseitig auf sehr dünnem Papier, etwa je 10 sehr kleine Seiten stark. Dieses Punktschriftprogramm wird wöchentlich versandt. Von einer Zeitschrift kann man nicht reden; aber es ist eine periodisch erscheinende Schrift.

Neuerdings bringt auch die staatliche Blindenanstalt zu Berlin-Steglitz das Rundfunkprogramm des Berliner Senders in Punktdruck heraus und verteilt es allwöchentlich unter die blinden Rundfunkteilnehmer.

D. Esperanto unter den deutschen Blinden
von J. Kreitz, Kreuzau bei Düren.

I. Anfänge der Bewegung.

Professor Cart in Paris erkannte als einer der ersten, daß die internationale Hilfssprache Esperanto auch für die Blinden, und besonders gerade für diese, von hohem Wert sein könne. Er veranstaltete vor etwa 25 Jahren Esperantokurse in der Blindenanstalt zu Lausanne. Allmählich drang Esperanto auch zu den deutschen Blinden. Bereits 1903 erschien zu ihrem Gebrauch ein kleines

Lehrbuch in Punktdruck. Seit 1904 bildet die von Prof. CART begründete, bis heute von H. THILANDER in Stockholm redigierte Monatsschrift „Esperanta Ligilo" eine Art Mittelpunkt, zumal da sie in jedem Lande, in dem sie Bezieher besitzt, einen „Konsul" hat, der nicht nur das Abonnement vermitteln, sondern überhaupt die Esperantobewegung unter den Blinden seines Gebiets fördern soll. Einen Überblick über die Anfänge der Bewegung in den verschiedenen Ländern gibt das Punktdruckschriftchen „Esperanto und die Blinden" von FRANZ DÖRING, Verlag A. WENDT, Berlin, 1911. Seit 1913 ist dem deutschen Blinden ein wirkliches Studium des Esperanto ermöglicht, indem die Blindenanstalt zu Paderborn das bekannte Lehrbuch von BOREL in Punktdruck herausgab.

II. Die Eblogo und andere Vereine.

Einen wesentlichen Fortschritt bedeutete die Gründung der „Eblogo" (Esperanto-blindulligo de Germanujo, Esperantoblindenverband Deutschlands), 1921. Zwecke des Vereins: 1. Vereinigung der blinden Esperantisten Deutschlands; 2. Verbreitung des Esperanto; 3. Förderung der gemeinsamen Interessen der Mitglieder mittels Esperanto. Vorsitzender ADOLF SELTEN, Breslau. Die Punktdruckverlagsabteilung des Verbandes veröffentlicht die Vierteljahrsschrift „La Blinda Esperantisto" sowie Bücher in und über Esperanto.

Der Verband ist an die internationale Vereinigung blinder Esperantisten (Uabe) in der Weise angeschlossen, daß seine Mitglieder ohne weiteres auch Mitglieder dieser Vereinigung sind. Ferner besteht eine internationale Esperantistenvereinigung blinder Musiker (Mobomo).

Während „Esperanta Ligilo" durchaus in Esperanto abgefaßt ist, bringt „Blinda Esperantisto" auch deutsche Artikel. Beide Zeitschriften halten über die internationalen Kongresse der blinden Esperantisten, deren bisher fünf stattgefunden haben, auf dem laufenden, sowie überhaupt über die Esperantobewegung unter Blinden und Sehenden, geben Nachrichten aus dem Blindenwesen und bringen belehrenden und unterhaltenden Lesestoff.

Ein Verzeichnis der in den Leihbibliotheken zu Hamburg, Leipzig und Breslau vorhandenen Bücher in Esperanto ist in „Blinda Esperantisto", Juli 1924, veröffentlicht. Die Leipziger Bibliothek erteilt Auskunft über die gesamte entleihbare Esperantoliteratur.

III. Verbreitung des Esperanto.

Die „Eblogo" zählt zur Zeit 101 ordentliche und 6 außerordentliche Mitglieder.

Der erste Blindenwohlfahrtskongreß (Stuttgart 1924) beschloß einstimmig, Esperanto als Wahlfach in allen Blindenanstalten einzuführen; doch ergab eine von der „Eblogo" veranstaltete Umfrage, über die „Blinda Esperantisto", September 1925, berichtet, daß zur Zeit nur an den Blindenanstalten zu Kiel, Krefeld, Königsberg, Nürnberg, Steglitz und Stettin Esperantounterricht erteilt wird. Außerdem finden Kurse für erwachsene Blinde in Köln, Hamburg, Dresden und Berlin statt, hier durch den allgemeinen Blindenverein. Unter Voraussetzung genügender Beteiligung wäre auch die Studienanstalt für Blinde in Marburg bereit, während der Sommermonate Kurse zu veranstalten.

E. „Gesellschaft für christliches Leben unter den deutschen Blinden e. V."

von J. Reusch, Wernigerode a. Harz

wurde im Jahre 1904 gegründet von den Herren Prediger P. Reiner, damals in Mainz, jetzt Berlin, Privatlehrer H. Kolass, Frankfurt a. M., Ed. Elwenn, Frankfurt a. M., Georg Guillod, damals Frankfurt a. M., jetzt Schweiz, und J. Reusch, damals Darmstadt, jetzt Wernigerode a. Harz. Sie wurde in das Vereinsregister in Frankfurt a. M. eingetragen.

I. Zweck und Ziel

ist, christliches Leben unter den deutschen Blinden zu wecken und zu vertiefen. Um dieses Ziel zu erreichen, gibt sie zwei Zeitschriften heraus: „Der beste Freund" und „Glauben und Wissen" sowie eine Serie von Aufsätzen wissenschaftlichen und philosophischen Inhalts unter dem Titel „Über den Tag hinaus". (Näheres s. bes. Artikel.) Ihre vornehmste Aufgabe erblickt die Gesellschaft in der Herausgabe und Verbreitung einer zeitgemäßen Blindenbibel. Sie ist mit dem Druck der „Stuttgarter Jubiläumsbibel" (eine Bibel mit erläuternden Anmerkungen) beschäftigt.

II. Äußere Form.

Die Gesellschaft besteht aus dem fünfgliedrigen Vorstand, den Mitgliedern und einem unterstützenden Freundeskreis. Jährlich findet eine Mitgliederversammlung statt. Der Vorsitzende ist Verlagsbuchhändler Koezle, Wernigerode.

III. Druckerei und Bücherei.

Die Gesellschaft besitzt eine eigene Druckerei und Leihbücherei in Wernigerode.

Anschriftenverzeichnis.

Wegen ständiger Änderungen kann für die nachstehenden Anschriften vom Herausgeber nur beschränkte Garantie übernommen werden.
Stand: Januar 1927.

I. Blindenunterrichts-, -beschäftigungsanstalten, -werkstätten und -heime.

Altona. Betriebswerkstätten der privaten Blindenfürsorge Altona e. V. Geschäftsführer: Bernhard Wöhrmann, Hamburg. Geschäftsstelle: Altona, Bürger Str. 1.

Angerburg. Blindenabteilung des Siechenhauses „Bethesda".

Augsburg. Erziehungs- und Unterrichtsanstalt für blinde Knaben und Mädchen, Jesuitengasse F 409. Fernruf: 893. (Träger: Verein.) a) Blindenschule mit Fortbildungsabteilung; b) Abteilung für Berufsausbildung: Stuhl- und Rohrflechten, Korb- und Bürstenmachen, weibliche Handarbeiten, Musik; c) Heim. Direktor: G. Roth.

Bedburg-Hau. Blindenabteilung der Heil- und Pflegeanstalt.

Benrath. Blindenwerkstätte.

Birkesdorf bei Düren/Rhld. Blindenabteilung des Krankenhauses.

Barby a. d. E. Gesellenheim, Mädchenheim (Träger: Verein). Oberinspektor: H. Müller, Barby. — Pflegeanstalt mit einer Zöglingsanstalt für im nach-

schulpflichtigen Alter Erblindete und einer Pfleglingsabteilung für anstalts-
bedürftige Blinde. Provinzialanstalt. Anstaltsleiter: Oberinspektor H. Müller.

Berlin. 1. Städtische Blindenanstalt, SO 26, Oranienstr. 26. Fernruf: Mag. 266
und 465, Moritzplatz 972.
a) Blindenschule: 6 Schulklassen mit Kindergarten; b) Fortbildungsschule mit
15 Kursen nebst Ausbildung für Spätererblindete; c) Beschäftigungsanstalt:
Stuhl- und Mattenflechterei, Bürsteneinzieherei, Borsten- und Besenpecherei,
weibliche Handarbeiten, Musik, Sonderausbildung als Klavierstimmer. Direktor:
E. Niepel.
2. Heim für blinde Kinder, Berlin S 59, Urbanstr. 128. (Verein.) Vorsitzender:
Fabrikbesitzer Jul. Riemer, C 2, Bischofstr. 2/3. Träger: Verein zur Förderung
der Interessen der Blinden in Berlin.
3. Heime des Moonschen Blindenvereins e. V. (s. d.), SO 33, Cuvrystr. 31, 32, 33
und N 65, Seestr. 49. Zum Übernachten für durchreisende und wohnungslose
Blinde (kostenlos für 3 Tage).
4. Wilhelm- und Ida-Becker-Stiftung, Berlin-Weißensee, Berliner Allee 183/185.
Blindenheim für arme erwerbsunfähige blinde Frauen der Stadtgemeinde Berlin.
Hausvater: Müller.
5. Kriegsblindenschule „Geheimrat Silex“, NO 43, Georgenkirchplatz 18. (Privat
und städtisch subventioniert.) Ausbildung von Kriegs- und Zivilblinden in den
neuzeitlichen Blindenberufen. Leiterin: Frl. Betty Hirsch.
6. Blindenbürstenwerkstätte „Friedenau“. (Privat.) Mauricy Rosenzweig,
Berlin SW 19, Roßstr. 7. Fernruf: Merkur 502.

Berlin-Friedrichshagen. Blindenheim Kommerzienrat-Bronner-Stiftung, Seestr. 43.

Berlin-Steglitz. 1. Staatliche Blinden-Unterrichts- und Beschäftigungsanstalt,
Rothenburgstr. 14. Fernruf: Steglitz 81 und 7520. a) Blindenmuseum; b) Blindenschule: 2 Vorschul-, 5 Schul-, 1 Schwachbefähigten- und 3 Fortbildungsklassen;
c) Abteilung für Berufsausbildung: Stuhl- und Mattenflechten, Korb- und
Bürstenmacherei, Seilerei, Pecherei, Maschinenstrickerei, Hochdruckerei, Buchbinderei, Klavierstimmen und Musik, weibliche Handarbeiten, Maschinenschreiben
und Knüpfarbeiten; d) staatliche Ausbildungsstätte für Blindenlehrer und -lehre-
rinnen; e) staatliche Fortbildungslehrgänge für Leiter und Lehrer an Blindenanstalten; f) Staatsprüfung für Blindenlehrer und -lehrerinnen; g) Auskunftsstelle für Blindenbildung und -fürsorge; h) Blindenbücherei; i) Feierabendhaus
Rehbrücke bei Potsdam (Träger: Verein); j) Mädchenheim, Fichtestr. 37/38
(Träger: Verein); k) Männerheim, Durchgangsstelle für junge Gesellen und Zu-
fluchtsstätte für erwerbsschwache Arbeiter (Träger: Verein). Direktor: O. Picht.
2. Jüdische Blindenanstalt für Deutschland e. V., Wrangelstr. 6/7. Fernruf:
Steglitz 1039. (Träger: Verein.) a) Arbeitsstätte (schulpflichtige Blinde besuchen
den Unterricht in der Staatlichen Blindenanstalt); b) Heim für erwachsene
jüdische Blinde. Vorsitzender: Paul Schalscha. Leiterin: z. Zt. Frau Betty Katz.

Bielefeld. Laden und Werkstätte „Selbsthilfe“, Altstädterkirchstr. 10. H.
A. Schneider.

Bingen. Sophienhaus. Carl Puricellsches Haus für arme katholische blinde Mädchen, Mainzer Straße. (Stiftung.) Vorsitzender: Direktor Karl Giersberg.
Leiterin: Schwester Albertine.

Braunschweig. Herzog-Wilhelm-Asyl, Blindenheim. (Stiftung.) Leiter: Provisor
Otto Clusmann. — Heim für gebildete Blinde, Bismarckstr. 1. (Träger: Verein.)
Leiter: Dr. Menke.

Bremen. Blindenanstalt Bremen, Sielwall 27. (Träger: Verein.) Vorsitzender: Senator Dr. Lürmann. Leiter: J. Bätzing.

Breslau. Schlesische Blindenunterrichtsanstalt, Kniestr. 17/19. Fernruf: 2263.
(Träger: Verein.) a) Blindenschule: 6 aufsteigende Klassen; b) Fortbildungs-
schule: 3 aufsteigende und 1 Parallelklasse; c) Abteilung für Berufsausbildung:
Flechtarbeiten, weibliche Arbeiten, Seilerei, Korbmacherei, Bürstenmacherei,
Maschinennähen und -stricken, Maschinenschreiben und kaufmännische Korre-

spondenz, Ausbildung zum Organisten, Musiklehrer und Klavierstimmer, d) Druckerei und Binderei zur Herstellung von Punktschriften, Karten usw.; e) Verlag der „Sachlesehefte"; f) Blindenheim (Wilhelm- und Auguste-Viktoria-Stiftung). Direktor: R. Rackwitz.

Carlshof bei Rastenburg i. Ostpr. Carlshöfer Anstalten. Abteilung für blinde Epileptiker und Schwachsinnige.

Chemnitz. Landeserziehungsanstalt für Blinde und Schwachsinnige, Chemnitz-Altendorf. Sammelnummer: 30351. a) Unterrichts- und Erziehungsanstalt nebst Lehrwerkstätten; b) Arbeitsheim für blinde Mädchen, Burgstr. 81; c) Verkaufsstelle der Blindenfürsorgestelle, Chemnitz, Brückenstr. 19. Anstaltsdirektor: Oberreg.-Med.-Rat Prof. Dr. Heinicke. Leiter der Blindenabteilung: Reg.-Schulrat M. Noack.

Crefeld. Vereinsblindenheim der Blindenfürsorgevereinigung und Blindenvereinigung e. V., Marktstr. 230. Vorsitzender: Oberver. W. Lorentzen, Wangenheimstr. 15.

Danzig-Langfuhr. 1. Kriegsblindenheim „Hindenburghaus". (Träger: Verein.) Leiter: Neumann.

2. Staatliche Blindenanstalt. Anstaltsleiter: Neumann.

Dorfchemnitz i. Erzgb. „Zeilerheim" für ältere blinde Mädchen. Heimleit.: Weigel.

Dortmund. Blindenlehr- und -beschäftigungsanstalt der Ortsgruppe Dortmund des Westfälischen Blindenvereins, Kaiserstr. 34. Geschäftsführer: Friedr. Hegenberg.

Dresden. 1. Korbmacherwerkstätte, zugleich Verkaufsstelle der Anstalt Chemnitz. Leiter: R. Lasch, Dresden-A. 24, An der Falkenbrücke.

2. Blindenheim, Dresden-A., Christianstr. 31. Mit Übernachtungsgelegenheit. Heimleiter: R. Bierdel, Dresden-A., Christianstr. 39.

Düren. 1. Provinzial-Blindenunterrichtsanstalt, Alte Jülicher Str. 60. Fernruf: 233. a) Blindenschule: 1. Vorschule. 2. Hilfsschule. 3. Abteilung für Sehschwache; b) Fortbildungsschule; c) Abteilung für Berufsausbildung: Stuhl- und Mattenflechten, Korb- und Bürstenmacherei, Seilerei, Pecherei, Musik, Klavierstimmen und -reparaturen, weibliche Handarbeiten, Maschinenstrickerei; d) Blindendruckerei. Direktor: H. Horbach.

2. Anstalten des Rheinischen Blindenfürsorgevereins. a) Rheinische Blindenwerkstätte, Alte Jülicher Str. 64; b) Rheinisches Blindenasyl Annaheim (Phil. Schöllerstiftung), Schöllerstraße; c) Rheinisches Blindenheim (Gebrechlichenheim), Meckerstr. 5; d) Druckerei und Leihbibliothek, Alte Jülicher Str. 60. Geschäftsführer: Direktor H. Horbach.

Düsseldorf. Kriegsblindenwerkstätte, Gerresheimer Str. 82/86. (M. Heinemann & Co.)

Erfurt. Werkstätte und Verkaufsstelle des Vereins der Blinden von Erfurt, Langebrücke 33.

Essen. Kriegsbeschädigten- und Blindenwerkstätte, gem. G. m. b. H., Brunnenstr. 26.

Frankfurt a. M. Unterrichts- und Beschäftigungsanstalt, Adlerflychtstr. 8. Fernruf: Römer 3016. (Träger: Verein.) a) Blindenschule: 1 Vorschulabteilung und 3 Schulabteilungen; b) Abteilung für Berufsausbildung: Stuhlflechten, Korbmacherei, Klavierstimmen, Massieren, weibliche Handarbeiten; c) Blindenheim. Direktor: K. Burkard.

Freiburg i. B. Versorgungs- und Beschäftigungsanstalt für Erwachsene: Korb- und Bürstenmachen, Stuhlflechten, weibliche Handarbeiten, Musik. (Träger: Verein.) Vorsitzender: Prof. Dr. Heinr. Straubinger.

Friedberg. Landesblindenanstalt, Mainzer Toranlage 6. a) Blindenschule: 3 Abteilungen; b) Fortbildungsschulabteilung; c) Abteilung für Berufsausbildung: Stuhlflechten, Korbmachen, Bürstenmachen, weibliche Handarbeiten, Musik. Direktor: Chr. Schmidt.

Gelsenkirchen. Werkstätte des Blindenvereins für Gelsenkirchen u. Umg., Neumarkt 2. Fernruf: 3217.

Gotha. 1. Thüringer Landesblinden- und -taubstummenanstalt, Pestalozzistr. 2. a) Schulunterricht; b) Gewerbliche Ausbildung. Direktor: O. Walter.

2. Blindenwerkstätten: Korb- und Bürstenmachen, Klavierstimmen. (Träger: Verein.) Vorsitzender: Reg.-Rat Dr. Umbreit.

Hagen. „Westfalenfleiß" G. m. b. H., gemeinnützige Werkstätte „Geweha", Stadtamtmann Sasse, Gerichtsgebäude, Hirschstr.

Halle (s. auch unter Barby). Provinzialblindenanstalt, Bugenhagenstr. 30. Fernruf: 1290 und 1171. a) Blindenschule: 7 Schulabteilungen; b) Fortbildungsschule: 4 Schulabteilungen; c) Abteilung für Berufsausbildung: Korb-, Stuhl- und Deckenflechten, Bürstenmachen, Klavierstimmen und -reparieren, Musik, weibliche Handarbeiten, Maschinenstricken, Industriemaschinenabteilung; d) Gesellenheim (Wilhelm-Auguste-Viktoria-Stiftung). Direktor: G. Bauer.

Hamburg. 1. Blindenanstalt Hamburg, Minenstr. 3, Büro: Alexanderstr. 32. Fernruf: Vulkan 5855. (Stiftung.) a) Blindenschule: 2 Schulabteilungen, 3 Abteilungen für Sehschwache; b) Fortbildungsschulabteilung, die Schule ist eine öffentliche Staatsschule; c) Abteilung für Berufsausbildung: Stuhlflechten, Korb- und Bürstenmachen, Maschinenstricken, weibliche Handarbeiten, Musik, Klavierstimmen.

2. Blindenasyl, Alexanderstr. 32. a) Heim für erwerbsfähige Blinde; b) Heim für erwerbsfähige blinde Männer; c) Offene Werkstätte für ausgebildete Blinde und Spätererblindete.

3. Blindenaltenheim, Breitenfelder Str. 21—27. Direktor: H. Peyer.

Hannover-Kirchrode. Provinzialblindenanstalt, Bleekstr. 22. Fernruf: Nord 1582. a) Blindenschule: 2 Vorschulabteilungen, 5 Schulabteilungen; b) Fortbildungsabteilung: 3 Abteilungen; c) Abteilung für Berufsausbildung: Stuhl- und Korbflechten, Bürstenmachen, Musik, Klavierstimmen, weibliche Handarbeiten; d) Blindenheim für Männer und Frauen. (Träger: Verein zur Fürsorge für die entlassenen Zöglinge s. d.) Direktor: K. Geiger.

Heilbronn. Werkstätte der württembergischen Blindengenossenschaft e. G. m. b. H., Achtungstr. 29, Filiale in Rohr (s. Blindenerholungsheim): Korb- und Bürstenmachen. Geschäftsführer: K. Anspach.

Heiligenbronn. Blindenanstalt Heiligenbronn OA. Oberndorf (Religiöse Genossenschaft), Erziehungsanstalt und Asyl für katholische Blinde, die in der Anstalt selbst erzogen wurden. a) Blindenschule: 2 Abteilungen und 1 Fortbildungsabteilung; b) Abteilung für Berufsausbildung: Stroh- und Sesselflechten, Korb- und Bürstenmachen, weibliche Handarbeiten; c) Asyl für erwerbsunfähige Blinde. Leiter: Superior Jos. Goeser.

Herford. Blindenwerkstatt. (Träger: Blindenverein.)

Ilvesheim. Badische Blindenanstalt Ilvesheim bei Mannheim, Schloßstraße. Fernruf: Amt Seckenheim Nr. 7. (Träger: Land.) a) Blindenschule: 5 Schulabteilungen und 2 Fortbildungsabteilungen; b) Abteilung für Berufsausbildung: Stuhlflechten, Korb- und Bürstenmachen, weibliche Handarbeiten. Direktor: J. Koch.

Karlsruhe. Werkstätte der badischen Ein- und Verkaufsgenossenschaft bad. Blinder e. G. m. b. H., Kriegsstr. 200/202.

Ketschendorf. Samariteranstalten, Zweiganstalt „Bethanien", Ketschendorf bei Fürstenwalde a. d. Spree. Unterricht und Erziehung. Für anormale Blinde und Taubstummblinde. Leiter: Pastor Burgdorf.

Kiel. 1. Landesblindenanstalt, Königsweg 80. Fernruf: 931. Unterrichtsanstalt für schulpflichtige blinde Kinder und Ausbildungswerkstätten für erwachsene Blinde. a) Blindenschule: 4 Klassen; b) Fortbildungsschule: 2 Abteilungen; c) Abteilung für Berufsausbildung: Stuhlflechten, Korb- und Bürstenmacherei, Musik, weibliche Handarbeiten, Maschinenstricken.

2. Blindenheim für selbständige junge Mädchen, Königsweg 91. (Träger: Verein.)

3. Blindenaltersheim, Königsweg 95/97. (Träger: Verein.)

4. Familienheim für verheiratete Blinde in Kellinghusen und Lunden. (Träger: Verein.) Direktor: G. Kühn.

Königsberg. 1. Ostpreußische Blindenunterrichtsanstalt, Luisenallee 83/105. Fernruf: Hindenburg 20619.

2. Graf Bülow von Dennewitzsches Blindenstift (Werkstätten für Blindenberufe, Provinz Ostpreußen). Direktor RECKLING führt die Leitungsgeschäfte im Auftrage des Vorstandes der Ostpreußischen Blindenunterrichtsanstalt.

3. Druckerei und Bücherei der Ostpreußischen Blindenunterrichtsanstalt in Verbindung mit Abteilung zur Ausbildung Spätererblindeter in Maschinenschreiben und Blindenschrift.

Königswartha. Blindenschule für schwachbegabte Blinde. (Stiftung.) Heim für erwerbsbeschränkte Blinde: Korb- und Bürstenmacherei, Stuhlflechten. Oberamtmann: LÖTZSCH.

Königswusterhausen. Heim für deutsche Blinde. (Stiftung.) Wenn möglich gewerbliche Ausbildung Erwachsener. Leiter: Direktor HINZE.

Lechenich bei Köln. Blindenabteilung des Krankenhauses.

Leipzig. 1. Heim für blinde Mädchen (MENDEsche Stiftung), Querstr. 20.

2. Städtische Blindenwerkstätte (vorm. Bienersche Stiftung), Leipzig-Gohlis, Hallesche Str. 125. Leiterin: M. MANNSCHATZ.

3. Blindenwerkstätte mit Verkaufsladen vom Verein für Beschaffung von Hochdruckschriften, Markt 3. Geschäftsführer: DIETRICH.

4. Heim für Kriegsblinde (Max-Woide-Stiftung), Scharnhorststr. 10. Leiterin: DINA TREPLIN.

Lübeck. Staatliche Werkstätten für Blinde und andere Erwerbsbeschränkte, St. Annenstr. 1/3.

Magdeburg. „Blisa" Blindenwerkstätte. HERMANN BAUMANN, Poststr. 8.

Mainz. Blindenbeschäftigungs- und Unterrichtsanstalt, Rosengasse 12. (Träger: Verein.) Vorsitzender: Geh. San.-Rat Dr. MÜLLER, Vorsteher: WILHELM BACKES.

Mannheim. Arbeitsheim für badische Blinde, Waldhofstr. 161. (Träger: Verein.) Leitung: Frau F. BOEHRINGER.

Marburg. Hochschulbücherei, Studienanstalt und Beratungsstelle für blinde Studierende e.V., Wörth Str. 9/11 und Am Schlag 1 und 2. a) Wissenschaftliche Blindenbücherei, Verlagsanstalt mit Schwarz-, Punktdruckerei und Großbuchbinderei; b) Studentenheim mit Repetitorien, Fernruf: 824; c) Studienanstalt mit Realgymnasial-, kaufmännischer und technischer Abteilung, Schreibmaschinenkursen und Schülerheim, Fernruf: 998; d) Mechanische Versuchswerkstätte; e) Archiv und Beratungsstelle; f) Verkaufsabteilung für alle blindentechnischen Lehr- und Hilfsmittel. Geschäftsstelle: Wörth Str. 11. Fernruf: 771. Leiter: Syndikus Dr. C. STREHL.

München. Landesblindenanstalt, Ludwigstr. 15. Fernruf: 23199. a) Blindenschule: 1 Hilfsschulabteilung, 4 Schulabteilungen; b) Fortbildungsabteilung: 3 Abteilungen; c) Abteilung für Berufsausbildung: Flechtarbeiten, Bürstenmachen, weibliche Handarbeiten; d) Versorgungsanstalt für weibliche Blinde (ehemalige Zöglinge der Landesblindenanstalt). Direktor: A. SCHAIDLER.

München. Kriegsblindensiedlung, Wotanstr.

Münster i. Westf. Werkstätte des Blindenvereins „Westfalenfleiß" G.m.b.H., Bergstr. 29.

Neukloster. Mecklenburg-Schwerinsche Blindenanstalt. Fernruf: 36. (Träger: Land.) a) Blindenschule: 1 Vorschulabteilung, 2 Schulabteilungen; b) Fortbildungsabteilung; c) Abteilung für Berufsausbildung: Stuhlflechten, Korb- und Bürstenmachen, Seilerei, Mattenflechten; d) Arbeitsstätte mit Mädchen- und Gesellenheim. Direktor: G. HARTMANN.

Neuwied. Evangelische Provinzial-Blindenunterrichtsanstalt mit Bürstenmacherei, Korb- und Stuhlflechterei, Hand- und Maschinenstrickerei, Musikbetrieb, Stimmerei, Hauswirtschaftsunterricht, Moltkestr. 3. Fernruf: 200. a) Blindenschule: 1 Vorschulabteilung, 3 Schulabteilungen; b) Fortbildungsschule: 2 Abteilungen; c) Abteilung für Berufsausbildung. Direktor: Schulrat W. FRONEBERG.

Nowawes. Taubstummblindenheim Oberlinhaus, Nowawes bei Potsdam. Erziehung, Unterricht, wenn möglich berufliche Ausbildung taubstummblinder Pfleglinge. Direktor: Pfarrer D. Dr. HOPPE.

Nürnberg. 1. Blindenanstalt, Koberger Str. 34. Fernruf: 51781. (Träger: Verein.) a) Blindenschule: Erziehungs- und Unterrichtsabteilung, 2 Schulabteilungen, 2 Fortbildungsschulabteilungen; b) Abteilung für Berufsausbildung: Stuhlflechten, Korb- und Bürstenmachen, Musik, weibliche Handarbeiten, Maschinenstricken; c) Beschäftigungsabteilung für weibliche und männliche Blinde im Anschluß an die Anstalt und in organischer Verbindung mit dieser.

2. Blindenwerkstätte. (Träger: Blindenunterstützungsverein.)

3. „Mittelfränkisches Blindenheim", Altersheim für männliche und weibliche Blinde jeder Konfession (Träger: Verein), Wetzendorfer Str. 120. Direktor: W. REINER.

Oldenburg. Blindenwerkstätte in Einrichtung. (Träger: Stadt.)

Paderborn. 1. Von Vinckesche Provinzialblindenanstalt, kathol. Abteilung, Leostr. 1. Fernruf: 2806. a) Blindenschule: 8 Abteilungen; b) Fortbildungsschule: 2 Abteilungen; c) Abteilung für Berufsausbildung: Stuhl- und Mattenflechten, Bürsten- und Korbmachen, weibliche Handarbeiten, Maschinenschreiben, Musik, Klavierstimmen; d) Anstaltsdruckerei.

2. Heim für männliche und weibliche Blinde. Vorsteherin: Schwester SALESIA PASTERN.

Pfaffenhausen. Blindenheim St. Joseph, Filiale der St.-Joseph-Kongregation zu Ursberg. Korb- und Bürstenmachen, Stuhl- und Mattenflechten, weibliche Handarbeiten. Direktor: H. H. JOSEF HUBER.

Recklinghausen. Blindenwerkstätte der Ortsgruppe Recklinghausen des westfälischen Blindenvereins, Münster Str. 20. Fernruf: 1945.

Rohr. Filialwerkstätte der württembergischen Blindengenossenschaft in Heilbronn.

Rüstringen. Rüstringer Blindenwerkstatt, Grenzstr. 80. (Träger: Stadt.) Werkleiter: A. POHL.

Soest. VON VINCKESCHE Provinzialblindenanstalt, Herrengasse 2. Fernruf: 563. a) Blindenschule: 4 Schulabteilungen; b) Fortbildungsschule: 3 Abteilungen; c) Abteilung für Berufsausbildung: Stuhl- und Mattenflechten, Korb- und Bürstenmachen, Musik, weibliche Handarbeiten, Maschinenstrickerei; d) Mädchenheim; e) Gesellenheim. Direktor: P. GRASEMANN.

Schwäbisch-Gmünd. Blindenasyl, Privatanstalt mit Lehrlings-, Gewerbeabteilung und Altenheim. Korb- und Bürstenmachen, Stroh- und Stuhlflechten, Stricken. Leitung: Inspektor ROLL.

Stettin. Provinzialblindenanstalt, Turnerstr. 58/61. Fernruf: 1288. a) Blindenschule: 5 Schulabteilungen; b) Fortbildungsschule: 3 Abteilungen; c) Abteilung für Berufsausbildung: Bürsten- und Korbmachen, Seilerei, Stroh- und Rohrflechterei, weibliche Handarbeiten, Maschinenstrickerei, Klavierstimmen, Musik. — Provinzialheim für männliche Blinde. — Provinzialheim für weibliche Blinde. — Blindenheim für erwerbsunfähige Blinde. Direktor: M. ROTHENBURG.

Stuttgart. Blindenanstalt „Nikolauspflege", Am Krähenwald 271. Fernruf: 60 186. (Stiftung.) a) Blindenschule: 2 Vorschul-, 1 Hilfsschulklasse, 1 Schulabteilung i. gz. 5 Klassen; b) Fortbildungsschule: 2 Abteilungen; c) Abteilung für Berufsausbildung: Stuhl- und Mattenflechten, Korb- und Bürstenmachen, Klavierstimmen, Musik, weibliche Handarbeiten, Maschinenstricken, Haushaltsunterricht für Mädchen; d) Druckerei mit „Schwäb. Blindenbücherei"; e) Heim für männliche und weibliche Blinde. Direktor: TH. DECKER.

Weimar. Staatliche Blindenwerkstätten, Gutenbergstr. 11. (Träger: Land Thüringen.) Leiterin: Schwester KLARA EHRENBERGER. — Thüringer Blindenwerkstätten, Zöllnerstraße. (Träger: Land Thüringen.) Schwester KLARA EHRENBERGER.

Wernigerode. Berufsausbildung für Späterblindete, Heim, Amelungsweg 6. (Träger: Verein.) Leiter: H. MÜNKER und Schwester ANTONIE HOLLENBERG.

Wertheim a. M. Blindenheim für Blinde und Taubblinde e. V. Vorstand: Oberreallehrer i. R. GG. FEUERSTEIN.

Wiesbaden. Blindenbeschäftigungsanstalt, Bachmeyerstr. 11. (Träger: Verein.) Werkstätte und Heim für männliche und weibliche Blinde.

Würzburg. Kreisblindenanstalt, Franz-Ludwig-Str. 211/213. (Träger: Kreis.) a) Blindenschule: 2 Abteilungen; b) Fortbildungsschule: 3 Abteilungen; c) Abteilung für Berufsausbildung: Stroh-, Korb- und Stuhlflechten, Bürstenmachen, weibliche Handarbeiten, Musik. — Heim für ältere Blinde e. V. Direktor: J. G. Dees.

II. Deutscher Blindenlehrerverein.

Sitz: Soest i. Westf.
Vorsitzender: Direktor P. Grasemann, Soest, Provinzialblindenanstalt.

Deutscher Blindenlehrmeister-Verein. Sitz: Königsberg i. Pr. Vorsitzender: W. Maus, Königsberg, Blindenanstalt, Luisenallee 95.

III. Blindenverbände und -vereine.

1. Arbeitsgemeinschaft der Blindenverbände Deutschlands. Sitz: Berlin, O 27, Dircksenstr. 2. Angeschlossen sind folgende Verbände:
   Reichsdeutscher Blindenverband e. V.
   Verein blinder Frauen Deutschlands e. V.
   Verein der blinden Akademiker Deutschlands e. V.
   Verein der deutschredenden Blinden.
2. Bund erblindeter Krieger e. V. Sitz: Berlin. Geschäftsstelle: 1. Vorsitzender: A. Bischoff, Berlin-Dahlem, Cronberger Str. 21 a. Fernruf: Pfalzburg 9618. Schatzmeister: Aug. Abraham, Berlin-Dahlem, Königsmarckstr. 7 a. Postscheckkonto: Nr. 148 944, Berlin.

Bezirke, Orts- und Untergruppen.

Baden. Bezirksleiter: Karl Löhle, Karlsruhe, Melanchthonstr. 2.
Mannheim-Heidelberg. Ortsgruppenleiter: Fritz Neuthard, Mannheim, Wallstadtstr. 64.
Moosach. Ortsgruppenleiter: Karl Wörner, Hauptlehrer in Walldürn bei Buchen.
Karlsruhe-Pforzheim. Ortsgruppenleiter: Karl Löhle, Karlsruhe, Melanchthonstr. 2.
Freiburg. Ortsgruppenleiter: Joseph Wambach, Gundelfingen, A. Freiburg.
Donaueschingen-Konstanz. Ortsgruppenleiter: Max König, Donaueschingen.
Bayern. Landesverbandsleiter: Lorenz Birngruber, München, Marsstr. 32.
Oberbayern. Kreisgruppenleiter: Georg Huml, München, Heideckstr. 2.
Oberpfalz. Kreisgruppenleiter: Hans Ruckdeschel, Regensburg, Hermann-Geib-Str. 9.
Niederbayern. Kreisgruppenleiter: Max Sommerer, Passau, Bräugasse 17.
Oberfranken. Kreisgruppenleiter: Hans Schmalfuss, Hof a. d. S., Parsevalstr. 8.
Mittelfranken: Kreisgruppenleiter: Joseph Meister, Nürnberg-Dutzendteich, Heimgartenweg 30.
Unterfranken. Kreisgruppenleiter: Joseph Friedel, Würzburg, Oberer Bogenweg 29.
Rheinpfalz. Kreisgruppenleiter: Karl Detemple, Ludwigshafen a. Rh., Rottstr. 8.
Schwaben. Kreisgruppenleiter: Joseph Rindle, Augsburg, Frauentorstr. 7.
Brandenburg. Bezirksleiter: Otto Weiske, Berlin-Dahlem, Königsmarckstr. 7.
Hamburg. Bezirksleiter: Karl Lahmann, Hamburg 24, Ulmenau 7.
Groß-Hessen. Bezirksleiter: Ludwig Jourdan, Frankfurt-Heddernheim, Hessestr. 30.
Frankfurt a. M. Ortsgruppenleiter: Heinrich Rapp, Frankfurt a. M. West, Falkstr. 34.

Mainz-Worms-Wiesbaden u. Umg. Untergruppenleiter: Jakob Schmitt, Mainz-Kostheim, Schiersteiner Str. 84.

Kassel. Untergruppenleiter: Justus Lips, Kassel, Herwigsmühlenweg 13.

Gießen. Ortsgruppenleiter: Konrad Gumbel, Gießen, Kugelberg 1.

Mecklenburg. Bezirksleiter: Hermann Wollenberg, Warnemünde, Mühlenstr. 6.

Niedersachsen. Bezirksleiter: August Pralle, Hannover-Rücklingen, Am grünen Hagen 22.

Nordhannover. Unterbezirksleiter: Karl Schreiber, Lüneburg, Salzstr. 28.

Zentralhannover. Unterbezirksleiter: Otto Naseband, Hannover-Linden, Wittekindstr. 39 I.

Südhannover-Braunschweig. Unterbezirksleiter: Karl Oehme, Ilfeld (Südharz), Schröderstr. 35.

Westhannover. Unterbezirksleiter: Heinrich Kemper, Schledehausen (Landkreis Osnabrück).

Oldenburg. Unterbezirksleiter: August Martens, Oldenburg, Kastanienallee 5.

Bremen. Unterbezirksleiter: Benno Bartels, Bremen 9, Gröpelinger Heerstr. 15 A.

Niederschlesien. Bezirksleiter: Paul Herold, Nimkau 56 (Kreis Neumarkt, Schles.).

Oberschlesien. Bezirksleiter: Joseph Krafczyk, Beuthen i. Oberschles., Parallelstr. 9.

Ostpreußen. Bezirksleiter: Joseph Kablau, Elbing, Sonnenstr. 15.

Pommern. Bezirksleiter: Aug. Müller, Stettin-Neuwestend, Grillparzerweg 2.

Rheinland. Bezirksleiter: Hans Liesenfeld, Essen, Rüttenscheider Str. 274. Fernruf: Süd-Amt 41 458.

Aachen. Ortsgruppenleiter: Heinrich Kochs, Aachen, Kleine Marschierstr. 72.

Barmen. Ortsgruppenleitung: A. Dohrmann, Barmen. Geschäftsstelle und Schriftführer: W. Hemeyer, Barmen, Schönebecker Str. 33. Fernruf: 1378.

Bonn. Ortsgruppenleiter: W. Topf, Bonn, Alter Heerweg 10. Geschäftsstelle: Hans Kraheck, Bonn, Jagdweg 47.

Düsseldorf. Ortsgruppenleiter: Franz Warden, Düsseldorf, Birkenstr. 70. Geschäftsstelle: Johannes Bücken, Düsseldorf, Mühlenstr., Amtsgerichtsgebäude, 4. Oberg.

Duisburg. Ortsgruppenleiter: A. Klapdor, Duisburg, Felsenstr. 79.

Elberfeld. Ortsgruppenleiter: Ernst Uhlmann, Elberfeld, Augustastr. 151.

Essen. Ortsgruppenleiter: Ernst Feldhorst, Essen-Bredeney, Waldstr. 67.

Köln. Ortsgruppenleiter: Richard Tubandt, Köln, Severinstr. 225.

München-Gladbach-Rheydt. Untergruppenleiter: W. Steins, Dohr (Post Mühlfort), Dohrer Str. 273.

Niederrhein. Untergruppenleiter: Peter Heinen, Crefeld, Virchowstr. 86.

Trier. Ortsgruppenleiter: A. Wilhelm, Trier, Weberbachstr. 38.

Saarland. Bezirksleiter: Johannes Rathke, Völklingen-Saar, Etzelstr. 13a.

Sachsen (Freistaat). Bezirksleiter: Wilhelm Lohse, Leipzig-Leutzsch, Lindenauer Str. 48.

Chemnitz. Kreisgruppenleiter: Arno Lukas, Chemnitz, Furtherstr. 33.

Leipzig. Kreisgruppenleiter: Wilhelm Leiblein, Leipzig-Neureudnitz, Hofer Str. 60a.

Dresden-Bautzen. Kreisgruppenleiter: Johannes Herfurth, Dresden-A. 21, Eibenstocker Str. 16.

Sachsen-Anhalt. Bezirksleiter: Karl Günther, Halle a. d. S., Ackerweg 29. Fernruf: 25 781.

Magdeburg. Ortsgruppenleiter: Willi Sybura, Magdeburg-Wilhelmstadt, Steinbergstr. 11.

Erfurt. Ortsgruppenleiter: Rudolf Bredel, Erfurt, Auenstr. 7.

Weißenfels. Untergruppenleiter: Paul Walther, Weißenfels, Katharinenstr. 26.

Halberstadt. Ortsgruppenleiter: Hans Löwe, Harsleben bei Halberstadt, Halberstädter Str. 361 i.

Schleswig-Holstein. Bezirksleiter: Fritz Spannaus, Kiel, Bremer Str. 22.

Kiel. Ortsgruppenleiter: Fritz Eisenblätter, Kiel, Sternstr. 9.

Lübeck. Ortsgruppenleiter: Otto Köpcke, Lübeck, Westhofstr. 59.

Altona. Ortsgruppenleiter: WALTER ACKERMANN, Altona-Bahrenfeld, Kluckstr. 15.

Thüringen. Bezirksleiter: ALFRED FRANKE, Jena, Dornburger Str. 74.

Westgau. Gauleiter: RICHARD KRAUSS, Eisenach, Meniusstr. 7.

Ostgau. Gauleiter: EMIL KÖHLER, Langenberg-Gera, Triftstr. 14.

Nordgau. Gauleiter: ADOLF SCHWENKER, Apolda, Amalienstr. 21.

Westfalen. Bezirksleiter: W. KERLS, Wattenscheid, Bismarckstr. 27.

Bochum-Riemke. Untergruppenleiter: HEINRICH SCHÜTZ, Bochum-Riemke, Elisabethstr. 7.

Dortmund. Ostsgruppenleiter: ALBERT KRETSCHMAR, Dortmund, Uhlandstr. 24.

Sauerland. Untergruppenleiter: E. KREFTING, Gevelsberg.

Westfalen-Ost und Lippe. Untergruppenleiter: WILHELM KAMP, Paderborn, Elsässer Weg 2.

Münsterland. Untergruppenleiter: JOSEPH SCHLÜTER, Münster, Gutenbergstr. 19.

Württemberg. Bezirksleiter: ROBERT STRÖHLEIN, Stuttgart, Lerchenstr. 81; ab 1. 7. 27: Gabelsbergstr. 44 a.

Jagstkreis. Gruppenleiter: LUDWIG HORN, Stuttgart-Untertürkheim, Wilhelmstr. 7 II.

Neckarkreis. OTTO SCHAAL, Herrenberg (Württemberg).

Donaukreis. Untergruppenleiter: KARL NÄGELE, Ulm a. d. Donau, Schülinstr. 5.

Schwarzwaldkreis. Untergruppenleiter: JULIUS SCHWARZ, Oberndorf a. N., König-Wilhelm-Str. 19.

3. Reichsdeutscher Blindenverband e. V. Zentralorganisation der deutschen Blindenvereine. Sitz: Berlin. Vorsitzender: Prediger REINER, Berlin W 57, Steinmetzstr. 49. Geschäftsführer: W. VON GERSDORFF, Berlin O 27, Dircksenstr. 2. Fernruf: Königstadt 2500. Postscheckkonto: Berlin NW 7, Nr. 17 118. Bankkonto: Dresdner Bank, Depositenkasse M, Holzmarktstr. 1.

A. Landes- und Provinzialbezirke.

Anhalt-Provinz Sachsen. FR. ACKERMANN, Dessau, Leopold-Dank-Stift.

Baden. Landesblindenpfleger O. VANOLI, Freiburg i. Br., Karlstr. 87. Fernruf: 4389.

Bayern. F. SUTTER, Nürnberg, Wölckernstr. 64.

Brandenburg-Grenzmark. J. KLUGE, Frankfurt a. d. O., Holzhofstr. 12.

Braunschweig-Hannover-Bremen-Oldenburg. H. KLÖTZSCHER, Braunschweig, Maschstr. 32b.

Groß-Berlin. EUGEN KROHN, Berlin W 30, Barbarossaplatz 3. Fernruf: Kurfürst 707.

Hamburg-Lübeck-Mecklenburg. L. HERRMANN, Hamburg, Isestr. 26.

Hessen-Darmstadt. PH. DAUS, Mainz, Kartäuserstr. 13 p.

Hessen-Nassau. Hessen-Nassau-Waldeck'scher Blindenbund e. V. FR. REICHERT, Frankfurt a. M., Neuhofstr. 50.

Niederschlesien. Niederschlesischer Landesblindenverband e. V. Dr. H. HIRSCHSTEIN, Breslau VII, Gabitzstr. 70.

Oberschlesien. R. STASCHICK, Beuthen, Große Blottnizastr. 40.

Ostpreußen. W. DITTKE, Königsberg, Robertstr. 6.

Pommern. G. H. BAUMANN, Stettin, Deutschstr. 30.

Rheinland. A. MENN, Köln, Ursulagartenstr. 26.

Sachsen (Freistaat). Verband der sächsischen Blindenvereine. Geschäftsführer: O. VIERLING, Dresden, Moltkestr. 7. Vorsitzender: R. BIERDEL.

Schleswig-Holstein. H. KNUTZEN, Kiel, Bugenhagenstr. 3.

Thüringen. A. KREUCH, Friedrichroda, Bahnhofstr. 19.

Westfalen. P. MEURER, Dortmund, Kreuzstr. 4. Fernruf: 1478.

Württemberg. K. ANSPACH, Heilbronn a. Neckar, Achtungstr. 29.

B. Die dem Reichsdeutschen Blindenverbande angeschlossenen
Blindenvereine.

Aachen. Blindenverein von Aachen und Umgegend. HEINRICH DOHMEN, Stolberg a. Rh., Klatterstr. 8. Schriftführer: G. BLEYLEVENS, Steinkaulstr. 13.

Altona. Verein der Blinden von Altona nebst Vororten. WILHELM STELZIG, Altona, Sedanstr. 19.

Anhalt. Anhaltinischer Blindenverein e. V. F. O. RICHTER, Dessau, Moritzstr. 2.

Auerbach. Verein der Blinden in Auerbach und Umgegend. Studienrat ERNST BEYER, Auerbach, Eduard-Eule-Str. 1.

Baden. Bad. Blindenverein. Verein mit Körperschaftsrechten. 1. Vorsitzender: Geh. Oberreg.-Rat Dr. CLEMM, Lahr i. B., Obertorstr. 32; 2. Vorsitzender (Geschäftsführer): OTTO VANOLI, Freiburg i. Br., Karlstr. 87 (Geschäftsstelle). Fernruf: 4389. Postscheckkonto: Nr. 7660, Karlsruhe.
　　Ortsgruppen: 1. Donaueschingen. 2. Freiburg. Verein mit Körperschaftsrechten. Vorsitzender: Prof. Dr. ZADE, Augenarzt, Rohrbacher Str. 7. 3. Heidelberg. 4. Karlsruhe. 5. Konstanz. 6. Mannheim. 7. Offenburg. 8. Pforzheim. 9. Schopfheim.

Barby a. d. E. Blindenverein von Barby a. d. E. und Umgegend e. V. Sitz: Barby a. d. E. ARTHUR SCHLIESSER, Barby a. d. E., Gethsemanestr. 12. Fernruf: 48.

Barmen. Bergischer Blindenverein e. V. Barmen. WALTER SÖHN, Barmen, Kampstr. 10.

Bautzen. Verein der Blinden der Kreishauptmannschaft Bautzen. EDWIN LESKE, Bautzen, Wendischestr. 4.

Bayern. Bayerischer Blindenbund e. V. HEINRICH BAUERNFEIND, Nürnberg, Dürrenhofstr. 50.
　　Ortsgruppen: 1. Aschaffenburg. Vorsitzender: P. HÖFLING, Ohmbachgasse 8. 2. Augsburg. Kreisgruppe Schwaben: Vorsitzender: KASSENEDER, Ulmer Str. 194. Ortsgruppe: Vorsitzender: F. BIEBER, Spenglergasse C 99. 3. Bayreuth. Vorsitzender: FÖRSTER, Ludwigstr. 4. 4. Hof. HANS EDELMANN, Ascherstr. 7. 5. Landau. Vorsitzender: O. BAAS, Kirchstr. 25. 6. Ludwigshafen. Vorsitzender: Oberbürgermeister Dr. WEISS. 7. München. Vorsitzender: L. NUNBERGER, Falkenstr. 2. 8. Nürnberg. Vorsitzender: K. SCHNEIDER, Friedrichstr. 19. 9. Regensburg. Vorsitzender: AD. HUBER, Winzerweg 23. 10. Straubing. Vorsitzender: J. KARL, Platzl 23. 11. Würzburg. Vorsitzender: FRIEDR. PAUL, Büttnergasse 12.

Benrath. Blindenverein von Benrath, Hilden und Umgegend. KARL SCHÄFER, Benrath, Hasselstr. 13.

Berlin. 1. Allgemeiner Blindenverein e. V. EUGEN KROHN, Berlin W 30, Barbarossaplatz 3. Fernruf: Kurfürst 707.
　　2. Freie Blindenvereinigung Groß-Berlin. Prediger P. REINER, Berlin W 57, Steinmetzstr. 49.

Betzdorf a. Rh. Blindenverein für den Kreis Altenkirchen. ALOIS LANGENBACH, Brachbach.

Bolkenhain-Striegau-Jauer. Blindenverein für die Kreise Bolkenhain-Striegau-Jauer. A. RUDOLPH, Bolkenhain, Kramstastr. 11.

Bonn. Verein der Blinden von Bonn und Umgegend. M. VIANDEN, Bonn-Dottendorf, Winzerstr. 20.

Brandenburgischer Blindenverband. Sitz: Frankfurt a. d. O. Vorsitzender: J. KLUGE, Frankfurt a. d. O., Holzhofstr. 12. Angeschlossen sind die Blindenvereine: Cottbus, Cüstrin, Forst, Guben, Landsberg a. d. W., Sommerfeld, Schwiebus.

Braunschweig. Blindenvereinigung von Braunschweig und Umgegend e. V. HANS KLÖTZSCHER, Braunschweig, Maschstr. 32 b.

Bremen. Verein der Blinden Bremens. H. Heidorn, Bremen, Schildstr. 2.
Breslau. Blindenverein „Eintracht" e. V., Breslau. Karl Kreske, Breslau 10,
Matthiasstr. 77.
Brieg-Strehlen-Grottkau. Blindenverein für die Kreise Brieg-Strehlen-
Grottkau. B. Speer, Brieg, Große Piastenstr. 17.
Bunzlau-Goldberg-Haynau. Blindenverein der Kreise Bunzlau-Goldberg-
Haynau e. V. Karl Mattes, Bunzlau, Markt 35; Geschäftsstelle: Rathaus,
Zimmer 16. Schriftführer: Mag.-Sekr. Rengers.
Chemnitz. Verein der Blinden für Chemnitz und Umgegend. Frau Martha
Kaiser, Chemnitz, Hübenerstr. 13. Fernruf 8646.
Crefeld. Blindenvereinigung Crefeld. O. Brandt, Crefeld, Ritterstr. 287.
Crimmitschau. Westsächsischer Blindenverein, Crimmitschau. Karl
Seidel, Werdau i. Sa., Reichenbacher Str. 3.
Cüstrin. Ortsgruppe des Reichsdeutschen Blindenverbandes. Gustav Lück,
Kommandantenstr. 107 I.
Darmstadt. Blindenbeschäftigungsanstalt Darmstadt. Joh. Horn, Darm-
stadt, Alexanderstr. 4.
Dresden. Verein der Blinden in Dresden und Umgegend. Richard Bierdel,
Dresden-A., Christianstr. 33.
Duisburg. Blindenvereinigung von Groß-Duisburg. Peter Ippendorf,
Duisburg, Neudorfer Str. 80.
Düsseldorf. 1. Blindenverein für Düsseldorf und Umgegend. Käthe Meurer,
Düsseldorf, Kölner Str. 278.
    2. Düsseldorfer Blindenverein e. V. Math. Mayer, Düsseldorf, Flurstr. 34.
Eilenburg. Ortsgruppe Eilenburg des Reichsdeutschen Blindenverbands.
Gustav Hundertmark, Eilenburg, Möbiusstr. 2.
Erfurt. Verein der Blinden von Erfurt und Umgegend. Vorsitzender: Dr.
Engelbrecht, Erfurt, Bahnhofstr. 1.
Essen. Blindenvereinigung für den Stadt- und Landkreis Essen. Wilhelm
Kaiser, Essen, Friedrichshof 48.
Forst. Ortsgruppe Forst. Friedrich Melcher, Forst i. d. Lausitz, Grünstr. 9.
Frankfurt a. M. 1. Blindenvereinigung e. V. Frankfurt a. M. Franz
Reichert, Frankfurt a. M., Neuhofstr. 50.
    2. Verein blinder Frauen Deutschlands e. V. Reichsgruppe. Erna Gold-
schmidt, Frankfurt a. M., Kettenhofer Weg 57.
Frankfurt a. d. O. Blindenvereinigung Frankfurt a. d. O. und Umgegend e. V.
Joh. Kluge, Frankfurt a. d. O., Holzhofstr. 12.
Freiberg. Verein der Blinden von Freiberg und Umgegend. Carl Lorenz,
Freiberg i. Sa., Weingasse 6.
Glatz. Blindenverein für die Kreise Glatz-Habelschwerdt-Neurode-Franken-
stein. Vorsitzender: Buchhalter Hadamik, Morischau, Kreis Glatz.
Görlitz. Verein der Blinden von Görlitz und Umgegend. Paul Struve,
Görlitz, Birkenstr. 3.
Grimma. Verein der Blinden in den Amtshauptmannschaften Grimma
und Oschatz. Sitz: Wurzen. Otto Hannover, Burkartshain bei Wurzen,
Nr. 56 B.
Guben. Ortsgruppe Guben. Willi Lange, Guben, Sand 12.
Halberstadt. Blindenverein für Halberstadt und den Harz. Herm. Münker,
Wernigerode a. H., Amelungsweg 6.
Halle. Verein der Blinden von Halle und Umgegend. Karl Lehmann, Halle,
Hochstr. 9.
Hamburg. Verein der Blinden von Hamburg und Umgegend. E. Falius,
Hamburg 13, Rutschbahn 7.
Hanau. Blindenverein von Hanau und Umgegend. Julius Pföst, Hanau a. M.,
Neue Anlage 8.
Hannover. Blindenverein Hannover e. V. Robert Bartholme, Hannover,
Auf dem Emmerberg 4.

Hirschberg. Verein der Blinden von Hirschberg i. Schles. und Umgegend. KURT WEISS, Hirschberg i. Schles., Greiffenberger Str. 7.

Homberg a. Niederrhein. Blindenverein von Homberg a. Niederrhein. MATH. DOTTERWEICH, Homberg-Essenberg, Bruchstr. 106.

Kassel. Verein der Blinden für Kassel und Umgegend. CARL SIEBERT, Kassel-Wilhelmshöhe, Kirchditmolder Str. 19.

Kiel. Vereinigung blinder Musiker und Klavierstimmer Kiels. Vorsitzender: W. REIMER.

Köln. Allgemeiner Blindenverein e. V. FRANZ KEUER, Köln, Mozartstr. 5.

Kottbus. Ortsgruppe Kottbus. GUSTAV WENIGER, Kottbus, Wernerstr. 63.

Landsberg a. d. W. Ortsgruppe. Leiter: R. WITTKE, Meydamstr. 5.

Leipzig. 1. Blindenvereinigung für Leipzig und Umgegend. HERMANN HARZER, Leipzig, Yorkstr. 12.

    2. Verein der erwerbtreibenden Blinden für Leipzig und Umgegend e. V. PAUL KERSTEN, Leipzig C 1, Marschnerstr. 6 I.

Leobschütz. Blindenverein des Kreises Leobschütz e. V. WILH. NIETSCH, Leobschütz, Friedrich-Wilhelm-Str. 26.

Liegnitz. Blindenverein für Liegnitz und Umgegend. Dr. P. WATTMANN, Liegnitz, Martinstr. 10.

Linde (Bez. Köln). Blindenverein für den Kreis Wipperfürth. Pfarrer a. D. RAFFELSIEFEN, Linde (Bez. Köln).

Lübeck. Blindenverein für Lübeck und Umgegend. J. LAU, Lübeck, Königstr. 48.

Magdeburg. Verein der Blinden für Magdeburg und Umgegend „Hoffnung". B. REINSDORF, Magdeburg-Buckau, Norbertstr. 1.

Mainz. Blindenverein von Mainz und Umgegend. PH. DAUS, Mainz, Karthäuserstr. 13.

Mecklenburg. Mecklenburgischer Blindenverein. Sitz: Neukloster. FR. REINBENDER, Malchow i. Meckl.

Mörs-Homberg. Blindenverein von Mörs-Homberg. HUBERT MEYER, Homberg-Hochheide, Hanielstr. 48/50.

Mülheim a. d. Ruhr. Mülheimer Blindenverein. HERMANN WINNESBERG, Mülheim a. d. Ruhr, Mellinghofer Str. 49.

München-Gladbach. Zivilblindenverein für München-Gladbach, Rheydt und Umgegend. Zentrale: München-Gladbach. Vertrieb von Korb- und Bürstenwaren, von Putz- und Reinigungsmitteln. Geschäftsstelle: Steinmetzstr. 39. Fernruf: 3654. Frl. J. HOELTERS.

Naumburg. Naumburger Blindenverein für Stadt und Umgegend. ELSE KUBALE, Naumburg a. d. S., Kösener Str. 23.

Neuß. Allgemeiner Blindenverein für Neuß und Umgegend. EGIDIUS FREH, Neuß, Rheintorstr. 18.

Neuwied. Blindenverein für Neuwied und Umg. PH. KUTSCHER, Oberbieber bei Neuwied.

Niedersachsen. Blindenverein „Niedersachsen" e. V. Sitz: Osnabrück. HEINRICH MEYER, Osnabrück, Natruper Str. 5.

Niederschlesischer Landesblindenverband e. V. Sitz: Breslau. Geschäftsstelle: Breslau VII, Gabitzstr. 70. Fernruf: Amt Stephan 31800. Vorsitzender: Dr. H. HIRSCHSTEIN, Breslau, Gabitzstr. 70. Angeschlossen sind die Blindenvereine: Breslau, Brieg-Strehlen-Ohlau, Glogau, Görlitz, Hirschberg, Liegnitz, Schweidnitz, Bolkenhain-Striegau-Jauer, Waldenburg, Bunzlau-Goldberg-Haynau, Glatz.

Nördliches Niederschlesien. Blindenverein für das nördliche Niederschlesien. Glogau, Städtisches Wohlfahrtsamt. Vorsitzender: GEORG LATUSEK, Glogau, Viktoriastr. 1. Umfaßt die Kreise: Glogau, Grünberg, Fraustadt, Freystadt, Steinau, Guhrau.

Oberhausen. Oberhausener Blindenverein e. V. PETER BACH, Oberhausen, Rolandstr. 34.

Oberschlesien. Oberschlesischer Blindenverein e. V. RUDOLF STASCHICK, Beuthen, Große Blottnizastr. 40.

Oldenburg. Blindenverein Landesteil Oldenburg e. V. H. VARDING, Oldenburg, Rosenstr. 41. Fernruf: 2300.

Ostfriesland. Blindenverein „Ostfriesland". Sitz: Osnabrück. HEINR. MEYER, Osnabrück, Natruper Str. 5.

Ostpreußen. Ostpreußischer Blindenverein e. V. W. DITTKE, Königsberg i. Ostpr., Robertstr. 6.

Plauen. Verein der Blinden in Plauen und Umgegend. OSKAR KÖHLER, Plauen, Reißigerstr. 5.

Pommern. Pommerscher Blindenverein e. V. H. G. BAUMANN, Prediger, Stettin, Deutschstr. 30.

Rheinland. Verband rheinischer Blindenvereine. Konto: Nr. 15890. Postscheckamt: Essen a. d. Ruhr. A. MENN, Köln a. Rh., Ursulagartenstr. 26.

Saargebiet. Blindenverein für Saargebiet und Umgegend e. V. JOH. FRISCH, Merchweiler, Kirchenstr. 21a.

Sommerfeld. Ortsgruppe Sommerfeld. MAX MILKE, Sommerfeld, Pfarrstr. 228.

Schleswig-Holstein. Schleswig-Holsteinischer Blindenverein e. V. H. KNUTZEN, Kiel, Bugenhagenstr. 3.
    Ortsgruppen: 1. Flensburg. P. WEIBEL, Nordstr. 15. 2. Kiel. H. KNUTZEN.

Schneidemühl. Blindenverein Grenzmark. Organist WALKOWIAK, Schneidemühl, Martinstr. 30.

Schweidnitz. Blindenverein für Schweidnitz und Umgegend. ANTHON, Schweidnitz, Wilhelmsplatz 3.

Schwiebus. Ortsgruppe Schwiebus. FRANZ BZYL, Schwiebus, Bismarckstr. 5.

Thüringen. Thüringer Blindenverein e. V. Sitz: Weimar. ARTHUR KREUCH, Friedrichroda i. Thür., Bahnhofstr. 19.
    Ortsgruppen: 1. Gera. Vorsitzender: A. SONNTAG, Schülerstr. 20. 2. Gotha. 3. Weimar. 4. Altenburg. 5. Meiningen.

Unterweser. Blindenverein Unterweser-Wesermünde. C. TÖHLCKE, Wesermünde, Gutenbergstr. 8.

Waldenburg. Blindenverein von Waldenburg und Umgegend. AUGUST MAI, Waldenburg, Blücherstr. 1.

Wernigerode. Blindenverein für Wernigerode und Umgegend. EMIL SCHEFFLER, Wernigerode, Heidestr. 9.

Westfalen. Westfälischer Blindenverein e. V. Zentralorganisation aller westfälischen Blinden. Geschäftsstelle: Dortmund, Kreuzstr. 4. Fernruf: 1478. Arbeitsausschuß des Westfälischen Blindenvereins. 1. Vorsitzender: O. KUHWEIDE, Bochum, Ottostr. 121. Geschäftsführer: P. MEURER, Dortmund, Kreuzstr. 4. Fernruf: 1478.
    Ortsgruppen:
Arnsberg. Ortsgruppe Arnsberg (Arnsberg, Neheim-Hüsten, Meschede). Dr. HENNEMANN, Arnsberg, Kreiswohlfahrtsamt. Fernruf: 34.

Bielefeld. Ortsgruppe Bielefeld (Kreise Bielefeld, Halle und Wiedenbrück). S. ARRONGE, Bielefeld, Hermannstr. 6. Fernruf: 3978. Werkstätte: Altstädter Kirchstr. 10. Leiter: HANS ADOLF SCHNEIDER.

Bochum. Ortsgruppe Bochum (Kreis Bochum). WILH. HEIKHAUS, Hordel-Bochum, Gustavstr. 51. Materialverkauf: HEINR. HAMBLOCK, Bochum, Rottstr. 12.

Buer. Ortsgruppe. ANTON MASSENBERG, Buer, Maximilianstr. 2.

Dortmund. Ortsgruppe (Kreise Dortmund und Hörde). ERNST LÜHMANN, Dortmund, 1. Kampstr. 74. Fernruf: 1013. Werkstätte: Kaiserstr. 34. Leiter: F. HEGENBERG.

Gelsenkirchen. Blindenverein für Gelsenkirchen und Umgegend. HEINR. HILLEBRAND, Gelsenkirchen, Augustastr. 24. Fernruf: 3217. Werkstätte: Neumarkt 2. Leiter: HEINR. WIENKESMEIER.

Gladbeck. Ortsgruppe Gladbeck, für die Stadtkreise Gladbeck, Bottrop, Osterfeld und nähere Umgegend. THEODOR HAMBURG, Gladbeck, Bottroper Str. 346.

Hagen. Ortsgruppe Hagen. R. BAUMGARTEN, Hagen, Haldener Str. 84. Werkstätte: Spinngasse 2. Leiter: Stadtamtmann SASSE.

Hamm. Ortsgruppe Hamm (Kreise Hamm und Beckum). Stadtoberinspektor WORTMANN, Hamm (Bezirksfürsorgeverband). Fernruf: 1488. Materialverkauf: RITTMEIER, Werler Str. 52.

Hattingen. Ortsgruppe Hattingen und Umgegend. HANS SIEBALD, Hattingen a. Ruhr, Heggerstr.

Herford. Blindenverein für Herford und Umgegend (Kreise Herford und Lübbecke). HEINR. STIPP, Herford, Göbenstr. 115.

Herne. Ortsgruppe Herne und Umgegend. A. WIENHOLT, Herne, Steinweg 4.

Iserlohn. Blindenverein für Iserlohn und Umgegend. PAUL GRÜBER, Iserlohn, Hagener Landstr. 45.

Lippischer Blindenverein in Detmold. Ortsgruppe des Westfälischen Blindenvereins. Geh. Reg.-Rat, Oberstudiendirektor Dr. A. ZERNECKE, Detmold, Alleestr. 10.

Lübbecke. Ortsgruppe Lübbecke. Frl. FRIEDA BALKE, Lübbecke, Haberland 8. Vorsitzender: Pfarrer HEIDSIEK, Obernfelde bei Lübbecke.

Lüdenscheid. Blindenvereinigung für Lüdenscheid und Umgegend bis Altena und Werdohl. F. HÜLBROCK, Lüdenscheid, Gasstr. 21.

Minden. Ortsgruppe Minden (Kreis Minden und Schaumburg-Lippe). Prof. W. ARNOLD, Minden, Hahlerstr. 18 II.

Münster. Ortsgruppe Münster (Kreis Münster und Münsterland). WILH. SCHLICHTING, Münster, Langenstr. 27. Fernruf: 2350. Werkstätte: Bergstr. 29.

Olpe. Ortsgruppe Olpe (Kreis Olpe). PAUL SCHRAGE, Olpe, Imbergstr. 37.

Paderborn. Blindenverein „Eintracht" (Kreise Paderborn, Höxter und Warburg). ENGELBERT DIERKS, Paderborn, Leostr. 33.

Recklinghausen. Ortsgruppe Recklinghausen und Umgegend. Caritasverband, Recklinghausen, Kirchplatz 4. Frl. WERNE. Werkstätte: Münsterstr. 20. Fernruf: 1945.

Siegen. Ortsgruppe Siegen (Siegerland). BERNHARD JUNG, Geisweid (Kreis Siegen), Bergstr. 9.

Soest. Ortsgruppe Soest (Kreis Soest). GEORG MODROW, Soest, Kleine Osthofe 20.

Unna. Ortsgruppe Unna und Umgegend. KARL GERKRATH, Unna, Königstr. 12.

Wanne. Ortsgruppe Wanne und Umgegend. PETER NORDMANN, Wanne-Eikel III, Humboldtstr. 3.

Witten. Ortsgruppe Witten (Kreis Witten). WILHELM ALHÄUSER, Witten, Hindenburgstr. 24. Fernruf: 3866. Materialverkauf: HEINR. KÜMMEL, Johannesstr. 50.

Einzelmitglieder: 103. Vertreter: Dr. W. WINDAU, Bockhorst 51, Teutoburger Wald.

Wiesbaden. Blindenvereinigung für Wiesbaden und Umgegend. JOHANN GEIS, Wiesbaden, Willritzstr. 40.

Württemberg. KARL ANSPACH, Heilbronn a. N., Achtungstr. 29.
Ortsgruppen: 1. Eßlingen. 2. Geislingen. 3. Heidenheim. 4. Heilbronn. 5. Lorch. 6. Marbach. 7. Neuenbürg. 8. Nürtingen. 9. Reutlingen. 10. Stuttgart. 11. Ulm.

Zeitz. Blindenverein für Zeitz und Umgegend. O. GLAUNER, Zeitz, Voigtstr. 1.
Zwickau. Verein der Blinden für Zwickau und Umgegend. OTTO GROH,
Zwickau, Regierunsgplatz 3.

4. Verein blinder Frauen Deutschlands e. V. Sitz des Vereins: Edewecht i. O.
Geschäftsführende Vorsitzende: Dr. HILDEGARD MITTELSTEN SCHEID, Edewecht i. O., Volkshochschulheim. Kassiererin: M. RÖPPER, Frankfurt a. M. Postscheckkonto: M. RÖPPER, Frankfurt a. M., Nr. 10346. Arbeitszentrale Hilden
i. Rhld. Leiterin: KÄTHE KÄMPER, Bismarckstr. 24. Bezirksvertreterin für
Westfalen: Frl. C. STÄHLER, Münster i. Westf., Am Kanonengraben 18.

5. Verein der blinden Akademiker Deutschlands e. V. Sitz des Vereins:
Marburg a. d. L. Der engere Vorstand: Vorsitzender: Prof. Dr. K. STARGARDT,
Direktor der Universitätsaugenklinik. Syndikus: Dr. C. STREHL, Marburg a. d. L.,
Wörth Str. 11. Fernruf: 771. Postscheckkonto: Frankfurt a. M. Nr. 10982.
Bankkonto: Commerz- und Privatbank, Filiale Marburg.
    Bezirksvertreter:
    Baden und Württemberg: Blindendruckverleger A. REUSS, Schwetzingen,
      Zähringer Str. 53.
    Bayern: Dr. W. FOTH, Nürnberg, Mögeldorfer Hauptstr. 1.
    Groß-Berlin, Brandenburg, Mecklenburg-Schwerin und Mecklen-
      burg-Strelitz: Assessor Dr. P. PLEIN, Berlin-Tempelhof, Kanzlerweg 5.
      Fernruf: Südring 3500.
    Braunschweig, Bremen, Hamburg, Lübeck, Oldenburg und Schles-
      wig-Holstein: Rechtsanwalt E. WALTHER, Braunschweig, Ferdinandstr. 7.
    Ober- und Niederschlesien: Studienassessor Dr. H. HIRSCHSTEIN, Breslau,
      Gabitzstr. 70.
    Ostpreußen, Pommern, Grenzmark Posen, Westpreußen: Pastor
      C. KLÜGEL, Bärwalde i. Neumark.
    Saargebiet, Rheinland, Westfalen: Dr. W. WINDAU, Bockhorst 51,
      Teutoburger Wald.
    Sachsen und Thüringen: Privatdozent Dr. BR. SCHULTZ, Dresden, Hohe-
      str. 95.
    Südamerika: E. GUNZIGER, Estacion Matilde, F. C. C. A., Prov. St. Fé,
      Argentinien.

6. Verein der deutschredenden Blinden. Sitz: Leipzig. Geschäftsführender
Vorsitzender in Deutschland: Dr. WALTER SCHWERDTFEGER, Leipzig, Auenstr. 4.
Geschäftsführer in Österreich: Prof. JOSEF HERZ, Wien VI, Kasernenstr. 26.
Geschäftsführer in der Schweiz: OTTO RONCA, Luzern, Brandgasse. Schriftführer:
Privatlehrer JUL. PFÖST, Hanau a. M., Neue Anlage 8. Kassenverwalter: Haupt-
lehrer a. D. FR. XAVER HAAG, Sölden bei Freiburg i. Br., Post Merzenhausen.
Postscheckkonto: Nr. 32941, Karlsruhe i. B.

7. Andere Blindenverbände und -vereine.
    A. Esperanto-Blindenverband Deutschlands. Sitz: Breslau. Geschäfts-
      stelle: Kreuzau bei Düren i. Rhld. Schriftführer: JOS. KREITZ, Kreuzau bei
      Düren i. Rhld., Peschstr. 29. Kassiererin: Frau Konsul ZAPATER, Köln a. Rh.,
      Moltkestr. 101. Postscheckkonto: Nr. 3562, Köln a. Rh.
        Berlin: Berliner Gruppe blinder Esperantisten. E. KEIL, Berlin C 54,
      Gormannstr. 29.
    B. Blindenverein in der Amtshauptmannschaft Schwarzenberg. Sitz:
      Aue i. Erzg. Kassenverwalter und sehender Beistand: Studiendirektor
      A. SEIDEL, Bahnhofstr. 29.
    C. Danzig: Kriegsblindenbund e. V., Sitz Danzig. Vors.: W. HOFFMANN,
      Grüner Weg 8, Fernruf 26684.
    D. Danzig: Zivilblindenverein. H. KOESTER, Häckergasse 42.
    E. Leipzig: Blindenarbeitsgemeinschaft. Vorsitzender: F. VÖLKER, Leip-
      zig O 28, Rüdigerstr. 1 pt.

IV. Blindenfürsorgeverbände und -vereine. Unterstützende und fördernde Vereine. Blindenpfleger.

Altona. Private Blindenfürsorge Altona e. V. Vorsitzender: CARL NORDMEIER. Geschäftsstelle: Altona, Bürgerstr. 1. Fernruf: D 2, 2836.

Augsburg. Verein für Blindenerziehung in Schwaben und Neuburg. Vorsitzender: Regierungsdirektor MÜLLER.

Baden. Landesblindenpfleger: OTTO VANOLI, Freiburg i. Br., Karlstr. 87.

Bayreuth. Oberfränkischer Blindenhilfsverein in Bayreuth.

Berlin. 1. Landeswohlfahrts- und -jugendamt, Abt. Allgemeine Wohlfahrt — Blindenpflege —, Poststr. 16 (Ausschuß für städtische Blindenpflege). Fachdezernent: Direktor der städt. Blindenanstalt.

2. Blindenwohlfahrtskammer. Vertretung der Reichsfürsorgeorganisationen von Blinden und für Blinde. Berlin SO 26, Oranienstr. 26. Direktor: E. NIEPEL.

3. Deutsche Kriegsblindenstiftung für Landheer und Flotte. Berlin W 35, Flottwellstr. 4. Vorsitzender: Geh.-Rat SILEX.

4. Moonscher· Blindenverein e. V., gegr. 1860. Fernruf: Steinplatz 2132. Vorsitzender: Pfarrer ELSASSER, Berlin SW 11, Bernburger Str. 22. Geschäftsstelle: Charlottenburg, Sesenheimer Str. 6.

5. Verein zur Förderung der Interessen der Blinden in Berlin, mit Korporationsrechten (Heim für blinde Kinder). Berlin S 59, Urbanstr. 128. Vorsitzender: Fabrikbesitzer RIEMER, Berlin C 2, Bischofstr. 2/3.

6. Zentralstelle für Blindenwohlfahrt, Berlin SO 26, Oranienstr. 26. Direktor: E. NIEPEL. Frl. MARESCH, Blindenpflegerin.

Berlin-Friedenau. Christliche Blindenmission im Orient e. V., Lauterstr. 39.

Berlin-Steglitz. 1. Jüdische Blindenanstalt für Deutschland e. V., Wrangelstr. 6/7. Vorsitzender: PAUL SCHALSCHA.

2. Verein zur Förderung der wirtschaftlichen Selbständigkeit der Blinden (für Berlin und Brandenburg). Direktor: O. PICHT, Rothenburgstr. 14.

Bremen. Verein für Blinde. Vorsitzender: Senator Dr. LUERMANN.

Breslau. 1. Arbeitsbeschaffungsamt für Blinde Schlesiens. Vorsitzender: Dr. phil. et iur. LUDWIG COHN, Viktoriastr. 104a.

2. Blindenfürsorgeverein für Schlesien. Geschäftsstelle: Kniestr. 17/19. Direktor: R. RACKWITZ.

3. Verein zur Errichtung und Verwaltung der Schlesischen Blindenunterrichtsanstalt. Direktor: R. RACKWITZ.

Chemnitz. Blindenfürsorgestelle bei der Landesanstalt Chemnitz-Altendorf. Fernruf: Chemnitz, Sammelnummer 30351. Anstaltsdirektor: Oberregierungs-Med.-Rat Prof. Dr. Heinicke. Vorstand der Blindenabteilung: Reg.-Schulrat M. NOACK.

Crefeld. Blindenfürsorgevereinigung e. V. Vorsitzender: TH. BAURMANN, Alte Linnerstr. 15. Geschäftsstelle: Marktstr. 230.

Danzig. Danziger Blindenfürsorgeverein. Vorsitzender: Gerichtspräsident i. R. KIRCHNER, Lindenstr. 9.

Darmstadt. Blindenbeschäftigungsverein Darmstadt, Karlstr. 21. Fernruf: 3099. Vorsitzender: ALWIN MAY, Karlstr. 17.

Dessau. Fürsorgeverein für Blinde und Augenschwache e. V. OTTO RICHTER, Moritzstr. 2.

Dresden. 1. Blindenfürsorgestelle, Dresden-A. 24, An der Falkenbrücke. Leiter: R. LASCH.

2. Sächsische Blindenerholung. Zur Ermöglichung kostenlosen Aufenthaltes sächsischer Blinder in den Erholungsheimen. Geschäftsführer: O. VIERLING, Moltkestr. 7.

Düren. Verein zur Fürsorge für die Blinden der Rheinprovinz. Vors.: Landeshauptmann der Rheinprovinz. Schriftführer: Direktor der Blindenunterrichtsanstalt.

Essen. Blindenfürsorgeverein (Zweigverein des Rheinischen Blindenfürsorgevereins). Vors.: Dr. HESSBERG. Geschäftsführer: Hauptmann a. D. BREDT, Limbeckerstr. 89.

2. Kriegsbeschädigten- und Blindenhandwerkstätte gem. G. m. b. H. Arbeits-

fürsorgevereinigung für Kriegsschwerbeschädigte, erblindete und verkrüppelte Menschen, Brunnenstr. 26.

Frankfurt a. M. Zentralstelle für Blindenforschung als „Abteilung Blindenkunde" dem Institut für Wirtschafts- und Sozialwissenschaften der Universität angegliedert. Leiter: Prof. Dr. VON GERHARDT, Bockenheimer Landstr. 103. Fernruf: Amt Maingau 4830.

Gotha. Verein zur Fürsorge für die Blinden. Vorsitzender: Regierungsrat Dr. UMBREIT.

Halle a. d. S. Hilfsverein für Blinde in der Provinz Sachsen und in Anhalt. Geschäftsführer: Direktor G. BAUER, Bugenhagenstr. 30.

Hamburg. 1. Verein „Centralbibliothek für Blinde", Breitenfelder Str. 21/27. Bibliothekar: R. DREYER.

2. Verband der Deutschen Blindenanstalten und Fürsorgeorganisationen für Blinde. Vorsitzender: Direktor H. PEYER.

Hannover. 1. Verein zur Förderung der Blindenbildung, Hannover-Kirchrode. Postscheckkonto: Hannover Nr. 9752. a) Blindendruckverlag; b) Blindendruckerei; c) Zentrale für die Beschaffung von Lehr- und Lernmitteln; d) „Auskunftsstelle" der deutschen Blindendruckereien und -verleger. Geschäftsstelle: Blindenoberlehrer W. HEIMERS, Hannover-Kirchrode, Bleekstr. 22.

2. Verein zur Fürsorge für entlassene Zöglinge der Blindenanstalt Hannover e.V. Geschäftsführer: Dir. K. GEIGER.

Kiel. Schleswig-Holsteinischer Blindenfürsorge-Hauptverein. Geschäftsführer: Direktor G. KÜHN, Königsweg 80. — Zweigvereine in Eutin, Hennstedt, Lütjenburg, Tellingstedt, Wilster.

Köln. Kölner Blindenfürsorgeverein e. V. A. MENN, Ursulagartenstr. 26.

Leipzig. 1. Ausschuß der Blindenvereine Leipzigs. Obmann: R. WASSMUTH.

2. Blindenfürsorgestelle, eingerichtet vom Städtischen Fürsorgeamt, Neues Rathaus, Zimmer 628. a) Bearbeitung allgemeiner Fragen der Blindenfürsorge; b) Unterstützungsfürsorge durch Bearbeitung sämtlicher Gesuche blinder und sehschwacher Personen; c) Arbeitsnachweis für selbständige Gewerbetreibende und Besetzung von Arbeitsplätzen in gewerblichen Betrieben. Leiterin: M. MANN-SCHATZ, Wohlfahrtspflegerin.

3. Verein zur Beschaffung von Hochdruckschriften und Arbeitsgelegenheit für Blinde. Vorsitzender: Bürgermeister Dr. KUBITZ, Neues Rathaus.

4. Verein zur Förderung der Deutschen Zentralbücherei für Blinde zu Leipzig. Vorsitzender der jeweilige Kreishauptmann des Regierungsbezirkes Leipzig.

Lübeck. Staatliche Blindenfürsorge, Abteilung des Wohlfahrtsamtes, Untertrave 104. Vorsitzender: Präsident Dr. LINK.

Mainz. Fürsorgeverein der Blinden in Mainz und Umgegend e. V., Rosengasse 12. Vorsitzender: Geh. Sanitätsrat Dr. MÜLLER.

Marburg a. L. Hochschulbücherei, Studienanstalt und Beratungsstelle für blinde Studierende e. V., Wörth Str. 9/11, Fernruf: 771. Am Schlag 1/2, Fernruf: 998. a) Fürsorge für kriegs- und friedensblinde höhere Schüler, Studierende und Akademiker; b) Beratungsstelle für das höhere Blindenwesen; c) Zentralauskunftsstelle für die deutschen Blindenleihbüchereien. Leiter: Syndikus Dr. C. STREHL.

München. Blindenhilfsverein für Oberbayern. Vorsitzender: Ministerialrat GÖTZ. Geschäftsführer: Direktor A. SCHAIDLER.

München-Gladbach. Bezirksblindenfürsorgeverein für die Stadtkreise München-Gladbach und Rheydt und den Landkreis München-Gladbach. Geschäftsführerin und Blindenfürsorgerin: Frl. J. HOELTERS, Steinmetzstr. 39.

Nürnberg. 1. Blindenunterstützungsverein e. V. Geschäftsführer: Direktor W. REINER, Koberger Str. 34.

2. Verein „Mittelfränkisches Blindenheim" e.V. Geschäftsführ.: Dir. W. REINER.

Oldenburg. 1. Blindenhilfsverein (besteht aus sehenden Blindenfreunden). Vorsitzender: z. Z. Kaplan VORWERK, Georgstraße.

2. Landesblindenpfleger für den Landesteil Oldenburg. H. VARDING, Oldenburg i. O., Rosenstr. 41. Sehender Helfer: F. PISTORIUS, Friedhofsweg 53.

Regensburg. Blindenunterstützungsverein für die Oberpfalz und Regensburg. Vorsitzender: Kommerzienrat MARTIN HABBEL, Königstr. 4. Fernruf: 2840.

Saarbrücken. Ortsgruppe des Rheinischen Blindenfürsorgevereins. Vorsitzender: Augenarzt Dr. BASTEN.
Soest. Blindenberufsausschuß. Direktor P. GRASEMANN.
Weimar. Blindenfürsorgeverein für Thüringen. Geschäftsstelle: Thür. Blindenwerkstätte Weimar. Geschäftsführer: E. LEISSLING.
Wernigerode. Gesellschaft für christliches Leben unter den deutschen Blinden e. V. Vorsitzender: Verlagsbuchhändler KOEZLE. Geschäftsführer: J. REUSCH, Oberengengasse 12.
Würzburg. Verein zur Obsorge hilfsbedürftiger Blinder in Unterfranken und Würzburg. Vorsitzender: Regierungsschulrat GRIEBL.

V. Genossenschaften.

Braunschweig. Arbeitsgenossenschaft gewerbetreibender Kriegs- und Zivilblinder e. G. m. b. H., Husarenstr. 75a. Vorsitzender: H. KLÖTZSCHER, Maschstr. 32b.
Halle. „Arbeitsfürsorge" des Hilfsvereins für Blinde in der Provinz Sachsen und in Anhalt.
Hamburg. Blindenerwerbsgenossenschaft „Hansa" e. G. m. b. H. Geschäftsstelle: Hamburg 24, Güntherstr. 88. Postscheckkonto: Hamburg 821. Fernruf: Merkur 8652. Geschäftsführender Vorstand: A. KASTENING und KARL BRÜNE.
Heilbronn. Württembergische Blindengenossenschaft e. G. m. b. H., Achtungstr. 29. Postscheckkonto: Stuttgart Nr. 6703. Fernruf: 1138. Kaufmännischer Leiter: K. ANSPACH, Heilbronn. Gewerblicher Leiter: AD. PRAPPACHER, Heilbronn.
Karlsruhe. Ein- und Verkaufsgenossenschaft badischer Blinder e. G. m. b. H., Kriegsstr. 200/202. Postscheckkonto: Karlsruhe 15 100. Fernruf: 5577. Geschäftsführer: A. LOEB.
Niederschlesien. Niederschlesische Arbeitsgenossenschaft G. m. b. H. Geschäftsstelle: Waldenburg i. Schles., Mühlenstr. 27. Geschäftsführer: FR. SCHROTH.

VI. Erholungsheime.

Aichberg (Weststeiermark). Erholungsheim des Verbands der Kriegsblinden Österreichs. Verbandsleitung: Wien III, Henselerstr. 3.
Braunlage. Kriegsblindenerholungsheim des B. e. K.[1]), Braunlage (Oberharz). Obmann: A. BIERWERTH, Göttingen, Friedensstr. 15.
Grimma i. Sa. Blindenerholungsheim des Vereins zur Beschaffung von Hochdruckschriften und Arbeitsgelegenheit für ·Blinde. Vorsitzender: Bürgermeister Dr. KUBITZ, Leipzig, Neues Rathaus. Leiterin: Frau DEHLER-FLINSCH, Leipzig, Ferdinand-Rhode-Str. 15 III.
Hameln a. d. W. Blindenerholungsheim des Vereins zur Fürsorge für entlassene Zöglinge der Blindenanstalt Hannover e. V.
Kniebis. Blindenerholungsheim auf dem Kniebis des R. B. V.[2]), Post Kniebis-Lamm bei Freudenstadt, Schwarzwald. Heimleiter: RUDOLF KOTZSCHMAR.
Oppelsdorf bei Zittau i. Sa. Blindenkur- und Erholungsheim Lindenhof des R. B. V. in Bad Oppelsdorf bei Zittau i. Sa. Heimleitung: Frl. A. DÜSBERG.
Rohr a. d. F. Erholungsheim des Württembergischen Blindenvereins e. V. in Rohr auf den Fildern (s. auch unter Werkstätten). Heimleiterin: Frl. G. STEIFF. Heimverwalter: K. BUBSER.
Schönberg i. Holstein. Strandheim der Landesblindenanstalt Kiel.
Söcking. Kriegsblinden-Erholungsheim in Söcking bei Starnberg am Starnberger See (Bayern). (Träger: Die Landeshauptfürsorgestelle für Kriegsblinde und Kriegshinterbliebene in Bayern.) Obmann des Heimausschusses: L. BIRNGRUBER, München, Geschäfsstelle: Brienner Str. 50.
St. Georgen am Raith bei Waidhofen a. d. Ibbs. Erholungsheim des Verbandes der Blindenvereine Österreichs.

---

[1]) B. e. K. = Bund erblindeter Krieger.
[2]) R. B. V. = Reichsdeutscher Blindenverband.

St. Georgsberg bei Ratzeburg. Hamburger Blindenerholungsheim der Blindenanstalt von 1830. Heimleitung: Hamburger Blindenanstalten.
Swinemünde. Haus Emden, Hardenbergstr. 5, Erholungsheim des B. e. K. Obmann: A. Bierwerth, Göttingen, Friedensstr. 15.
Timmendorferstrand (Lübecker Bucht). Blindenerholungsheim Deutsches Haus
des R. B. V. Heimleitung: Frl. S. Noske.
Töpchin i. d. Mark. Erholungsheim des Moonschen Blindenvereins für alte und
kränkliche Blinde.
Wernigerode. Blindenerholungs- und -ausbildungsheim des R. B. V., Wernigerode a. H., Amelungsweg 6 (s. auch Blindenunterrichts-, -beschäftigungsanstalten, -werkstätten und -heime). Heimleitung: H. Münker und Schwester
Antonie Hollenberg.
Zingst (Ostseebad). Erholungsheim für blinde Kinder des Verbandes der sächsischen
Blindenvereine.

VII. Blindenbüchereien, Punktschriftdruckereien und -verlage.

Berlin. 1. Akademische Blindenbücherei „Mindensche Schenkung", Berlin SO 26,
Oranienstr. 26. Bibliothekar: Blindenoberlehrer Erich Schulz. (Bücherei.)
    2. „Erkenntnis und Befreiung", Bibliothek für antiautoritäre Weltanschauung
unter den Blinden deutscher Zunge, Berlin N 31, Anklamer Str. 16. Leiter:
Paul Poethe.
    3. Ernst von Ihne-Kriegsblindenbibliothek, Berlin W 10, Viktoriastr. 12. Leiter:
Bibliothekar R. Blitzner. (Bücherei.)
    4. Kullsche Blindendruckerei, Berlin SO 26, Adalbertstr. 20. Inhaberin:
Th. Richau. (Druckerei, Verlag.)
    5. Punktdruck-Notenverlag von G. Bube, Berlin NO 55, Diedenhofener Str. 2.
(Druckerei, Verlag.)
    6. Reichsdeutscher Blindenverband, Berlin O 27, Dircksenstr. 2. Schriftleiter:
W. von Gersdorff. (Verlag.)
Bonn. Blindenbücherei des Borromäushauses, Wittelsbacherring 9. Leiter: Johanna
Meyer. (Bücherei.)
Breslau. 1. Blindenbücherei des Katholischen deutschen Frauenbundes, Zweigverein Breslau e. V., Claassenstr. 15 III. (Bücherei.)
    2. Schlesische Blindenbücherei e. V. Geschäftsstelle: Breslau 13, Viktoriastr. 104A. Leiter: Dr. phil. et iur: Ludwig Cohn. (Bücherei.)
    3. Schlesische Blindenunterrichtsanstalt, Breslau 17, Kniestr. 17/19. Leiter:
Blindenoberlehrer Dr. A. Petzelt. (Druckerei, Verlag.)
Düren. Druck und Verlag des Vereins zur Fürsorge für die Blinden der Rheinprovinz,
Meckerstr. 1/3. Leiter: Blindenlehrer J. Mayntz. (Druckerei, Verlag.)
Hamburg. 1. Centralbibliothek für Blinde, Hamburg 30, Breitenfelder Str. 21.
Leiter: Bibliothekar R. Dreyer. (Bücherei.)
    2. Blindendruckverlag F. W. Vogel, Hamburg 33, Hufnerstr. 122/124.
(Druckerei, Verlag.)
Hannover. Blindendruckverlag des Vereins zur Förderung der Blindenbildung,
Hannover-Kirchrode. Leiter: Blindenoberlehrer W. Heimers. (Druckerei,
Verlag.)
Heilbronn. Schwäbischer Heimatverlag, Achtungstr. 29. Leiter: K. Anspach.
(Verlag.)
Hilden i. Rhld. Verein blinder Frauen Deutschlands. Schriftleiterin: Käthe
Kämper, Mittelstr. 54. (Verlag.)
Karlsruhe i. Baden. Badische Landesbibliothek, Blindenbücherei. Begründet
1905 von der Landesbibliothek. 1922 die Bücherei der Karlsruher Blindenvereinigung einverleibt. 1925 die Bücherei des Bad. Blindenvereins, die im
Blindenheim Mannheim war, in Verwaltung übernommen. Zugänge zu dieser
beschafft der Blindenverein. Leiter: Bibliotheksdirektor Prof. Dr. Th. Längin.
Obersekretär: Alb. Sexauer. (Bücherei.)

Kassel-Bettenhausen. Druckerei und Verlag von KARL MENK, Herwigs-
mühlenweg 13. (Druckerei, Verlag.)
Köln a. Rh. Volksbüchereien und Lesehallen der Stadt Köln, Abteilung Blinden-
bücherei, Andreas-Kloster 5 I. Leiter: Direktor Dr. REUTER. Direktion:
Andreas-Kloster 5 II. (Bücherei.)
Königsberg. Bücherei der Ostpreußischen Blindenunterrichtsanstalt, Luisen-
allee 83/105. Bibliothekar STREHLOW. (Bücherei, Druckerei, Verlag.)
Kreuzau bei Düren i. Rhld. Esperantoblindenverband Deutschlands, Peschstr. 29.
Schriftleitung: JOS. KREITZ. (Verlag.)
Leipzig. 1. Deutsche Zentralbücherei für Blinde, Blindendruckverlag des Vereins
zur Beschaffung von Hochdruckschriften und von Arbeitsgelegenheit für Blinde,
Hospitalstr. 11. Leiterin: M. LOMNITZ. (Bücherei, Druckerei, Verlag.)
2. Verlag des Vereins der deutschredenden Blinden, Auenstr. 4. Schriftleiter:
Dr. W. SCHWERDTFEGER. (Verlag.)
Marburg. Hochschulbücherei, Studienanstalt und Beratungsstelle für blinde
Studierende, Wörth Str. 11. Leiter: Syndikus Dr. C. STREHL. (Bücherei, Druckerei,
Verlag.)
Nürnberg. 1. Städtische Volksbücherei, Abteilung Süddeutsche Blindenbücherei,
Gewerbemuseumsplatz 4, Luitpoldhaus. Leiter: Dr. FRIEDR. BOCK, Direktor
der Stadtbibliothek. Bibliothekarin: L. MAURER. (Bücherei.)
2. Punktdruckverlag der Blindenanstalt in Nürnberg, Koberger Str. 34. Leiter:
Direktor W. REINER. (Druckerei, Verlag.)
Paderborn. Punktdruckverlag der Blindenanstalt in Paderborn, Leostr. 1. Leiterin:
Schwester SALESIA. (Druckerei, Verlag.)
Schwetzingen. Blindendruckverlag von A. REUSS, Schwetzingen, Zähringer Str. 53.
(Druckerei, Verlag.)
Steglitz. Staatliche Blindenanstalt, Rothenburgstr. 14. Leiter: Direktor O. PICHT.
Bibliothekar: Lehrer W. SCHMIDT. (Druckerei, Verlag.)
Stuttgart. 1. Privilegierte Württembergische Bibelanstalt, Christophstr. 25. (Verlag
der Bibel.)
2. Schwäbische Blindenbücherei, Druckerei der Blindenanstalt „Nikolaus-
pflege", Am Krähenwald 271. Leiter: Dir. TH. DECKER. Bibliothekar: W. HUDEL-
MAYER. (Bücherei, Druckerei, Verlag.)
Wernigerode. Gesellschaft für christliches Leben unter den deutschen Blinden,
Oberengengasse 12. Vorsitzender: Verlagsbuchhändler KOEZLE. Geschäfts-
führer: JUL. REUSCH. (Druckerei, Verlag, Christliche Leihbücherei.)
Wertheim. Blindenschriftgruppe des „Blindenheim Wertheim e. V.". Vorsitzender:
Oberreallehrer i. R. GG. FEUERSTEIN. (Herstellung von Punktschriftbüchern für
den Heimgebrauch.)
Wien. 1. Blindenleihbibliothek und Blindendruckverlag des Blindenerziehungs-
institutes in Wien, Wittelsbachstr. 5. Leiter: Bibliothekar K. SATZENHOFER.
(Bücherei, Druckerei, Verlag.)
2. Blindendruckverlag des Israelitischen Blindeninstitutes, Hohe Warte 32.
Leiter: Dr. L. FUCHS. (Druckerei, Verlag.)

VIII. Blindenführhundeschulen.

Breslau. Führhundeschule des R. B. V., Breslau-Grüneiche, Hundesportplatz.
Leiter: REINHOLD MOSLER, Humboldtstr. 8.
Erfurt. Blindenführhundeschule. Leiter: PAUL TEICHERT, Teichstr. 80.
Freiburg i. Br. Führhundeschule. Leiter: A. GROTH, Scheibenweg 7.
Lichterfelde. Deutscher Blindenbund für Führhunde. M. BECK, Lichterfelde,
Dürerstr. 43.
Oldenburg. Deutscher Verein für Sanitätshunde, Ritterstr. 2/4. Leiter: SCHERWITZ.
Potsdam. Ausbildungsstelle für Blindenführhunde Potsdam (Landesverband Bran-
denburg des Vereins für Deutsche Schäferhunde [S. V.]), Potsdam, Jägerallee.

Namen- und Sachverzeichnis.

Nur die wichtigsten Schlagworte und Namen sind berücksichtigt worden.

Berichtigungen.

Seite   17, Zeile 31 statt 14. lies 17.
Seite   19, Anmerk. 5 und 6, und Seite 32, Zeile 30 statt Stiegl lies Stingl.
Seite   21, Anmerk. 8 statt 77 lies 16.
Seite   25, Anmerk. 3 ,,Abtlg. IV, Nr. 262`` fällt weg.
Seite   44, Zeile 3 statt ,,voneinander`` lies ,,von den anderen``.
Seite 132, Zeile 13 statt ,,da er`` lies ,,wie er``.
Seite 165, Zeile 31 statt ,,abgeben`` lies ,,angeben``.
Seite 172, Zeile 40, und Seite 173, Zeile 11 statt ,,Unterhaltungs . . .`` lies ,,Unterhalts . . .``.
Seite 215, Zeile 18 das Wort ,,pachtweise`` fällt fort.
Seite 231, Absatz 7 von ,,Seit`` bis Seite 232, Zeile 2 ,,Verhandlungen`` gehört zu Seite 232, Abs. 9, Zeile 33.